中医师承学堂

六经八纲方证解析《伤寒论》

——附南陈（亦人）北刘（渡舟）有关论述

顾武军　著

中国中医药出版社

·北京·

图书在版编目（CIP）数据

六经八纲方证解析《伤寒论》：附南陈（亦人）北刘（渡舟）有关论述/顾武军著 . —北京：中国中医药出版社，2012.6（2025.3重印）

（中医师承学堂）

ISBN 978 - 7 - 5132 - 0834 - 5

Ⅰ. ①六… Ⅱ. ①顾… Ⅲ. ①《伤寒论》 - 研究 Ⅳ. ①R222. 29

中国版本图书馆 CIP 数据核字（2012）第 053934 号

中 国 中 医 药 出 版 社 出 版
北京经济技术开发区科创十三街 31 号院二区 8 号楼
邮政编码　100176
传真　010 64405721
北京盛通印刷股份有限公司印刷
各地新华书店经销

*

开本 880×1230　1/32　印张 15. 875　字数 365 千字
2012 年 6 月第 1 版　2025 年 3 月第 4 次印刷
书　号　ISBN 978 - 7 - 5132 - 0834 - 5

*

定价 49. 00 元
网址　www. cptcm. com

目　　录

序论：六经、八纲、方证共解伤寒论

"《伤寒论》辨证体系是以六病为框架，由六经辨证、八纲辨证、方证辨证等多种辨证方法组成的多层次综合整体。"

第一节　《伤寒论》的辨证体系与辨证方法

一、辨证体系

任应秋先生说：《伤寒论》是"中医学讲究辨证论治而又自成体系的经典著作"，而体系是"若干有关事物互相联系互相制约而构成的一个整体"，所以《伤寒论》辨证体系决不是单一的某一种辨证方法，而是由多种辨证方法所组成。陈亦人在《伤寒论求是》中指出：《伤寒论》"辨证体系主要是辨六经与辨八纲两大部分"。我认为："《伤寒论》辨证体系是以六病为框架，由六经辨证、八纲辨证、方证辨证等多种辨证方法组成的多层次综合整体"。

二、辨证方法

（一）六经辨证

《伤寒论》每篇皆以"辨××病脉证并治"为题，突出了以"辨"为特点。辨证的内容，除六经所属的脏腑经络、气血津液及病因、体质等因素外，具体的则是指病、脉、证、治四个方面。病，是指六病（俗称"六经病"），即太阳病、阳明病、少阳病、太阴病、少阴病、厥阴病等；脉，指脉象，是辨证的重要依据之一；证，一是包括体征与症状，也是辨证的重要依据，一是证候的概括，病中分证，证中有症；治，包括治则、治法、方药、煎法、服法、护理及禁忌等，是在辨证的基础上进行论治的具体实施。六病（六经病）病证，就其主要内容来说，是六经所属脏腑经络的病理变化反映于临床的各种证候，综合病之部位、性质、病机、病势等加以分析、归纳，辨为某经病证，这是《伤寒论》六经辨证的主要内容。

太阳病 太阳，又称巨阳，主表，统摄营卫，为人身之藩篱。其经络则以足太阳膀胱经为主，与督脉并行于背，背属阳。而其脏腑联属则与肺的关系最切，因肺主气属卫，外应皮毛，对肌表有温煦、保卫及司开合等功能。故凡六淫邪气外袭，太阳则首当其冲，最易受邪。病则为太阳病，见有"脉浮，头项强痛而恶寒"诸症；以八纲分之则为表证。因病邪性质和病者体质之差异，又可有不同的临床表现，故太阳病中又有中风、伤寒、温病等证型：发热，汗出，恶风（或恶寒），脉浮缓者，称为太阳中风；发热或暂未发热，无汗，恶寒，身痛，脉浮紧者，称为太阳伤寒；发热而渴，不（微）恶寒，脉浮数者，称为太阳温病。太阳主表，病则为表证，其治则以汗法为主，中风、伤寒为风寒之邪所致，属表寒证，治以辛温解表，以桂枝汤、麻黄汤为代表方；温病为温热之邪所致，属表热证，治以辛凉解表，仲景未出方治，后世温病学家补充出桑菊饮、银翘散为代表方。

疾病的发生与发展是错综复杂的，多有兼夹，特别是外感与杂病相兼而病，其治又当随证审其轻重缓急，确定治疗主次并随之变通其兼夹而加减之；疾病的过程是邪正斗争的过程，因体质有强弱，病邪有轻重，治疗和护理又有及时、正确与否之异，除兼夹之外更有变化，轻则量变，重则质变，变是绝对的，不变是相对的。言变多于言常是《伤寒论》的又一主要特点。其治疗当以其变化了的脉证作为辨证论治的依据，是以仲景特提出"观其脉证，知犯何逆，随证治之"的辨证论治原则。除兼证、变证外，尚有一些疑似难辨之证，其特点是"似又不是，不是又似"，后世称之为类似证，其治疗自然不能以治太阳病之法治之。

综上可知，太阳病篇所讨论的内容非常丰富，既有太阳病证，又有兼证，更有变证，这些是主要的，还有类似证。可以说，太阳病篇是整个疾病发展的一个缩影，揭示了疾病发生发展的多样性、复杂性。

阳明病　阳明内属胃与大肠，为传导之腑，喜润恶燥，以降为顺，病则易从燥化、热化。邪热炽盛，甚则伤津耗液，胃肠干燥，糟粕内结，和降失常，传导失职，故阳明病多热证、实证，仲景以"胃家实"赅之。其无形邪热炽盛，充斥内外，以壮热、口渴、汗出，脉大为特征，称之为阳明热证，治以清热保（生）津为法，以白虎汤、白虎加人参汤为代表方；其邪热伤津，胃肠干燥，燥屎内结，有形之燥结阻于大肠，肠腑不通，以便硬或不大便，腹痛，潮热，谵语等为特征，称之为阳明实证，治以泻热通腑为法，以承气汤为代表方。阳明病除热证、实证外，也有虚证、寒证（如吴茱萸汤证）。由于阳明邪热炽盛，还会影响水湿的代谢和血液的运行，所以又有发黄（茵陈蒿汤证、栀子柏皮汤证、麻黄连轺赤小豆汤证等）、血热及水气不利诸证。

少阳病　少阳内属胆与三焦，而以胆为主，其脉循于胸胁，内寄相火，主枢机，为半表半里。邪入少阳，疏泄失常，相火上炎，主要表现为胆火上炎和枢机不利。胆火上炎则可见"口苦，咽干，目眩"诸证，其治当以清泄胆火为法；枢机不利而正邪分争于半表半里，可见"往来寒热，胸胁苦满，嘿嘿不欲饮食，心烦喜呕"等证，其治以和解枢机，助正达邪为法。少阳居于表里之间，既可外兼太阳，又可内涉阳明；同时，三焦失职，又可出现水液代谢失常等证。

太阴病　太阴主要指足太阴脾，脾主运化，喜燥恶湿，以升为健，与阳明胃为表里。邪入太阴，易从寒化、湿化，脾阳虚衰，运化失职，寒湿内盛，升降失常，以"腹满而吐，食不下，自利益甚，时腹自痛"为常见证，其治以温阳健脾，散寒除湿为法。是病虽以虚证为主，但亦有寒凝脾络，脾络不通的实证，更有阳复太过，化燥化热，而转变为阳明实证者。

少阴病　少阴内属心、肾。心属火，藏神，主血脉，为君主之官；肾属水，藏精，内涵元阴元阳，为人身之本。邪入少阴，损及心、肾，心、肾虚衰，水火失济，表现为全身性虚衰的病理特点。临床上其病证有邪从寒化的少阴阳虚寒化证（阳虚阴盛证），以"脉微细，但欲寐"，自利而渴、小便色白，下利清谷、手足厥冷等为审证要点，其治以温补肾阳，回阳救逆为法，以四逆汤为代表方；其邪从热化则为少阴阴虚热化证（阴虚热盛证），以心烦不得眠，舌红苔黄等为主证，其治以滋阴清热为法，以黄连阿胶汤为代表方。另外，少阴与太阳为表里，临床上可见太阳、少阴同病的太少两感证；少阴阴虚热化以致阴液更伤，可并发阳明肠燥的肠腑燥实证；少阴之脉循喉咙，故可见有咽痛等证。

厥阴病　厥阴内属肝与心包，以肝为主。肝为风木之脏，内寄相火，与胆为表里，主疏泄，喜条达，与脾、胃、肾的关系最切。邪入厥阴，肝火内盛，乘脾犯胃，疏泄失职，更会影响脾胃的纳运，临床上常表现为寒热错杂的上热下寒证，以"消渴，气上撞心，心中疼热，饥而不欲食，食则吐蛔"为常见症，其治以清上温下，土木两调为法，以乌梅丸为代表方。由于邪正相争互胜，故有厥热胜复之症。另外，厥阴病尚有厥、利、呕、哕诸症。厥阴病除热证、实证外，也有虚证、寒证。

（二）八纲辨证

八纲辨证属于思维辨证，是通过分析、分类、归纳方法，把四诊中所收集的纷繁的体征、脉症进行去伪存真、去粗取精、由表及里、由此及彼的分析，把病证概括为阴、阳、表、里、寒、热、虚、实八个类型的辨证方法，是一种抽象的概念，是历代中医学家在《内经》的辨证理论，尤其是《伤寒论》的辨证体系的基础上，逐步发展并完善的一种辨证方法。它是一切疾病辨证的总纲。《伤寒论》中虽未明确提出八纲辨证，但《伤寒论》的六经病辨证中却无处不有阴、阳、表、里、寒、热、虚、实八纲辨证的内容，是以陈亦人说："《伤寒论》中虽然没有明确提出'八纲'名称，而八纲辨证的具体运用实始于《伤寒论》。"八纲辨证是《伤寒论》六经辨证体系中的主要组成部分，是六经辨证体系中的主要内容，因此六经辨证与八纲辨证有着密切的关系，是不可分割的。

阴阳　主要辨病之性质。《伤寒论》六经分证（病），有三阴三阳之别，三阴为阴，三阳为阳，从这个角度讲，就是辨证之阴、阳属性。一般来说，三阳病阳气较甚，正邪交争较为激烈，多表现为亢奋的状态，临床上以表证、热证、实证为主；三阴病正气不足，抗病力弱，多表现为虚衰状态，临床上以里证、寒证、虚证为主。《伤寒论》谓"病有发热恶寒者，发于阳也；无热恶寒者，发于阴也。"

以有、无发热辨病之阴、阳。发热，说明阳气盛，阳盛则多发为三阳病，以太阳病最为典型；无热，则说明阳气不足，无力抗邪，多发为三阴病，以少阴病寒化证最为典型。为此，有些注家谓此条为六经辨证的总纲。

表里 主要辨病位之浅深。表与里的概念是相对而言的，就六经病而言，邪在三阳者为表，邪在三阴者为里；就三阳病而言，邪在太阳者为表，邪在阳明者为里，邪在少阳者为半表半里；而就太阳与少阳而言，太阳为表，少阳为里，就少阳与阳明而言，少阳为表，阳明为里。《伤寒论》中"脉浮者，病在表，可发汗……""有表里证"等皆是辨病之表里。

寒热 主要是辨病之寒、热属性。六经病皆有寒、热之辨，太阳病既有中风、伤寒之用桂枝汤、麻黄汤辛温之剂的表寒证，亦有"发热而渴，不恶寒，为温病"的表热证；阳明虽以"胃家实"而赅其热证、实证，但亦有"食谷欲呕，属阳明，吴茱萸汤主之"的寒证；等等。这些都是《伤寒论》寒、热辨证的实例。

虚实 主要是辨正邪之盛衰。"邪气盛则实，精气夺则虚。"所以一般来说，虚证多指正气不足，实证多指邪气亢盛。但虚与实也是相对而言，就六经病而言，三阳病多属实证，三阴病多属虚证。具体而言，三阳病中也有虚证，三阴病中也有实证。

八纲辨证仅就其大概而辨之，临床上疾病的发生发展错综复杂，亦有相兼而病，如表里同病，寒热夹杂，上热下寒，虚实夹杂，本虚标实等；更有真假之辨，如真寒假热，真热假寒，真实假虚，真虚假实等，当凭证而辨，具体分析。

（三）脏腑辨证与经络辨证

《伤寒论》六经辨证虽不同于脏腑辨证与经络辨证，但与脏腑、经络辨证却有着密切的关系，因为六经病的发生、发展与传变，不能脱离脏腑、经络而孤立存在，它以脏腑、经络的病理变化为基础，所以六经辨证中实寓有脏腑辨证与经络辨证。如阳明病的"胃家实"的"胃家"就是指胃与大肠而言，就是以胃与大肠的病证为基础；少阳病小柴胡汤证的胸胁苦满实与少阳经脉循行于胸胁有关，其虽不同于《素问·热论》六经病皆是经络为病，但亦含有经络的病变在内。《伤寒论》的六经病证是以脏腑、经络、气血、津液及其功能发生病变的一种综合反应，而又有其特殊性，既与脏腑、经络有关，但又不能机械地等同。如太阳病并不是小肠与膀胱的病变，而是以发热恶寒、头身疼痛、自汗或无汗、脉浮等为临床表现的肌表证候，且与肺的关系最切；少阳病则以胆为主，而较少论及三焦；太阴病只言脾而未言肺，而其肺的病变则见于太阳病中，诚如李时珍所说："麻黄乃肺经专药，故治肺病多用之……盖皮毛外闭，则邪热内攻，而肺气愤郁，故用麻黄、甘草同桂枝，引出营分之邪，达之肌表，佐以杏仁泄肺而利气……是以麻黄汤虽太阳发汗重剂，实发散肺经火郁之药也。"少阴虽内属心肾，但其病则以肾为主。厥阴病只论及肝而未及心包等。

（四）方证辨证

以方名证是《伤寒论》的又一特点，论中有"桂枝证"、"柴胡证"就是其例，由此而形成《伤寒论》的又一辨证方法，即"方证辨证"，又称"汤证辨证"。《伤寒论》方证是指《伤寒论》中方剂与证候紧密相连的内容。在《伤寒论》中，方证是其内容的基本单位，融合了证候、病机，也包含有相应的方剂药物，它们之间是紧密相连的，其内容是层层相接不可分割的。以方证反映疾病是《伤寒论》的特色，方证与疾病不同，它既可以包含某些疾病，但又不限于这些疾病。例如，真武汤证包含有肾炎、心脏病的表现，但又不限于此，它还可以是尿崩症、支气管哮喘等多种疾病的证候表现，有些甚至是现代医学难以命名的病证。方证与一般的中医证候也有所差异，一般的中医证候其症状组合相对来说比较松散，所用治疗的方剂灵活性也较大，而方证的证候受方剂的功效范围所制约，证与治之间紧扣在一起。临床上运用《伤寒论》方证辨证，只要病人表现类似于某一方证的证候，就很容易联想到其病机和治则，然后就是该方的药物治疗，即所谓"有是证用是方"，如证见发热、恶寒、汗出、脉浮缓，即可用桂枝汤。所以说，《伤寒论》方证是辨证与论治的统一，具有比较简便、准确的特点，因而为历代的临床医家所喜用。

《伤寒论》方证反映疾病的证治，不仅表现在各个方证，还表现在整个《伤寒论》方证的排列和联系之中，方证构成了六经证治体系，不同的方证反映出不同的辨证层次，方证之间又具有内在的联系。例如，太阳病以麻黄汤证、桂枝汤证代表表实、表虚性质不同的风寒表证证候；阳明病则以白虎汤证和承气汤证来代表里热和里实的不同里证证候；少阳病则以小柴胡汤证代表疾病处于半表半里阶段的枢机不利证候。这些方证之间又构成了外感病传变的不同层次。

然而，《伤寒论》方证辨证并非一方一证，而多为一方多证，此与一方多能是相呼应的。例如，葛根汤证既有"太阳病，项背强几几，无汗恶风"的太阳伤寒表实兼经俞不利证，又有"太阳与阳明合病，必自下利"的风寒束表而致胃肠升降失常的下利证。二者各有其特点，不可机械相加，而是独立的二个证。

第二节　六经病的传变

六经病证是脏腑经络病理变化的临床反映，而脏腑、经络又是不可分割的整体，故某一经的病变，常会涉及到另一经，这种疾病的发展变化称之为传变。传，指病机循着一定的趋向发展；变，是指病机在一定的条件下，不循一般规律而发生性质的变化。一般多传变并称。

影响疾病传变的因素，归纳起来主要与体质的强弱，感邪的性质与轻重和治疗护理是否确当有关。

判断疾病是否传变，要以脉证为凭，据证而辨，不可拘于日数与六经的次序。

外感疾病的发生与传变规律，一般在邪盛正衰的情况下，多数是自表而里、由阳而阴；如正复邪衰，则能由里达表、由阴出阳。前者是病情进展的传变，后者是疾病向愈的转归。

正由于体质等因素的差异，其发病亦有多种情况，《伤寒论》中有合病、并病之名，合病与并病都是不能单独用一经来归纳的复杂证候。合病，是指两经或三经以上病证同时出现者；并病，是指一经之病证未罢，而另一经之病证又起者，即两经病证先后发病。另外，互为表里的两经病证同时出现的称为两感；不出现三阳病证，病邪直接入里，一开始就出现三阴病证者，称为直中。

"变"是《伤寒论》的主要特点，但"变"有"传变之变"和"常变之变"的不同。在六经病篇中论六经本证的内容并不多，而论其变证的内容则较多，尤以太阳病篇为著，其他诸经亦皆有之。其中更有为鉴别辨证之需而列有他经病变者，主要是同类相及，于同中求异，更有利于辨证，切不可以本经病视之。

一、六经病证的治则

《伤寒论》六经病证的治则，总的说来，不外祛邪、扶正两方面，而且始终贯穿着"扶阳气"和"存阴液"的基本精神，从而达到邪去正安之目的。一般来说，三阳病以祛邪为主，三阴病以扶正为主。在治法的运用上，有汗、吐、下、和、温、清、消、补等法。

二、表里同病的治法

鉴于合病、并病、两感等都属于表里同病，对于表里同病的治疗，根据表里病证的轻重缓急，可选用先表后里、先里后表、表里同治等方法。先表后里，是治疗常法，一般来说，表里同病，应先解表，表解方可治里，否则易致外邪内陷入里而发生变证。在具体运用上，本法多适用于表里同病而以表证为主的病证；但在特殊情况下，如里虚太甚或里证重急，根据急则治标的原则，可以采用先里后表之法，即先治其里后治其表，这是治疗中的变法；有时表里同病，单解表则里证不去，单治里则外邪不解，或单治表则碍里，单治里则碍表者，可采用表里同治之法，表里兼顾。这是权宜之法，在具体运用时，当根据表证、里证的孰轻孰重而确定治疗的重点。

第一章　辨太阳病脉证并治

太阳之为病，脉浮$^{(1)}$，头项强痛$^{(2)}$而恶寒$^{(3)}$。（1）

【注释】

（1）脉浮：脉象浅表，轻手按之即得，犹如木浮水面。

（2）头项强痛：强（音疆），不柔和之意。头项强痛，即头痛而项部强直不柔和。

（3）恶寒：恶（音务），憎恨、讨厌之意，此作畏、怕解。恶寒，即畏寒怕冷。

【提要】论太阳病脉证提纲。

【解析】太阳受邪而发病，称之为太阳病。本条提出太阳病的基本脉证是脉浮、头项强痛及恶寒。太阳主表而统营卫，外邪伤人，太阳首当其冲，卫行脉外，必先受邪，卫被邪扰，必起而抗之，卫气抗邪，必见发热，其脉亦应之而浮；卫气受邪，不能正常卫护其外，故恶寒；足太阳经脉上额交巅，还出别下项，太阳受邪，经气不利，经脉不舒，故头项强痛。本条揭示了太阳受邪而功能失常和经气不利的病理特征，作为辨太阳病的脉证提纲，凡见有上述脉证者即为太阳病。

太阳病证当发热与恶寒并见，发热恶寒是太阳病的热型。本条未言发热，除为突出恶寒外，有谓太阳伤寒证中有"或未发热"，且三阳病皆有发热，故略而不言。

太阳病，发热，汗出，恶风$^{(1)}$，脉缓$^{(2)}$者，名为中风$^{(3)}$。（2）

【注释】

（1）恶风：即怕风、畏风。恶风与恶寒有轻重之别，当风则恶，无风自安为恶风；身居密室亦恶者为恶寒。

（2）脉缓：脉体宽缓、弛缓，与紧脉相对。王太仆曰："缓者，缓纵之状，非动而迟缓也。"

（3）中风：中（音众），中风，证名。此指外感风寒之邪，以发热、汗出、恶风、脉浮缓为主要见证的太阳病中的一种证型，与突然晕倒、口眼㖞斜为特征的中风病不同。

【提要】 论太阳病中风证的主要脉证。

【解析】 所谓太阳病，应当具有第 1 条提纲的脉证，本条在提纲证的基础上更提出中风的脉证特点，以便于与后之伤寒、温病等作鉴别。腠理疏松之人，感受风寒之邪后，卫阳起而与邪相争，便见发热；卫阳为外邪所伤，加之肌腠不密，故卫外不固，营阴不能内守而易于外泄，故而汗出；汗出毛孔疏松，不胜风袭，则恶风显著，并不是没有恶寒；也正由于汗出肌疏，所以脉象缓纵，结合提纲中的脉浮，则应为浮缓。此与风性疏泄的特征相似，类比而称之为太阳中风证。只要见到这些脉证，就可诊断为太阳病中风证。

[南陈北刘有关论述]

陈亦人：以往注家对于中风大多只据病因解释，并且与伤寒作比较，认为风为阳邪，中风即感受了风邪；寒为阴邪，伤寒是感受了寒邪。由于感受风邪，所以恶风，感受寒邪，所以恶寒，几乎已成定论。其实风与寒每每相兼为患，不可能截然分开，恶寒的必然恶风，恶风的也会兼有恶寒。论中桂枝汤证恶风、恶寒并提，麻黄汤证只提恶风，就是很好的证明。（《伤寒论译释》）

太阳病，或已发热，或未发热，必恶寒，体痛，呕逆，脉阴阳俱紧⁽¹⁾者，名为伤寒⁽²⁾。(3)

【注释】

（1）脉阴阳俱紧：脉阴阳，指寸口部脉的尺、寸而言，寸在关前为阳，尺在关后为阴。脉阴阳俱紧，即寸、关、尺三部脉均见紧象。方有执说："阴谓关后，阳谓关前。俱紧，三关通度而急疾，寒性强劲而然也。"

（2）伤寒：证名。指外感风寒之邪，以发热恶寒、无汗、身疼痛、脉浮紧为主要见证的太阳病中的一种证型。此非指广义伤寒，而为狭义之伤寒。

【提要】 论太阳病伤寒证的主要脉证。

【解析】 本条在太阳病提纲证的基础上，进一步指出太阳病伤寒证的主要脉证。腠理致密之人，感受风寒之邪后，不论已发热，或尚未发热，因卫阳被郁，病初起就必然发生恶寒。未发热不等于始终无热，只是因卫阳郁闭较甚，未能及时向外抗邪，而暂未发热，当卫阳郁闭到一定程度，发热自会表现出来。发热的迟速，固然与感邪的性质有关，而体质因素尤为重要，不应专责之于邪气。由于卫气闭郁，是证当"无汗"；卫阳郁闭则营阴亦必郁滞，经气运行不畅，则身体疼痛；胃气被外寒所束，不能顺其下降之性，则上逆作呕；皮毛闭塞，肌肤敛束，则脉象浮紧。此与寒邪收引的特征相似，故类比称之为太阳病伤寒证。

[南陈北刘有关论述]

陈亦人：至于"风则伤卫，寒则伤营"，仅是行文的方便，决不等于风只伤卫，寒只伤营，仲景原是论述麻黄汤证的病机，后世附会为大青龙汤证，实属张冠李戴，不应当再墨守下去。这一问题，牵涉到中医病因学的特点，风寒不是单指外因，而是内外因的综合，是对正邪双方的病机概括。因风性疏泄，所以自汗脉缓，名为中风；寒邪凝敛，所以无汗脉紧，名为伤寒。丹波元简说："人之感邪气，其表虚泄而汗出者，名为中风；其表实闭而无汗者，

名为伤寒。其实受邪之风寒，不知果何如，只就其表实表
虚，有汗无汗而立其目，此为处疗之方耳，故不曰此伤寒
也，此中风也，而下'名为'二字，其意可自知也。"此说
比较合理，有助于对中风、伤寒名称的理解。(《伤寒论译
释》)

**伤寒一日⁽¹⁾，太阳受之，脉若静⁽²⁾者，为不传⁽³⁾；颇
欲吐，若躁烦，脉数急⁽⁴⁾者，为传也。(4)**

【注释】

(1) 伤寒一日：此"伤寒"指广义伤寒，与上条狭义
伤寒有别。伤寒一日，指受邪之初。

(2) 脉若静：若，作"或"解。脉静，指脉证一致，
无变化，亦即脉不数急。

(3) 传：《辞源》：传，转也、授也，谓以此之所受，
转授之于彼也。即变化之意。

(4) 脉数急：与脉静相对而言，即脉证不一致，脉象
有了变化。

【提要】根据脉证，辨太阳病传与不传。

【解析】初感外邪，多犯太阳而发病。太阳病虽属轻浅
之证，但也有传与不传之辨。其辨传与不传，当以脉证为
凭，而不必拘于患病之时日。就太阳病而言，如果病人的
脉象与太阳病的其他见证相符，则知病证仍在太阳，还没
发生传变；如果病人出现恶心呕吐、烦躁不安，又见脉象
数急，则反映邪已经入里，疾病已发生了传变。

伤寒二三日，阳明、少阳证不见者，为不传也。(5)

【提要】此承上条，再论根据脉证，辨太阳病传与不
传。

【解析】本条仲景采用《素问·热论》计日传经的方
法，假设外感病已二、三日，当阳明、少阳受病，但不见
"身热，汗自出，不恶寒，反恶热"，"脉大"等阳明病见

证，也不见"口苦，咽干，目眩"等少阳病的见证，则可判断太阳病尚未发生传变。此示人辨别病证传变与否，当依据病人脉证变化，不可拘于患病之时日，充分说明仲景唯物思想。

[南陈北刘有关论述]

刘渡舟：外感热病，常是变化多端，传变迅速，故后世有"走马看伤寒"之说。医者预知传与不传，治疗时便可掌握主动权。这两条指出，伤寒一日，病有传的；伤寒二三日，病也有未离太阳而不传的，说明辨传与不传，不在患病日数的多寡，而在于临床脉证是否有所变化。医者应随时观察病情，紧紧抓住传变的脉证反映，才可防患于未然。（《伤寒论讲解》）

太阳病，发热而渴，不恶寒者，为温病[1]。若发汗已，身灼热[2]者，名风温[3]。风温为病，脉阴阳俱浮，自汗出，身重，多眠睡[4]，鼻息必鼾[5]，语言难出[6]。若被下者，小便不利，直视[7]失溲[8]；若被火[9]者，微发黄色，剧者如惊痫，时瘛疭[10]；若火熏之[11]，一逆[12]尚引日，再逆促命期。(6)

【注释】

（1）温病：证名。指外感温热之邪，以发热而渴、不（微）恶寒为主要见证的太阳病中的一种证型。

（2）灼热：身热而扪之灼手，形容身热程度极重。

（3）风温：此指太阳温病误用辛温发汗后的一种变证，与后世《温病学》中的风温不同。

（4）多眠睡：昏睡状态，非常人之熟睡。

（5）鼾：鼾，音酣，呼吸时鼻中发出的响声。

（6）语言难出：指语言不清晰，塞涩难出。

（7）直视：双目前视，眼球转动不灵活。

（8）失溲：指二便失禁。

（9）被火：指误用火法治疗。火法，指温针、烧针、灸法、熏法、熨法等一类的治疗方法。

（10）时瘛疭：瘛疭，音赤纵，时瘛疭，即阵发性四肢抽搐痉挛。

（11）若火熏之：有两种解释，一是"若"作"象"解，形容肤色晦暗像火熏过一样，是对前"微发黄色"之"黄色"的形象譬喻；二是"若"作"如"解，指如果使用火熏的方法治疗。因前已言"若被火者"，此当以第一种解释为当。

（12）逆：指误治。正确的治疗为顺，误治则为逆。

【提要】论太阳病中温病证候特点及误治变证。

【解析】本条讨论两个问题，一是论太阳病中温病的证候特点，二是论太阳病中温病误治后的变证。

太阳病除中风、伤寒外，还有温病，说明《伤寒论》所论是属广义伤寒。太阳病中温病为感受温热之邪所致，以"发热而渴，不（微）恶寒"为特点。热邪易于伤津，故见发热而渴；至于"不恶寒"，当作"微恶寒"理解，此之"不恶寒"只是相对太阳中风与太阳伤寒之"必恶寒"而言，其恶寒的程度轻微，若真不恶寒，即不是太阳病，也就不能称之为太阳温病。

太阳病中之温病为感受温热之邪所致，证属表热，其治当以辛凉解表为法，辛温为其所忌，下法、火法亦不可用，误用之则会发生变证。

其"若发汗已"即是指误用辛温之剂发汗，所以产生了名为"风温"的变证。误用辛温发汗，则助热伤津。热邪炽盛，则见身灼热；热势充斥于表里，则脉阴阳俱浮；热盛迫津外泄，则自汗出；热盛伤气，气随津泄，则身重；热盛神昏，则多眠睡；心主言，舌乃心之苗，鼻为肺之窍，风煽热炽，心肺不利，则鼻息必鼾，语言难出。

太阳温病为表热之证，其治当用辛凉解表法，若误用下法则易产生阴伤邪陷的变证。阴液大伤则小便不利；阴精无以上承，目失所养则直视而转动不灵；邪陷而心神被蒙，则二便失禁。

表热之太阳病中之温病更不可以火法劫汗，误用火法则劫阴助热，轻则火热相熏灼，瘀热郁蒸，身发黄色，晦暗而如火熏；重则热迫神明，肝风内动，如惊痫之状；热伤津液，筋脉失养，则时有阵发性四肢抽搐痉挛。

温病误治，变证极速且重，一次失误，尚可延长时日，犹可救治，若一误再误，则有危及生命之虞，故仲景谆谆告诫："一逆尚引日，再逆促命期"。

[南陈北刘有关论述]

陈亦人：太阳温病的证候特点是"发热而渴，不恶寒"，标志着津伤热盛，因称之为温病。它与伤寒、中风并列，为太阳病的三大类型，后世医学在本条定义的基础上，逐渐形成了温病学说体系。根据太阳病提纲，恶寒为必具症状，不恶寒，不得称之为太阳病；从后世温病学说的卫分证来看，恶寒也是必见症状。本条既然明确提出是太阳病中的温病，又说不恶寒，显然与太阳病的定义不合，与温病卫分证的条件不符，与临床实际也不符合。注家对此多囿于"不恶寒"而多方曲为之说，这未免有悖于实事求是的精神。我们认为"不"字可理解为"微"，因为临床上所见到的温病卫分证，恶寒较发热为轻，确实具有程度轻微、时间短暂的特点。若恶寒一罢，则成为气分证，也就是由太阳传入阳明而成阳明病了。(《伤寒论译释》)

病⁽¹⁾有发热恶寒者，发于阳也；无热恶寒者，发于阴也。发于阳，七日愈；发于阴，六日愈。以阳数七、阴数六故也。(7)

【注释】

（1）病：此处指病人及其所患病证。

【提要】 辨发病的阴阳属性及愈期的推断。

【解析】 本条以发热与恶寒二证来辨病发之阴阳。阴阳是疾病的基本属性，其区别关键在于发热的有无，有发热的属阳，是正气充盛，能起而与邪相争的标志；无发热的属阴，是正气虚衰，无力与邪抗争的标志。病在三阳，正气尚盛，故皆有发热之证；病在三阴，邪盛正衰，一般没有发热之证。然就发热恶寒与无热恶寒来说，三阳病中以太阳病最为典型，三阴病中以少阴病阳虚阴盛证（寒化证）最为典型。

至于愈期的预测和推断，只说明愈期是可以预测和推断的，但具体日数则不可机械地理解。"阳数七，阴数六"出于伏羲氏河图生成数之词。生成数为"天一生水，地六成之；地二生火，天七成之……"，古人以一、二、三、四、五为五行的生数，六、七、八、九、十为五行的成数，水成于七而火成于六，成数之时为其最盛之时，足以胜邪，故推断其为愈期。此仅供参考，切不可拘泥。

太阳病，头痛，至七日以上自愈者，以行其经尽[(1)]故也；若欲作再经[(2)]者，针足阳明，使经不传则愈。(8)

【注释】

（1）行其经尽：外感病的传变，六天为一经，古人以此作为观察外感病发展变化的依据。行其经尽，指六天已终了。刘渡舟说："'行其经尽'指太阳本经自然病程已经结束，全句意为太阳病七日以上自愈的，是本经自然病程已经结束的缘故。《易经·复卦》有'反复其道，七日来复'的卦辞，意思是天地间阳气的消长是以七日为一循环周期的，而天人相应，故人体的生理活动和病理变化也有七日节律。太阳病七日以上，正是本经阳气来复的时候，故是正胜邪却而病自愈的良好时机。因此，七日亦可看作太阳病的自然病程，仲景则称'行其经尽'。"

（2）再经：指病情进入第二个过程。

【提要】 论太阳病经尽自愈及预防传经之法。

【解析】 在太阳病下举出头痛一证，既有提要之意，也有省文笔法。患太阳病七日以上，由于太阳本经行尽，是值正气来复之时，故有自愈的可能。若病证不愈，邪气有向阳明传经的趋势，则可预防性地针刺阳明经的穴位，使其经气流通，抗邪之力增强，则可防止传经的发生。至于针刺何穴，陈修园谓"宜针足阳明足三里穴"，可供参考。此亦示人，疾病虽会传变，但其传变是可以预防和截断的。

[南陈北刘有关论述]

刘渡舟：本条提出的太阳病七日自愈，揭示了人体生命活动和病理变化中存在着一个七日节律的问题，这已被现代生命科学所证实。人体内分泌活动，脏器移植后的排异反应，一些传染病如肠伤寒的自然病程，都存在着明显的七日节律。了解到这样一个规律，就可以不失时机地进行治疗，促进疾病痊愈。当然这一七日节律也不是绝对不变的，如果用药得当，还可以截断病程，而早日使病得解。

针刺足阳明经的穴位，有增强抵抗力，抗邪却病的效果。近年来国内有人观察到灸足三里穴可以提高老年人头发中锌的含量，这是免疫力增强的表现。日本有人灸足三里穴，也达到了延年益寿的效果。（《伤寒论讲解》）

太阳病，欲解时[1]**，从巳至未上**[2]**。(9)**

【注释】

（1）欲解时：指邪气可能得解的时间，并非病愈之时。

（2）从巳至未上：指巳、午、未三个时辰，约为上午9时至下午3时前这段时间。

【提要】 根据天人相应的理论，推论太阳病邪气欲解的时间。

【解析】 人与自然息息相关，天之六淫能伤人致病，但自然界的阴阳盛衰序变，亦能助人之正气抗邪外出。对于太阳病欲解时的推测，仲景谓为"从巳至未上"。此是以太阳病寒证为前提，根据天人相应之理，人身之阳气随天阳之消长而变化，从巳至未上是一天之中阳气最盛的时候，太阳之气正应此时，人体的阳气得天阳相助，驱除寒邪有力，故将愈的病人多在此时正胜邪却而病解。

风家[1]**，表解而不了了**[2]**者，十二日愈。(10)**

【注释】

（1）风家：此处指易患太阳病的人。

（2）不了了：了，完毕、结束、清楚、明了之意。不了了，指病邪虽解，而精神尚不爽，尚不轻快。

【提要】 论太阳病邪解以后病愈日期。

【解析】 易患太阳病的人，大多素体较弱，即使病邪已解，正气一时难复，往往还会精神欠爽，也需要调养一定时间才能痊愈。至于是否是"十二日愈"，则不一定。此只是示人病解之后尚须一定时日调养以待正气恢复，强调病后调护，是有其临床及现实意义的。

"十二日愈"虽不可机械地理解，然何以谓"十二日"必有其缘由。柯韵伯说："七日表解后，复过一候，而五脏元气始充，故十二日精神慧爽而愈。"五天为一候，十二正是七与五之和，为就是"十二日愈"缘由。

病人身大热，反欲得衣者，热在皮肤[1]**，寒在骨髓**[2]**也；身大寒，反不欲近衣者，寒在皮肤，热在骨髓也。(11)**

【注释】

（1）皮肤：指浅层、表层而言，指在外。

（2）骨髓：指深层、里层而言，指在里。

【提要】 从病人的喜恶之情，辨病性之寒热真假。

【解析】"有诸内必形诸外"，在一般情况下，现象和本质是一致的，但在特殊情况下，在疾病发展至严重阶段时，其临床表现往往会出现与其本质相反的假象，即现象和本质的不一致。此时病情重笃而复杂，这就需要在辨证中善于去伪存真，透过现象看本质，辨析疾病的本质，作出正确的诊断，以指导治疗。本条就是根据病人的喜恶之情，以辨疾病本质的寒热真假。病人肌表大热，反而欲得衣被裹护的，这是热在肌表而寒在里的真寒假热证，即内真寒而外假热。病人肌表大寒，反而不需要用衣被裹护，这是寒在肌表而热在里的真热假寒证，即内真热而外假寒。此处的喜恶是辨证的关键，因为寒热可假，而病人的喜恶之情必真。

寒热有真假，虚实亦有真假，《内经》所谓"大实有羸状，至虚有盛候"就是指虚实之真假而言。

根据喜恶之情辨寒热真假只是辨真假的一个方面，可以视为辨真假的范例。临床上须脉证合参，全面分析，不可只据一脉一证而作结论，也不可忽视一脉一证的存在，这样才能做到治病必求于本。

[南陈北刘有关论述]

刘渡舟：前有以寒热辨阴阳，可谓六经之总纲。今又以欲与不欲辨寒热，以补充说明寒热也有真与假。前者为常，后者为变，知常达变，方可使临证少出疏漏。

"欲"与"不欲"，是病人的主观意愿，临证辨寒热之真假，了解病人的主观意愿固然重要，但也应观察其他客观证候。凡真寒假热者，当有口淡不渴，溲白便溏，甚则下利清谷，脉微欲绝。凡真热假寒者，虽有四肢厥逆，也当见脘腹灼热，苔燥口渴，溲赤便结等。如此四诊合参，仔细辨识，真假寒热，不难识别。(《伤寒论讲解》)

太阳中风，阳浮而阴弱[1]，阳浮者，热自发，阴弱者，

汗自出。啬啬恶寒⁽²⁾，淅淅恶风⁽³⁾，翕翕发热⁽⁴⁾，鼻鸣⁽⁵⁾，干呕⁽⁶⁾者，桂枝汤主之。(12)

桂枝汤方

桂枝三两，去皮　芍药三两　甘草二两（炙）　生姜三两，切　大枣十二枚（擘）

上五味⁽⁷⁾，㕮咀⁽⁸⁾三味，以水七升，微火煮取三升，去滓，适寒温，服一升，服已须臾⁽⁹⁾，啜⁽¹⁰⁾热稀粥一升余，以助药力，温覆⁽¹¹⁾令一时许，遍身漐漐⁽¹²⁾微似有汗者益佳，不可令如水流离，病必不除。若一服汗出病差，停后服，不必尽剂；若不汗，更服依前法；又不汗，后服小促⁽¹³⁾其间，半日许令三服尽；若病重者，一日一夜服，周时⁽¹⁴⁾观之。服一剂尽，病证犹在者，更作服；若汗不出，乃服至二、三剂。禁生冷、黏滑、肉面、五辛⁽¹⁵⁾、酒酪⁽¹⁶⁾、臭恶⁽¹⁷⁾等物。

【注释】

（1）阳浮而阴弱：有二解。一作病机解，阳浮指卫阳浮盛，阴弱指营阴内弱。二作脉象解，其中阴阳又有浮沉与尺寸两种理解。根据本条与其他有关条文的内容相衡，应以寸浮尺弱的解释理由为优。

（2）啬啬恶寒：啬啬，音涩涩，悭吝畏怯貌。啬啬恶寒，畏缩怕冷之状。

（3）淅淅恶风：淅淅，音西西，风雨吹拂声。淅淅恶风，如冷水凉风侵入，阵阵恶风之状。

（4）翕翕发热：翕翕，音细细，热势轻浅貌。翕翕发热，如羽毛覆盖下之温和发热。方有执说："翕为温热而不蒸蒸大热也。"

（5）鼻鸣：鼻中窒塞，气息不利而发出的鸣响。

（6）干呕：呕而无物。

（7）上五味：原为"右五味"。古代书籍为竖排本，且从右至左，所谓"右五味"即以上五味药物。现直接改为"上五味"，将"右"改为"上"，以下各方同。

（8）㕮咀三味：成本无"三味"两字。㕮咀，音斧举，碎成小块。

（9）须臾：很短的时间，一会儿。印度梵语《僧祇律》谓："二十念为一瞬，二十瞬名一弹指，二十弹指为一罗预，二十罗预为一须臾，一日一夜有三十须臾。"

（10）歠：喝的意思。方有执说："大饮也。"

（11）温覆：覆盖衣被，取周身温暖，以助汗出。

（12）漐漐：漐漐，音执执，微汗潮润之状。

（13）小促其间：即稍微缩短（服药）间隔的时间。

（14）周时：一昼夜，即24小时。

（15）五辛：泛指有辛辣气味的食物。《本草纲目》以小蒜、大蒜、韭、芸苔、胡荽为五辛。

（16）酪：指动物乳类及其制品。

（17）臭恶：指有特殊气味或不良气味的食品。

【提要】论太阳病中风证的证治。

【解析】太阳病中风证的病理是风寒之邪外袭，以致荣弱卫强，荣阴内弱而卫阳浮盛，即所谓"阳浮而阴弱"。卫阳浮盛抗邪于外则发热；卫阳失固，营阴内弱而不守，是以汗出。故曰"阳浮者热自发，阴弱者汗自出"。由于营弱卫强，营卫失和，是以可见啬啬恶寒、淅淅恶风、翕翕发热等证。肺合皮毛，开窍于鼻，皮毛受邪，肺窍不利，则见鼻鸣；胃为卫之源，表气不和，卫病干胃，胃气上逆，则见干呕。治以桂枝汤旨在解肌祛风，调和营卫。

【方解】桂枝汤是《伤寒论》第一方，由桂枝、芍药、炙甘草、生姜、大枣组成。方中桂枝味辛性温，辛能发散，温能祛寒通阳，故有解肌腠风寒外邪之功；芍药苦平，有益阴和营之用。桂枝、芍药相伍，相辅相成以调和营卫。

生姜辛温，助桂枝解表，且能降逆止呕；大枣味甘益中，助芍药益阴和营。炙甘草味甘性平，调和诸药，交通营卫。方为辛温解表轻剂，以调和营卫为主，凡营卫不和之病证皆可选用，决非仅限于外感的太阳中风证。

桂枝汤的煎服法叙述甚详，历来为注家所重视，可以归纳为以下几个方面：

（1）药后啜粥：其目的是"以助药力"，益胃气以充汗源，助药力，易于酿汗，祛邪而不伤正。徐灵胎曰："桂枝本不能发汗，故须助以热粥，《内经》云：'谷入于胃，以传于肺'，肺主皮毛，汗所从出，啜粥充胃气，以达于肺也。"

（2）温覆微汗：温覆能助卫阳，利于汗出，但不宜覆盖太多，以免汗出过多，损伤正气，以达到遍身微似有汗者最佳，而不可令"如水流漓"。

（3）获效停药："若一服汗出病差，停后服，不必尽剂"，以免过汗伤正。

（4）无汗续服：如辨证准确，药后无汗，证亦未发生变化，可以续服，甚至可以适当缩短服药的间隔时间，半天时间内服完三服；病重者，可以日夜连服，24小时内可服二三剂。此皆以"病证犹在者"为前提。

（5）服药忌口：以防伤胃恋邪，影响疗效。

【临床应用】由于桂枝汤出于《伤寒论》太阳中风条下，习惯上称为调和营卫、解肌祛风之剂。其实，桂枝汤虽为解表之剂，但配伍芍药和营之药，姜、枣又能和里，与专于发汗之方不同，故本方除用于外感风寒之表证外，对病后、产后由于营卫不和，以致时而微寒、脉缓有汗等证，皆可酌情使用，临床上还广泛使用于脾胃虚寒之证，故徐忠可谓："此汤表证得之为解肌和营卫，内证得之为化气调阴阳。"王晋三更谓："桂枝汤，和方之祖。"近人还有谓桂枝汤为温阳补益之剂。所有这些,都从不同侧面阐发和丰富了桂枝汤的证治范围。

仲景对桂枝汤的应用就比较灵活,涉及条文颇多,综合《伤寒论》《金匮要略》中的有关论述,可以作这样的概括:调和营卫,无论有表无表;扶正祛邪,不在有汗无汗;调和脾胃,不分内伤外感。

桂枝汤为《伤寒论》第一方,历代医家对其无不推崇备至,并且都有系统的研究。他们的研究丰富和发展了本方的理法及应用,已大大超出仲景所述,从常见病到疑难杂证,从个案到大中样本的临床病例观察都有涉及。他们在使用桂枝汤临证的过程中获得了卓著疗效,充分证明了该方配伍的科学性、严谨性,是以柯韵伯称桂枝汤为"群方之魁,乃滋阴和阳,调和营卫,解肌发汗之总方也"。并谓"凡头痛发热,恶风恶寒,其脉浮而弱,汗自出者,不拘何经,不论中风、伤寒、杂病,咸得用此发汗……愚常以此汤治自汗盗汗虚疟虚痢,随手而愈,因知仲景方,可通治百病"。《临证实用伤寒学》指出:"后世医家对桂枝汤无不推崇备至,尤其是唐宋以来,各医派逐渐形成较系统的理论,各派医家都宗以本方理法结合自己的临床经验进行化裁,丰富与发展了本方的理法及应用。如明·王肯堂以桂枝汤随证加减化裁的有三方:①桂枝加川芎防风汤,治发热自汗出而不恶寒的柔痉。②桂枝加芍药汤(桂枝、芍药、石膏、黄芪、知母)治寒热大作等阳盛阴虚之疟证。③桂枝加芍药防风防己汤(桂枝汤加防己、防风),治发热脉沉细之太阴腹痛。清·柯琴谓:'桂枝汤为伤寒、中风、杂病解外之总方,凡脉浮弱、汗自出而表不解者,咸得而主之。'温病最忌辛温药发汗,但风温、温热、温疫、冬温之初期若有恶风寒者,温病学家吴瑭宗桂枝汤解肌之理,以之导邪外出,使营卫调和,自然得汗而解。故在《温病条辨》一书中，把本方列为众方之首。陈氏（亦人）从叶氏《临证指南医案》中探讨桂枝汤运用，认为无论风寒、温热、各种杂病，凡是病机上具有卫阳受伤、营气虚寒，或在里的阴阳不和，在外的营卫失调等，都可以本方化裁治疗。"近代医家张锡纯认为"桂枝汤所主之证乃卫气虚弱，不能护卫其营分"，而"推原其卫气不能卫护之故，实由于胸中大气之虚损"。其制加味桂枝代粥汤，在桂枝汤原方中加黄芪、知母、防风，治中风有汗，谓"加黄芪升补大气，以代粥补益之力，防风宣通营卫，以代粥发表之力，服后啜粥固佳，即不啜粥，亦可奏效。而又恐黄芪温补之性，服后易至生热，故又加知母，以预为之防也。"现代临床常用于治疗感冒、流感（尤其是体质虚弱者，如产后）、妊娠恶阻、虚寒性腹痛（如胃炎、胃溃疡、慢性肠炎、痛经等）、结核、神经衰弱、神经痛、偏头痛、荨麻疹、湿疹、多形红斑、过敏性鼻炎等疾病。此外，对于某些原因不明的自汗、盗汗、阳痿、失精等症而具有桂枝汤证的主要脉证者，亦可用之。

刘渡舟在《伤寒论讲解》中指出："太阳中风的正治之方是桂枝汤，但桂枝汤并不仅用于治疗太阳中风证。本方桂、姜、枣、草均为食物中的调料，有开胃口，增食欲，健胃气的作用。本方也正是通过调理脾胃来达到调和营卫的目的的，而且通过调和脾胃还可达到调气血，和阴阳的效果。因此，本方无论外感内伤均可使用。既可治外感所致的营卫不和，又可疗内伤所致营卫失调；加芍药、饴糖，可温中补虚，和里缓急，治虚劳腹痛；加龙骨、牡蛎，可交通心肾，交通阴阳，治男子失精，女子梦交。又如加葛根，加厚朴、杏子，加人参，加附子，加芍药，加桂枝，加大黄，以及去桂枝、去芍药等等，略予加减，不仅可治疗太阳中风的许多兼证，而且又可治疗他经的一些病证。可以说是左右逢源，使用范围极广。本方既体现了仲景治病从调和阴阳着手的学术思想，也体现了伤寒与杂病共论而不可截然分开的学术观点，故柯韵伯称其为'群方之魁'。"

陈亦人在《伤寒论译释》中归纳本方的应用范围"除外感风寒，营卫不和证外，广泛用于多种疾病，主要有：1. 无名低热，久治不愈者。2. 顽固自汗，服益气固表无效者。3. 头汗，本方加桑叶。4. 慢性功能性腹泻。5. 虚寒性胃痛，痉挛性腹痛。6. 血管性头痛，关节炎，原发性坐骨神经痛。7. 面神经麻痹，本方加僵蚕、蝉蜕。8. 荨麻疹，皮肤瘙痒症，小腿溃疡。9. 妊娠恶阻。10. 过敏性鼻炎，本方加葶苈子、蝉蜕。11. 鼻无嗅觉，本方加石膏。"

【医案选录】

案一　吴氏，23 岁，头项强痛而恶寒，脉缓有汗，太阳中风，主以桂枝汤。桂枝三钱　白芍二钱　炙甘草二钱　生姜三钱　大枣二个　水五杯，煮二杯，头杯服后，即啜稀热粥，令微汗佳。有汗，二杯不必啜粥，无汗仍然。（《吴鞠通医案》

案二　陆某，男，40 岁，形寒畏风，行动感心悸，自汗出，胃纳欠展，二便尚可，苔白舌淡，脉浮缓。素体本弱，复感风寒，宜调营卫。桂枝 9g，白芍 9g，生甘草 6g，生姜 9g，红枣 9 枚。三剂。进二剂而痊愈。（《经方临床应用与研究》）

按：案一，陈亦人在《伤寒论译释》中收载本案的按语谓："吴氏服膺仲景，善用经方，观此案与桂枝证悉同，故用桂枝汤原方，服法亦遵药后啜粥法，可见中医治病以辨证为前提，并没有什么古今之分，门户之见。案末医嘱'无汗仍然'，是指药后未得微汗，仍当啜稀热粥。"陈氏所按极是，唯谓"用桂枝汤原方"似有出入，此吴氏少变仲景之法。案二为何任之医案，何氏自注曰："本例辨证，素体本弱。动辄心悸，乃心阳不足。桂枝汤为表里方类中之表方，故太阳表虚证而投之以调营卫。"

太阳病，头痛发热，汗出恶风，桂枝汤主之。(13)

【提要】 承接上条，续论太阳病中风的证治。

【解析】 发热、汗出、恶风是太阳病中风的主证，上条已经论述，此特补出头痛一证，风寒袭表，营卫不和，太阳经脉之气不利，则见头痛。是证虽未明言太阳中风，但据脉证而辨，仍是风寒袭表，营卫不和之证，故仍以桂枝汤主之。

本条提出的四个症状中，头痛、发热、恶风与太阳伤寒同，唯汗出是一特点，提示有汗、无汗是中风、伤寒的鉴别要点之一。条中不言脉象，系示人太阳中风证的确诊，在于重视临床脉证的组合，而不拘于一个症状或脉象。

[南陈北刘有关论述]

刘渡舟："太阳病"——此泛指一切表病，无论中风、伤寒、已治、未治，或是其他表证，只要见到头痛、发热、汗出、恶风等症的，便可使用桂枝汤，便是桂枝汤的适应证。这就使桂枝汤的使用范围不仅仅局限在太阳中风一证。正如柯韵伯所说："此条是桂枝本证，辨症为主，合此症即用此汤，不必问其为伤寒、中风、杂病也。"柯氏用其治自汗、盗汗、虚疟、虚痢等病而见上述症状者，每每"随手而愈"，正是受到本条的启发。而四症中，最以汗出为关键。(《伤寒论讲解》)

太阳病，项背强几几[1]，反汗出恶风者，桂枝加葛根汤主之。(14)

桂枝加葛根汤方

葛根四两　麻黄三两（去节）　芍药二两　生姜三两（切）　甘草二两（炙）　大枣十二枚（擘）　桂枝二两（去皮）

上七味，以水一斗，先煮麻黄、葛根，减二升，去上沫，内⁽²⁾诸药，煮取三升，去滓，温服一升，覆取微似汗，不需啜粥，余如桂枝法将息⁽³⁾及禁忌。

臣亿等谨按：仲景本论，太阳中风自汗出用桂枝，伤寒无汗用麻黄，今证云汗出恶风者，而方中有麻黄，恐非本意也。第三卷有葛根汤证，云无汗恶风，正与此方同，是合用麻黄也，此云桂枝加葛根汤，恐是桂枝中但加葛根耳。

【注释】

（1）项背强几几：几几，音殊殊，短羽之鸟，伸颈欲飞不能。项背强几几，形容项背拘急，俯仰不能自如，系项强之甚者。

（2）内：同纳，加入之意。

（3）将息：调理休息，指服药后护理之法。

【提要】 论太阳病中风证兼经俞不利的证治。

【解析】 太阳病，项背强几几，项背乃足太阳经脉所过之部，风寒外袭，太阳经气不舒，津液敷布不利，经脉失于濡养，则项背拘急，俯仰不能自如。是证"汗出恶风"为太阳病中风证，故谓太阳病中风证兼经俞不利。太阳病中风证治以桂枝汤解肌祛风，调和营卫；因兼项背强几几，故加葛根以升津液，舒经脉。

【方解】 本方林亿之按甚是，方中当无麻黄，乃由桂枝汤加葛根而成。桂枝汤解肌祛风，调和营卫；葛根味甘性平，功能解肌、退热、升津、濡经，是治项背强痛的要药。葛根加入桂枝汤中，既能升津液以濡润经脉，又能助桂枝汤解肌祛邪。

【临床运用】 桂枝加葛根汤是治疗太阳病中风证兼颈项强的主方，临证以"项强、汗出、恶风"为审证要点。现代临床运用，据证增损，大大拓展了其适应范围。该方是一首调和营卫、解肌祛风、舒经解痉、升清润燥的方剂，主要应用于神经、精神、循环、传染病等多系统疾病。据报道本方临床运用，除治疗桂枝汤证兼项背强者外，对痢疾初期、胃肠疾病、肩周炎、颜面神经麻痹，亦可用之，但应注意随证加减。如：颈椎骨质增生，加姜黄、生黄芪、桃仁；面神经麻痹，加黄芪、当归、红花、地龙；头痛加细辛、川芎、白芷；面部浮肿加地龙、防己、白术；眼睑下垂加黄芪、熟附子；重症肌无力加黄芪；多发性肌炎加姜黄、桑枝；眩晕加天麻、钩藤；风疹作痒加紫背浮萍、蛇床子；麻疹初加升麻，后加桔梗、生地；等等。临床运用时必须桂枝、芍药、葛根同用，且葛根宜重用，一般15～50克，若遵仲景煎服法，温服取微汗，效果更佳。

【医案选录】周某某，男，45岁。四个月前由感冒引起左肩疼痛，项强，汗出怕风，左上肢麻木，不能高抬，不能持重物。苔薄白，脉浮紧。辨证：风寒侵犯，阻遏络脉。治则：调和营卫，解肌发表，柔润筋脉。以桂枝加葛根汤，加羌活12克、白芷9克、没药9克，十五剂治愈。（《经方验》）

按：此肩周炎之证，据项强、汗出恶风，辨为太阳中风之兼证，故用桂枝加葛根汤加味治疗取得满意效果。然症见脉浮紧，难以理解，是否太阳中风亦可见脉浮紧，论中38条有谓"太阳中风，脉浮紧"当属无误。

[南陈北刘有关论述]

刘渡舟：太阳经脉行于项背，太阳之气行于体表，邪伤太阳，有病偏于表者，中风、伤寒是也；有病偏于经者，太阳经输不利证是也。二者又不可截然分开，表证中可见头项强痛之经输不利证，经输不利证中又可见汗出（或无汗）恶风寒等表证。太阳表证，治用汗法解表；经输不利证，重用葛根解经中之邪并配合解表，证与方药丝丝入扣。

葛根以疏通经脉见长，且入脾胃二经，不仅可治太阳经输不利，更长于治阳明经脉气血不利，故凡经脉受邪，诸强拘急之证，皆可使用。今市售愈风宁心片即葛根制剂，用治动脉硬化所致诸证，尤其以项背酸楚不适为见症者多有效果，大概亦是受到本条之启发。(《伤寒论讲解》)

太阳病，下之后，其气上冲[1]**者，可与桂枝汤，方用前法**[2]**。若不上冲者，不得与之。(15)**

【注释】

(1) 气上冲：指病人自觉胸中有气上逆。此借气上冲、不上冲，说明表证仍在或表邪内陷。成无己说："气上冲者，里不受邪，而气逆上与邪争也，则邪仍在表……其气不上冲者，里虚不能与邪争，邪气已传里也。"

(2) 方用前法：指用第12条下桂枝汤的煎服法。

【提要】论太阳病误下后的证治。

【解析】太阳病，应治以汗法，若误用下法，最易发生变证。但若误下后，病人自觉胸中气逆，是虽误下而正气未衰，表邪尚未内陷，且正气能与邪争，表邪有外解之机，故可与桂枝汤解外。此示人桂枝汤适宜太阳病误下后，表邪仍在不宜峻汗之证，但若误下后胸中无有气逆，即气不上冲，则说明邪已内陷，发生了变证，则不当再用解表之法，桂枝汤自然不得与之。是时当宗"观其脉证，知犯何逆，随证治之"的原则进行辨证论治。

[南陈北刘有关论述]

陈亦人：本条主要精神有两点：一是下后气上冲，是表邪未陷的辨证依据；二是服桂枝汤必须遵照啜粥温覆的方法。(《伤寒论译释》)

刘渡舟：本条通过误下后其气上冲与不上冲，桂枝可与和不可与，说明临床当随证施法，据法定方，从而体现了辨证论治的精神。(《伤寒论讲解》)

太阳病三日，已发汗，若吐、若下、若温针⁽¹⁾，仍不解者，此为坏病⁽²⁾，桂枝不中⁽³⁾与之也。观其脉证，知犯何逆，随证治之。桂枝本为解肌⁽⁴⁾，若其人脉浮紧，发热汗不出者，不可与之也。常须识⁽⁵⁾此，勿令误也。（16）

【注释】

（1）温针：指在针刺过程中，烧灼针柄以加温的一种疗法。本法有温通经脉、行气活血的作用。

（2）坏病：指被治坏了的病，即变证。柯韵伯说："坏病者，即变证也。"

（3）不中：不当之意。方有执说："不中，犹言不当也。"

（4）解肌：解散肌表之邪。

（5）识：识，音志，记住之意。方有执说："识，记住，记其政事谓之识。"

【提要】 论坏病（变证）的治疗原则及风寒表实证禁用桂枝汤。

【解析】 本条论述两个问题，即论坏病（变证）的治疗原则及风寒表实证禁用桂枝汤。

从"太阳病三日"至"随证治之"，论述坏病（变证）的治疗原则。仲景以太阳病为例，并以设误之法，论述致变之因是治疗不循常法，吐、下、温针杂投，而病仍不解。这种误治致变之证，即称之为"坏病"。因疾病已经发生了变化，已经不是太阳病，所以治疗太阳病的桂枝汤当然就不能再用了，故曰"桂枝汤不中与之也"。是时的处理原则是"观其脉证，知犯何逆，随证治之"。这是因为变证的表现，随病人的体质、误治的方法及使用的药物等内外因素的不同而变化多端，因此处理这些变证没有定法定方，只能是仔细诊察现有脉证，辨析其病变部位及属性的寒热虚实，根据其变化了的病理机制，给予相应的治疗，才能取得好的疗效。

"观其脉证，知犯何逆，随证治之"，体现了仲景据证而辨，以脉证为凭的唯物观和具体情况具体分析的辩证法思想，是中医学辨证论治理论的具体体现。这一原则不只对治疗坏病（变证）有指导意义，对其他各种疾病的辨证论治都有普遍指导意义。

从"桂枝本为解肌"至"勿令误也"，论述风寒表实证，禁用桂枝汤。桂枝本为解肌，是言其非发汗开表之剂；脉浮紧，发热汗不出者，是言其属伤寒表实，非桂枝汤所宜，故曰"不可与之"。此为虚实之辨，误之即生变证，仲景故告以"常须识此，勿令误也"。

[南陈北刘有关论述]

陈亦人：所谓"观其脉证，知犯何逆，随证治之"，概括言之，就是"辨证论治"。这一原则，不仅适用于坏病，对于各种疾病的诊治都有指导意义。（《伤寒论译释》）

刘渡舟：本条"观其脉证，知犯何逆，随证治之"一语，言简意赅，辞精义深，不仅是治疗坏病的原则，而且也是辨证论治精神的高度概括，对临证有普遍指导意义。伤寒正证、伤寒兼证、伤寒夹杂证、伤寒类证、或是对伤寒变证，坏病以及杂病的治疗，皆遵循这一原则。中医辨证论治方法在临床医学上的具体应用始于本论，本论辨证论治方法最精辟的论述就是这十二字，因此它代表着《伤寒论》最核心的精神。（《伤寒论讲解》）

若酒客⁽¹⁾病，不可与桂枝汤，得之则呕，以酒客不喜甘故也。(17)

【注释】

（1）酒客：平素嗜好饮酒的人。

【提要】论里蕴湿热者禁用桂枝汤。

【解析】平素嗜好饮酒之人，每多里蕴湿热，而桂枝汤为辛甘温之剂，辛温能助热，甘能助湿，非桂枝汤所宜。即使患有太阳中风之证，亦当慎用，故谓"不可与桂枝汤"。"得之则呕"，为可能发生的现象，"以酒客不喜甘故也"，是申其理由也。

临床上若有太阳中风证而兼有湿热者，可于桂枝汤中佐以清利湿热及解酲之品，如葛花、枳椇子或藿、佩之属，每可获效。

嗜酒之人，易致湿热内蕴，但并非尽然，要据证而辨。同时，嗜酒之人，亦有从寒湿而化者，不可不知。

[南陈北刘有关论述]

陈亦人：本条的重要意义，是示人治病用方，不但要方与证符，而且要注意患者的平素嗜好，否则就不会收到预期的效果。但也应当活看，嗜酒的人并不一定都不喜甘甜，相反，不是酒客，也会内蕴湿热，桂枝汤同样忌用。还应作具体分析，要在领会其精神实质。(《伤寒论译释》)

喘家[1]**作，桂枝汤加厚朴、杏子佳。(18)**

【注释】

（1）喘家：指素患喘疾的病人。

【提要】论太阳病中风兼肺逆作喘的证治。

【解析】本证叙证不详，只言"喘家作"而未及他证，很难析其病机，但从仲景治以桂枝汤加厚朴、杏仁来分析，即以方测证，可知其"喘家作"乃外感风寒之邪引动宿疾，系太阳病中风证兼肺逆作喘。是证除喘外，尚应有发热恶寒或恶风、汗出、脉浮缓、痰白等脉证。是知此喘乃肺寒气逆所致，治以桂枝加厚朴杏子汤解肌祛风，调和营卫，降气平喘，是随证加减之法。

凡服桂枝汤吐者，其后必吐脓血也。(19)

【提要】论里热之证，禁用桂枝汤。

【解析】此以"服桂枝汤吐者，其后必吐脓血"，分析其吐脓血之因，而提出禁例。服辛温剂致吐，辛温助阳，热盛胃逆则吐，热伤血络而吐脓血，是知仲景示人里热之证禁服桂枝汤，此即所谓"桂枝下咽，阳盛则毙"。

太阳病，发汗，遂漏不止[1]，其人恶风，小便难，四肢微急[2]，难于屈伸者，桂枝加附子汤主之。(20)

桂枝加附子汤方

桂枝三两（去皮）　芍药三两　甘草三两[3]（炙）生姜三两（切）　大枣十二枚（擘）　附子一枚（炮，去皮，破八片）

上六味，以水七升，煮取三升，去滓，温服一升。本云，桂枝汤，今加附子。将息如前法。

【注释】

（1）遂漏不止：遂，因而，于是；漏，渗漏，指漏汗。遂漏不止，于是就不间断地出汗。

（2）四肢微急：四肢轻度拘急。

（3）甘草三两：《玉函经》作"甘草二两"。

【提要】 论太阳病发汗太过，阳虚漏汗的证治。

【解析】 太阳病，发汗本为正治之法，但若汗不如法，或中风用峻汗之方，致使大汗重伤卫阳。卫阳被伤，不能固表摄阴，阴液随之外泄，于是就出现了漏汗不止的变证。卫阳伤而阴液外泄，实为阴阳两伤，卫阳伤则恶寒更甚，此之恶寒为阳虚失煦所致；小便难既是阴津不足，化源不继，也是阳虚无力蒸化的反映；阳主煦之，阴主濡之，阳虚而经脉失煦，阴虚而经脉失濡，故四肢轻度拘急。证属阳虚液亏，阴阳两虚，但以卫阳虚而不固为主，故治以扶阳固表，固阳摄阴为法，方用桂枝加附子汤。

本证虽属阳虚液亏，阴阳两虚，但其病关键在于卫阳虚而不固，故治以复卫阳以固表为主，俾卫阳复，卫表固，漏汗止，津液复，此治病求本之法也。

【方解】本方即桂枝汤加附子而成，用桂枝汤调和营卫，加附子复阳固表，其主要作用在于复阳固液，固表止汗，用于汗出过多，阳气受伤，津液暂亏的病证。

【临床应用】桂枝加附子汤治疗阳虚多汗最效，除阳虚感冒外，由阳虚漏汗一症引申到阳虚精、津、血的外泄，诸如崩漏、鼻衄、寒疝等均有报道；也可用于阳虚寒凝的痛症治疗，如腹痛、痛痹、四肢微急，只要符合表阳虚弱、卫外不固之病机，皆可异病同治。《临证实用伤寒学》谓："本方为桂枝汤加一味附子而成。对于阳虚而营卫不和之外感病，选用本方治疗，每每获效。"同时又指出；"本方原为过汗，表证仍在而阳气已虚致漏汗不止，恶风，四肢微急，难以屈伸，小便难而立法组方。临证不必拘于是否有表证。"此言甚是，本方实为扶阳固表之方，不应列入太阳中风兼证中讨论。吾孙幼时曾患自汗证，头汗尤甚，状如水洗，我予此方治疗而获效，方疏：桂枝、白芍各5g，附子3g，炙甘草2g，红枣3枚，只服三帖即愈。

【医案选录】许叔微治一季姓士人得太阳病，汗出不止，恶风，小便涩，足挛屈而不伸，诊其脉浮而大。浮为风，大为虚，仲景云："太阳病，发汗，遂漏不止，其人恶风，小便难，四肢微急，难以屈伸者，桂枝加附子汤主之。"三投而汗止，再投以芍药甘草汤，足得伸，数日愈。（《本事方》）

按：此案之病因、症状与仲景之文若合符节，用本方治之，三投而汗止，可谓效如桴鼓。值得注意的是，一是案中提出脉象浮而大，足以补充仲景文中有证无脉的缺略；特别是续投芍药甘草汤而足得伸，此与《伤寒论》29条有前后呼应之效，真可谓是善用仲景方者。

[南陈北刘有关论述]

陈亦人：本证漏汗恶风，仅是卫阳虚，而未达肾阳虚的地步，溲难肢急，也仅是暂时液脱不继，未达到真阴耗竭的程度，况且病机侧重在卫阳不固，所以治疗不需四逆诸方，只用桂枝汤加附子一味以复阳固表为主，阳复则表固汗止，汗止则液复，而溲难肢急自愈。这正是治病求本的科学价值所在。（《伤寒论译释》）

刘渡舟：阴阳两伤之证，似当阴阳双补。但病因过汗伤阳，阳不摄阴所致，其阳不固，则汗漏不止，虽补阴填液，也属无济于事。故治以固阳摄阴之法，阳气固，阴即存。且阳生则阴长，阳复则气化复常，阴津自生。虽未用补阴生津之药，实寓有"存津液"之奥意。从而提示临证施治，要注意抓病机的主要方面。

此证汗出淋漓不止，已近亡阳之变，非黄芪、小麦、龙骨、牡蛎之类益气收敛之法可止，急当用附子扶阳固表摄阴止汗，从而为卫阳不固，汗出淋漓一证的治疗开一法门。（《伤寒论讲解》）

太阳病，下之后，脉促[1]胸满者，桂枝去芍药汤主之。（21）

桂枝去芍药汤方

桂枝三两（去皮）　　甘草二两（炙）　　生姜三两（切）　　大枣十二枚（擘）

上四味，以水七升，煮取三升，去滓，温服一升。本云，桂枝汤，今去芍药。将息如前法。

【注释】脉促：脉象急促有力，不是脉来数时一止复来者。钱天来说："脉促者，非脉数时一止复来之促也，即急促亦可谓之促也。"

【提要】论太阳病下后胸阳受损的证治。

【解析】太阳病误用下法，最易发生表邪内陷的变证。本证"胸满"乃胸阳受到损伤而失于展布所致。然而胸阳虽伤但尚有欲求伸展之势，主要表现在脉势急促上，如果脉不急促，则正伤甚而无力抗邪。此之脉促与阳盛则促，虽然都是促脉，而致促的机理是完全不同的，切不可混为一谈。本证的脉促是胸阳被遏求伸，就其本质来说，是胸阳不足，阴邪弥漫，所以仍用桂枝汤之辛甘，温通阳气。因芍药阴柔，于阳虚被遏之证不宜，故去而不用，这样就更有利于发挥温通阳气的作用。

【方解】桂枝汤去芍药，即桂枝、甘草、生姜、大枣，四药辛甘发散为阳，可温通心阳，振奋胸阳。因芍药阴柔苦泄，抑阳助阴，对桂、甘发散通阳的作用有掣肘之弊，有碍于胸阳的振奋宣畅，故去之不用。凡胸满者，仲景皆不用芍药，避阴就阳于此可见。

[南陈北刘有关论述]

刘渡舟：太阳病当以汗解，泻下则属误治，误下里气受伤，表邪常可乘虚内陷。由于营卫皆开发于上焦，胸部离表最近，所以表邪内陷，常先入胸中。本证即误下胸阳受挫，表邪入胸，胸中气机不畅，故见"胸满"。"脉促"，非指数时一止复来的"促"脉，乃指脉急促、急数而言。这是胸阳受挫之后仍奋力抗邪，但已是力不从心极其勉强的表现。因此证属邪陷胸中，胸阳不振。(《伤寒论讲解·辨太阳病脉证并治上第五》)

陈亦人：桂枝甘草汤治"叉手自冒心，心下悸，欲得按"，桂枝去芍药汤治"脉促胸满"，传统解释有心阳虚与胸阳虚之分，似乎毫无关联，实则病机是一致的。临床上心病患者大多有心动过速，脉象的至数必然偏快，如果伴有歇止，就是"脉促"。心气虚而心阳失展，往往自觉胸部满闷。可见两条内容只是从不同角度描绘。再就两方比较，主药都是桂枝、甘草，仅后方多姜、枣和中而已。该方可作为治疗心律不齐的基本方，只要属于心阳虚证，用之皆有较好疗效，就是有力的证明。(《伤寒论求是》)

若微寒[1]**者，桂枝去芍药加附子汤主之。**（22）

桂枝去芍药加附子汤方

桂枝三两（去皮）　　甘草二两（炙）　　生姜三两（切）
大枣十二枚（擘）　　附子一枚（炮，去皮，破八片）

上五味，以水七升，煮取三升，去滓，温服一升。本云，桂枝汤，今去芍药加附子。将息如前法。

【注释】

（1）微寒：此处应为脉微恶寒。陈修园说："若脉不见促而见微，身复恶寒者，为阳虚已极……"

【提要】承上条论太阳病误下致胸阳损伤的证治。

【解析】此承上条，太阳病误下而致胸阳被遏，脉促胸满，用桂枝去芍药汤去阴通阳，若脉由促而变微，且恶寒加重，即所谓"若微寒者"，则说明阳损较重，则当于桂枝去芍药汤中加附子，即在通阳的基础上复阳。

【方解】桂枝去芍药加附子汤，即桂枝去芍药汤再加附子而成，因心阳虚损较甚，故加附子以复阳，且可增强温通心阳、振奋胸阳的作用。

以上二方（指桂枝去芍药汤、桂枝去芍药加附子汤），一在于通阳，一在于复阳，可见仲景方加减变化之妙。

以上三条，即桂枝加附子汤证、桂枝去芍药汤证、桂枝去芍药加附子汤证，高等中医院校教材中多列入太阳中风证兼证中讨论。这是不恰当的，要知此三证当属误治之变证，即便太阳中风证仍在，也当属变证兼表不解。

【临床应用】桂枝去芍药汤与桂枝去芍药加附子汤虽均为桂枝汤的类方，但主治太阳病误下致胸阳受挫，邪陷胸中的胸满证，属变证范畴，其重点已不在表证，故不能囿于太阳中风证或桂枝汤证的兼证之说。临床上无论表证存在否，只要辨证为胸阳被遏或胸阳不足，阳虚阴结者即可使用。受此思路启迪，该方被广泛应用于心、肺、脾阳不足，阴寒邪盛之胸闷、心悸、哮喘、痹证、胃脘痛、呃逆、呕吐、水肿、臌胀、疝气诸证的治疗。刘渡舟在《伤寒论讲解》中说："桂枝去芍药汤与桂枝去芍药加附子汤，是温通心阳，振奋胸阳，畅达气机，助阳祛邪的良方。不仅外感病邪陷入胸见'脉促、胸满'者可用，对内伤杂病，心胸阳气不振，气机郁滞而见胸闷、憋气、心悸、夜间发作尤重者，用之亦可获效。阳虚轻者，不加附子，阳虚稍重，即可酌加附子。这就为后世治疗心阳虚的多种心脏疾患提供了一法。"刘氏还在《伤寒论十四讲》中指出："此方治太阳病下之后脉促胸满又有阳虚恶寒等证，遂宗其义，治心阳虚、寒邪凝滞的胸痹。"陈亦人在《伤寒论译释》中说："治疗心律不齐心阳虚证用桂枝去芍药汤；阳虚转甚者加附子……阳虚外感咳嗽，用本方加杏仁。"姜春华在《伤寒论识义》中更指出："本方可通用于阳虚之感冒及平日常恶寒者、关节痛者。"

【医案选录】王某，男，36岁。自述胸中发满，甚或作痛，每逢冬季发作更甚，兼见咳嗽，气短，切其脉弦而缓，扪其手则凉而不温，问其小便则清而长。参合上述脉证，诊为胸阳不振而阴寒上踞。处方：桂枝9g，生姜9g，炙甘草6g，大枣7枚，附子9g。服此方数剂，而胸满气短皆愈。（《新编伤寒论类方》）

按：本案虽未经误下，但因素体阳虚，胸阳不振而阴寒上踞，是以投桂枝去芍药加附子汤而获效，足见临床应详于辨证，而不必拘于误治。

太阳病，得之八九日，如疟状[1]**，发热恶寒，热多寒少，其人不呕，清便欲自可**[2]**，一日二三度发。脉微缓**[3]**者，为欲愈也；脉微而恶寒者，此阴阳俱虚**[4]**，不可更发汗、更下、更吐也；面色反有热色**[5]**者，未欲解也，以其不能得小汗出，身必痒，宜桂枝麻黄各半汤。（23）**

桂枝麻黄各半汤方

桂枝一两十六铢（去皮）　芍药　生姜（切）　甘草（炙）　麻黄各一两（去节）　大枣四枚（擘）　杏仁二十四枚（汤浸，去皮尖及两仁者）

上七味，以水五升，先煮麻黄，去上沫，内诸药，煮取一升八合，去滓，温服六合。本云，桂枝汤三合，麻黄汤三合，并为六合，顿服。将息如上法。

臣亿等谨按：桂枝汤方，桂枝、芍药、生姜各三两，甘草二两，大枣十二枚。麻黄汤方，麻黄三两，桂枝二两，甘草一两，杏仁七十个。今以算法约之，二汤各取三分之一，即得桂枝一两十六铢，芍药、生姜、甘草各一两，大枣四枚，杏仁二十三个另三分枚之一，收之得二十四个，合方。详此方乃三分之一，非各半也，宜云合半汤。

【注释】

（1）如疟状：指发热恶寒呈阵发性，与疟疾相似。

（2）清便欲自可：清，同圊，即厕所；欲，同尚字；自可，如常之意。清便欲自可，指大小便尚正常。

（3）脉微缓：微非微脉，乃略微之意。脉微缓，指脉象和缓。

（4）阴阳俱虚：此处的阴阳指表里而言。阴阳俱虚，即表里皆虚。

（5）热色：即红色。

【提要】论太阳病日久不愈的不同转归及表郁轻证的临床特点和治疗。

【解析】"太阳病，得之八九日"是指患太阳病时日较久而不愈的病史。"如疟状，发热恶寒，热多寒少，其人不呕，清便欲自可，一日二三度发"，是叙述当时的临床见症，其中，"如疟状，发热恶寒，热多寒少"，"一日二三度发"即指其发热恶寒与疟疾相似，呈阵发性发热恶寒，发热重而恶寒轻；"其人不呕"，说明病邪未传少阳；"清便欲自可"，说明病邪未传阳明。此即说明太阳病虽久，但仍在太阳，还未发生传变。

邪郁太阳日久不愈，可有不同转归：

其一，"脉微缓者，为欲愈也。"脉象已见和缓而不紧，是寒邪将退而正气将复，脉证合参，预测其病证欲愈。

其二，"脉微而恶寒者，此阴阳俱虚，不可更发汗、更下、更吐也。"若脉由浮紧而变微，恶寒加重，则是表里皆虚的表现，其治疗当禁用发汗、攻下、涌吐之法。

其三，"面色反有热色者，未欲解也，以其不能得小汗出，身必痒，宜桂枝麻黄各半汤。"面色反有热色，无汗，身痒，这是当汗失汗，病邪不解，阳气怫郁于表，不得宣泄，此即太阳表郁之轻证。其治虽仍当解表，但邪微则不可用麻黄汤峻汗，表郁又非桂枝汤所能解，故两方合用，并减少其剂量，以成小发其汗的桂枝麻黄各半汤。

【方解】本方虽云各半，实为二方各取三分之一药量合煎，或取二方各三合药液合并顿服，其发汗之力较桂枝汤稍大，而较麻黄汤缓和，是为发汗轻剂，解表而不伤正。

此开多方联合运用（即"合方"）之先河，为后世运用经方树立典范。

【临床应用】陈亦人在《伤寒论译释》中指出本方的临床应用范围主要有"（1）凡外感风寒延日较久，正气略虚，表郁无汗者，可用本方。（2）荨麻疹属于风寒证者。"据临床报道，樊文有用桂枝麻黄各半汤治疗荨麻疹39例，方用麻黄、炙甘草、生姜、桂枝、白芍2~7g，杏仁5~15g，大枣1~3枚。全身痒甚者加白芷、白蒺藜；面及胸部风疹不退或退而复出者加葛根；额角耳后风疹反复出现者加柴胡、龙胆草；脉细数，舌红者，加生地、玄参、麦冬；疹色鲜红，痒甚心烦者加栀子、丹皮；疹色淡，畏风者加黄芪、当归。水煎，早晚各服 1 次。结果：单服桂枝麻黄各半汤而愈者 25 例，服原方加味后而愈者 14 例。（湖北中医杂志，1991，5：18）陈蔚用桂枝麻黄各半汤治疗老年性瘙痒证 53 例，方用桂枝、杏仁各 5g，麻黄、炙甘草各 3g，赤芍、大枣各 10g，生姜三片，水煎服，每日 1 剂，并用冰铜霜外用，结果 46 例痊愈，治愈率为 86.7%。（江苏中医，1990，11：19）

【医案选录】 刘某，女，30 岁。患者产后感冒，迭经用中西药治疗无效，已延至 30 余日，一直发热不解，头痛恶风，厌油纳呆，精神倦怠，四肢乏力，每热退之前出微汗，汗后热退身适，二便正常，夜寐较差，舌质淡，苔薄白，脉弱而缓。此产后体虚外感延久失治，风邪怫郁于表不解之故。宜调和营卫，解肌祛风为治，桂麻各半汤主之。桂枝 4.5g，白芍 4.5g，生姜 3g，炙草 3g，大枣 4 枚，杏仁 3g，水煎服。连进两剂，一剂后发热顿解，二剂后诸恙悉瘳。（熊寥笙老中医临床经验，重庆医药，1975，4：85）

按：此为产后体虚外感风寒，而又久延失治，以致邪郁于表，但体虚又不宜过汗，而投以桂麻各半汤取效，一剂知，二剂已，药证相符可知。

[南陈北刘有关论述]

刘渡舟：中风表虚用桂枝，伤寒表实用麻黄，这是一定之法。中风表虚禁麻黄，伤寒表实禁桂枝，这是常规禁忌。但法有定法，病无定证，临证若见小邪怫郁，单用桂枝非宜，病证日久，单用麻黄又恐伤正，则灵活变通，合二方于一，创小汗法，立小汗方，在发汗与解肌之间又立一门户，实是随证治之之典范，颇能启迪后学。（《伤寒论讲解》）

陈亦人：本方为桂枝和麻黄两方合剂，而剂量仅有两方总量的三分之一，可以说是一个偶方轻剂。因为既不得汗出，就不是桂枝汤所能解，但表寒已微，又不宜麻黄汤峻发，所以合两方为一方，变大剂为小剂。且芍、草、枣之酸收甘缓，配麻、桂、姜之辛甘发散，有刚柔相济，从容不迫之妙，故能收到小汗邪解的效果，却无过汗伤正的流弊。至于方后有桂枝汤三合，麻黄汤三合，并为六合，顿服，为又一给药方法，可作参考。（《伤寒论译释》）

太阳病，初服桂枝汤，反烦不解者，先刺风池[(1)]、风府[(2)]，却与[(3)]桂枝汤则愈。(24)

【注释】

（1）风池：足少阳胆经穴名。在脑后（脑空穴下）发际陷中，枕骨斜下方凹陷中，可治热病汗不出，偏正头痛、颈项强直等症。

（2）风府：督脉经穴名。在项后入发际一寸，在枕骨与第一颈椎之间，可治头项强痛、中风、偏枯等症。

（3）却与：然后给予。

【提要】论太阳中风邪气较重，当针药并用。

【解析】服桂枝汤后，出现反烦不解，非药不对证，而是病邪较甚，正气得药力之助，奋力驱邪外出，但病重药轻不足以使邪外解，正邪相争较剧，致烦闷不解。先刺风池、风府，风池有祛风解表清利头目之功，风府有清热散风化痰开窍之能，且太阳经脉连于风府，刺之以疏通经脉而驱邪，使病邪得挫，再与桂枝汤即可收到好的疗效。但必须注意，其"反烦不解"非为病邪内传，太阳中风证仍在者，"只增一烦"，始可如此治疗。本条说明多种治疗方法的结合可以提高疗效。

[南陈北刘有关论述]

陈亦人：从本条先用刺法来看，针刺确实可补汤药的不足，于此也可见仲景不但是博采众方，而且是博采各种治疗方法。前面已有针足阳明，使经不传的方法，此条更

是开针与药并用的先河，这样的治疗思想，也应当积极发扬。（《伤寒论译释》）

服桂枝汤，大汗出，脉洪大者，与桂枝汤，如前法。若形似疟，一日再发[1]者，汗出必解，宜桂枝二麻黄一汤。（25）

桂枝二麻黄一汤方

桂枝一两十七铢（去皮）　芍药一两六铢　麻黄十六铢（去节）　生姜一两六铢（切）　杏仁十六个（去皮尖）　甘草一两二铢（炙）　大枣五枚（擘）

上七味，以水五升，先煮麻黄一二沸，去上沫，内诸药，煮取二升，去滓，温服一升，日再服。本云，桂枝汤二分，麻黄汤一分，合为二升，分再服，今合为一方。将息如前法。

臣亿等谨按：桂枝汤方，桂枝、芍药、生姜各三两，甘草二两，大枣十二枚。麻黄汤方，麻黄三两，桂枝二两，甘草一两，杏仁七十个。今以算法约之，桂枝汤取十二分之五，即得桂枝、芍药、生姜各一两六铢，甘草二十铢，大枣五枚。麻黄汤取九分之二，即得麻黄十六铢，桂枝十铢三分铢之二，收之得十一铢，甘草五铢三分铢之一，收之得六铢，杏仁十五个九分枚之四，收之得十六个。二汤所取相合，即共得桂枝一两十七铢，麻黄十六铢，生姜、芍药各一两六铢，甘草一两二铢，大枣五枚，杏仁十六个，合方。

【注释】

（1）一日再发：一天发作两次。

【提要】 论服桂枝汤大汗出后两种不同转归及表郁轻证的临床特点和治疗。

【解析】 太阳中风证当用桂枝汤治疗，但当注意服药方法、服药后调护，故仲景于桂枝汤方后注中指出："遍身絷絷微似有汗者益佳，不可令如水流漓，病必不除。"即是要求其发汗以"微似有汗"为标准，切不可汗出太多。今见"大汗出"，显然是汗不如法，其结果当然是"病必不除"。病邪不除，亦有可能发生变化。本条仲景举出两种可能：

其一，"脉洪大者，与桂枝汤，如前法。"大汗后见脉洪大，从辨证的角度来分析，可能为邪传阳明，但邪传阳明当见发热、烦渴等阳明里热之证。今只见脉洪大而无热渴等症，则可排除阳明里热，仲景仍与桂枝汤治疗，是知虽汗不如法，但尚未引起变证，其证仍为太阳中风证，故仍当用桂枝汤解肌祛风，调和营卫，且重申其服药方法当按桂枝汤方后所提出的要求进行，即所谓"如前法"。是证之脉洪大是大汗出而阳气浮盛于外所致。

其二，"若形似疟，一日再发者，汗出必解，宜桂枝二麻黄一汤。"是证当是汗后复感外邪而寒邪郁表，但邪郁不甚，故症见"形似疟，一日再发"，较前之桂枝麻黄各半汤证的"一日二三度发"更为轻微，且无面赤、身痒之证。表郁当予发表，故曰"汗出必解"，但病情则较桂枝麻黄各半汤证为轻，故更小其制而谓"宜桂枝二麻黄一汤"。

【方解】本方为桂枝汤与麻黄汤二比一用量的合方，由于桂枝汤量较桂枝麻黄各半汤的比例增加一倍，麻黄汤用量则较之减少，故其发汗力量更小，称为微发其汗。

【临床应用】桂枝二麻黄一汤近代多用于治疗风寒表证证情轻浅者，亦有报道用本方治疗荨麻疹有效。

【医案选录】李某，43岁。恶寒战栗，热后汗出身凉，日发一次，连续三日。伴见头痛、肢楚、腰疼、咳嗽痰少，食欲不振，二便自调，脉浮紧，舌苔白厚而滑。治宜辛温解表轻剂桂枝二麻黄一汤。处方：桂枝9克，白芍9克，杏仁6克，炙甘草6克，生姜6克，麻黄4.5克，大枣3枚。三帖。

前药服后，寒热已除，诸证悉减。现惟心悸少气，昨起腹中微痛而喜按，大便正常，脉转弦缓。此因外邪初解，荣血不足，气滞使然，遂与小建中汤，服一剂安。（俞长荣《伤寒论汇要分析》，福建人民出版社，1964，70）

按：是证寒热如疟，且荣血不足，治以桂二麻一汤微发其汗而病解，继以小建中汤收功，是药随证变，随证治之之范例。

[南陈北刘有关论述]

刘渡舟：桂枝二麻黄一汤证与桂枝麻黄各半汤证皆为小邪怫郁不解，也皆有寒热阵作如疟和身痒等证，只是前者一日再发，后者一日二三度发，则示邪有微、甚之异，用药也有轻、重之分，仲景辨证细致入微，用药分铢权衡，法与证符，药与法合的严谨精神，于此可见一斑。（《伤寒论讲解》）

服桂枝汤，大汗出后，大烦渴不解，脉洪大者，白虎加人参汤主之。（26）

白虎加人参汤方

知母六两　石膏一斤（碎，绵裹）　甘草二两（炙）粳米六合　人参三两

上五味，以水一斗，煮米熟汤成，去滓，温服一升，日三服。

【提要】 论服桂枝汤后，阳明热盛，气阴两伤的证治。

【解析】 太阳中风服桂枝汤，应以"遍身漐漐微似有汗者益佳"。今服桂枝汤而令大汗出（如水流漓），为汗不如法。汗生于阴而出于阳，乃阳气蒸化津液而成，今大汗出后，伤津助热，以致邪热转属阳明。阳明热盛，气液两伤，则大烦渴不解。"大烦渴不解"是形容烦渴之甚，其"烦"既说明"热甚"，也说明"渴甚"，是以"大烦渴不解"则包含有心烦、大渴，或大渴至甚，以至于饮水数升而不能解。脉见洪大是阳明里热蒸腾，气血涌盛的征象。然而，

热盛而气液不足，故脉呈洪大而按之软亦自在言外。证属邪热炽盛，故治用白虎加人参汤以辛寒清热、益气生津。

【方解】白虎加人参汤由白虎汤加人参而成，用白虎汤以清阳明之热，加人参以益气生津。本条与25条本是连类而及，25条"服桂枝汤，大汗出，脉洪大者，与桂枝汤，如前法。"与本条所述脉证相似，但治法却不相同。25条是服桂枝汤，药虽对证，但由于汗不如法，以致大汗出而表未解，脉由前之浮缓变为洪大。脉虽变而证未变，提示太阳中风证仍在，说明此洪大脉乃是阳气盛于外，里无烦渴等证，所以还治以桂枝汤，如前法服。本条是服桂枝汤大汗出后，症见大烦渴不解、脉洪大，为表邪内陷，转属阳明，邪热炽盛而气阴两伤，则非桂枝汤所能治，故治以白虎加人参汤，辛寒清热，益气生津。二者的辨证关键在于渴与不渴，同时亦示人脉洪大非皆属白虎。

[南陈北刘有关论述]

刘渡舟：本条与上条合看，论述了服桂枝汤大汗出后的三种情况：一是脉变洪大而表证未变，仍当服桂枝汤。二是营卫之间有小邪不解，用桂枝二麻黄一汤微发其汗。三是邪入阳明，里热蒸腾，气阴两伤，用白虎汤加人参清热、生津、益气。三者成因虽一，证候各异，治不同法。由此可体现仲景圆机活法，"随证治之"的辨证论治精神，于临证颇有启发。

本条"大烦渴不解"，突出"口渴"一证。这就为后世用白虎加人参汤治疗中焦热盛，津气两伤，以口渴、多饮为主证的消渴病辟一蹊径。（《伤寒论讲解》）

太阳病，发热恶寒，热多寒少。脉微弱者，此无阳[1]**也，不可发汗。宜桂枝二越婢一汤。(27)**

桂枝二越婢一汤方

桂枝（去皮）　芍药　麻黄　甘草（炙），各十八铢

大枣四枚（擘）　　生姜一两二铢（切）　　石膏二十四铢（碎，绵裹）

上七味，以水五升，煮麻黄一二沸，去上沫，内诸药，煮取二升，去滓，温服一升。本云：当裁为越婢汤、桂枝汤合之饮一升，今合为一方，桂枝汤二分，越婢汤一分。

臣亿等谨按：桂枝汤方，桂枝、芍药、生姜各三两，甘草二两，大枣十二枚。越婢汤方，麻黄二两，生姜三两，甘草二两，石膏半斤，大枣十五枚。今以算法约之，桂枝汤取四分之一，即得桂枝、芍药、生姜各十八铢，甘草十二铢，大枣三枚。越婢汤取八分之一，即得麻黄十八铢，生姜九铢，甘草六铢，石膏二十四铢，大枣一枚，八分之七弃之，二汤所取相合，即共得桂枝、芍药、甘草、麻黄各十八铢，生姜一两三铢，石膏二十四铢，大枣四枚，合方。旧云桂枝三，今取四分之一，即当云桂枝二也。越婢汤方见仲景杂方中，《外台秘要》一云越脾汤。

【注释】

（1）无阳：阳虚的意思。

【提要】 论微邪郁表兼内热的证治及桂枝二越婢一汤的禁例。

【解析】 本条在文法上属倒装笔法，"宜桂枝二越婢一汤"句当接在"热多寒少"之后。同时，叙证甚简，当据以方测证法予以补充。桂枝二越婢一汤为桂枝汤和越婢汤的合方，具有微发汗而兼清里热之功，故是证当是微邪郁表而兼里热之证，微邪郁表则可见发热恶寒，热多寒少，亦当无汗；里有热则当有口渴、心烦等症。用桂枝二越婢一汤是微发其汗而兼清里热。

"脉微弱者，此无阳也，不可发汗。"明确指出阳虚之证禁用汗法，桂枝二越婢一汤虽为发汗轻剂，亦在所禁。

本证与桂枝麻黄各半汤证、桂枝二麻黄一汤证均有表郁不解的病机，均有发热恶寒，热多寒少，呈阵发性的特点，均属表郁轻证；在治疗上，用药均有辛温轻剂桂枝汤的成分。但本证兼有口渴、心烦等症，兼有轻度里热的病机，治疗当兼清里热，故方中用生石膏以清里热。

【方解】本方为桂枝汤与越婢汤二比一用量的合方（越婢汤出于《金匮要略·水气病脉证并治第十四》，谓"风水，恶风，一身悉肿，脉浮，不渴，续自汗出，无大热，越婢汤主之。"方由麻黄、石膏、生姜、甘草、大枣组成），从药物组成来看，系桂枝汤加麻黄、石膏。桂枝汤得麻黄之助，外散表邪；越婢汤清泄里热并发越郁阳。全方系解表清里之轻剂。

【临床应用】桂枝二越婢一汤现代多应用于呼吸系统疾病和泌尿系统疾病。呼吸系统疾病如外感、伤风、流感、上呼吸道感染等；泌尿系统疾病如急性肾小球肾炎、慢性肾炎发作阶段等。

【医案选录】刘某，女，10岁。深秋受寒，拖至初冬不解，发热恶寒，每日发作数次，脉浮无力，舌红，苔薄白。问其二便正常，饮食尚可。辨为风寒表邪不解，寒将化热而游离于表里之间的轻证。为疏：麻黄3g，桂枝3g，芍药3g，炙甘草3g，生姜3g，大枣4枚，生石膏6g，玉竹3g。共服两剂，得微汗而解。（《新编伤寒论类方》）

按：辨证要点在"发热恶寒，每日发作数次，脉浮无力，舌红"，病延时日，有化热之征，故治以桂枝二越婢一汤加味而获效。

[南陈北刘有关论述]

陈亦人：本条是太阳表证迁延时日，因循失汗，以致邪郁不解，形成外寒内热的证候，其病理机转与大青龙汤证相同，脉微弱为无阳，不可发汗，与脉微弱不可服大青龙汤的禁例亦同，仅病势较轻而已。由于叙证简略，在理解上有一定困难，但是只要能前后互参，还是有绪可寻的。既云太阳病，自当具有脉浮头项强痛等症；从热多寒少，还当有烦渴等热象；从脉微弱不可发汗的对面来看，则脉当浮大有力，这样就可对本证有较全面的认识。所谓脉微弱者，此无阳也，乃是倒装文法，无阳即阳虚的意思，脉上既然已露出阳虚征兆，当然不可使用汗法以发其汗了。多数注家认为不可发汗是指麻、桂等辛温之剂，正宜桂枝二越婢一汤。也有主张桂枝二越婢一汤是辛凉解表的轻剂。从方中的药味来看，大多数属于温热性质，仅有一味用量只有二十四铢的石膏是寒性药，竟说成变辛温为辛凉，这是不切实际的。（《伤寒论译释》）

服桂枝汤，或下之，仍头项强痛，翕翕发热，无汗，心下满微痛，小便不利者，桂枝去桂加茯苓白术汤主之。（28）

桂枝去桂加茯苓白术汤方

芍药三两　甘草二两（炙）　生姜（切）　白术　茯苓各三两　大枣十二枚（擘）

上六味，以水八升，煮取三升，去滓，温服一升，小便利则愈。本云，桂枝汤，今去桂枝加茯苓、白术。

【提要】论水气内停而太阳经气不利的证治。

【解析】"服桂枝汤，或下之，仍头项强痛，翕翕发热，无汗，心下满微痛，小便不利者"，说明本证虽有"头项强痛，翕翕发热"，却非桂枝汤证，虽有"心下满微痛"却非邪结于里之腑实证。这里的"小便不利"是辨证之眼目，小便不利是气化不利、水气内停的反映。水邪内停，郁遏太阳经中之阳气，则可见经脉不利的头项强痛和翕翕发热之证，此证似表而实非表；水邪内停，影响里气不和，则可见心下满微痛之证，此乃似里实而非里实。故汗、下皆不可解。综观是证，属于太阳病的类似证，而非太阳病，乃水气内停，致阳气郁闭，即"水停阳郁"之证，其治当以利水通阳为法，方用桂枝去桂加茯苓白术汤，方后注中"小便利则愈"则可知其重在利水，水气利则阳气通，此即"通阳不在温，而在利小便"之谓。

【方解】 桂枝去桂加茯苓白术汤即桂枝汤去桂枝加茯苓、白术而成。本方非为解外而设，故去桂枝；芍药，《神农本草经》载其有"利小便"之功；茯苓甘平，利水渗湿，健脾补中；白术苦甘而温，专入脾胃，补脾益气，燥湿利水；姜、枣、甘草，调中州，补中气。诸药相合，共成健脾利水之剂，所以方后注云"小便利则愈"。

【临床应用】 刘渡舟在《伤寒论讲解》中指出："桂枝去桂加茯苓白术汤是一张健脾行水的方剂，后世用其治疗水湿阳郁的低烧、水阻气结的胸脘痞闷疼痛，皆有一定疗效，溯其渊源，皆出于此。"现代医家根据本证三组证候群，即：类太阳病证（头项强痛，翕翕发热，无汗）、气化不利，水气内停证（小便不利）及中焦症状（心下满微痛），广泛运用于感冒，尤其是胃肠型感冒；水肿，胃脘痛及癫痫由于有宿疾水饮触发者。

【医案选录】 李克绍医案：王某，女，约50岁。患者经常跌倒抽搐，昏不知人，重时每月发作数次，经西医诊断为"癫痫"，多方治疗无效，后来学院找我诊治。望其舌上，一层白砂苔，干而且厚；触诊胃部，痞硬微痛，并问知其食欲不佳，口干欲饮。此系水饮结于中脘，但病人迫切要求治疗痫风，并不以胃病为重。我想，癫痫虽然是脑病，但是脑部的这一兴奋灶，必须通过刺激才能引起发作，而引起刺激的因素，在中医看来是多种多样的，譬如用中药治癫痫，可以选用祛痰、和血、解郁、理气、镇痉等各种不同的方法，有时都能减轻发作，甚至可以基本痊愈，就是证明。本患者心下有宿痰水饮，可能就是癫痫发作的触媒。根据以上设想，即仿桂枝去桂加茯苓白术汤意……

处方：茯苓　白术　白芍　炙甘草　枳实　僵蚕　蜈蚣　全蝎

患者于一年后又来学院找我看病，她说：上次连服数剂后，癫痫一次也未发作，当时胃病也好了。现今胃病又作，只要求治疗胃病云云。因又与健脾理气化痰方而去。（《伤寒解惑论》）

按：痰与饮同类异名，可以引起多种见证。此案从辨证求因，审因论治角度出发，投以桂枝去桂加茯苓白术汤加味，大大拓宽了《伤寒论》方的临床应用范围，颇有启迪。

［南陈北刘有关论述］

刘渡舟：本条所述脾虚水停致使太阳经腑之气不利，实属伤寒类证，乃为与伤寒相鉴别而设。由此提示，临床辨证并不是简单地对部分表面症状的识别，而是需通过全部临床表现来探求病证的病因、病机。论治也不是针对某个症状去用药，而是针对病因、病机之所在进行整体的调节。（《伤寒论讲解》）

伤寒，脉浮，自汗出，小便数，心烦，微恶寒，脚挛急[1]，反与桂枝欲攻其表，此误也。得之便厥[2]，咽中干，烦躁吐逆者，作甘草干姜汤与之，以复其阳；若厥愈足温者，更作芍药甘草汤与之，其脚即伸；若胃气不和，谵语[3]者，少与调胃承气汤；若重发汗，复加烧针者，四逆汤主之。**(29)**

甘草干姜汤方

甘草四两（炙）　　干姜二两

上二味，以水三升，煮取一升五合，去滓，分温再服。

芍药甘草汤方

白芍药　甘草各四两（炙）

上二味，以水三升，煮取一升五合，去滓，分温再服。

调胃承气汤方

大黄四两（去皮，清酒洗）甘草二两（炙）　芒硝半升

上三味，以水三升，煮取一升，去滓，内芒硝，更上火微煮令沸，少少温服之。

四逆汤方

甘草二两（炙）　干姜一两半　附子一枚（生用，去皮，破八片）

上三味，以水三升，煮取一升二合，去滓，分温再服。强人可大附子一枚，干姜三两。

【注释】

（1）挛急：就是伸展不利的意思。

（2）厥：手足发冷。

（3）谵语：神昏妄言，就是说胡话。

【提要】 论伤寒夹虚误汗的变证及随证救治方法。

【解析】 本条以伤寒冠首，说明其为外感病，从脉浮、自汗出、微恶寒来分析，当属太阳表虚证。然是证非纯属外感，其小便数则是阳虚不能摄纳津液，心烦、脚挛急则是阴液不足失于濡润所致。综观之，此是阴阳两虚之人感受了外寒，其治当扶阳解表为主。是时若单用桂枝汤解肌祛风，发汗解表，则犯虚虚之戒，是为误治。阴阳两虚，反与桂枝汤攻表，必致阳气阴液更伤，阳虚不能温煦四末则四肢厥冷；阴液不能上滋则咽中干燥；心神失于濡养则生烦躁；阴寒犯胃，胃气失和，故见呕逆。此阴阳俱虚，错综复杂之证，治疗当分标本缓急而治有先后，因其病以阳虚为急，故先投甘草干姜汤以复其阳，等阳复厥愈足温之后，再与芍药甘草汤以复其阴，阴复则筋脉得以濡润，挛急得以缓解，其脚即伸。

由于病情复杂，在救治过程中还会出现各种变化，故仲景特示例以说明之，以提示随证救治之法。是证本有阴

液不足，若在用甘草干姜汤扶阳之后，出现阳复太过，使阴液更伤，就有可能转化为胃中燥热内盛之证，此即"胃气不和，谵语者"，此时用调胃承气汤和胃泄热，只宜"少与"，意在清热和胃而不在承气泻下。胃热得清，胃燥得和，谵语自止。若再一次发汗，又加烧针，这是一误再误以致病情进一步加重，出现亡阳的局势，那又应该用四逆汤急救回阳。综观全文，充分体现示人具体分析辨证，随证论治的活法。

【方解】甘草干姜汤，方中甘草益气和中，干姜温中复阳，二药配伍，辛甘化阳，重在温脾胃之阳。方中甘草倍于干姜，寓扶阳而不碍阴之意，仲景用药之精心于此可见一斑。甘草干姜汤，《金匮要略》用其治虚寒肺痿，后世医家用其治脾胃阳虚，气不摄血之吐血，足见其有扶阳益气而护阴血之妙用。

芍药甘草汤，方中芍药味苦微寒，益阴养血，甘草甘温，补中缓急，二药配伍，苦甘化阴，滋阴血而缓挛急。芍药甘草汤，用于阴血不足的下肢痉挛性疼痛，效果良好，后世有"去杖汤"之称。因其有舒挛缓急之用，亦用于腹痛及全身肌肉的痉挛性疼痛。

调胃承气汤方解见阳明病篇，四逆汤方解见少阴病篇。

【临床应用】甘草干姜汤：陈亦人在《伤寒论译释》中指出，本方的应用范围是："（1）中焦虚寒之胃痛；（2）脾胃阳虚的吐血；（3）肺金虚寒的肺痿、咳嗽、吐涎沫；（4）肺气虚寒的遗尿。"

芍药甘草汤：由于本方具有较好的舒挛缓急、镇静止痛的作用，临床被广泛运用于各种痛证及痉挛性病证，如腓肠肌痉挛、不宁腿综合征、三叉神经痛、面肌抽搐症、癔病性痉挛、乙状结肠痉挛、顽固性呃逆、痛证、急性乳腺炎等。而所见医案及报道多为加味方，本方只是其中的药对。

[南陈北刘有关论述]

刘渡舟：本条通过举虚人外感误汗后所导致的阴阳俱虚，以致化燥入阳明，或亡阳成少阴之诸多变化，说明误发虚人之汗的严重后果。这为临证处理虚人外感，当使用先扶正后解表，或攻补兼施的方法，从反面给予了启示，使后人推导出"虚人伤寒建其中"的重要原则。其或扶阳，或复阴，或清热润燥，或回阳救逆的治疗方法，正是"观其脉证，知犯何逆，随证治之"原则在临证应用上的示范。

又：在阴阳俱虚时，是先扶阳，还是先补阴，本论在第20条采用采用了固阳以摄阴的方法，在本条采用了先扶阳，后复阴的方法，揭示在伤寒病中，扶助阳气的重要性。由于寒为阴邪，最易伤阳，故凡治伤寒，首当固护阳气。这也是和温热邪气最易伤阴，凡治温病，尤当注意保护阴液所不同的地方。(《伤寒论讲解》)

问曰：证象阳旦，按法治之而增剧，厥逆，咽中干，两胫⁽¹⁾拘急而谵语。师曰：言夜半手足当温，两脚当伸。后如师言，何以知此？答曰：寸口脉浮而大，浮为风，大为虚，风则生微热，虚则两胫挛，病形象桂枝，因而附子参其间，增桂令汗出，附子温经，亡阳故也。厥逆咽中干，烦躁，阳明内结，谵语烦乱，更饮甘草干姜汤。夜半阳气还，两足当热，胫尚微拘急，重与芍药甘草汤，尔乃胫伸；以承气汤微溏，则止其谵语，故知病可愈。(30)

【注释】

(1) 胫：小腿，从膝盖到脚跟的一段。

【提要】 此承上条，论其证治的机理。

【解析】 阳旦汤是桂枝汤的别名。根据本条先提出"证象阳旦"，又说"病形象桂枝"，再参考《金匮要略·妇人产后病脉证并治第二十一》阳旦汤方后注云即桂枝汤，可见这一说法是正确的。但也有人主张阳旦汤是桂枝汤加黄芩，主要根据《类证活人书》中杂方门第 116 方，但杂方第 6 方阴旦汤药物也是桂枝汤加黄芩，只不过以干姜代生姜而已。可见朱氏阳旦与阴旦之分是没有明确界限的，因而也是不足取的。

本条内容主要是对 29 条太阳中风类似证误用桂枝汤治疗以致阴阳两虚，仲景采用先复阳后复阴治疗措施，以及在治疗过程中可能出现变证的处理方法。本条文字比较费解，以致后世注家争议颇多。陈亦人认为"要在领会其精神实质，不必拘于文字表面"。

[南陈北刘有关论述]

陈亦人：此条文字比较费解，既说附子温经，又说亡阳故也，显然于理难通，再则把阳明内结，谵语烦乱，和厥逆咽中干，烦躁连在一起，既是阳虚，又是热盛，怎么会同时出现，更是于理不合，无怪引起后世注家的分歧意见。我们认为要在领会其精神实质，不必拘于文字表面。(《伤寒论译释》)

太阳病，项背强几几，无汗恶风，葛根汤主之。(31)

葛根汤方

葛根四两　麻黄三两（去节）　桂枝二两（去皮）生姜三两（切）　甘草二两（炙）　芍药二两　大枣十二枚（擘）

上七味，以水一斗，先煮麻黄、葛根，减二升，去白沫，内诸药，煮取三升，去滓，温服一升，覆取微似汗，余如桂枝法将息及禁忌，诸汤皆仿此。

【提要】 论太阳伤寒兼经俞不利的证治。

【解析】 其项背强几几为风寒之邪袭于太阳经脉，经气不利。是证同时见有无汗恶风之证，是知此为太阳伤寒兼经俞不利，其治疗当以发汗解表兼升津舒经为法，方用葛根汤。

若将31条与14条相较，14条为太阳中风证兼项背强几几，治以桂枝加葛根汤；31条为太阳伤寒证兼项背强几几，治以葛根汤。

【方解】葛根汤由桂枝汤加麻黄、葛根而成。桂枝汤加麻黄，开表发汗以治表实，葛根甘平，升津液，濡经脉，以治经俞不利之项背强几几，并助麻、桂解表。证属太阳伤寒兼证而不用麻黄汤加葛根，是因麻黄汤为发汗峻剂，过汗更伤其阴，则有碍于升津濡经，故用桂枝汤加麻黄、葛根，既能开表发汗，又可免过汗伤津之弊。论中32条用以治太阳与阳明合病之下利，因葛根还有升清止利之功。

药理研究证明，葛根含葛根黄酮甙等19种成分，能缓解肌肉痉挛，扩张血管，降低阻力，增加脑及冠状动脉血流量，有较强的解热作用，并能降低血糖，能增强胃的运动，提高胃液及胆汁的分泌。这些作用可能即是葛根治疗头痛，改善胃肠功能的药理基础。葛根还能扩张脑、心血管，改善脑循环、冠脉循环。

【临床应用】葛根汤现代临床用于治疗上感、流感、重症肌无力、痉挛性疾病、三叉神经痛、症状性颜面痛、肩周炎、牙痛、中耳炎、鼻窦炎、腮腺炎、结膜炎、扁桃体炎、胃肠炎、痢疾、小儿麻疹初起、湿疹、荨麻疹等。又有报道，本方加减可治疗脑血管痉挛、冠心病、高血压、风湿性关节炎、脑动脉硬化等。

【医案选录】胡某，女，42岁。颈痛、右手臂麻木1年余。患肢畏寒，得温则减，颈部活动受限，第五、六颈椎右侧压痛明显，放射痛阳性，两侧肌肉稍紧张，压痛阳性，臂丛牵拉试验阳性。X片显示：颈椎生理弧性消失，颈椎第3~7椎体前后缘广泛骨质增生。舌质淡，苔薄，脉沉细。诊断为神经根型颈椎病。葛根汤加味：葛根12g，麻黄6g，桂枝、当归、炙甘草各10g，白芍15g，熟地30g，生姜3

片，大枣 10 枚，日服 1 剂，5 日后复诊，颈痛减，活动范围增大，但右手麻木仍甚。原方加黄芪 30g，以助益行气行血之力。再服 12 剂，诸证消失。（中医药信息，1987，5：39）

按：颈痛、活动受限，手臂麻木，是经络气血阻滞不通所致，其特点是"得温则减"，显然病性属寒。葛根汤具备发散风寒、舒经和络的功能。本例虽非外感，但对寒邪阻滞经络之病证，亦颇合宜。然患者舌质淡，脉沉细，则血虚寒凝可知，药加黄芪、熟地、当归，以温补气血，是为治本之法。

[南陈北刘有关论述]

刘渡舟：葛根汤用治项背拘紧疼痛之症，常可取效。曹家达《经方实验录》曾说："服后倾刻，觉背内微热，再服，背汗遂出，次及周身……病遂告差"。可见本方直达项背而能疏通经脉之气，奏缓急止痛之效。（《伤寒论讲解》）

太阳与阳明合病者，必自下利，葛根汤主之。(32)

【提要】论太阳伤寒兼清阳不升下利的证治。

【解析】太阳与阳明合病，说明太阳与阳明同时受邪，但从治以葛根汤来分析，是证当以太阳为主，系太阳伤寒表实之证。表邪郁闭太重，涉于胃肠而清阳不升，故见下利。证属太阳伤寒之兼证，其治疗重点在于解太阳之邪，与葛根汤发汗解表，升清止利。本方解表以治下利，后世谓为"逆流挽舟"法。

以上两条，虽皆主以葛根汤，但其临床表现则不同，病机也不完全相同，这正体现了《伤寒论》一方多证的特点。

[南陈北刘有关论述]

陈亦人：葛根汤有解肌发汗，升津舒筋的作用，不仅能治太阳经脉不利的项背强几几证，而且能治表邪内迫的下利证。葛根能鼓舞胃肠津液外达肌表，所以治疗项背强与下利都有良好的效果。

……

这种下利，是因感受风寒之邪内迫阳明大肠所致，所以治宜葛根汤解肌发表，表邪外解则利自可止。这一治利方法，后世称为"逆流挽舟"。（《伤寒论译释》）

太阳与阳明合病，不下利，但呕者，葛根加半夏汤主之。(33)

葛根加半夏汤方

葛根四两　麻黄三两（去节）　甘草二两（炙）　芍药二两　桂枝二两（去皮）　生姜二两（切）　半夏半升（洗）　大枣十二枚（擘）

上八味，以水一斗，先煮葛根、麻黄，减二升，去白沫，内诸药，煮取三升，去滓，温服一升，覆取微似汗。

【提要】论太阳阳明合病呕逆的证治。

【解析】此承32条而言太阳阳明合病的另一病证，32条为合病而见"下利"，此为合病而"不下利，但呕"，一呕一下利，同为太阳伤寒之表邪郁闭太甚而致胃肠的升降功能失常。下迫大肠，清阳不升，则下利；胃气上逆，则呕。故其治疗同样重在解表，加半夏旨在降逆止呕。证属风寒束表，兼胃气上逆，治以葛根加半夏汤以发汗解表兼以和胃降逆止呕。

【方解】葛根加半夏汤为葛根汤加半夏而成，葛根汤重在发汗解表，兼以调整胃肠之升降，加半夏旨在降逆止呕。现代药理研究证明，半夏能抑制呕吐中枢，故有镇吐作用，临床上视半夏为止呕之圣药。

【临床应用】葛根汤之临床应用，前已论及，而对于太阳与阳明合病之证，则与现之胃肠型感冒类似，是证或见下利，或见呕逆，证当属寒，见呕逆者则当加半夏。

【医案选录】于某，男，40 岁。初夏患感冒兼肠炎，腹泻一日 7～8 次，发热，腹胀，头痛，颈项痛，呕吐。经用氯霉素治疗后，虽腹泻已止，但腹胀、腹痛、呕吐仍不减，头及颈项仍痛，畏寒怕风，身亦痛，无汗，尿少而黄，舌淡苔薄白，脉浮紧。乃太阳与阳明合病……应用葛根加半夏汤：葛根 30g，麻黄、炙甘草、白芍、桂枝、生姜、半夏各 9g，大枣 6 枚，水煎服。药后汗出，尿量增加，畏寒怕冷、头及颈项强痛亦减轻。又服 1 剂，呕吐腹痛大减，可进食。共服 3 剂，诸症消失而痊愈。(《伤寒论医案集》)

按：感冒兼肠炎，属胃肠型感冒，其畏寒怕风、身疼痛、头项痛是风寒外感，太阳经气不舒。无汗脉浮紧，证属伤寒表实。兼呕吐下利，是风寒内迫胃肠，胃气上逆，清阳不升，用葛根加半夏汤辛温发汗解散表邪，逆流挽舟以止利，和胃降逆以止呕吐。尿少而黄，非里热所致，而是因寒邪束表，肺气不利，上源之气不得下降引发，是以药后汗出，肺气得以宣畅，尿量即有所增加。

[南陈北刘有关论述]

刘渡舟：葛根汤，前用于寒邪在经，经输不利，项背强几几。此用于太阳、阳明经受邪的下利，抑或呕吐之证。二者均有良好的效果。《金匮要略》则用治"太阳病，无汗而小便反少，气上冲胸，口噤不得语"的"欲作刚痉"之证，后世还专用于治阳明经表受邪，经气被郁，面赤而头额作痛之证。(《伤寒论讲解》)

太阳病，桂枝证，医反下之，利遂不止。脉促者，表未解也，喘而汗出者，葛根黄芩黄连汤主之。(34)

葛根黄芩黄连汤方

葛根半斤　甘草二两（炙）　黄芩三两　黄连三两

上四味，以水八升，先煮葛根，减二升，内诸药，煮取二升，去滓，分温再服。

【提要】论里热挟表邪下利的证治。

【解析】"太阳病，桂枝证"，指太阳中风邪在表，治当汗而不当下，今医用下法，故曰"反"。因误下而致邪气内陷而下利不止。若脉象由原来的浮缓而变为急促的，说明其尚有抗邪外达之势，表邪未能全部内陷，故曰"表未解也"。表证误下而致邪气内陷下利，当有寒、热之辨，仅据"喘而汗出"是难以辨其寒、热的。从仲景治以葛根黄芩黄连汤来分析，是证当属肠热下利。表里之热迫肺，肺气不利则作喘；热邪逼迫津液外泄，故汗出。既为热利，其肛门灼热、大便粘秽、暴注下迫等症在所难免，同时还当有发热、口渴、苔黄等症。证属肠热下利兼表不解（里证兼表），治以清热止利兼以解表（表里两解），方用葛根黄芩黄连汤。

本条因句读不同，而有不同的解读。《伤寒论译释》对本条的句读是："太阳病，桂枝证，医反下之，利遂不止。脉促者，表未解也；喘而汗出者，葛根黄芩黄连汤主之。"，其解读是："太阳病的桂枝证，即头痛发热，恶风寒，自汗出，脉浮缓之中风证，本当用桂枝汤解肌，而医者误用下法，以致表邪内陷而下利不止。但由于体质不同，虽然下利，却有两种不同情况：其一是正气犹有余力鼓邪外出，脉促正是正气抗邪于表的反应，所以说脉促者表未解也，仍当助其抗邪外出之势而治以发汗解表；如果在下利的同时，又发生喘而汗出，则表明里热偏盛，热逆于肺则气喘，热蒸津液外泄则汗出，热迫于肠而下利，治疗当以清泄肠热为主，宜用葛根黄芩黄连汤。"此说也有一定道理，值得参考。

【方解】葛根黄芩黄连汤由葛根、黄芩、黄连、甘草四药组成。葛根辛凉，可解肌表之邪，又能升津起液，起阴气而治下利；芩、连苦寒，善清里热，厚肠胃而治利；炙甘草和胃安中，调和诸药。四药相伍，能外解表热、内清里热，故为表里双解之剂。

葛根汤与葛根黄芩黄连汤虽都能治下利，但其主治之下利有寒热之别。葛根汤治二阳合病之下利，以风寒表实证为主，其下利为风寒束表，胃肠升降失常，其下利属寒，无肛门灼热、大便粘秽及口渴、苔黄等症，其治以解表为主；葛根黄芩黄连汤所治之下利虽也兼表，但其重点在肠热下利，其下利以肛门灼热、大便粘秽、暴注下迫为特点，其治以清热止利为主，故是方在临床上有表证的可用，无表证的也可用，同时必须明确，若兼有表证，当属表热而非表寒。

【临床应用】葛根芩连汤以其清热止利功效，不仅受到古代医家的普遍重视，亦为现代临床广泛应用。《中国医学百科全书·方剂学》说："本方是治疗热性下利的代表方剂，对于泄泻、痢疾属于里热引起的，不论有无表证，均可应用。现临床上亦常用本方加减治疗急性细菌性痢疾、急性肠胃炎、小儿麻痹症、肠伤寒属热证者。"

【医案选录】盛某，13岁，入院诊断为中毒性痢疾。症见：身壮热，面垢苔腻，舌绛神昏，脉沉数有力。当即予葛根芩连汤加味：葛根20g，黄芩15g，黄连10g，甘草6g，厚朴10g，广木香10g。服药1剂，热即大减，里急后重顿除，病情显著好转，神清气爽，脉象缓和。3剂服完而痊愈。（中医杂志，1984，3：24）

按：患者身热苔腻，属湿热范围，但其已至舌绛神昏，说明热毒极盛，用葛根芩连汤治疗，方中黄连用量较重，目的在于清热燥湿的同时能清热解毒，而加用木香、厚朴，又具香连丸之意，以加强理气止痛。

[南陈北刘有关论述]

陈亦人：葛根芩连汤，向来有专清里热与两解表里之争，直至目前认识仍不一致。从临床来看，该方用于肠热下利，其使用标准是舌红苔黄，脉数口渴，发热，一般没有恶寒，初起间可见到恶寒，也很轻微，表明该方主治证确实以里热为主，即使兼有表证，也是表热证，决不是表寒证。如果是外兼表寒证，葛根芩连汤是不能用的。(《伤寒论求是》)

太阳病，头痛，发热，身疼，腰痛，骨节疼痛，恶风无汗而喘者，麻黄汤主之。(35)

麻黄汤方

麻黄三两（去节）　桂枝二两（去皮）　甘草一两（炙）　杏仁七十个（去皮尖）

上四味，以水九升，先煮麻黄，减二升，去上沫，内诸药，煮取二升半，去滓，温服八合，覆取微似汗，不需啜粥，余如桂枝法将息。

【提要】论太阳病伤寒证的证治。

【解析】太阳病之伤寒证是风寒之邪外袭，卫表闭塞而营阴郁滞，证以发热恶风寒、身疼痛、无汗、脉浮紧等为审证要点。本条"头痛，发热，身疼腰痛，骨节疼痛，恶风无汗"完全符合太阳病伤寒证的审证要点。风寒外束，卫气被遏，肌表闭塞，是以发热、恶风、无汗；营阴郁滞，经气不利，故头痛、身疼、腰痛、骨节疼痛；肺主皮毛，卫表闭塞，肺气失宣，故见气喘。此八证俗称"麻黄八证"。其脉象当见浮紧或浮数。以上脉证反映了太阳伤寒证风寒外束，卫闭营郁的病理机制，故治以麻黄汤开腠发汗，宣肺平喘。

【方解】麻黄汤由麻黄、桂枝、杏仁、甘草四药组成，为辛温发汗之峻剂。方中麻黄辛温，功能发汗平喘，开腠理，透毛窍，发汗以解表邪，宣肺气以平喘。桂枝亦辛温，解肌祛风，助麻黄开腠发汗；杏仁苦温，降肺气而止咳平喘，配麻黄以增平喘之力；炙甘草安中而调和诸药。四药相伍，共奏发汗解表，宣肺平喘之功，为治太阳伤寒表实无汗证之主方。刘渡舟说："麻黄、桂枝、甘草的用量比例以三比二比一为最适宜，反此则影响发汗之力。"此正是仲景设定的比例，可见仲景方的运用必须注意其药物剂量。虽古今的度量衡有变，但药物的比例不能变。刘渡舟氏特示人注意其药物比例，实乃经验，诚为可贵。

方中麻黄先煮，有谓可减其悍烈之性，使发汗不致太过，又能破坏少量麻黄碱，能适当减低毒性。

表1　　　　麻黄汤证与桂枝汤证鉴别辨证表

	桂枝汤证	麻黄汤证
病机	外感风寒，卫强营弱	外感风寒，卫闭营郁
临床特点	1. 恶寒发热 2. 汗出 3. 脉浮缓 4. 可见头项强痛、鼻鸣干呕等	1. 恶寒发热或未发热 2. 无汗 3. 脉浮紧 4. 可见头痛、身疼、腰痛、骨节疼痛而喘
治法	解肌祛风，调和营卫（辛温之剂）	开腠发汗，宣肺平喘（辛温之剂）
主方	桂枝汤	麻黄汤

【临床应用】麻黄汤作为发散风寒、宣肺平喘之著名方剂，组方严谨，功效专一，颇受历代医家之重视。本方临床运用，可治疗流行性感冒、急慢性气管炎、支气管哮喘、大叶性肺炎、小儿麻疹内陷等病证符合风寒表实证特点者。《临证实用伤寒学》说："仲景以麻黄汤为基础化裁应用，主要有麻杏甘石汤治肺热咳喘；麻杏苡甘汤治风寒湿痹。后世则有《和剂局方》的三拗汤，即本方去桂枝加生姜而成，治疗外感咳嗽，痰多胸满证。以本方去桂枝加紫苏子、

桑白皮、赤茯苓、陈皮，名华盖散，治疗肺寒咳嗽，痰气不利，呀呷有声。《脾胃论》的麻黄人参芍药汤，即本方去杏仁加黄芪、人参、当归、白芍、麦冬、五味子而成，治疗内伤外感。《景岳全书·新方八阵》的麻桂饮，即本方去杏仁、桂枝，加官桂、当归、陈皮、生姜而成，治疗伤寒瘟疫，阴暑症疾等等。"同时还指出运用麻黄汤须注意："（1）临床运用麻黄汤的标准是恶风寒、无汗、脉浮紧，并伴有咳喘与身痛；（2）表实证由于风寒外闭，正气抗邪，发热较高，当与风热表证相鉴别；（3）根据'肺合皮毛，肺主宣发，通调水道，下输膀胱'的理论，对肺系、肾系、心系、皮肤等疾病，皆有运用的机会；（4）应用本方应注意病人的体质，若有阴虚、阳虚、气血虚弱、津液不足者，当禁用或慎用。"

　　【医案选录】潜某，女，28岁。产后高热 7 天，体温 39.2℃，投以解热镇痛、抗生素、激素类及生化汤加荆防等治疗无效。诊见高热（40.4℃），畏寒，无汗，头痛，不思饮食，口不渴，咳嗽，痰稀色白，胸闷，腹不痛不胀，舌苔薄白，脉浮洪。诊为产后伤寒。处方：麻黄 3g，桂枝 6g，杏仁（打碎）8g，炙甘草 3g。水煎服，停用其他药物。二诊：诸症未见减轻，细审脉证方药，觉药量与证不合，君臣主次配伍不明，仍投上方：麻黄 10g，桂枝 8g，杏仁 8g，炙甘草 3g。服药后约 1 小时后开始出汗，持续 8 小时左右，汗息热退，诸症悉除。（江西中医药，1985，5：32）

　　按：麻黄汤为辛温发汗之剂，论中设禁甚多，后世业医者多视如"猛虎"而畏用之。本证属风寒表实，但因在产后，医者仍能"有是证用是方"，以麻黄汤治疗，有一定的胆识。同时是案亦示人当注意药物配伍的君臣主次和剂量，方能取得满意疗效。

陈亦人：本方药仅四味，配伍严谨，功效卓著，正如徐灵胎所说："麻黄治无汗，杏仁治喘，桂枝、甘草治太阳诸症，无一味不紧切，所以谓之经方。"可是由于众多注家的议论发挥，形成了许多分歧意见，直至目前，认识仍然难以一致。主要有这样几个方面：一是麻、桂的配伍作用，桂枝佐麻黄是增强发汗作用，还是限制发汗作用，方、喻、尤等皆主张是限制作用，持这种说法的注家不少，看来理由是不足的。许宏早就主张用桂枝是助麻黄发汗；汪苓友提出桂枝助麻黄发汗的机理是"通血脉发散寒邪"；钱氏经过由病理特点到治疗用药的分析，得出桂枝之用有利于发汗，而不是限制，最后对限制说提出了批判。二是麻黄汤是否专用于寒伤营？寒伤营说比较牵强，至少是局限、片面的。早在许叔微《本事方》已经作出了比较客观的结论："仲景以麻黄发其汗，又以桂枝、甘草助其发散，欲涤除内外之邪，营卫之病尔。大抵二药皆发汗，而桂枝则发其卫之邪，麻黄并营卫治之，亦自有深浅也。"三是麻黄汤的运用问题，大多注家皆提出麻黄汤是发汗峻剂，以致长期成为置而不用的状况，有些医家畏麻桂如虎，终身不敢一试。麻桂二方相较，麻黄汤能够直接发汗，当然比桂枝汤必须温覆、啜粥才能出汗的力量为强。因此《伤寒论》于麻黄汤服法提出不需啜粥，覆取微似汗，因为有直接发汗作用，自然无需啜粥助汗；只说覆取微似汗，而不是温覆，这表明目的不在于过多的出汗，尤其是"微似汗"值得注意，如果是峻汗，怎么可能仅是微似汗呢？由此可见，汗而曰峻，也完全是注家的画蛇添足，实在害人不浅。至于本方是否为治太阳伤寒的专剂呢？由于方剂首见于太阳伤寒条，因而都从伤寒解释方义，以致陈陈相因，不敢越雷池一步，这就大大约束了本方的应用范围。其实，李时珍就已指出

"麻黄乃肺经专药，故治肺病多用之。"综合治疗咳喘的方剂，许多方中皆有麻、杏、桂、甘这四味药，实际都是麻黄汤的加减化裁，只是未提麻黄汤的名称罢了。因此，不应被峻汗印定眼目而因噎废食。关于麻黄的先煎去沫问题，除了"恐令人烦"的传统说法外，近代张锡纯说过"因其沫中含有发表之猛力，去之所以缓麻黄发表之性也。"但也不过是推测而已。究其机理如何，还应当进一步观察研究。（《伤寒论译释》）

刘渡舟：本条所举八证，反映了太阳伤寒表实证的特点，后世称之为"伤寒八证"或"麻黄八证"。与上篇联系起来看，至此已把太阳表证的两大类型，中风与伤寒的脉、证、治论述清楚，从而为临床辨证、用方提供了依据。（《伤寒论讲解》）

太阳与阳明合病，喘而胸满者，不可下，宜麻黄汤。(36)

【提要】论太阳与阳明合病，以太阳病为主，宜先解表。

【解析】"太阳与阳明合病"，既为合病，必有太阳病与阳明病之证，而述证只言"喘而胸满"，为突出重点，说明是证重在风寒外束，肺气不宣。既以太阳伤寒为主，故当先治表后治里，故谓"不可下，宜麻黄汤"。

太阳病，十日以去，脉浮细而嗜卧[1] **者，外已解也。设胸满胁痛者，与小柴胡汤。脉但浮者，与麻黄汤。(37)**

【注释】

（1）嗜卧：此形容病人安静休养。

【提要】论太阳病多日，可能有不同转归，若病在表，仍当解表，可选用麻黄汤。

【解析】患太阳病多日，可能有不同转归。其一，病经十日而外邪已解，但脉浮细而嗜卧，是一时正气未复，不可误认为虚证；其二，病经十日而见有"胸满胁痛"之少阳证，则当从少阳论治而"与小柴胡汤"；其三，太阳病，虽经十日，而太阳病脉证仍在者，病证仍为表证，仍当发汗解表，属太阳伤寒者，"宜与麻黄汤"。本条旨在示人：不拘患病时日，而要据脉证为辨，只要表证未变，仍当按表证论治，至于是否用麻黄汤，要据证而辨，若证属太阳伤寒，则与麻黄汤。

[南陈北刘有关论述]

刘渡舟：从本条太阳病日久而见少阳之"胸满胁痛"证，反映了太阳之邪不仅可传阳明，亦可内传少阳。可见六经之传并无固定次序，传至何经何腑，总应以脉证为据。（《伤寒论讲解》）

陈亦人：《伤寒论》这样的条文极多，看上去十分凌乱，实际是揭示辨证论治的规律，示人具体分析的活法，因而这类条文最有价值，有些注家采取分类的方法重新编排，表面看来条理清楚，实际大大降低了辨证价值。（《伤寒论译释》）

太阳中风[1]**，脉浮紧，发热恶寒，身疼痛，不汗出而烦躁者，大青龙汤主之。若脉微弱，汗出恶风者，不可服之。服之则厥逆，筋惕肉眴**[2]**，此为逆也。（38）**

大青龙汤方

麻黄六两（去节） 桂枝二两（去皮） 甘草二两（炙） 杏仁四十枚（去皮尖） 生姜三两（切） 大枣十枚（擘） 石膏如鸡子大（碎）

上七味，以水九升，先煮麻黄，减二升，去上沫，内诸药，煮取三升，去滓，温服一升，取微似汗。汗出多者，温粉[3]粉之。一服汗者，停后服。若复服，汗多亡阳，遂虚，恶风烦躁，不得眠也。

【注释】

（1）太阳中风：指外受风寒之邪，不是太阳中风证。

（2）筋惕肉瞤：指肌肉跳动。

（3）温粉：古代外治止汗方。后世医家记载不一，晋·葛洪《肘后备急方》姚大夫辟温病粉身方："芎藭、白芷、藁本三物等分，下筛内粉中，以涂粉于身，大良。"唐·孙思邈《备急千金方》的温粉方为："煅牡蛎、生黄芪各三钱，粳米粉一两，共研细末，和匀，以稀疏绢包，缓缓扑于肌肤。"《孝慈备览》扑身止汗法是："麸皮、糯米粉各二合，牡蛎、龙骨各二两，共为极细末，以疏绢包裹，周身扑之，其汗自止。"等等。

【提要】论太阳伤寒兼里热的证治。

【解析】"脉浮紧，发热恶寒，身疼痛，不汗出"是太阳伤寒风寒束表卫闭营郁的典型脉证；从方中用石膏分析，"烦躁"则是内有郁热的表现，是阳气郁遏不宣，进而化热所致。合观之，是证是表里同病而重点是风寒束表卫闭营郁，内热只是其兼证，其治疗用大青龙汤是表里同治而重点是辛温发汗解表，兼以清热。

大青龙汤是麻黄汤的加味方，其麻黄之量重于麻黄汤，属峻汗之剂，其禁例亦同麻黄汤，故"脉微弱，汗出恶风"之表里俱虚之证"不可服之"。误用之则会导致大汗亡阳等虚虚之变，"厥逆，筋惕肉瞤"即其阳亡而肌肤、经脉无以温养的表现，方后注更强调中病即止，谓"一服汗者，停后服，若复服，汗多亡阳，遂虚，恶风烦躁，不得眠也。"与禁例前后呼应。至于"取微似汗，汗出多者，温粉粉之"，是重申汗法当以"微似有汗"为标准，同时补出了"汗出多"的处理方法，使汗法的药后护理的内容更加丰富。

是证与桂枝二越婢一汤证的病机基本相同，同属表寒兼里热，都有发热恶寒、无汗、烦躁等症，但有轻重之殊，本证为伤寒表实证兼里热，其表郁重，故更有脉浮紧、身疼痛，其里热亦较重，烦躁的程度亦当较为典型。桂枝二越婢一汤证，表郁较轻，故发热恶寒呈热多寒少之势，里热亦轻，故论中省而未出。从方剂组成来看，麻黄、石膏的用量亦相去甚远，病重药重，病轻药轻，足可证之。

【方解】本方由麻黄汤重用麻黄、炙草，减杏仁剂量，加石膏、生姜、大枣而成。重用麻黄，伍生姜，峻猛发汗，以散寒邪，并宣透里热；生石膏辛甘大寒，清热泻火除烦；重用炙甘草，加大枣，和中扶正以资汗源，且防石膏大寒伤中之弊。方为散表寒清里热之剂，以汗出而使表里邪解为目的。

《金匮要略》以本方治溢饮，谓："病溢饮者，当发其汗，大青龙汤主之。"

【临床应用】大青龙汤解表清里，其发汗力量较之麻黄汤更甚，现代临床每多用治表闭无汗明显且兼里热者。如用于呼吸系统疾患之感冒、支气管炎、哮喘等，也有用于治疗鼻衄、汗腺闭塞症、风湿性关节炎者。

【医案选录】赵某，男，50 岁。自述于 1961 年夏季大汗出时用冷水冲浴，此后再未出汗，在盛夏或剧烈运动后仍无汗出，伴心中烦躁，头昏身热，西医诊为"汗腺闭塞症"，服中西药物未效。近因天气炎热，诸症加重。诊见舌质红，苔薄黄，脉浮紧。处方：麻黄、杏仁、桂枝、生姜各 15g，生石膏 30g（先煎 30 分钟），党参 20g，甘草 10g，大枣 4 枚，水煎 20 分钟后取汁分 2 次服。若一服汗出，不必尽剂，避风寒。服药 1 次，未汗，但感身热灼手，烦躁益甚。过了 3 小时又服余药，服后 20 分钟开始汗出，逐渐增多，全身皆汗，自觉异常舒适，惟乏力。改用桂枝汤加味 2 剂，汗出较多。停药观察，随访月余，汗出正常，病告痊愈。（中医杂志，1988，5：68）

按：夏季大汗也，本是里热外散。因突遭冷水冲浴，里热郁滞。病虽已有 25 年之久，但外寒里热的病机没有发生改变，"不汗出而烦躁"，当用大青龙汤发汗解表，兼清里热。大青汤的发汗力较麻黄汤更强，若过度发汗则会损伤正气，必须"一服汗者，停后服"。

[南陈北刘有关论述]

陈亦人：本方发表清里，较麻黄汤发汗之力尤强，必须不夹正虚的，方可使用，否则容易造成不良后果。所以明确提出"若脉微弱，汗出恶风者，不可服之"的禁例。假使误用，则必导致亡阳厥逆，筋惕肉眴的变证。

以往注家曾强调大青龙汤证为风寒两伤营卫，与桂枝证、麻黄证并列，称为三纲鼎立，而且据之重新编排太阳病篇，影响极大，得到很多人的推崇附和，其实是完全出于附会，是一种不切实际的空谈。我们认为三证病因都是感受风寒之邪，其主要区别是：有汗脉缓为桂枝汤证，无汗脉紧为麻黄汤证，表实兼里热不汗出而烦躁的，为大青龙汤证。这样在临床上才容易掌握。（《伤寒论译释》）

伤寒，脉浮缓，身不疼，但重，乍[1]有轻时，无少阴证者，大青龙汤发之。(39)

【注释】

（1）乍：忽然、猝然。

【提要】继上条论太阳伤寒兼里热的不典型表现及治法。

【解析】本条首言伤寒，其证用大青龙汤发汗祛邪，提示证属风寒表实兼里热烦躁，故发热恶寒，不汗出而烦躁等为必有之症。由于外感风寒轻重不一，若感邪较重，正邪交争较剧，则脉紧身痛；本证感邪较轻，则脉缓，身不痛，但重，乍有轻时。虽然脉象、身疼皆不典型，但其证的基本特点具备，且从"无少阴证者"，否定了里虚寒证的存在，辨为表实兼里热证当无疑问，故仍与大青龙汤发汗解表清热。

以上两条，虽皆为大青龙汤证，但其叙证则不一致，说明临床上病机相同，但其临床表现则可多样，且有轻重、常变之异，并非刻板一式。后世注家有谓 38 条为大青龙汤的典型脉证，称之为正局，谓 39 条为不典型脉证，称之为变局。其实仲景写作手法旨在强调辨证，从不同的角度阐明辨证的理论与思路，各有重点。

[南陈北刘有关论述]

刘渡舟：对上两条所提到的"太阳中风，脉浮紧"，"伤寒，脉浮缓"，和大青龙汤的应用，历代注家意见很不一致，除一部分注家认为文字可能有错简外，其他观点基本可分两派。以成无己、许叔微、方有执等为代表者认为，桂枝汤证是风伤卫，麻黄汤证是寒伤营，大青龙汤证是风寒两伤，营卫俱病。这就是著名的"三纲鼎立"学说，因而"中风，脉浮紧"，"伤寒，脉浮缓"。另一派则不同意这种观点，如尤在泾认为："桂枝主风伤卫则是，麻黄主寒伤营则非。盖有卫病而营不病者矣，未有营病而卫不病也。至于大青龙汤证，其辨不在营卫两伤，而在烦躁一证，其立方之旨也不在并用麻桂，而在独加石膏。"尤氏的观点，与临床实际较为贴切，实有可取之处。要之，辨桂枝证重在汗出；辨麻黄证重在无汗；辨大青龙汤证重在不汗出而烦躁，如此则临床方有所本。(《伤寒论讲解》)

伤寒表不解，心下有水气[1]，干呕，发热而咳，或渴，或利，或噎[2]，或小便不利，少腹满[3]，或喘者，小青龙汤主之。(40)

小青龙汤方

麻黄（去节） 芍药 细辛 干姜 甘草（炙） 桂枝（去皮），各三两 五味子半升 半夏半升（洗）

上八味，以水一斗，先煮麻黄，减二升，去上沫，内诸药，煮取三升，去滓，温服一升。若渴，去半夏加栝楼根三两。若微利，去麻黄加荛花如一鸡子熬令赤色。若噎者，去麻黄加附子一枚炮。若小便不利少腹满者，去麻黄加茯苓四两。若喘，去麻黄加杏仁半升去皮尖。且荛花不治利，麻黄主喘，今此语反之，疑非仲景意。

臣亿等谨按：小青龙汤大要治水。又按《本草》，荛花下十二水，若水去，利则止也。又按《千金》形肿者应内麻黄，乃内杏仁者，以麻黄发其阳故也，以此证之，岂非仲景意也。

【注释】

（1）心下有水气：心下，指胃脘部，此处泛指"里"；水气，即水饮之邪。

（2）噎：此指咽喉部有梗阻不畅的感觉。

（3）少腹满：少，通小。少腹满，指小腹或下腹部胀满。

【提要】 论寒饮兼太阳伤寒的证治。

【解析】 "伤寒表不解，心下有水气"是言其病机，即外有风寒外束，卫闭营郁的太阳伤寒证，内有水饮内停。是证除上述发热之证外，当有恶寒、无汗、身疼痛、脉浮紧等表实证；其干呕、咳喘为水饮干犯肺胃，肺失宣降，胃气上逆所致，而从"或渴"是知是证当无口渴，即41条所谓之"不渴"，寒饮内停则不渴，且可见痰多色白质稀等。证属表寒里饮，且以寒饮为主，即"寒饮兼太阳伤寒"，故治以小青龙汤温化寒饮兼辛温解表。

饮之为病，随气机升降，无处不到，或塞于上，或积于中，或滞于下，各随其所至而为病，因而又有或然诸证。寒饮内停，一般不渴，若饮阻而津液失布，不能上承，则可见口渴，但其渴必不多饮，或喜热饮；但就仲景方后加减法中"若渴，去半夏加栝楼根三两"分析，其时之口渴当是"郁热伤津"所致,非为"寒饮内停,津不上承"。水饮下趋大肠则下利;水饮阻碍气机,上壅肺胃通路,则见咽喉噎阻;肺失通调,水道不利则小便不利,少腹满;水饮犯肺,肺失宣降则喘。对于或见之证的治疗,当随证加减。

【方解】本方由麻黄汤、桂枝汤合方去杏仁、生姜,加干姜、细辛、五味子而成。方中麻黄发汗、平喘、利水,配桂枝则增强通阳宣散之功;芍药与桂枝配伍,调和营卫;干姜辛热合细辛性温,散寒温肺,化痰涤饮;五味子味酸性温,敛肺止咳;半夏辛温,降逆止呕,燥湿化痰;炙甘草调和诸药。方为解表化饮,表里双解之剂。

加减法:渴去半夏之燥,加花粉(栝蒌根)以清热生津,且防其化热;微利去麻黄加荛花以下其水气;噎去麻黄加附子,以温阳散寒;小便不利少腹满去麻黄加茯苓,以淡渗利水;喘去麻黄加杏仁,以宣降肺气。此加减之法,后世多有争论,如或利,或噎,或小便不利,少腹满,或喘,均去麻黄,而麻黄为本方主药,治喘之方多麻黄配杏仁,此去麻黄而加杏仁,难以理解。叔和谓"疑非仲景意",林亿等则以"岂非仲景意"否之,是以值得重视。然结合《金匮要略·痰饮咳喘病脉证并治》对小青龙汤的应用,当从动态变化中理解其加减法,始时是小青龙汤证,而后来已不是小青龙汤证,麻黄当然可以不用。即仲景所谓:"水去呕止,其人形肿者,加杏仁主之。其证应内麻黄,以其人遂痹,故不内之;若逆而内之者必厥。所以然者,以其人血虚,麻黄发其阳故也。"

本方虽为两解表里之剂,但临床上凡寒饮射肺作喘者,有表证者可用,无表证者亦可用。《金匮要略》谓:"病溢饮者,当发其汗,大青龙汤主之,小青龙汤亦主之。""咳逆,倚息不得卧,小青龙汤主之。""妇人吐涎沫,医反下之，心下即痞，先当治其吐涎沫，小青龙汤主之。"另外，《金匮要略》以本方加石膏，名小青龙加石膏汤，治"肺胀，咳而上气，烦躁而喘，脉浮者，心下有水"。所有这些，都与寒饮有关，是以小青龙汤证实以寒饮为主，若从兼证论之，应是寒饮兼表实证。

本证与大青龙汤证习惯上认为同属太阳伤寒证的兼证，但本证为表寒里饮，临床表现以喘咳、干呕为特点；大青龙汤证为表寒里热，临床表现以烦躁为特点。二者表寒虽同，但其里证一寒一热，不可混淆。更应注意，大青龙汤证以表寒证为主，小青龙汤证则以寒饮为主。

本证以喘咳为主，当与桂枝加厚朴杏子汤鉴别。本证为里停寒饮兼太阳伤寒，饮邪犯肺，桂枝加厚朴杏子汤则为太阳中风兼肺寒气逆，无水饮之邪。

【临床应用】 小青龙汤为散寒蠲饮之名方，仲景以之治疗表寒里饮及溢饮、支饮诸证。由此而知，本方长于温阳化气蠲饮，而并不以解表散寒为其功用之重心，是以饮邪兼表者可用，而绝无表寒纯为寒饮在里者，亦是其适用之证。由于饮邪随气升降，无处不到，或逆于上，或积于中，或滞于下，各随其所至而为病，因而仲景设有或然诸证，并示加减之法，教人随证加减。对仲景之加减法，由于叔和编次时于方后注中谓："且荛花不治利，麻黄主喘，今此语反之，疑非仲景意。"是以后世医家认为"疑点较多"，特别是对"去麻黄"，认为"麻黄是本方主药"，去之则"不易理解"。林亿等校注时则按之曰："小青龙汤大要治水。又按《本草》荛花下十二水，若水去，利则止也。又按《千金》形肿者应内麻黄，乃内杏仁者，以麻黄发其阳故也，以此证之，岂非仲景意也。"另外，观《金匮要略·谈饮咳嗽病脉证并治》中第 35～40 条，系统地论述了小青龙汤在临床运用中的加减变化，并在 39 条中指出："其证应内麻黄，以其人遂痹，故不内之；若逆而内之者必厥。所以然者，以其人血虚，麻黄汤发其阳故也。"这就是仲景去麻黄之理。因此，对仲景加减之法，当从动态中去理解，或许能悉知其奥妙。现代临床将之广泛用于呼吸系统病证的治疗，如慢性气管炎、肺气肿、肺心病、支气管哮喘、支气管肺炎、大叶性肺炎、结核性胸膜炎、慢性鼻炎等，只要证属寒饮，都会取得满意效果。

【医案选录】李某，男，44 岁，业农。自幼患哮喘，此次因重感冒而致哮喘发作，咳嗽连声，咽中漉漉，多吐白沫，伏坐不得卧，吐痰则松，食欲减退，大便干结，小便清长，舌苔白滑，脉浮紧。此乃火衰水盛，水寒金冷，津液不得蒸发，则留而为饮，上迫于肺，肺络受阻，气机被遏，遂致咳喘，治宜温中蠲饮，宣肺纳肾。处方：麻黄 4.5g，肉桂 0.9g，沉香 1.5g，白芍 9g，细辛 2.1g，干姜 3g，五味子 3g，半夏 6g，炙甘草 6g，瓜蒌仁 15g，莱菔子 12g，水煎服。服后喘定咳轻，咯痰大减，亦能卧睡。再以温化饮邪，肃降肺气之剂，连服 6 剂而瘳。（福建中医药，1995，5：38）

按：寒饮内停，肺气失宣，是本例咳喘的基本病机。饮之所生，是患者禀赋不足，肾阳亏虚，不能温化津液而成。饮为阴类，同气相求，故咳喘每因感寒而引发。白沫痰及舌苔白滑是水饮内停的基本表现，治疗用小青龙汤温肺化饮，止咳平喘。瓜蒌仁、莱菔子在化痰的同时也能通便，用肉桂、沉香在于加强温肾纳气。全方虽为标本兼顾，但毕竟偏于化饮治标，所以善后之法，当注重温补肾元。

[南陈北刘有关论述]

刘渡舟：小青龙汤是温化寒饮的一张名方，虽可外散寒邪，内蠲水饮，但主要作用在于蠲除内饮。因此《金匮要略》用其治疗溢饮，支饮，咳逆倚息不得卧。寒饮射肺之咳喘，多在寒冷季节发作，常咳吐大量白色泡沫样痰，且落盂成水，或咳嗽吐白色半透明胶粘之冷痰，宛似蛋清。寒饮郁遏阳气，若见面色青暗或黧黑，则谓之"水色"；寒饮阻滞营卫气血，若致面部出现块块色斑，则谓之"水斑"；水饮上泛，若致使面部庞浮或眼睑轻肿，则谓之"水气"。水气、水斑、水色，以及舌苔水滑、脉弦等，皆为辨寒饮内盛的依据。

本方用于寒饮射肺，咳喘急性发作者，其效甚佳，但当咳喘平息，则当易温化寒饮之苓桂剂（包括苓桂术甘汤、苓桂味甘汤、苓桂杏甘汤一类）善其后，以巩固疗效。因本方麻桂并用，又配细辛，虽有五味子、芍药、甘草相监制，仍属辛散燥烈之剂，久服则恐有耗阴动血之弊。对于老人、幼儿、体弱、心肾不足者，更当注意。曾用本方治一咳喘病人，三剂后诸症大减。本应换方巩固疗效，病人却自作主张，又连进十二剂，以致鼻衄不止。这是一个过服辛散伤阴动血的例子。《金匮要略》载有误用本方而致动冲气、拔肾气的变证及救治方法，于此亦可相互发明。（《伤寒论讲解》）

伤寒，心下有水气，咳而微喘，发热不渴。服汤已，渴者，此寒去欲解也。小青龙汤主之。(41)

【提要】再论太阳伤寒兼寒饮的证治。

【解析】文中"小青龙汤主之"当接在"发热不渴"后，此属倒装文法。"伤寒，心下有水气"与上条一样，旨在说明太阳伤寒兼寒饮，咳而微喘，发热不渴是其临床表现，证属风寒束表兼寒饮射肺，治以小青龙汤外散风寒，内化寒饮。服小青龙汤后，何以知其是否有效？仲景在本条提出可以从病人的口不渴变为口渴作为判断是否有效的依据。因为寒饮内停，里无邪热，故口不渴。服药后口渴，反映寒饮得以温化，病有向愈之机，即所谓"渴者，寒去欲解也"。寒去欲解，何以口渴？乃发热之后，温解之余，一时津液不足之故。是时只需少少与饮，以滋其燥，使胃气调和，即可自愈。切忌大饮，更忌饮冷。

[南陈北刘有关论述]

陈亦人：服小青龙汤后，由不渴转为口渴。这不是热盛津伤，而是水饮已去，胃阳得展的佳兆。临床上有些寒饮或痰湿内蕴的患者，不仅不渴，甚至厌恶饮水，一旦口渴而喝水香甜，则标志湿除饮化，病即将向愈。这是历验不爽的事实，所以"寒去欲解"的推断，极有指导意义。（《伤寒论译释》）

太阳病，外证[1]未解，脉浮弱者，当以汗解，宜桂枝汤。（42）

【注释】

（1）外证：指表证，即发热、恶风寒等表证的表现。

【提要】论太阳病脉象浮弱者宜用桂枝汤。

【解析】太阳病，当属风寒表证，表邪未解，治当辛温解表。现病人脉浮弱，浮弱之脉示人之正气虚弱，不耐峻汗，故曰"宜桂枝汤"。是时无论有汗、无汗，只要见有脉浮弱，即用桂枝汤治之。仲景虽以有汗、无汗辨麻、桂之用，但桂枝汤之用于扶正祛邪，则不论有汗、无汗。

[南陈北刘有关论述]

陈亦人：表虚表实之辨，除根据汗之有无以外，脉象有着重要的参考价值。本条正是以脉象为辨证的依据，太阳表实证，脉多浮紧有力，表虚证则多浮而无力，所谓脉浮缓，脉阳浮阴弱，都属之。今脉浮弱，可以肯定不是表实证，因而宜用桂枝汤解肌发汗。（《伤寒论译释》）

刘渡舟：第37条有"脉但浮者，与麻黄汤"，和本条"脉浮弱者"宜桂枝汤相比较，可知"脉但浮者"当是浮而不弱无疑。仲景以脉浮不弱辨为邪实，用麻黄发汗；以脉

浮弱辨为营虚，用桂枝解肌，其平脉辨证之精微值得学习。（《伤寒论讲解》）

太阳病，下之微喘者，表未解故也，桂枝加厚朴杏子汤主之。(43)

桂枝加厚朴杏子汤方

桂枝三两　甘草二两（炙）　　生姜三两（切）　　芍药三两　大枣十二枚（擘）　　厚朴二两（炙，去皮）　　杏仁五十枚（去皮尖）

上七味，以水七升，微火煮取三升，去滓，温服一升，覆取微似汗。

【提要】论太阳病误下，表邪不解兼肺逆作喘的证治。

【解析】"太阳病，下之微喘"，乃太阳病误用下法，虽未发生传变，但增"微喘"，因误下致肺气上逆。今表邪尚在，故仍以解表为主而兼以降气平喘。本证与18条虽有新久之别，但病机相同故治法不殊，方用桂枝加厚朴杏子汤。

【方解】本方即桂枝汤加厚朴、杏仁而成。桂枝汤以解肌祛风，调和营卫，治太阳中风之证；厚朴苦温，化湿导滞，降气平喘；杏仁苦温，宣肺降逆，止咳平喘；合之则有温肺化痰，降气定喘之功，用之以平喘疾。

【临床应用】陈亦人在《伤寒论译释》中指出："本方不仅用于喘证，对于感冒引起的气管炎咳嗽都有较好疗效。尤其是老慢支咳嗽而有痰湿阻遏，肺胃不和的，用之有卓效。"江苏名医徐汉江先生善用此方治疗体虚感冒之咳嗽。刘渡舟说："叶天士用本方时不加厚朴，只用杏仁，似是恐厚朴行气破气之故，但也有疗效。"

【医案选录】马某，男，3岁。从婴儿起，常患感冒。2岁时曾高热咳嗽，服药后热退，但咳嗽未愈，迁延至3岁。近因新感，病势加重，发为喘逆，哮鸣之声，邻室可闻。一诊：咳嗽气喘，喉间痰鸣，痰清稀，白沫较多，咳时微汗出，遇风咳甚。面色萎黄，舌质淡红，苔白滑。此为太阳表虚证哮喘，治宜解肌祛风，降逆平喘，以桂枝加厚朴杏子汤加味主之。处方：桂枝 6g，炙甘草 3g，白芍 6g，生姜 10g，大枣 15g，厚朴 4g，杏仁 6g，紫菀 6g，防风 3g。二诊：服上方 5 剂，咳喘明显减轻，夜能安睡。早晚遇风仍咳喘，痰多，汗出。风邪未尽，湿痰尚盛。上方加茯苓、陈皮、法夏以除湿化痰，痊愈。(《范中林六经辨证医案选》)

按：痰多清稀，舌苔白滑，为饮邪内停之象，但本证咳时汗出，较之小青龙汤证无汗咳喘有别，适合用调和营卫、降逆平喘的桂枝加厚朴杏子汤。本方化饮力弱，二诊时加用茯苓、陈皮、法夏后，有温阳化气利水涤痰之功，与病机更加贴合。

太阳病，外证未解，不可下也，下之为逆，欲解外者，宜桂枝汤。(44)

【提要】论先表后里的治疗原则。

【解析】此虽言太阳病，但既言"外证未解，不可下也"，当有可下之证，是以实为表里同病之证。本条旨在强调表里同病，一般情况下当先表后里。这里的"宜桂枝汤"只是解表方药的代表，是否用桂枝汤当据证而辨，其中有宜者，也可能有不宜者，不可拘泥。

[南陈北刘有关论述]

陈亦人：表证治当解外，里实证治当攻下，这是一定的治疗大法。就是表里证同见，在里实的情况下，也应遵照先表后里的原则，先治其表。本条着重指出外证未解者，不可攻下，就是针对着表里证兼见而言的。至于用桂枝汤，只曰"宜"，不曰"主之"，不过举出一方为代表，还当随证加减化裁。(《伤寒论译释》)

太阳病，先发汗不解，而复下之，脉浮者不愈。浮为

在外⁽¹⁾，而反下之，故令不愈。今脉浮，故在外，当须解外则愈，宜桂枝汤。(45)

【注释】

（1）浮为在外：从脉浮判断病证仍然属表。

【提要】 论误下后表证仍在，仍当解表。

【解析】 表证当汗，但汗后未必即解，是时若"病证犹在者"，可以再用汗法。此即"不效不更方"，桂枝汤方后注可供参考。表证当汗而误下，易于发生变证，但也有虽误下而证不变者。是证虽下，但其脉仍浮，"浮为在外"，说明虽下而邪仍在表，故谓"当须解外则愈"。至于是否"宜桂枝汤"又当据证而辨。

[南陈北刘有关论述]

陈亦人：太阳病，使用汗法后，表证未除，理应寻求表未解的原因，是否为汗不如法，或是病重药轻，暂时药力未到，还是病人体质关系等等，找出未效的主要原因，然后确定方药。因为也有一汗再汗而表仍未除的，桂枝汤后服法就交代得颇为清楚。可是有些医生一见服解表药未解，即怀疑病邪入里，而辄用下法，果真病属里实，用下法是应该的，不知脉浮为病势在表，不应下而遽用下法，殊伐无过，必致正伤邪陷，病变丛生；所幸其人正气尚强，表邪未陷，没有出现结胸、下利等变证，其脉仍见浮象，表明邪仍在外，这时仍可治以解外的方法，宜用桂枝汤。本条主要为了纠正不重视辨证单靠习惯用药的陋习，所以不厌其烦地反复论述，确实是苦口婆心。有些注家只着眼于文字方面，以至目为错简讹误，未免偏见。（《伤寒论译释》）

太阳病，脉浮紧，无汗发热，身疼痛，八九日不解，表证仍在，此当发其汗。服药已微除⁽¹⁾，其人发烦，目瞑⁽²⁾，剧者必衄，衄乃解。所以然者，阳气重⁽³⁾故也。麻

黄汤主之。（46）

【注释】

（1）微除：略有解除。

（2）目瞑：闭目懒睁，不喜阳光刺激。

（3）阳气重：此指阳邪郁遏。尤在泾："阳气，阳中之邪气也。"

【提要】论太阳伤寒服麻黄汤可能发生的不同反应。

【解析】本条有倒装文法，"麻黄汤主之"应接在"此当发其汗"后。这一条主要论述两个问题，一是论病程虽久，只要表证仍在，仍可用汗法治疗，而以麻黄汤主之；第二是论述因表郁太重，服药后不但不会一汗而解，而且可能会出现不同反应。

太阳病虽八九日不解，但脉浮紧、无汗发热、身疼痛等伤寒症仍在，病证仍未发生传变，仍属风寒表实证。证不变，治亦不变，故仍治以麻黄汤发汗解表，故曰"此当发其汗"，"麻黄汤主之"。

由于表郁太甚，服药后并非一汗而解，仅是证情稍有轻减，即所谓"微除"。由于病程较长，表郁太甚，服药后药力扶助正气驱邪外出，正邪交争较剧，轻则会出现心烦、目瞑之现象，重则会出现鼻衄。为什么会出现这样的反应呢？"阳气重故出"即是对这一现象原因的解释。阳气怫郁太甚，邪郁而求伸，络脉损伤，以致衄血。因汗血同源，衄血之后，邪气有得解之机，外邪可泄，即所谓邪随衄解，是以仲景曰"衄乃解"。这种衄血，俗称红汗。

临床上对于"衄乃解"当活看，非尽如此，所以必须严密观察。一般来说，外感病特别是太阳伤寒证，不得汗解而从衄解，当以衄后脉静身和为征。如病人衄血后，其身热不退，更见舌绛苔燥脉数等证，即为邪热内犯营血。对此变证，既不能再与辛温之剂，更不能坐视待愈，只有以"观其脉证，知犯何逆，随证治之"为原则，进行进一步辨治，才能转危为安。

本条一则说明疾病的辨治应以临床脉证为据，不应拘于病程的长短；再则说明太阳病有一汗而解的，也有一汗而不得解的；三则说明衄血也是正气驱邪的一种途径。

[南陈北刘有关论述]

陈亦人：由于阳气闭郁太重，服麻黄汤发越阳气，邪不得外解，反而乘势侵及营血，阳气欲伸未得，所以发烦，目得血而能视，阳邪伤血，且阳盛则畏光，所以闭目不欲睁开。这是将作鼻衄的先兆，因此，预断剧者必衄。汗与血本为同类，一衄之后，邪得泄于外，病随之而解。(《伤寒论译释》)

刘渡舟：临证使用麻黄汤，除一般汗出作解之外，还可见到"战汗"或"鼻衄"作解的两种特殊情况。且这两种特殊情况，又多发生在邪气壅实而体质壮盛之人。凡药后出现鼻衄，且衄血畅快者，大多很快即热退身凉，脉静而病愈。这叫"以衄代汗"之法。但若衄血不止，而身热不退，甚至出现舌绛苔燥，脉数等症，则多属表寒化热，内入营血之变证，治当另作别论，不可待其自愈，以免延误病情，更不可再投辛温之药。(《伤寒论讲解》)

太阳病，脉浮紧，发热，身无汗，自衄者愈。(47)

【提要】承接上条，再论太阳伤寒得衄邪解。

【解析】太阳病，脉浮紧，发热，无汗者，为太阳伤寒证，其治当发汗解表。上条因表郁太重，虽用麻黄汤而未能一汗而解，后得衄而解。是证未经发汗而自衄，同样可以达到邪随衄解的目的，故谓"自衄者愈"。

[南陈北刘有关论述]

刘渡舟：从自衄可以祛除表邪得到启发，后世便有用针刺等放血疗法来治疗外感发热的，如在内迎香（鼻腔）、

曲池、少商等穴位放血，确可起到退热解表的作用，这一疗法仍在民间流传。（《伤寒论讲解》）

二阳并病⁽¹⁾，太阳初得病时，发其汗，汗先出不彻，因转属阳明，续自微汗出，不恶寒。若太阳病证不罢者，不可下，下之为逆，如此可小发汗。设面色缘缘正赤⁽²⁾者，阳气怫郁⁽³⁾在表，当解之熏之⁽⁴⁾。若发汗不彻，不足言，阳气怫郁不得越，当汗不汗，其人躁烦，不知痛处，乍在腹中，乍在四肢，按之不可得，其人短气但坐⁽⁵⁾，以汗出不彻故也，更发汗则愈。何以知汗出不彻，以脉涩故知也。（48）

【注释】

（1）二阳并病：此指太阳、阳明并病，即太阳病未解，又出现阳明病的病证。

（2）面色缘缘正赤：缘缘，持续不断；正赤，大红色。面色缘缘正赤，指满脸持续发红。

（3）阳气怫郁：阳气，此处指外邪。怫，郁制之意；怫郁二字为双声同义。阳气怫郁，即外邪郁遏不得外解。

（4）解之熏之：发汗解表和外熏的治疗方法。

（5）短气但坐：指呼吸不畅以坐位为舒。

【提要】论太阳病发汗不彻可能出现两种不同转归的特点和治疗。

【解析】太阳病，治以汗法，既不可太过，亦不可不彻，汗出太多可以致变，汗出不彻同样可以致变。本条仲景举出两种不同转归加以说明。

其一，转属阳明，即所谓"太阳初得病时，发其汗，汗先出不彻，因转属阳明"。其"续自微汗出，不恶寒"即是判断转属阳明的依据，其治疗当视太阳病证的有无。若太阳病证未罢，则为太阳阳明并病之二阳并病，表里同病，一般当先表后里，故曰："若太阳病证不罢者，不可下，下之为逆，如此可小发汗。"如果病人满脸持续通红，乃表邪怫郁，当用发汗和外熏的方法治疗，解其表郁，禁用攻下。"小发汗"，则说明表郁不甚，桂枝二越婢一汤可供选用。若太阳病证已罢，则当从阳明病而辨证论治。

其二，病邪未传阳明而仍郁于表，邪气怫郁于表而不解，可以出现躁烦而不可名状，呼吸困难，气机不畅而以坐位为舒及脉涩等症，其"不知痛处，乍在腹中，乍在四肢，按之不可得"，则是对躁烦之甚的形容。究其原因，则是"当汗不汗"或"以汗出不彻"而致"阳气怫郁不得越"，治疗之法仍以发汗为法，故曰"更发汗则愈"。

脉浮数[1]者，法当汗出而愈，若下之，身重心悸者，不可发汗，当自汗出乃解。所以然者，尺中脉微，此里虚，须[2]表里实，津液自和，便自汗出愈。（49）

【注释】

（1）脉浮数：此处代表表证。尤在泾说："脉浮数者，其病在表……"

（2）须：等待、达到的意思。

【提要】论误下致里虚，治当补虚扶正，禁用汗法。

【解析】病在表，当用汗法以解外，若误用攻下之法，则易损伤正气而发生变证。如果误下后，病人出现身体沉重、心悸、尺中脉微，则为里气亏虚，是时即使邪未全陷而表证仍在，也不可用发汗法，故曰"不可发汗"。文中特提出"尺中脉微"，一则作出诊断里虚的依据，二则旨在强调脉证合参。既为里虚证，即当以虚者补之为原则，补其不足，扶养正气，待其气血充沛，津液自和，往往会快然汗出而病愈。此时病人的自汗，是正复邪去的外在信息，与药物发汗有根本区别。

[南陈北刘有关论述]

陈亦人：对"不可发汗，当自汗出乃解"，必须活看，重点是教人不可用发汗的方法，而不是消极等待。根据身重心悸脉微等里虚脉证，也可酌用一些温养里气如小建中汤之类，以促使里气早复而自汗出愈。如果坐失时机，也不是仲景本旨。（《伤寒论译释》）

刘渡舟：本条强调伤寒夹虚不可汗的原则，于临床意义重大，亦即后人归纳的"虚人伤寒建其中"的原则。当先扶正，后解表，或用后世助阳益气解表兼施之法。

本条所言"须表里实，津液自和，便自汗出愈"，提示人体具有自我调节机能和自我抗病能力，一般情况下，可有正复邪却，营卫通达而自汗出表解者。但并不是说虚人伤寒不可发汗，而应等待观望，候其自愈，必要时当施扶正之法。有人主张"用小建中汤以和其津液"，也有人主张用后世的补中益气汤法，皆可行。（《伤寒论讲解》）

脉浮紧者，法当身疼痛，宜以汗解之。假令尺中迟[1]者，不可发汗。何以知然，以荣气不足，血少故也。（50）

【注释】

（1）尺中迟：指寸口部尺脉至数一息不足四至。此处指迟而无力，反映不足的病理。

【提要】论营血不足，禁用汗法。

【解析】脉浮紧，且见身疼痛，知为太阳伤寒证，宜用汗法解表。其脉浮紧并非阴阳俱紧，而是尺中迟而无力，仲景谓为"荣气不足"，是时虽有表证，也不可发汗。因汗为心之液，且汗血同源，发汗则更伤营血，故谓"不可发汗"。

以上两条皆论"不可发汗"之证，而此之发汗，非指一般的发汗，乃指峻汗之法，若麻黄汤之开腠发汗即属之，故后世注家将此等禁例直言为麻黄汤之禁例。临床上对患有表证者，当善于随证因人加减，后世益气解表、助阳解表、养血解表、滋阴解表之剂都是因证而设，实补仲景之未备。

[南陈北刘有关论述]

陈亦人：脉浮紧，身疼痛，为太阳伤寒的典型脉证，照理应当发汗使邪从表解，但是，必须寸关尺三部脉俱紧，邪实而正不虚始为切当。如果尺脉不紧，汗法就应当慎用。前条因误下里虚，尺脉微，不可发汗；本条尺脉迟，亦不可发汗。因为尺脉迟，是营血不足的征象。《内经》说"夺血者无汗"，汗与血有着密切而不可分离的关系，所以营血不足患者，不可单纯使用汗法，否则就会营血更伤而发生其他变证。(《伤寒论译释》)

脉浮者，病在表，可发汗，宜麻黄汤。(51)

【提要】论病在太阳，治当发汗，可选用麻黄汤。

【解析】本条举脉略证，以脉论病机、病势。脉浮主表，表证治当发汗，故谓"脉浮者，病在表，可发汗"。至于是否"宜麻黄汤"，当据证而辨。宜麻黄汤者当有太阳病伤寒证的特点，切不可一见脉浮即贸然与麻黄汤发汗。

[南陈北刘有关论述]

陈亦人：必须明确这类突出脉象的条文，并非单纯凭脉定证，只是通过脉象说明病机、病势，因而举脉略证。临床仍当脉证合参，决不能仅据脉浮就用麻黄汤，何况同是脉浮，也有浮紧有力与浮缓无力的区别，浮紧才是麻黄证的脉，所以必须掌握论中文字的特点，才能避免局限片面，才能求得深入理解与获得完整的认识。(《伤寒论译释》)

脉浮而数者，可发汗，宜麻黄汤。(52)

【提要】论脉浮数者，可选用麻黄汤。

【解析】此与上条一样，也是以脉略证。脉象浮数为病在表，可用汗法，麻黄汤是其代表方，若有太阳伤寒之证，则可选用麻黄汤。本条旨在说明两个问题，一是太阳伤寒，脉多浮紧，但也有浮数者；二是数脉主热，风寒表证亦可见数脉。

以上两条，旨在强调表证宜汗。论中举脉略证，以脉浮主表，表证宜汗，故谓"脉浮者，病在表，可发汗"，"脉浮而数者，可发汗"，这是关键处。至于"宜麻黄汤"，只是举例，未必定然，因为病在表有中风、伤寒、温病等不同证型，其可发汗虽同，但有辛温、辛凉及麻黄、桂枝之异，临证尚须详辨。

[南陈北刘有关论述]

陈亦人：须知此处脉浮数乃与脉浮紧相较而言，紧与数似乎迥异，其实既有区别，也有联系。紧以脉之形、势言，数以脉之至数言，这是两种脉的区别；紧脉的脉形紧张，脉势劲急，则必不迟缓，而是偏于快速，又是两种脉的联系。因此，脉浮数是说明脉形脉势不像浮紧脉那样紧张劲急，只要表证具备，同样也可以用麻黄汤发汗。当然，临床辨证必须确属表寒证，才可使用麻黄汤。(《伤寒论译释》)

病常自汗出者，此为荣气和，荣气和(1)者，外不谐(2)，以卫气不共荣气谐和故尔。以荣行脉中，卫行脉外。复发其汗，荣卫和则愈，宜桂枝汤。(53)

【注释】
（1）荣气和：指营阴正常。
（2）外不谐：指人体肌表的营卫不和谐，不相协调。

【提要】论病常自汗出的证治。

【解析】此之"病常自汗出者"非为太阳中风之证，而是杂病的营卫不和的自汗证，其除自汗外，并无恶寒恶风等表证。用桂枝汤治之者，实是调和营卫之用，营卫和则自汗止。至于"荣气和者，外不谐，以卫气不共荣气谐和故尔"，旨在说明其营卫不和的主导方面是卫气发生病理变化，即由于卫不固护于外，致营不内守，营卫不相协调。

　　本条提示，营卫不和既可见于外感表证，也可见于杂病的自汗证。两者虽病因不同，但有相同的病理机制，故可采用相同的治法与方药。说明桂枝汤具有调和营卫的功用，可用以治疗营卫不和引起的多种疾病。同时也说明病理性自汗与发汗不同，自汗是营卫不和病理的外在表现，自汗越明显，反映病理变化越重，故出汗不可能成为治疗因素。使用药物发汗，是祛邪复正的治疗手段，能够达到营卫和、自汗止的目的，诚徐灵胎说："自汗与发汗迥别，自汗乃营卫相离，发汗使营卫相合。自汗伤正，发汗驱邪。复发者，因其自汗而复发之，则荣卫和而自汗反止矣。"（《伤寒论类方·桂枝汤类》）

　　[南陈北刘有关论述]

　　刘渡舟：本条未言太阳病，也无其他外感表证，泛言"病"，提示此营卫失和的自汗证，非外邪所致，当是营卫自身相互谐和的功能失调所致，应属杂病范畴，从而说明桂枝汤亦可用于杂病之营卫失和。临床用之治一些自汗证而取效，即受本条所启发。（《伤寒论讲解》）

　　病人脏无他病⁽¹⁾，时发热，自汗出而不愈者，此卫气不和也。先其时⁽²⁾发汗则愈，宜桂枝汤。(54)

　　【注释】

　　（1）脏无他病：指脏腑无病，亦指里无病。

　　（2）先其时：指发热自汗发作之前。

　　【提要】论时发热自汗出的证治。

　　【解析】本条"时发热自汗出"非为太阳中风之证，而是杂病的营卫不和的发热自汗出，其除发热自汗出外，并无恶寒、恶风等表证，用桂枝汤治之者，实是调和营卫之用，营卫和则自汗止。从"脏无他病"，"此卫气不和也"分析，知其病机重点不在里而在表，是因营卫不和所致，故宜用桂枝汤调和营卫。因是证时发时无，且有一定规律可循，故用"先其时"的服药方法，颇有截断疗法的特点。

[南陈北刘有关论述]

刘渡舟：临证所见非外邪所致之营卫失和，确有先见烦热，随后自汗出，烦热亦随汗出而退的，有的日发一次或数次，有的数日一发，而且多是久治不愈。因其脏腑无大实、大虚之表现，故用清热去实，益气固表之法皆非所宜。用本条所述之方法施治，多可取效。

"先其时发汗"，意在截断病势，避其锐气。这类病证，对发作有时间规律可循者，先其时用药比较容易掌握。而对无时间规律可循者，则当在发作间歇时用药，也是"先其时"之意。推而广之，临证凡有时间规律可循的阵发性发作的病证，皆应在发作前给药。临床已证实这种给药方法确能提高疗效。

上条言"病常自汗出"，本条言"时发热自汗出"，证虽有异，病机实同，故用一方统治。(《伤寒论讲解》)

陈亦人：本条重点有二：一是辨证的方法，二是给药的时间。这种发热、自汗的证候，临床并不少见，但历用清热、滋阴、敛汗、固表，甘温除热等法均难收效，只要确属于营卫不和，治以桂枝汤可收到显著的效果。所以这类条文，颇有现实意义。(《伤寒论译释》)

熊曼琪：太阳中风证与"病常自汗出"、"时发热，自汗出"皆有汗自出一症，但太阳中风证之汗出为风寒侵袭，卫气受伤，营阴失守所致，其汗出与发热恶风寒、头痛、脉浮缓俱见，故为外感营卫不和；"常自汗出"及"时发热，汗自出"证之汗出系卫气素虚，营阴失守所致，因其无风寒外袭，故不伴有风寒表证，则为杂病营卫不和，临证鉴别不难。(《临证实用伤寒学》)

伤寒，脉浮紧，不发汗，因致衄者，麻黄汤主之。

（55）

【提要】论太阳伤寒失汗致衄，仍须汗解，当用麻黄汤。

【解析】本条以"伤寒，脉浮紧"代表太阳伤寒证，未详言症状，为省文笔法。太阳伤寒证，使用麻黄汤发汗，使外邪随汗而解，其病可愈。今当发汗而失于发汗，则邪郁不解，损伤血络，因而致衄。按46条"衄乃解"，47条"自衄者愈"，则当邪随衄解而病愈。但也有衄而不畅，即所谓"点滴不成流"，虽衄而邪不解者。是时若太阳表实证仍在，且无内热之变证，仍当用麻黄汤主之。

对于本条"麻黄汤主之"，后世医家认为，因为"阳气重"多有郁而化热之机，且络脉已伤，虽表实证仍在，亦当加宁络之品，如赤芍、丹皮之属。是说符合临床实际，可供参考。又如《兰室秘藏》载："李东垣治一寒士，病脾胃病，与补剂愈，继而居旷室，卧热枕，咳而吐血，余谓此久虚弱，外有寒形，邪不得舒伸，故血出于口。因思仲景治伤寒脉浮紧，当以麻黄汤发汗，而不与之，遂成衄血，却与麻黄汤立愈，与此甚同，因此处方麻黄芍药人参汤：麻黄、芍药、甘草、黄芪，以上各一钱，桂枝、当归各五分，人参、麦冬各三分，五味子十五粒，水二盏半，先煮麻黄去沫，再入群药同煎一盏去渣，乘热临卧一服愈。"《伤寒绪论》载："石顽治歙客黄姓者，正月间患伤寒，衄血甚多，必发于卯刻，数日不止，面上怫郁，头痛，身微热，脉浮大而数，按之则芤，意谓衄血既多，则热邪当解，此独不解者，先必邪气在经，点滴之衄，误服凉血止截药所致，遂与越婢汤一剂，热服，得汗而解，但至夜则身有微热，更与当归补血汤四剂而安。"李氏针对着久病虚弱，外有寒邪，采用散外寒、补里虚的方法，制麻黄芍药人参汤，用麻黄、桂枝、芍药、甘草（麻、桂两方主药）以治外寒，加黄芪、当归以益气养血，人参、麦冬、五味子（即生脉散）以益气滋阴。张氏据外寒里热病机，改用解表清里的越婢汤。均得到预期的疗效。随证选方，灵活变通，正是仲景的心法，极有借鉴价值。

本条与46条、47条皆为太阳伤寒证的衄血，但病因、病机、转归有所不同。46条是已经服用麻黄汤，阳郁太甚而致衄血，其邪随衄解，故称"衄乃解"；47条是未经服药，失于发汗而致衄，其邪亦随衄血而解，故称"自衄者愈"；本条虽亦为失于发汗而致衄，但衄后病仍未解，表实证仍在，故仍以麻黄汤发汗解表。可见对太阳伤寒证的衄血，应该分辨原因，辨证施治，既不能见衄待愈，亦不可见衄治衄，妄用止血之法。

[南陈北刘有关论述]

刘渡舟：将46、47条与本条结合起来看，伤寒邪遏阳郁之证，有正气奋力抗邪，一衄作解者，亦有用麻黄汤后邪气外越而使衄解。这就是汗血同源，以衄代汗的道理。然也有虽见衄，但衄而不畅，点滴不止，又不足以解除表邪的，治应及时发汗，则衄血与表证同解，这就是以汗代衄之法。可见在生理上汗血同源，在论治上汗与衄是殊途同归，理无二致。倘若见衄血不止，高热不退，则有可能是寒邪入里化热，热迫营血所致，当按后世治温病之法清热凉血为治，不可以"衄解"而论。（《伤寒论讲解》）

伤寒，不大便六七日，头痛有热者，与承气汤。其小便清者，知不在里，仍在表也，当须发汗。若头痛者，必衄。宜桂枝汤。（56）

【提要】 根据小便清否辨表里。

【解析】 外感病，已有六七日不大便，其并见头痛、发热等表现，若属里热结实，浊热上扰之证，用承气汤攻下实热，病证可愈。里热实证，小便必为短少黄赤，今见小便清而非短赤，是知非里热，病变重点仍在表，故谓"知不在里，仍在表也"，治当以解表为主，即所谓"当须发汗"，可以用桂枝汤加减。此处仲景不谓"主之"而谓"宜"，实寓有加减之意，临床可酌加通腑之药。

"若头痛者，必衄"，是谓若头痛较剧，为邪郁不解，可伤阳络而致发鼻衄。"宜桂枝汤"句当接"当须发汗"后，此属倒装笔法，非谓"必衄"而宜桂枝汤。

[南陈北刘有关论述]

刘渡舟：不大便，头痛有热，可见于里热成实，浊热上攻，也可见于表邪不解，影响里气不和。大凡邪在表而里无实热者，小便多清长而利，里有实热则小便多黄赤，临证以此为辨，则表里之证可明。（《伤寒论讲解》）

伤寒，发汗已解，半日许复烦，脉浮数者，可更发汗，宜桂枝汤。(57)

【提要】 论太阳伤寒发汗后，余邪未尽，宜桂枝汤。

【解析】 此之伤寒，当是麻黄汤证，用麻黄汤发汗，虽大邪已去，但余邪未尽，或汗后复感外邪，以致"半日许复烦"。其"脉浮数者"是辨证之要点，据此可诊其病仍在表，故谓"可更发汗"。由于前已发汗，再次发汗不宜峻剂，故宜用桂枝汤轻度发汗，使邪去而不伤正。提示桂枝汤可作为发汗轻剂使用。

[南陈北刘有关论述]

陈亦人：伤寒发汗后，脉静身凉，为表证已解；但半日左右，又觉心烦，而且脉象浮数，乃表证又作，未提恶寒发热头痛等证，当是属于省文。所以会表证复作，可能有两个方面的因素，一为余邪未尽，复行聚合；一为汗出后调护不当，复感外邪。但不论其何种原因，汗解之后必然肌腠疏松，故只宜桂枝汤解肌，而不须麻黄汤发汗。（《伤寒论译释》）

刘渡舟：凡发汗，得汗后止后服是常法，也有一汗不解，当须再汗的，如45条；还有汗后已解，余邪复聚而仍当再汗的，如本条所论。从而提示，临证既要掌握汗法的常规用法，也要了解汗后病邪残留情况而加以灵活处理。（《伤寒论讲解》）

凡病若发汗，若吐，若下，若亡血，亡津液，阴阳自和者，必自愈。（58）

【提要】论凡病阴阳自和必自愈。

【解析】"凡病"，泛指一切疾病。"若发汗，若吐，若下"之"若"字，当"或"字解，是不定之辞。汗、吐、下本为去邪而设，用之得当，邪去而正不伤，能使人体的阴阳调和趋向病愈。若用之不当，不仅邪不去还要损伤正气，或损阴损阳，或耗气亡血，变证丛生。今汗、吐、下后，"亡血、亡津液"，而使正气受到损伤。此时，若邪去，既可通过益血生津或益气扶正等药物治疗予以调整，也可以通过饮食调补，休息疗养，通过人体阴阳自我调节，达到新的平衡，即可自愈，即所谓"阴阳自和者，必自愈"。

中医治病目的以"阴阳自和"为宗旨，既可以通过药物治疗达到这一目的，也可不用药，通过自身功能的恢复与调节而达到这一目的，但绝不能在治疗中破坏这一宗旨。因此，其中还含有保胃气、存津液的精神。

[南陈北刘有关论述]

刘渡舟：阴平阳秘为生理之常，阴阳乖戾为病理之变，凡病皆是阴阳偏颇而不相谐和所致，故病愈的标志亦即阴阳谐和。用药物损有余，补不足，是和阴阳之法。在人体本身所具有的调节能力范围内，通过饮食、起居的适当护理与调养，使余邪去而正气复，达到阴阳自和而自愈的目的，也是和阴阳之法。每见大病经治之后大邪已去，正气未复，病证犹不了了，而医者急欲收功，或继续攻邪之法，

或峻用扶正之药，效果多是适得其反。这就是没有注意到人体的自我调节能力，而肆意干扰妨害正气所致。(《伤寒论讲解》)

大下之后，复发汗，小便不利者，亡津液故也。勿治之，得小便利，必自愈。(59)

【提要】 论误治伤津，若津复而阴阳自和者，必自愈。

【解析】 本条举例以解释上条阴阳自和的意义。汗、下津伤而小便不利，是"亡津液故也"，是时的治疗切不可见小便不利而用渗利之剂，而当用养阴生津之品。此之"勿治之"即是示人勿用渗利之品而再伤津液，并非勿需治疗。待其津液恢复，则小便即利，是病则愈，"得小便利"既是津液复的标志，也是阴阳自和的标志。

下之后，复发汗，必振寒[1]，脉微细。所以然者，以内外俱虚[2]故也。(60)

【注释】

(1) 振寒：战栗恶寒。

(2) 内外俱虚：指表里阴阳皆不足。

【提要】 论下后复汗以致内外俱虚的辨证。

【解析】 以振寒、脉微细为辨证依据，误下以虚其内，阳气虚则脉微，阴血微则脉细；误汗则虚其外，卫阳虚则不能卫外，则振寒。故以振寒、脉微细断为"内外俱虚"。有谓下后复汗，既虚其内又虚其外，虽亦能成说，但则未必尽然，如论中有"大下之后，复发汗，小便不利者，亡津液故也……"(59) 虽也是下后复汗，但其变证则是"亡津液"之例。

下之后，复发汗，昼日烦躁不得眠，夜而安静，不呕，不渴，无表证，脉沉微，身无大热者，干姜附子汤主之。(61)

干姜附子汤方

干姜二两　附子一枚（生用，去皮，切八片）

上二味，以水三升，煮取一升，去滓，顿服[1]。

【注释】

（1）顿服：立即一次服，谓之顿服。

【提要】论肾阳乍虚烦躁之证治。

【解析】病在太阳，治当汗解，现先下而后复汗，是为治疗失序。汗下使阳气大伤，虚阳被盛阴所逼，欲争不能，欲罢不甘。人与自然息息相关，昼日阳气旺，已虚之阳得天阳相助，能与阴争，故昼日烦躁不得眠；入夜则阳气衰，已虚之阳无天阳相助，无力与阴争，故夜而安静。少阳病喜呕，阳明病多渴，今"不呕，不渴，无表证"，说明邪已离阳而入阴，病在里且肾阳虚，故脉见沉微。身无大热，说明阳虚而未甚，尚无虚阳被格于外的"身大热"。因汗下而致肾阳乍虚，故治当急救回阳，方用干姜附子汤。

【方解】干姜附子汤由干姜与生附子相伍而成，姜、附大辛、大热，以复先后天脾肾之阳，附子生用，取其破阴回阳之力更强，且要求顿服，使药力集中，回阳效果迅速。

【临床应用】临床上干姜附子汤可治多种虚寒之证，常用于暴寒伤阳，心腹冷痛，甚或卒然晕倒等证。《和剂局方》载其治暴中风冷，久积痰水，心腹冷痛，霍乱转筋，一切虚寒。《三因方》用治中寒卒然晕倒，吐逆涎沫，状如暗风，手足挛搐，口噤，四肢厥冷。王占玺在《伤寒论临床研究》中指出："干姜附子汤，因其能回阳救逆，温脾肾之阳，临床常用其治疗心衰水肿，肝硬化腹水，肾炎浮肿，感染性休克，低血压眩晕，以及美尔氏病等偏于阳虚者。治疗休克及低血压时，常与生脉散合用，其效果更佳。"

【医案选录】李东垣治一人，恶热面赤，烦渴引饮，脉至七八日，按之则散，此无根之火也，与姜附加入人参服之愈。（《名医类案》）

按：陈亦人谓："恶热面赤，烦渴引饮，颇似一派热象，但脉数按之即散，因知不是实热，乃是阴虚于下的无根之火浮越于上。所以用姜附回阳，增入人参益阴，使阴阳环抱，自然假热除而脉亦得敛。"

[南陈北刘有关论述]

陈亦人：本条的主要变证是烦躁，但烦躁的病机各异，必须辨别清楚：首先指出本证烦躁在时间上的特点，为昼日烦躁，夜间安静。这是因为白天阳气旺，乍虚之阳乘阳旺之时与阴邪抗争，所以昼日烦躁不得眠；夜间阴气盛，已衰的阳气无力与阴邪相争，反而相安无事，故夜而安静。继而举出不呕，不渴，无表证，这是一种排除法，对于鉴别诊断极有帮助。呕为少阳主症，不呕则表明无少阳证，渴为阳明主症，不渴则表明无阳明证，恶寒发热头痛身疼为太阳表证。这些证候都已不见，故以无表证概之。因为少阳与阳明为邪已化热，多兼烦躁，太阳风寒束表，闭热于经，烦躁亦是主症。据不呕，不渴，无表证，则可确定这时的烦躁不是三阳证。但是阳盛阴虚证也有烦躁，仍然不能断定为阳虚阴盛证，脉象沉微则为辨证的关键，阴虚热盛的脉象决不会沉微，所以又提出了脉沉微作为辨证的依据，充分表明脉证合参的意义。病机既然已经确定，那么，无大热的性质也就不难判断，既不是表邪未尽，也不是热潜于里，而应属于虚阳外浮。但是另一方面则表明阳气虽虚还未尽脱，尚有治疗余地。从整个情况来看，因误治而阳气大虚，证情突变，证势急迫，治应迅速复其阳气，所以用干姜附子汤药少量轻的单捷小剂，以急救阳气。（《伤寒论译释》）

刘渡舟：烦躁可见于阳证，亦可见于阴证。本条以"不呕、不渴、无表证"除外了三阳证，又以"身无大热"除外了阴盛格阳、阴阳离绝之危证，这种鉴别诊断的思维

方法，对临证具有重要指导价值。(《伤寒论讲解》)

发汗后，身疼痛，脉沉迟者，桂枝加芍药生姜各一两人参三两新加汤主之。(62)

桂枝加芍药生姜各一两人参三两新加汤方

桂枝三两（去皮）　芍药四两　甘草二两（炙）　人参三两　大枣十二枚（擘）　生姜四两

上六味，以水一斗二升，煮取三升，去滓，温服一升。本云，桂枝汤，今加芍药、生姜、人参。

【提要】论汗后营气虚损身疼痛的证治。

【解析】身疼痛为太阳表证常见之证，多为卫闭营郁所致，其脉当浮紧，得汗则疼痛可解。今身疼痛见于发汗之后，且脉不浮紧而为沉迟，可见这一身疼痛不是卫闭营郁，而是汗后营气损伤而经脉失养。成无己说："脉沉迟者，营血不足也。"证属营气不足，经脉失养，治以补益营气为法，方用桂枝加芍药生姜各一两人参三两新加汤。

桂枝加芍药生姜各一两人参三两新加汤虽是桂枝汤的加味方，属桂枝汤的类方，但其所治之证则非桂枝汤证的兼证，而属于变证的范围。有人将其列入太阳中风证的兼证讨论，是不恰当的。

【方解】桂枝加芍药生姜各一两人参三两新加汤，俗称桂枝新加汤。本方是桂枝汤加味而成，桂枝汤加重芍药、生姜以养营通阳，更加人参益气阴以生血，全方具有养营通阳、补养气血之功。

【临床应用】刘渡舟说："本方用治营卫气血不足的身体疼痛效果很好。"陈亦人在"本方应用范围"说："除用于营血虚的身体疼痛外，还可用于四肢拘挛，脾胃虚寒的脘腹疼痛与大便秘结等证。"

【医案选录】刘渡舟治验：一妇女，产后半月患身疼不休之证，服过生化汤未见效，又用八珍汤等，效也不著。

余诊其六脉无力，知营卫气血不足，肌肤失养所致，遂用新加汤，服用三剂，竟获痊愈。（《伤寒论讲解》）

按：此案为产后气血不足，肌肤失养所致，用新加汤而获效，足证是方为补益气营之方，而不能囿于桂枝汤治太阳病中风之能而视为太阳中风证之兼证。

[南陈北刘有关论述]

陈亦人：本论50条"脉浮紧者，法当身疼痛，宜以汗解之。假令尺中迟者，不可发汗，何以知然？以营气不足，血少故也。"可与本条比类而观。但该条是太阳表实证，兼营虚血少，本条表证已罢，纯属于营虚血少，又有很大不同，所以治用桂枝汤加芍药生姜以养营通阳，更加人参益气阴以生血。（《伤寒论译释》）

发汗后，不可更行[1]**桂枝汤，汗出而喘，无大热者，可与麻黄杏仁甘草石膏汤。（63）**

麻黄杏仁甘草石膏汤方

麻黄四两（去节）　杏仁五十枚（去皮尖）　甘草二两（炙）　石膏半斤（碎，绵裹）

上四味，以水七升，煮麻黄减二升，去上沫，内诸药，煮取二升，去滓，温服一升，本云，黄耳杯[2]。

【注释】

（1）更行：行，施也，用也。更行，就是再用的意思。

（2）黄耳杯：宋本《伤寒论》162条方后"黄耳杯"作"黄耳杯"。耳杯，为汉代普通饮器，椭圆形，因有两耳故名；其耳多漆为黄色，故名"黄耳杯"。实容200毫升，亦即汉制一升。

【提要】论邪热壅肺作喘的证治。

【解析】文中"不可更行桂枝汤"应接在"无大热者"后，此属倒装文法。从文中所述，此为误汗所致的变证，但仅据"汗出而喘，无大热者"是很难辨其寒、热、虚、实的，更难言其如何治疗。然据"不可更行桂枝汤"，"可与麻黄杏仁甘草石膏汤"来分析，是证当属邪热壅肺。若属邪气在表，则发汗可解。但外邪闭郁，肺有蕴热之时，用辛温发汗，则使肺热加重。邪热迫肺，肺失清肃，肺气不宣，故见喘息；肺热蒸腾，逼迫津液外泄，故见汗出。除此以外，是证当有发热、不恶寒、痰黄稠、口渴、苔黄等症。因非风寒表证，所以不可用桂枝汤（桂枝加厚朴杏子汤）。是证"无大热"非真的无大热，而是因汗出而热从外散，是时抚摸肌表，不若无汗之肌肤灼热，但其本质则是热壅迫肺、肺失清肃，故治用麻黄杏仁甘草石膏汤清热宣肺以平喘。

【方解】麻黄杏仁甘草石膏汤是由麻黄、杏仁、甘草、石膏四药组成。方中麻黄配石膏，清宣肺中郁热而定喘，石膏用量多于麻黄一倍，借以压制麻黄辛温之性而转为辛凉之用；杏仁宣降肺气，协同麻黄以治喘；甘草和中缓急，调和诸药。

本条麻黄杏仁甘草石膏汤证并不是其典型脉证，而是其非典型脉证，旨在从常变的角度阐述其辨证论治的理论，诚陈亦人在《伤寒论求是》中所说："麻黄杏仁甘草石膏汤证条文是'汗出而喘，无大热'，假使是'无汗而喘，大热'，该方能否使用？从临床来看，就容易得出'汗出而喘，无大热'，不是麻杏甘石汤的必见证，而是可能发生的变局。论中所以要举变略常，是为了与风寒表虚证的气喘作鉴别。所以两条都郑重提出'不可更行桂枝汤'，这并非闲笔，也非讹误，而寓有辨证深意。"本条属于举次略主、举变略常之笔法，旨在强调鉴别辨证。

【临床应用】麻杏甘石汤功能清热宣肺平喘，主治邪热壅肺之证，另据"肺与大肠相表里"和"肺合皮毛"理论，还可用于因肺热所致的肠道及皮肤等病变，是以后世医家广泛用以治疗风热型感冒、肺炎、支气管炎、结肠炎、痔疮、咽喉炎、麻疹、遗尿等疾病。刘渡舟说："本方治疗肺热作喘疗效甚佳。如对小儿麻疹并发肺炎而辨证属于肺热者，疗效可靠，个人临床经验，肺热重者，可加羚羊角粉；痰热壅盛，喘鸣气促者，可加黛蛤散或鲜杷叶；喘促而腑气不降，大便不下者，加全瓜蒌、炙桑皮；大便燥结者，可加大黄；麻疹不透，疹毒内限，喘促不安，鼻翼搧动，唇甲紫绀，可加上等好茶叶，即'五虎汤'，并配合点刺耳背紫脉放血。随证化裁，多获良效。"

【医案选录】杨某，男，7岁。家长代诉：患儿小便频数已四年余，迄今未愈。4年前因患感冒发热、咳嗽，经服中西药后发热渐退，但咳喘未获痊愈，继而出现小便频数，每天小便数十次，量少，致患儿无法坚持学习而停学。曾用中西药治疗无效。现症：患儿每天小便数十次，无尿痛、尿血及腰痛等症，小便色微黄，化验小便无异常。入睡后，小便亦不自遗。咳吐黄色稠痰，口渴汗出，不发热，面瘦，颜色正常，饮食稍差，精神尚可，大便正常。舌质红，舌苔薄黄而有津液，脉浮大数，右脉更大。此为肺热郁结，宣降失常，膀胱失约而成尿频之证。治宜清宣肺气。拟麻黄杏仁甘草石膏汤加味。处方：麻黄4.5g，生石膏12g，杏仁9g，山药18g，甘草3g。水煎服，日1剂。连服11剂后，小便频数已除，舌苔脉象均正常，改用四君子汤调理脾胃收功。（转引自《伤寒论临床学习参考》）

按：主证尿频，显系膀胱气化功能失常，病有4载，各种治疗尿频的常法概已用尽。本例另辟蹊径，从其兼证咳嗽口渴、痰黄质稠入手，辨为肺热郁结，宣降失常之证，用麻杏甘石汤加味治疗，热邪既除，肺气宣降，水道通调，膀胱气化之职得以恢复，所以尿频病证痊愈。

刘渡舟：本论至此，已论述了寒邪束表，肺失宣降之"无汗而喘"，治用麻黄汤；外寒内饮，水寒射肺之咳喘，治用小青龙汤；风邪上壅，肺气不利之喘，治用桂枝加厚朴杏子汤；邪热壅肺，肺失清肃之"汗出而喘"，则治用麻杏石甘汤。这为临证辨治咳喘，提供了辨证依据，当注意鉴别选用。(《伤寒论讲解》)

发汗过多，其人叉手自冒心[1]**，心下悸**[2]**欲得按者，桂枝甘草汤主之。(64)**

桂枝甘草汤方

桂枝四两（去皮）　甘草二两（炙）

右二味，以水三升，煮取一升，去滓，顿服。

【注释】

(1) 叉手自冒心：冒，有按捺、覆盖之意。叉手自冒心，即两手交叉覆盖、按捺心胸部位。

(2) 心下悸：即心悸，指心胸部位悸动不安。

【提要】论发汗过多损伤心阳的证治。

【解析】太阳病用发汗之法，若汗不如法，以致汗出过多，损伤心阳，心脏失去阳气的庇护，则空虚无主，所以心中悸动不安；虚则喜按，故其人常以双手按其心胸，以安心悸。是证临床上还可见到胸闷欲吐与体疲乏力等证。证属心阳乍虚，故治当补益心阳，以桂枝甘草汤单捷小剂，急煎顿服。

【方解】桂枝甘草汤由桂枝、甘草二药组成，桂枝辛甘性温，入心助阳；甘草炙用，甘温而益气和中。二药相伍，辛甘化阳，使心阳复则心悸可愈。本方为补益心阳之主方，药味单捷而又急煎一次顿服，故其疗效显著。

【临床应用】桂枝甘草汤是温补心阳之总方，后世温补心阳之方，多在此方基础上加减。临床上凡见心阳虚而不甚者，皆可用本方治疗，若心阳虚损较重，且兼有其他病

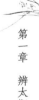

第一章　辨太阳病脉证并治

103

证者，则当随证加减。

【医案选录】林某，男，39 岁。自诉胸悸而痛喜按，十多天来，屡服止痛药无效，大小便正常，六脉微缓，舌苔白滑，断为虚痛，用桂枝甘草汤。桂枝六钱，炙甘草三钱，水煎顿服。服后痛即消失。（福建中医药，5：封三，1964）

按：此案悸痛喜按，符合心阳虚证，真可谓效若桴鼓。

[南陈北刘有关论述]

刘渡舟：桂枝甘草汤是温补心阳之总方，温而不燥，补而不滞，后世温补心阳，多以此方为本。心阳虚，除见心中悸动不安外，亦可见到胸闷憋气或泛泛欲吐之症。（《伤寒论讲解》）

陈亦人：本方桂枝用量倍于甘草，侧重于补益心阳，所谓辛甘合化，阳气乃生，心阳得复而心悸就可随之痊愈。桂枝非为解表，乃取其入心益阳，配以甘草补益中气，则桂枝能益阳而不致发汗。本方是治疗心阳不足证的基本方，据报道有调整血液循环的作用，不仅用于心阳虚的心悸不安，对心气衰而水气上泛，心肺气虚的痰饮证，用本方加味治疗，均有较好的疗效。（《伤寒论译释》）

发汗后，其人脐下悸者，欲作奔豚，茯苓桂枝甘草大枣汤主之。(65)

茯苓桂枝甘草大枣汤方

茯苓半斤　桂枝四两（去皮）　甘草二两（炙）　大枣十五枚（擘）

上四味，以甘澜水[1]一斗，先煮茯苓，减二升，内诸药，煮取三升，去滓，温服一升，日三服。作甘澜水法：取水二斗，置大盆内，以杓扬之，水上有珠子五六千颗相逐，取用之。

【注释】

（1）甘澜水：一名劳水。程林说："扬之无力，取其不助肾邪也。"钱天来说："动则其性属阳，扬则其性下走。"

【提要】论心阳虚欲作奔豚的证治。

【解析】若发汗损伤心阳，心火衰则不能制水于下，若水气发动，表现为气从少腹上冲心胸至咽喉，则为已作奔豚，则当治以桂枝加桂汤温通心阳、平冲降逆。今仅表现为脐下悸，是水气有上逆之势，故谓"欲作奔豚"。是证临床上当有心下悸、欲得按、小便不利等症。证属心阳虚而寒水有上逆之势，治当温通心阳、培土制水，方用茯苓桂枝甘草大枣汤。

【方解】茯苓桂枝甘草大枣汤由茯苓、桂枝、甘草、大枣四药组成，茯苓、桂枝相伍，温阳利水，重用茯苓（半斤）利水宁心，以治水邪上逆；桂枝助心阳，更能平冲。炙甘草温中补虚，大枣健脾养液。全方温通心阳，培土制水，且有利水而不伤津之能。茯苓为方中主药，须先煎而力始胜，则更长于利水。甘澜水，《玉函经》作"甘烂水"，又名"劳水"。其意是将水扬数遍，令其烂熟，可去其水寒之性而又不助水邪之义。用甘澜水煎药最早见于《内经》之半夏秫米汤。刘渡舟说："本方用桂枝甘草辛甘化阳，以补心阳之虚，而桂枝更有伐阴邪以降冲逆之效；茯苓甘淡，健脾气，固中气，行津液，安魂魄，养心神。重用至八两，又将其先煮，在于增强健脾伐水之功。大枣能实少气少津液，既实中州，又防渗利伤津之弊。因本病为水邪为患，故在煮药时用甘烂水。其制法是以杓反复扬水，至数千遍，其用意是减少水寒之性，以免有助水邪之患。"何国良说："本方重用茯苓渗湿利水，使水湿渗利于下，以防水邪上逆，发为奔豚，并能宁心定悸；桂枝一则化气利水，以加强茯苓行水之力，一则温壮心阳，以调补心阳之虚；更用炙甘草益心气，通心脉，配桂枝以加强温通心阳之效；大枣和中健脾，养心宁神。诸药合用，共奏温阳、化气、利

水之效，使心阳复，水饮去，则动悸可止，奔豚可防。"（《中国医学百科全书·方剂学》）

苓桂甘枣汤证与桂枝加桂汤证比较：苓桂甘枣汤证为心阳虚，下焦肾水动而有上逆之势，欲作奔豚，以脐下悸，小便不利为主证，其治宜温阳利水；桂枝加桂汤证为心阳虚，下焦水寒之气上冲，已作奔豚，以气从少腹上冲胸咽为主证，其治当温阳平冲。

【临床应用】本方重在温通心阳，培土制水，用于心阳虚而水饮内停有上逆之势者。刘渡舟说："在临床上苓桂甘枣汤不仅可治心脾阳虚，水气欲动之'欲作奔豚'，而对奔豚已作者，亦可使用。本方实即苓桂术甘汤以大枣易白术而成。仲景凡见'脐下悸'者，皆不用白术，犹如凡见胸满者，皆不用芍药一样。这一用药规律应当注意。"《仲景方药古今应用》谓："本方所治脐下悸动，欲作奔豚，见于现代医学所述的神经官能症、癔病、更年期综合征等，还可用于耳源性眩晕。"

【医案选录】王某，男，48 岁。多年来常因家务生气，久患神经官能症。1 月前又因家务生气，病发自脐部有物上冲之感，尤以脐眼部明显，上冲时有上撞跳动感，冲则上至胸咽，头部亦有相随跳动，睡眠不佳，时伴头晕，舌苔薄白，脉滑大无力。遂用苓桂甘枣汤加白术、合欢皮、夜交藤、知母、川芎。服用 5 剂，诸症消失。（《张仲景药法研究》）

按：此证符合《仲景方药古今应用》之说。

[南陈北刘有关论述]

刘渡舟：本条所述，乃因过汗伤损心脾之阳，心阳不能镇摄，脾土不能守护，致使下焦水寒之气欲乘机而动，故先见脐下悸动。（《伤寒论讲解》）

陈亦人：上条通过望诊，根据病人叉手自冒心，推知必有心下悸，并知属于心阳虚，故治以桂枝甘草汤温复心阳。本条通过病人主诉脐下悸，推测其有欲作奔豚之势，既然肾气动而欲上逆，则心阳必虚，故用桂枝、甘草温复心阳，配伍茯苓、大枣培土制水，以防奔豚的发作。

本方与苓桂术甘汤、茯苓甘草汤都是四味药组成，其中茯苓、桂枝、甘草全同，只有一味不同，苓桂术甘汤证心下逆满，气上冲胸，起则头眩，为脾气失运，饮邪上逆，故伍以白术运脾化饮；茯苓甘草汤证，不渴，心下悸，肢冷，为胃有停水，阳气不布，故伍以生姜温胃散水；本证脐下悸，欲作奔豚，这心阳虚而下焦肾气动，有欲作奔豚之势，故伍以大枣培土制水，并倍用茯苓以伐肾邪。充分体现了方药配伍严谨。(《伤寒论译释》)

发汗后，腹胀满者，厚朴生姜半夏甘草人参汤主之。(66)

厚朴生姜半夏甘草人参汤方

厚朴半斤（炙，去皮）　生姜半斤（切）　半夏半升，洗　甘草二两　人参一两

上五味，以水一斗，煮取三升，去滓，温服一升，日三服。

【提要】论脾虚气滞腹胀的证治。

【解析】本条叙证太简，因腹胀可有寒热虚实之辨，然根据其治用厚朴生姜半夏甘草人参汤，从以方测证的角度分析，当属脾虚气滞之证。不当发汗而发汗，或发汗太过，均可致脾气受损。脾主运化转输且主大腹，汗后脾虚，运化式微，或生痰湿，使气机壅滞，故见腹胀满。

《金匮要略·腹满寒疝宿食病脉证并治第十》谓"病者腹满，按之不痛为虚，痛者为实。""腹满时减，复如故，此为寒，当与温药。""腹满不减，减不足言，当须下之。"指出了腹满属虚、属实的辨证要点。由于本证属脾虚气滞

引起的腹满，故多按之不痛，并具有腹满时减，复如故或朝宽暮急等特征。其治若单用补益，则有助满生湿之弊；若单用行气，又恐更伤脾气，故宜消补兼施。

综观是证乃脾虚气滞，虚中夹实，治以健脾温运，宽中除满，消补兼施，方用厚朴生姜半夏甘草人参汤。

【方解】厚朴生姜半夏甘草人参汤由厚朴、生姜、半夏、甘草、人参五药组成，方中厚朴苦温，下气除湿，宽中除满；生姜辛温，散饮和胃；半夏辛温，降逆开结涤痰；人参、甘草甘温，补益脾气而助运化。诸药配合，补而不滞，消而无伤，为消补兼施之剂。然从消补之药的剂量来看，行气消满之药大于健脾益气之药，故有谓"消重而补轻，成三补七消之剂"，对脾虚气滞来说，寓有治标宜急，治本宜缓之意。

本方健脾理气，消补兼施，但消大于补，对于急证可谓"治标宜急，治本宜缓"，但对于杂病之腹满，则当辨其虚、实之孰轻孰重，而决定剂量的轻重，是以叶天士有"厚朴多用则破气，少用则通阳"之训。

【临床应用】厚朴生姜半夏甘草人参汤健脾理气，主要用于脾虚气滞之证，如脾虚气滞之腹胀、脾虚挟积之腹泻。王孟英曾用其治疗虚中挟实之霍乱取得卓效。《仲景方药古今应用》谓："本方原用于汗后脾虚腹胀之证。现代多用于治疗慢性胃炎、慢性肠炎、慢性胰腺炎、慢性消化功能紊乱、溃疡病、慢性肝炎等病证，符合本方证之病机者。"

【医案选录】尹某，男性，患腹胀症，自述心下胀满，日夜有不适感，是属虚胀症。投以厚朴生姜半夏甘草人参汤（厚朴12g，生姜9g，半夏9g，炙甘草6g，人参4.5g）。经复诊一次，未易方而愈。（《岳美中医案集》）

按：岳氏原按提出腹胀的虚实辨证，"实者腹坚硬，拒按而痛，舌苔黄厚或滑腻，是食积或秽滞，宜小陷胸汤，或消导、攻下剂。虚者无苔或稍有薄白苔。是胃机能衰弱致使食物有所残留，分解产气，壅塞于胃中而作胀"。并分析了本方的配伍作用，"胀非苦不泄，厚朴味苦性温，通泄脾胃之气分，用作主药；满非辛不散，半夏辛温和胃，生姜辛通气滞，用作辅药；人参鼓舞胃气，主治心下虚痞胀满，佐以甘草滋胃生津。通补兼施，法颇完密。"对于如何运用本方，颇有启发、帮助。

[南陈北刘有关论述]

刘渡舟：方中厚朴苦温，下气燥湿，消满除胀；生姜辛温，和胃降逆，化痰散饮；半夏辛温，和胃开结，燥湿祛痰。三药重用，除痰湿，行气滞，以消胀满。人参、甘草，味甘性温，益脾气，促运化，以治病本。共成消补兼施之剂。本证为虚中夹实之证，单用消痰利气之药，恐使脾气益虚，故必配以温补，但不宜剂量过多，多则壅滞，反使腹满益甚。纵观全方剂量，消重而补轻，成三补七消之剂，药量比例颇具匠心。

腹胀有虚、有实、有虚中夹实之分。《金匮要略·腹满寒疝宿食病脉证并治》有"腹满，按之不痛为虚，痛者为实"的辨证方法。本论阳明病有"腹满不减，减不足言"，按之为痛，治之当用大承气的实性腹满；太阴病有下利，腹满时减，喜温喜按，治之当用理中、四逆辈的虚性腹满。本条则为脾虚气滞，虚中夹实之腹满，既有时满时减之特征可与实证别，又无下利益甚之表现，可与虚证别。故在治疗上采取消补兼施之法。从而便对腹满一证的辨治能有所本。（《伤寒论讲解》）

伤寒，若吐若下后，心下逆满，气上冲胸，起则头眩，脉沉紧。发汗则动经[1]**，身为振振摇者。茯苓桂枝白术甘草汤主之。(67)**

茯苓桂枝白术甘草汤方

茯苓四两　　桂枝三两（去皮）　　白术　甘草各二两（炙）

上四味，以水六升，煮取三升，去滓，分温三服。

【注释】

（1）动经：伤动经脉。

【提要】　论脾虚水停，水气上冲的证治。

【解析】　本条在语法上属倒装句，"茯苓桂枝白术甘草汤主之"当接在"脉沉紧"后。主要讨论脾虚水停，水气上冲的证治及其禁例。

太阳伤寒，本应汗解而反用吐、下，是为误治。误用吐、下，脾阳受伤，脾阳虚则运化失职，不能制水，以致饮停而上冲，故"心下逆满，气上冲胸"；阳虚则清气不升，清窍反被水气蒙闭，故起则头目昏眩；《金匮要略·水气病脉证并治第十四》说："脉得诸沉，但责有水。"沉主水，紧主寒，水寒之气内停，是以脉沉紧。根据《金匮要略·痰饮咳嗽病脉证并治第十二》云："夫短气，有微饮，当从小便去之，苓桂术甘汤主之。"其方后注云："分温三服，小便则利。"可知是证当有小便不利。证属脾虚水停，水气上冲，故治以温阳健脾，利水降冲为法，方用茯苓桂枝白术甘草汤。

是证邪已传里，且为脾虚之证，故不当再用汗法。若误用汗法，则脾阳更伤，经脉失于阳气的温养，则会发生身体振颤摇动不能自持等变证。联系82条真武汤证"身𥆧动，振振欲擗地"之证，二证相似，可从"脾虚及肾"来理解。

【方解】　茯苓桂枝白术甘草汤是以茯苓、桂枝为主要药物的一类方剂的代表方。方中茯苓淡渗利水；桂枝温阳降冲，助气化以行水；白术、甘草补脾和中以制水。四药相合，有温阳、健脾、利水之功。

苓桂术甘汤温阳健脾、平冲利水，其所治之证以气上冲逆为主。另本方亦治痰饮之证，具有温阳化饮之用，具体请参阅《金匮要略·痰饮咳嗽病脉证并治第十二》。

【临床应用】《临证实用伤寒学》指出："本方出自于《伤寒论》及《金匮要略》。原方用于治疗脾虚失运，痰饮内蓄之心下逆满，气上冲胸，起则头眩及心下有痰饮，胸胁支满，目眩短气等证。在《金匮要略》本方去白术加防己、黄芪，名为防己茯苓汤，治疗脾虚水停，水饮溢于肌表，以四肢浮肿，及四肢轻微跳动为主证。若寒湿袭腰，阳气受困所致腰部冷痛和沉重感，以本方去桂枝加干姜，增强温阳祛寒湿，名为肾着汤。"并说："后世医家宗本方之理法加以发展与应用者，如唐·孙思邈《千金要方》中之甘草汤，以此方的桂枝改桂心，治疗心下痰饮，胸胁支满，目眩等。宋·严用和《济生方》的理中化痰丸，即用本方去桂枝加人参、半夏治疗脾胃虚寒、痰饮内停，呕吐食少。明·王肯堂以本方去桂枝、甘草加生姜名为姜术汤，治饮停怔忡。"是书还指出：综观古今临床家对本方的应用，关键在于两个方面：一是针对本方"脾虚水停"这一特定的病机；二是不局限于伤寒脉证，善与《金匮》痰饮病篇条文互参，融会贯通。陈亦人在《伤寒论译释》中将"本方应用范围"归纳为："1. 眩晕（耳源性眩晕、高血压性眩晕、脑震荡后遗症眩晕、链霉素中毒引起眩晕）。2. 慢性支气管炎，哮喘，膀胱咳（咳而遗尿），慢性咽炎。3. 风心、冠心、心功能不全，心律不齐，心动过缓，心动过速，房颤，心包炎、心包积液，心脏神经官能症。4. 十二指肠溃疡，胃下垂，胃弛缓症。5. 类风湿关节炎，脑血栓形成后遗症，小儿麻痹症，舞蹈病，习惯性痉挛。6. 长期低热，植物神经功能紊乱，内分泌失调所致之干渴症。7. 慢性肾炎，血尿，尿频症，腰痛便血。8. 白内障，慢性轴性视神经炎，夜盲症，视网膜炎，角膜炎，副鼻窦炎，中耳炎，

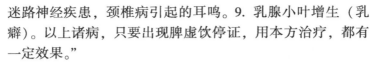

迷路神经疾患，颈椎病引起的耳鸣。9. 乳腺小叶增生（乳癖）。以上诸病，只要出现脾虚饮停证，用本方治疗，都有一定效果。"

【医案选录】 成某，女，50岁，教员。1985年7月5日就诊。头目眩晕，心下满闷，泛恶，气短，善太息，背部寒冷，夏日酷暑亦不能离毛背心。病已七年之久，经西医检查诊断为"神经官能症"，曾用许多中西药物治疗，均无效果。诊见：精神尚好，体质肥胖，面色晦暗，舌体胖大，舌边有齿痕，舌苔灰白腻，脘腹平软，按之无痛，两下肢按之微陷不起，脉沉缓无力。辨证为脾胃阳虚饮停，诊断为饮证——留饮。治则：温阳化饮，健脾和胃。方药：苓桂术甘汤：茯苓20g，桂枝15g，白术50g，甘草10g，水煎服。分二次温服。服3剂后，病情明显好转，全身轻快，头目清爽，背冷大减，继服上方3剂，尿量增多，下肢浮肿消失，余症基本痊愈。因其病年深日久，劝其每月服两剂，连服半年，以巩固疗效，追踪观察，疾病未再发作。（引自《伤寒论临床学习参考》）

按：眩晕、心下满闷、气短，本是苓桂术甘汤证的主要症状，加上患者体质肥胖，背部寒冷，舌体胖大，边有齿痕等表现，符合中虚饮停的病机，故用苓桂术甘汤治疗效佳。另外，方中重用白术，实有启迪，这就使我想起蒲老用玉屏风散重用白术之效。岳美中谓："考白术是脾胃药而资其健运之品，脾健则运化有权，慢性病注重培本，是关键问题。此方加重白术用量，是有其意义的。"

[南陈北刘有关论述]

刘渡舟：上述心脾阳虚，水气上冲之证，若误用汗法，则伤动经脉阳气，经脉失阳气之温养，水邪进而侵犯，则见身体振战欲仆之证。这已和肾阳不足，水邪泛滥之真武汤证的"身瞤动，振振欲擗地"之证相类似，乃是水气加重之象。

苓桂术甘汤温中降逆，其所治之证以气上冲逆为主。有的注家认为水邪本属阴邪，其性沉降，本不应冲逆于上，而见冲逆者，则多是肝气上激而使之然，此说有一定道理。桂枝辛温芳香，既可温通心阳，又可疏肝理气，故治水气上冲为主药。前述 28 条桂枝去桂加茯苓白术汤证，亦为脾虚水停，但并无冲逆之证，故不用桂枝。由此便使临床治疗水饮为患时，对桂枝一药的取舍能有所本。（《伤寒论讲解》）

发汗，病不解，反恶寒者，虚故也，芍药甘草附子汤主之。(68)

芍药甘草附子汤方

芍药　甘草各三两（炙）　　附子一枚（炮，去皮，破八片）

上三味，以水五升，煮取一升五合，去滓，分温三服。疑非仲景方。

【提要】 论汗后阴阳两虚的证治。

【解析】 本条从治以发汗来看，可知原为太阳表证。太阳病本有恶寒，汗后恶寒当罢，今发汗后恶寒不仅不罢，反而加重，又不见发热、脉浮等脉证，可知其"病不解"并非太阳病不解，而是病情有变。"虚故也"则是对其病机的概括。以方测证，从治以芍药甘草附子汤来分析，本证应是阴阳两虚，阳虚不能温煦肌表，故恶寒反剧；阴虚筋脉失于濡润，联系 29 条，当有脚挛急等症。阴阳两虚，治从阴阳并补，扶阳益阴，方用芍药甘草附子汤。

【方解】 芍药甘草附子汤由芍药、甘草、附子三药组成，附子辛热，温经复阳以实卫气；芍药滋阴养血以实阴；甘草甘温，合附子则化阳，配芍药则化阴，共奏阴阳双补之功。

【临床应用】芍药甘草附子汤是阴阳双补之方，故临床多用于阴阳两虚之证。由于方由芍药甘草汤加附子，所以有谓"用于芍药甘草汤证又见恶寒，阳虚寒冷明显，脉微弱而沉者，病如坐骨神经痛、类风湿关节炎、腓肠肌痉挛等"。陈亦人在《伤寒论译释》中认为"本方应用范围：1. 营卫两虚的汗出恶寒证。2. 疮家误汗致痉。3. 风湿表阳虚身痛证。"

【医案选录】徐某，男，60岁，装卸工。于1958年3月9日由其家属抬来。自诉：两天前突然开始恶寒发热，头痛，四肢骨节酸痛，中度咳嗽，鼻塞流涕，卧床不起。自认为重伤风，服APC片，出汗甚多，出汗后自觉热退，全身发冷，恶风，有显著衰竭感。前两夜腓肠肌强度痉挛三次，每次约一分钟。发病前一星期内，连续四夜痉挛发作，小腿筋肉酸痛，下肢无力，口渴，小便短少，不思食。体检：体温36℃。急性病容，神志清楚，被动体位，颜面苍白。舌淡苔白，脉象细弱，每分钟60次。处方：太子参9g，桂枝3g，附子1.5g，芍药9g，甘草9g，水煎服。3月11日病人步行来诊，据说服药一剂后，小腿抽筋即停，出汗现象亦减，全身症状显著好转。以原方去附子，加生姜、大枣，再服二剂。半月后随访，腓肠肌痉挛愈后未发。（徐迪华，等·中医杂志，1959，9：40）

按：本例患者感冒前即有腓肠肌痉挛发作，阴液已显不足，感冒发汗过多，以致阳虚而发冷、恶风，其阴液耗损加剧，故腓肠肌痉挛更重。芍药甘草附子汤扶阳益阴，加桂枝以调和营卫，药证相合，药后效佳，是在意料之中。

[南陈北刘有关论述]

陈亦人：方中芍药、甘草，苦甘以补阴，附子、甘草，辛甘以补阳。附子性猛，得甘草而缓；芍药性寒，得附子而和，且芍、草多而附子少，皆调剂之妙，此阴阳双补之

良方也。（引自《伤寒论译释》）

发汗，若下之，病仍不解，烦躁者，茯苓四逆汤主之。（69）

茯苓四逆汤方

茯苓四两　人参一两　附子一枚（生用，去皮，破八片）　甘草二两，炙　干姜一两半

上五味，以水五升，煮取三升，去滓，温服七合，日二服。

【提要】论汗下后阴阳俱虚烦躁的证治。

【解析】本条叙证过于简略，其分析当从以方测证入手，从治以茯苓四逆汤分析，是证当为阴阳两虚证而以阳虚为主，良由误用汗、下所致。因茯苓四逆汤实为四逆加人参汤再加茯苓，因此也可以说是干姜附子汤和四逆汤的加味方，所以其主症除烦躁外，还应见恶寒、四逆、下利、脉微细等症。本证属阴阳俱虚的烦躁，与阳虚阴盛的干姜附子汤证昼日烦躁、夜而安静不同，其烦躁当是烦躁不分昼夜，日夜皆烦躁不安。因证属阴阳两虚而以阳虚为主，故其治疗以回阳益阴为法，方用茯苓四逆汤。

茯苓四逆汤证与干姜附子汤证都是以烦躁为主症，但一为单纯的阳虚，取单捷小剂，急复其阳，意在迅速建功；一为阴阳两虚，故用复方大剂，法取阴阳同补。

【方解】茯苓四逆汤是四逆加人参汤再加茯苓而成，用四逆汤回阳救逆以复其阳，加人参以益阴，再加茯苓以宁心安神而除烦躁。是方姜、附与人参相伍，回阳之中有益阴之效，益阴之中有助阳之功，阳虚而阴液不继，甚或亡阳而液脱者，仲景多用此法。

【临床应用】《临证实用伤寒学》认为："茯苓四逆汤中茯苓既能宁心安神，且能健脾利水，故临床上可扩展用于治疗阳虚阴伤，兼有水饮内停之证。"《伤寒论临床学习参

考》认为：“茯苓四逆汤是四逆汤、四逆加人参汤之复合方，三者均有回阳救逆的作用，其临床运用范围相通。因方中有附子与茯苓的配伍，有温阳利水之功，所以又与真武汤适应证相似。其所治疾病如：眩晕症、风湿性心脏病、肺源性心脏病、冠心病、心肌梗死等。”

【医案选录】段某，素体衰弱，形体消瘦，患病年余，久治不愈。证见两目欲脱，烦躁欲死，以头冲墙，高声呼烦。家属诉：初起微烦头疼，屡经诊治，因其烦躁，均用寒凉清热之剂，多剂无效，病反增剧。面色青黑，精神极惫，气喘不足以息，急汗如雨而凉，四肢厥逆，脉沉细欲绝。拟方如下：茯苓30g　高丽参30g　炮附子30g　炮干姜30g　甘草30g。急煎服之。服后，烦躁自止，后减其量继服10余剂而愈。(《经方应用》)

按：四肢厥逆，脉沉细欲绝，是阳衰阴盛之象，其汗出如油，为真气外脱之险兆，阴液无有不伤，急当回阳救逆，补益气阴以固脱，方如四逆加人参汤。而之所以用茯苓四逆汤治疗，是因病人神情不安，以头冲墙，而茯苓能宁心安神之故。

[南陈北刘有关论述]

陈亦人：茯苓四逆汤中用茯苓的目的是宁心安神。许多药物都有多方面的作用，茯苓自然也不例外，既有利水作用，也有宁心作用，常随配伍药而异，本方所伍为四逆加人参汤，当不是利水，但也不能完全排除。至于益阴作用主要指人参而言，绝对不是茯苓。就是人参也是通过补气以益阴，所谓人参补益气阴，与一般滋阴药是有区别的，不能等同看待。(《伤寒论求是》)

刘渡舟：前述伤寒为病，多伤阳气，临证治疗，首在扶阳，补阳则可摄阴，阳生方能阴长。但若阴阳两伤，而阴伤亦甚之时，阴阳双补，滋阴和阳之法则不可忽视。上

条的芍药甘草附子汤，本条的茯苓四逆汤，皆为阴阳双补之法作了示范。（《伤寒论讲解》）

发汗后，恶寒者，虚故也。不恶寒，但热者，实也，当和胃气，与调胃承气汤。(70)

【提要】论坏病的（变证）虚实辨证。

【解析】此据汗后之寒热情况辨变证之虚实，汗后而反增恶寒，是发汗损伤正气，阳虚失于温养所致，故谓"虚故也"。汗后不恶寒而但发热，则是汗后伤津化燥，邪热内盛之变，故曰"实也"。实则当泻，其"当和胃气，与调胃承气汤"当活看，若属肠府实证，自可与调胃承气汤以泻热和胃，若属阳明热证则只可投白虎之类以清热。

本条之变证说明，发汗虽为太阳病正治之法，但发汗不当，既可伤津，又可伤阳。若患者素体阳虚，则多见阳气更虚的虚寒变证；若素体阳盛，则多见津伤化燥的实热变证。调胃承气汤的方义详见阳明病篇。

[南陈北刘有关论述]

刘渡舟：本条通过汗后所发生的虚实两种不同证情的对比，以示邪气之从化有寒、热之异，人体之病变有虚、实之分的辨证论治之法。（《伤寒论讲解》）

太阳病，发汗后，大汗出，胃中干[1]，烦躁不得眠，欲得饮水者，少少与饮之[2]，令胃气和则愈。若脉浮，小便不利，微热消渴[3]者，五苓散主之。(71)

五苓散方

猪苓十八铢（去皮）　泽泻一两六铢　白术十八铢
茯苓十八铢　桂枝半两（去皮）

上五味，捣为散，以白饮[4]和服方寸匕[5]，日三服，多饮暖水，汗出愈。如法将息。

【注释】

（1）胃中干：病机概念，指津液耗伤，胃中阴液不足。

（2）少少与饮之：每次与饮少量，不可暴饮。

（3）消渴：形容口渴太甚，饮不解渴。此处是症状，不是病名。

（4）白饮：即米汤。

（5）方寸匕：古代量取药末的器具，其形如刀匕，容量为一寸正方，量药时以满而不溢出或滚下为度。

【提要】论汗多致胃津损伤的饮水护理和水停下焦的证治。

【解析】太阳病治当发汗，但因汗不如法，大汗出后则会发生不同的变证。本条针对大汗后发生的两种情况进行论述：一是论汗多致胃津损伤的饮水护理，二是因饮水太多而致水停下焦的证治。

太阳病治当发汗，但汗出不能太过。仲景在桂枝汤方后注中指出"遍身漐漐微似有汗者益佳，不可令如水流离，病必不除"，这就是对汗出"度"的要求。若汗出太多，表证虽解，但必耗伤津液，以致胃中阴液一时性不足；胃不和则卧不安，故见烦躁不得眠；津不足自欲饮水以润其燥。是时只需少量与服汤水，以补充必要的水液，至胃津恢复，胃气调和，诸证自除，即所谓"令胃气和则愈"。这一"少少与饮之"的饮水护理原则，也就示人不可大量暴饮，恣饮则易酿成水气停蓄的变证。

汗出多而病不除，故仍见脉浮、微热。因恣意饮水，饮水太多而脾不转输，膀胱气化不利而水蓄下焦则小便不利，水津不能上布则消渴。愈饮愈消，饮不解渴，饮入之水似乎已经内消，故称消渴。此时里有蓄水，外兼表证，治当运脾布津，温阳化气，兼以和表，方用五苓散。

【方解】五苓散由猪苓、茯苓、泽泻、白术、桂枝五药组成，且以苓为主。方中猪苓、泽泻渗湿利水，茯苓、白术健脾利湿，桂枝通阳化气兼以解表。白饮和服，含有服桂枝汤啜粥以助药力之义，与下文的"多饮暖水，汗出愈"合看，则其资化源、助发汗的用意自明。服药后多饮暖水，以使出汗，共奏化气利水、通里达表之功。

【临床应用】陈亦人在《伤寒论求是》中指出："从五苓散的临床运用来看，凡属于寒湿病证，不论泄泻、水肿、黄疸，用之都有较好疗效。"五苓散本是外疏内利之方，但重在运脾布津，通阳化气以行水液，故无论有无表证，凡水湿内停，气化失司者，即可使用。

【医案选录】岳某某，男42岁。感邪以后，自服药发汗，热退而未净，心烦口渴，夜不能寐，脉浮苔薄，宜解热利水。猪苓12g，茯苓12g，泽泻9g，白术9g，桂枝5g。三剂。药后热除，小便利，口渴解。（《经方临床应用与研究》）

按：此为何任医案，何氏自注曰："本例为太阳病发汗后，热未尽而口渴，又入水府，热与水结之症，以五苓散化气行水，健脾解表，则水停下焦，津不上承之表证口渴，能得表里双解之功。"另从药后"小便利"来看，本证当有"小便不利"。

[南陈北刘有关论述]

陈亦人：本证小便不利，当然与膀胱有关，但是水气之所以蓄而不行，与脾的关系尤切。许多注家囿于经府之说，将蓄水证专属之膀胱府证，并把五苓散看作太阳府证的专方，未免以偏概全。（《伤寒论译释》）

刘渡舟：五苓散本是外疏内利之方，但重在通阳化气以行水液，故无论有无表证，凡水蓄膀胱，气化失司者即可使用。后世医家亦多用其加减化裁以治湿病，如加茵陈名茵陈五苓散，治湿多热少之发黄；合平胃散，名胃苓汤，治湿邪内盛之大便濡泻；加苍术、附子名苍附五苓散，治阳虚而寒湿内盛的腰膝冷痛，腿酸踝肿；加人参名春泽汤，

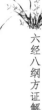

治高年体衰，水湿不运，心悸息短，少气懒言，目胞浮肿；加寒水石、滑石、生石膏，名桂苓甘露饮，治湿郁兼热的小便不利，烦热口渴；加姜、枣，还可治风湿疫气之头痛，壮热，呕逆。可谓行当化裁，诸水湿病多可使用。（《伤寒论讲解》）

发汗已，脉浮数，烦渴[1]**者，五苓散主之。(72)**

【注释】

（1）烦渴：因渴而烦，形容渴之甚。

【提要】 补述水停下焦的脉证。

【解析】 本条属于补述性条文，故有省文，微热，小便不利都略而未提。发汗后脉浮数，既说明太阳病未解，也反证其原为太阳病。心烦、口渴而用五苓散主之，反映了外邪入里，气化不利，水气停蓄下焦。

上条言脉浮，本条补充脉浮数；上条证列消渴，是形容渴饮不止，本条言烦渴，则形容渴甚而烦，与消渴的机理一样，也是因水蓄气滞津液不能上布所致，决不同于热盛津伤的烦渴。有谓是证"唇口虽焦，舌面绝不干燥"，可资辨证参考。两条互参，相互发挥，则更有利于对五苓散的辨证。陈亦人在《伤寒论译释》中列有五苓证、白虎证烦渴比较表，录此以供参考。

表2　　　　　　　五苓证、白虎证烦渴比较表

汤证	五苓散证	白虎汤证
脉证	烦渴，饮量不多，脉浮数，舌苔白滑，小便不利，微热	烦渴，饮量很多，脉洪大，舌苔黄燥，大汗，大热
病机	水气停蓄，津不上布	邪热熏蒸，津液损伤
治法	温阳化气利水	辛凉清热保津

刘渡舟："脉浮数"是表证未解，与上条"脉浮"病机相同。"烦渴"，有的注家作心烦口渴解，因渴而烦；有的注家则作"甚渴"解。"烦"有甚、剧之义，二义实际也是相关的。烦渴病机与上条消渴病机相同。不言小便不利，是省文。证为膀胱蓄水外兼表邪，故予五苓散表里双解。（《伤寒论讲解》）

伤寒，汗出而渴者，五苓散主之；不渴者，茯苓甘草汤主之。（73）

茯苓甘草汤方

茯苓二两　桂枝二两（去皮）　　甘草一两（炙）　　生姜三两（切）

上四味，以水四升，煮取二升，去滓，分温三服。

【提要】论五苓散证与茯苓甘草汤证的鉴别。

【解析】五苓散证的口渴，是因水气内停，脾失转输，膀胱气化不利，津液不能上布所致。本条更提出茯苓甘草汤证口不渴，以资鉴别。因为茯苓甘草汤证也是里有水气停蓄，不过水停的部位不是下焦而是中焦（胃中），水津尚能敷布，所以不渴。故口渴与否，在二证具备可比条件时，可以作为一个鉴别要点。全面鉴别五苓散证与茯苓甘草汤证，必须结合主证和病位特点进行，切不可以口渴与否为唯一鉴别点而误辨。

茯苓甘草汤证除口不渴外，因水停于胃，故当有心下悸、小便利等证，严重时尚会出现手足厥冷（参见356条）等证。良由胃阳不足所致，故治当温胃散水，方用茯苓甘草汤。

【方解】茯苓甘草汤由茯苓、桂枝、生姜、炙甘草四药组成。方中茯苓甘平，健脾利水；桂枝辛温，通阳化气；生姜辛温，温胃散水；炙甘草甘温，补虚和中。共成温中化饮、通阳利水之剂。本方后世亦名苓桂姜甘汤，属苓桂剂类方之一。

【临床应用】本方的主要作用是温胃阳而散水气，用于治疗胃有停水之证，临床上常用于胃中水潴留。是证可见胃中有振水声，即所谓"如囊裹水"。姜春华等《经方应用与研究》认为本方可通治冲气上逆，呕吐，心下悸，不渴饮，指尖凉，或微有寒热者。另外，本方与苓桂术甘汤、苓桂甘枣汤等合用，治疗脾胃虚寒、水饮内停的胃脘痛、呕吐、眩晕、心悸等病证。

【医案选录】闫某，男，26 岁。患心下筑筑然动悸不安，腹诊有振水音与上腹悸动。三五日必发作一次腹泻，泻下如水，清冷无臭味，泻后心下悸动减轻。问其饮食、小便，尚可。舌苔白滑少津，脉象弦。辨为胃中停饮不化，与气相搏的水悸病证。若胃中水饮顺流而下趋于肠道，则作腹泻，泻后胃饮稍减，故心下悸而随之减轻。然去而旋生，转日又见悸动。当温中化饮为治，疏方：茯苓 24g，生姜 24g，桂枝 10g，炙甘草 6g。药服 3 剂，小便增多，而心下之悸明显减少。再进 3 剂，诸症得安。自此之后，未再复发。(《刘渡舟临证验案精选》)

按：本案为胃中停饮而致心下悸，与仲景"小便利者，以饮水多，必心下悸"（127），"伤寒厥而心下悸，宜先治水，当服服茯苓甘草汤"（356）是一致的。刘老审证准确，所以取得很好的疗效。我也曾用此方治疗胃中停饮取得满意效果。靳某，因肾结石而在某医院行碎石疗法。医生嘱其多饮水，然由于饮水太多，不日即感胃脘部有痞满不舒，令其卧于诊察台上，摇动其上身则闻有振水声，确系"如囊裹水"，遂与茯苓甘草汤治之，服药七日而安。

[南陈北刘有关论述]

陈亦人：从本方所主证候来看，主要是胃有停水，并

不兼有表证，因此，其主要作用应是温胃阳而散水气，也是与苓桂术甘汤的最大区别所在。（《伤寒论译释》）

刘渡舟：临证凡胃虚水蓄中焦者，皆可使用。（《伤寒论讲解》）

中风发热，六七日不解而烦，有表里证[1]，渴欲饮水，水入则吐者，名曰水逆[2]，五苓散主之。（74）

【注释】

（1）有表里证：指太阳表证与蓄水证同时存在，表里同病。

（2）水逆：因里有蓄水，以致饮水不能受纳，饮入随即吐出的，称为水逆证。

【提要】论蓄水重证的临床特点和治疗。

【解析】本条蓄水证的病机与以上两条一样，也应具有口渴、小便不利、脉浮或浮数等证，未提属于省文。"有表里证"就是对这些脉证的概括。本条与以上两条不同处，一是说明蓄水证并非皆由汗出过多而致，太阳中风证未能及时病解，在发热未退的时候，也可自然产生；二是补充出蓄水证不仅是小便不利、消渴或烦渴，严重时还会出现饮水则吐，这是因为里有蓄水所致，所以称为水逆，这与其他的呕吐不同。尽管病势较重，但是病机仍是蓄水兼表，所以其治疗同样使用温阳化气利水的五苓散。

[南陈北刘有关论述]

刘渡舟：水性润下，火性炎上，这是一般规律，但当水蓄下焦，下窍不利时，水邪又可上逆为患，这则是疾病的特殊情况。水邪上逆，不仅可出现水逆证，还可壅遏肺气而见咳喘胸闷；上冒清阳而见头目眩晕，皆可用五苓散治之。（《伤寒论讲解》）

未持脉[1]时，病人手叉自冒心，师因教试令咳，而不咳者，此必两耳聋无闻也。所以然者，以重发汗，虚故如

第一章　辨太阳病脉证并治

123

此。发汗后，饮水多必喘，以水灌之⁽²⁾亦喘。(75)

【注释】

（1）持脉：即诊脉。

（2）以水灌之：灌，洗也；以水灌之，即以水洗浴。

【提要】 论大汗后致心、肾两虚证和汗后水气伤肺证。

【解析】 本条分两段分析：

"未持脉时……虚故如此"，通过对诊断方法的示范，论重发汗致心阳、肾气两虚证。"病人手叉自冒心"，这是望诊所见，根据喜按为虚与心下悸欲得按的临床经验，当为心阳虚证，病人一定有心下悸的症状，而叫病人试作咳嗽，目的是观察心胸部位是否有别的痛苦与不适，这也是一种诊断方法。岂料病人竟毫无反应，即所谓"教试令咳，而不咳者"，从而推知可能是耳聋之故。耳聋有虚、实之异，结合"手叉自冒心"，可以断定耳聋属虚而不属实。是肾虚耳窍失养之证。究其原因，乃是重用发汗药，过汗使心阳、肾气俱虚所致，"所以然者，以重发汗，虚故如此"，就是对导致心阳、肾气俱虚的原因分析。这一诊断方法，对于临床是有指导意义的。

"发汗后……以水灌之亦喘"，论发汗后，护理不当，则会导致水寒伤肺。发汗过多，多有津伤气亏，正气不足之象，如因胃津不足而感口渴者，当"少少与饮之"，若饮水多，特别是暴饮、恣饮，气虚不足以运化，则会停聚于中焦，饮邪上逆犯肺，肺气不利则喘；如余热未尽而尚有身热者，用冷水洗浴以求退热，则因汗后正虚，皮毛受寒，多会内舍于肺，肺失宣降，亦可致喘。此即"形寒饮冷则伤肺"之谓。

[南陈北刘有关论述]

刘渡舟：心阳虚而心悸，从"叉手自冒心"而知，是望诊的运用。肾气虚而耳聋，从"教试令咳，而不咳者"

而知，是问诊与闻诊的结合运用。从而提示，临证诊病当望、闻、问、切四诊合参，不可有所偏废。

病后体虚，不适当的治疗和饮食都可导致病情发生变化，故当节饮食，慎起居，注重调摄，医者也当在用药物调理时，注意保胃气，存津液，保护正气。（《伤寒论讲解》）

发汗后，水药不得入口为逆。若更发汗，必吐下不止。发汗吐下后，虚烦⁽¹⁾不得眠。若剧者，必反复颠倒，心中懊憹⁽²⁾，栀子豉汤主之。若少气⁽³⁾者，栀子甘草豉汤主之。若呕者，栀子生姜豉汤主之。(76)

栀子豉汤方

栀子十四个（擘）　香豉四合（绵裹）

上二味，以水四升，先煮栀子，得二升半，内豉，煮取一升半，去滓，分为二服，温进一服。得吐者，止后服。

栀子甘草豉汤方

栀子十四个（擘）　甘草二两（炙）　香豉四合（绵裹）

上三味，以水四升，先煮栀子、甘草。取二升半，内豉，煮取一升半，去滓，分二服，温进一服。得吐者，止后服。

栀子生姜豉汤方

栀子十四个（擘）　生姜五两　香豉四合（绵裹）

上三味，以水四升，先煮栀子、生姜。取二升半，内豉，煮取一升半，去滓，分二服，温进一服。得吐者，止后服。

【注释】

（1）虚烦：指无形的邪热所致之心烦。

（2）心中懊憹：指心里烦郁特甚，使人有无可奈何之感。一说心烦之情难以用语言表达，有无可名状之感。

（3）少气：指气不足以息。

【提要】 论栀子豉汤的证治及其加减法。

【解析】 本条分为三节，"发汗后……必吐下不止"为第一节，言发汗后水药不得入口，为误治之逆证。良由未汗之时，中气虚寒，纵然兼有表证，只宜温中散寒，兼以解表，若率用辛温发汗，必然发越已虚之阳，则虚损更重。胃阳既已不足，则阴寒乘之，盛而上逆，使受纳之所拒而不受，故为之呕吐而水药不得入口。此时若误作太阳伤寒之呕逆，再发其汗，是一误再误，必致中阳虚衰，不惟呕吐，而且下利不止。

"发汗吐下后……栀子豉汤主之"为第二节，是承上文误治而言，盖言虽经误治，而证候有寒热虚实之不同变化，此即转化为热证、实证。外邪入里化热，无形之热邪上扰，心神不安，故虚烦不得眠。证候较重者则烦扰更甚，是以其人反复颠倒，心中懊憹。其病机为热扰胸膈，治当清宣郁热，以栀子豉汤主之。

"若少气者……栀子生姜汤主之。"为第三节，举例论栀子豉汤随证加减。少气为热邪损伤中气，加炙甘草以益气和中，即栀子甘草豉汤；呕因热扰而胃气上逆，加生姜以降逆止呕，即栀子生姜豉汤。

【方解】 栀子苦寒，既可清透郁热，解郁除烦，又可导热下行；豆豉气味俱轻，既能宣表清热，又能和降胃气。二药相伍，降中有宣，宣中有降，为清宣胸膈郁热、和胃除烦的良方。若兼少气者，加甘草以益气和中；若兼呕者，加生姜以降逆和胃止呕，且可助栀、豉以散火郁。

方后注有"得吐者，止后服"，对此后世医家多有争议。有谓本证乃邪热郁于胸膈，胃气郁滞，药后热郁得开，胃气得苏，驱邪外出，故作吐而解。陈亦人在《伤寒论求是》中说："这是因为热郁胸膈，病位偏上，服栀子豉汤后，胸膈郁热得开，可能发生涌吐。这种吐是胸膈郁热得开的反映，决不等于栀子豉汤就是吐剂，例如服小柴胡汤后，'上焦得通，津液得下，胃气因和，身濈然汗出而解'，能说小柴胡汤是发汗剂？可见，服栀子豉汤得吐，只是一种可能，而决不是必然。然而得吐则胸膈郁热可除，不需再服，所以应'止后服'，以避免过剂伤正。"刘渡舟在《伤寒论讲解》中说："因为本证火郁胸膈，胸中气机被遏，正气被困而不得伸展。药后火郁得宣，正气得伸，正胜邪却，祛邪外出，则可有吐而作解的机转。这和邪在肠胃，自利作解的机理相同。一旦得吐，则说明邪热已泄，就不必再进汤药，故当'止后服'。火郁越甚，郁烦懊憹越严重，药后正邪斗争越激烈，作吐的机会也越多。但对一般火郁心烦之证，因其正邪斗争尚达不到这样激烈的程度，故药后多不出现呕吐的反应，只要热泄烦除，同样也当止后服。"也有医家不同意药后作吐之说，因为栀子、豆豉均无涌吐作用。还有人主张把"得吐者，止后服"改为"得汗者，止后服"，理由是本方为清宣之剂，而有透表作用。临床实践证明，服栀子豉汤有吐者，有不吐者，有汗出者，亦有不汗出者，故不可强调一面。

【临床应用】《临证实用伤寒学》说："栀子豉汤证为热扰胸膈所致，心下烦热为其特征。但现代临床常以本方治疗胃肠道多种疾患并取得良效。原因大致有二：一是选用本方紧扣病机与主证……二是从栀子豉汤类方证的六个汤证中皆有栀子一药着眼，取栀子能入心、肝、肺、胃四经，其苦能燥湿，寒能清热……"陈亦人在《伤寒论求是》中指出："……惟叶天士具有卓识，首先提出'轻苦微辛，能开上痹'，说明栀子豉汤的配伍特色与作用意义，接着又提出'微苦以清降，微辛以宣通'，说明其清宣作用固然在上，但不是涌泄，而是清降，是使在上之热清降下行，这就从根本上纠正了栀子豉为吐剂的错误。栀子豉汤的清热作用与一般苦寒直折不同，叶氏又概括指出'解其陈腐郁热'与'宣其陈腐郁结'，突出了该方的作用是宣解，主治证的病机是陈腐郁热（结），因此，凡属上焦气分郁热的病机，使用栀子豉汤都有较好效果。基于叶氏对栀子豉汤有全面深入的理解，所以他使用该方时，每佐入一些轻苦微辛药物如杏仁、蒌皮、郁金、枇杷叶等，从而大大提高了疗效。叶氏运用栀子豉汤的范围极广，不但用于风温、暑温、秋燥等新感温病，还用于眩晕、脘痞、心痛等内科杂病；不但用于气分郁热证，嗽血、吐血证亦间用之；不但用于上中焦病，下焦病亦间用之，甚至邪势弥漫上中下三焦亦间用之，叶氏不愧为善师仲景的典范。"由于栀子寒能清热，苦能燥湿，故车庆之提出栀子豉汤的功效就以"清宣湿热"四字概括，他的经验是栀子豉汤除治虚烦不眠卓有成效外，沿可用于湿温、黄疸、出血诸证；叶橘泉常用本方治疗夏季消化障碍引起的急性卡他黏液性胃炎获良效。足见本方不仅用于胸膈郁热，也用于中焦湿热之证。

【医案选录】

案一　余某，女，73 岁。近 10 天来，每天上午 10 时至 11 时自觉心烦，胸中如有物塞，随后鼻出鲜血淋漓，约半小时心烦退，胸闷减，则鼻血止。经治疗数天无效。现症：鼻衄，血色鲜红，饮食及二便正常，舌红苔薄黄，脉弦稍数。证属邪热内扰胸膈，伤及血络，迫血妄行。治宜清热除烦，凉血止血。处方：栀子、淡豆豉各 15g，白茅根 10g。2 剂血止。（新中医，1985，3：46）

案二　本人曾治一幼儿（一周岁多），麻疹后发热已退，但烦扰殊甚。其父母日夜轮流抱负，依然哭闹不眠，连续三次去儿童医院门诊，都认为无病，未作处理。根据患儿唇红而干，苔薄腻微黄，舌红，手心热，小便黄，脉小数，诊为疹后余热未净，留扰胸膈，因治以清宣郁热，

处方：栀子6g，豆豉6g，银花6g，连翘6g，干芦根15g，一剂，水煎频饮，药后烦止得眠。（《伤寒论求是》）

按：案一鼻衄的同时，见心烦，胸中如有物塞，说明此出血与热郁胸膈有关，故用栀子豉汤加一味茅根而热退血止。案二为陈亦人医案，疹后余热未净，留扰胸膈，以致烦扰而哭闹不眠，以栀子豉汤清宣余热，银花、连翘清解余毒，芦根更能清热生津，清淡之剂而建奇功，示人临床当善于加减。

［南陈北刘有关论述］

刘渡舟：本条所述三方，开火郁不用芩、连苦寒直折，而用栀子清中有宣；治少气不用参、芪甘温壅补，而用甘草平补甘缓；治呕吐不用半夏辛温燥烈，而用生姜辛散降逆，其制方选药之精心严谨，很值得学习与研究。

栀子豉汤为开火郁虚烦的祖方。后世医家受本方之启迪，不断扩展了栀子治疗诸郁证的适应范围，如丹栀逍遥散治肝气郁结、血虚生热；越鞠丸治气、血、痰、火、湿、食六种郁证，都采用栀子以治火郁。（《伤寒论讲解》）

陈亦人：本方之功用轻清宣泄，善解胸膈郁热，对于虚烦不得眠有独特的疗效。由于栀子豉汤一类方后均有"得吐者，止后服"字句，因而大多数注家都视之为吐剂，其实是一大误解。张隐庵、张令韶等氏却能不守旧说，极辨其讹，堪称卓见。（《伤寒论译释》）

发汗，若下之，而烦热胸中窒[1]者，栀子豉汤主之。(77)

【注释】

(1) 胸中窒：窒，塞也。指胸中有窒塞之感。

【提要】 再论热扰胸膈的证治。

【解析】 邪热留扰胸膈，不仅可见虚烦之证，甚则会导致热郁气滞，即所谓"烦热胸中窒"。烦热，即心烦、身

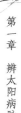

热；胸中窒，指胸中有窒塞不快之感。反映了热郁胸膈，气机郁滞，治以栀子豉汤，清宣郁热，则气机通畅，烦热胸中窒诸证可解。是以叶天士谓栀子豉汤能"解其陈腐之郁热，宣其陈腐之郁结"。

伤寒，五六日，大下之后，身热不去，心中结痛[1]**者，未欲解也，栀子豉汤主之。(78)**

【注释】

（1）心中结痛：指心中因于热邪郁结而作疼痛。

【提要】再论热扰胸膈的证治。

【解析】"伤寒，五六日，大下之后，身热不去"，但无恶寒之表证，说明邪已化热入里，热郁胸膈，影响气机的运行，气机壅滞，轻则可见"胸中窒"，甚则可见"心中结痛"。是证仍是热郁气滞，故仍用栀子豉汤清宣郁热。

[南陈北刘有关论述]

刘渡舟：由于栀子豉汤可用于治疗火郁胸膈而致的"胸中窒"和"心中结痛"，故今在临床有人用栀子治疗冠心病、心绞痛而有热象者，或心中热痛者，都有一定疗效。（《伤寒论讲解》）

伤寒，下后，心烦腹满，卧起不安者，栀子厚朴汤主之。(79)

栀子厚朴汤方

栀子十四个（擘）　厚朴四两（炙，去皮）　枳实四枚（水浸，炙令黄）

上三味，以水三升半，煮取一升半，去滓，分二服，温进一服。得吐者，止后服。

【提要】论热扰胸膈兼腹满的证治。

【解析】伤寒邪在表，不当下而用下法，使表邪有内陷化热之机。若邪热郁于胸膈而内扰，则心烦，累及脘腹，气机不畅，则腹满，甚则卧起不安。但无疼痛拒按、大便不通等实证，仍是无形邪热之郁结，治以栀子厚朴汤，清热除烦，宽中消满。

【方解】 栀子厚朴汤是栀子豉汤去豆豉加厚朴、枳实而成，方中栀子苦寒，清热除烦；厚朴苦温，行气消满；枳实苦寒，破结消痞。三药配伍以奏清热除烦，宽中消满之功。因邪热内陷较栀子豉汤为深，故不用豆豉宣透。

【临床应用】 本方是栀子豉汤去豆豉加厚朴、枳实，具有清热除烦、宽中消满之功，临床上可用于邪热壅滞胸腹之证，是以陈亦人在《伤寒论译释》中称其"是两解胸腹之妙剂"。《伤寒论临床学习参考》根据临床报道，归纳其"应用范围：1. 食积化热、消化不良、肝胆疾病等，心烦，胸腹胀满痞闷，卧起不安。2. 急性胃肠炎、细菌性痢疾、伤寒、副伤寒等，身热不退，胸脘痞闷。3. 冠心病心绞痛、神经衰弱、脱肛、疝气、子宫脱垂等，见有心烦，腹满，舌红苔厚腻者。"

【医案选录】

案一　郭某，男，工人。于 1960 年患伤寒，发热，至第 3 日寒热往来，胸胁满闷不欲食。在本厂卫生所注射青霉素，发烧未退，遂转纺织职工医院住院治疗。住院用各种抗生素，烧仍然不退。医生认为有蓄食，应用"一轻松"泻剂。泻后烧不但不退，又增加了腹满胀而痛，烦躁不安等症。时而抓胸，时而搔头，坐卧不安。其脉滑数，140 次/分，舌苔灰黄厚腻，腹胀拒按。分析病情，既无三阳之实证，又非三阴之虚证，根据《伤寒论》第 79 条"伤寒下后，心烦腹满，卧起不安者，栀子厚朴汤主之。"以此汤论之，一服后，至夜间腹中响动，放屁后，腹满减轻，心烦稍安。二服热退身凉，复诊时患者下床，可在屋中散步。仍用前方一剂，服后放屁，又打喷嚏。这时七窍上下已通，腹中知饥，一顿可以吃一碗多饭，遂痊愈出院。

（《古人杰医案》）

案二　曹某，女，72 岁，住东城区首体南路。1995 年
10 月 26 日初诊。心烦懊憹持续 2 年，近有逐渐加重之势。
西医诊断为神经官能症，给服镇静安神药，未见好转，转
请中医治疗。刻下心烦苦不堪言。家人体恤其情，谨慎扶
持，亦不能称其心，反遭斥呵。烦躁不安，烦急时欲用棍
棒捶击胸腹方略觉舒畅，脐部筑动上冲于心，筑则心烦愈
重。并有脘腹胀满如物阻塞之感，伴失眠，惊惕不安，呕
恶纳呆，大便不调，溺黄，舌尖红苔腻，脉弦滑。辨证：
火郁胸膈，下迫胃肠。立法：宣郁清热，下气除满。处方：
栀子 14g，枳实 10g，厚朴 15g。服 7 剂药后，心烦减半，心
胸豁然畅通，性情渐趋平稳安静，夜能寐，食渐增，获此
殊效，病家称奇，又自进 7 剂。复诊时仍有睡眠多梦，口干
舌燥，口苦太息，小便黄赤等热未全解之症，转方用柴芩
温胆汤合栀子枳实厚朴汤，清化痰热。治疗月余而病除。
原按：本案为热郁胸膈，下及脘腹所致。故以心烦懊憹，
脘腹胀满为主要表现，虽腹胀，但无疼痛拒按、大便不通
等证，犹为无形邪热郁结，非阳明可下之证。故治以栀子
厚朴汤清热除烦，宽中消满。大论云‘伤寒下后，心烦，
腹满，卧起不安者，栀子厚朴汤主之’。本方为栀子豉汤与
小承气汤合方加减化裁而成。因邪热郁结较栀子豉汤证为
深，故不用豆豉之宣透，但又未形成阳明腑实，故亦不需
用大黄之攻下。正如《医宗金鉴》所说：本证“既无三阳
之实证，又非三阴之虚证，唯热与气结，壅于胸腹之间，
故宜栀子、枳、朴，涌其热气，则胸腹和而烦自去，满自
消矣”。（《刘渡舟临证验案精选》）

按："拒按为实，喜按为虚"，这是判断腹胀病变性质
的常理。案一辨证的关键，就在于辨别"腹胀"的原因。
腹胀拒按状似阳明燥实内结之象，但因其出现在服用"泻

剂"之后，所以排除了阳明腑实证的可能，联系发热、心烦、苔厚腻等表现，可以确定为"热与气结，壅于胸腹"。栀子厚朴汤能清热止烦、理气除满，所以药后热退身凉，矢气腹胀减除。

伤寒，医以丸药⁽¹⁾大下之，身热不去，微烦者，栀子干姜汤主之。(80)

栀子干姜汤方

栀子十四个（擘）　干姜二两

上二味，以水三升半，煮取一升半，去滓，分二服，温进一服。得吐者，止后服。

【注释】

（1）丸药：是当时具有较强泻下作用的一种成药。

【注释】论热扰胸膈兼中寒下利的证治。

【解析】"伤寒，医以丸药大下之"，是为误治，无恶寒而"身热不去"，是邪已化热入里，留扰胸膈，是以心烦；然据治用栀子干姜汤来分析，其除邪热留扰胸膈外，当有中寒之证，因"医以丸药大下之"而伤中焦之阳。中焦虚寒，则当有下利、腹满疼痛等证，诚陈亦人说："以药测证，干姜能温中散寒，必然兼有腹满时痛等中焦虚寒症状"。从微烦又可知热势尚轻。证属上热中寒，治以清上热、温中寒，方用栀子干姜汤。

【方解】栀子干姜汤由栀子、干姜组成，栀子苦寒，清上焦之邪热，则心烦可止；干姜辛热，温中焦之虚寒，则中阳可复。证属寒热错杂，治以寒热并用，清上温中，药性虽反，功则合奏。

【临床应用】《伤寒论方解》说："本方用栀子泄热除烦，是为身热不去而微烦设。用干姜以温中止利，是为腹痛、肠鸣下利设。"陈亦人更谓："从两味药相伍来看，实际也具有苦泄辛开作用"。是以临床上主要用于消化系统疾病，如急慢性肠炎、菌痢、胃炎、胆囊炎、慢性迁延性肝炎等具有上热中寒病机者。

【医案选录】 肖某，工人，壮年体健，秋初患胃脘剧痛，先服中药无效，后往西医院，诊断为急性胃炎。经注射镇静、镇痛药及配合针灸治疗，三日夜痛不稍止，诊其脉象弦数有力，舌赤苔黄，心烦口苦，时欲呕，脘中剧痛不可按，此火郁中脘，胃气失和，法当清降。拟方：栀子、川楝子各五钱，炮姜一钱，水煎服，午后三时许进药，黄昏痛减，午夜痛全止，二剂获痊愈。（《中医杂志》，1966，3：24）

按：医者原按："于原方中加川楝子一味，增强清火止痛之力，以之治郁火胃痛，但见脘痛拒按，口苦心烦，苔黄脉数者，投之屡效。如系虚寒胃痛，则不可擅用此方。方中既有栀、楝之苦寒以清泄郁火，又佐以少量辛温之干姜者，因痛由郁火而致，火郁则发之，有协助栀、楝而起反佐的作用；同时又恐苦寒戕伤脾胃，因佐少量辛温以制苦寒之偏弊。"对于使用本方的审证要点及本方的配伍意义，都交代得颇为清楚，极有参考价值。同时也足以纠正注家胶执上热中寒说的偏颇。

[南陈北刘有关论述]

刘渡舟：大下之后，中气受伤，以方测证，当有便溏、下利。这是热郁胸膈，中寒下利，寒热错杂之证，故用栀子干姜汤清热以除烦，温中以止利。（《伤寒论讲解》）

凡用栀子汤，病人旧微溏[1]者，不可与服之。(81)

【注释】

（1）旧微溏：指病人平素就有大便稀溏之证，提示病人素体脾虚。

【提要】 论栀子豉汤的禁例。

【解析】 "凡用栀子汤"，概括了上述诸栀子汤证。因栀子汤为清热除烦之剂，药性苦寒，故平素大便稀溏之脾虚患者，虽见有烦热懊憹等症，亦当慎用，否则必致中阳虚寒，而使溏泻更甚。然上焦郁热非用栀子汤不可者，也可仿栀子干姜汤寒热并用之法，庶无流弊。

综合以上栀子汤证数条，对栀子豉汤证的证治可以归纳为：

主症：虚烦不得眠，剧者必反复颠倒，卧起不安，心中懊憹（76）；或胸中窒（77），或心中结痛（79）。

病机：热扰胸膈，胃气壅滞。

治法：清宣郁热，和胃除烦。

方药：栀子豉汤。

加减法：兼少气者（热邪损伤中气），加甘草益气和中，即栀子甘草豉汤；兼呕者（胃气因热扰而上逆）加生姜降逆和胃止呕，即栀子生姜豉汤；兼腹满卧起不安者（热邪壅滞胸腹）去豆豉加厚朴、枳实，清热除烦，宽中消满，即栀子厚朴汤；兼中寒下利者（上焦有热，中焦有寒）去豆豉加干姜，清上温中，即栀子干姜汤。

治禁：病人旧微溏（脾阳素虚而平素大便微溏）者，不可与服之。

太阳病，发汗，汗出不解，其人仍发热，心下悸，头眩，身瞤动[(1)]，振振欲擗地[(2)]者，真武汤主之。（82）

真武汤方

茯苓　芍药　生姜各三两（切）　　白术二两　附子一枚（炮，去皮，破八片）

上五味，以水八升，煮取三升，去滓，温服七合，日三服。

【注释】

（1）身瞤动：身体筋肉跳动。

（2）振振欲擗地：擗，同躃，仆倒之意。振振欲擗地，即身体振颤，站立不稳而欲仆倒在地之态。

【提要】 论肾阳虚水泛的证治。

【解析】 太阳病本当发汗，但若汗不如法，或发虚人之汗，必内伤肾阳，而致阳虚水泛之变证。虽内伤肾阳，但太阳之证仍未解，是以仍发热；肾主水，赖阳气以蒸腾，肾阳虚则水不化泽而泛滥，上凌于心则心悸，上干清阳则头目昏眩；《素问·生气通天论》说："阳气者，精则养神，柔则养筋。"阳气虚不能温养筋脉肌肉，反受水寒之气浸润，则身体筋肉跳动，振颤而欲仆地。证属肾阳虚而水泛，且兼表不解，表里同病，但里证重急，故当先治其里，以温肾阳、散水气为法，方用真武汤。

真武汤证与茯苓桂枝白术甘草汤证均属阳虚水停，但真武汤证病变重点在肾，病势重，且多伴有少阴阳虚之证，治用真武汤温肾阳散水气；茯苓桂枝白术甘草汤证病变重点在脾，病势轻，而以水气上冲证候为主，治用茯苓桂枝白术甘草汤温脾阳利水气。

方解详见少阴病篇。

[南陈北刘有关论述]

陈亦人：其人仍发热，有两种解释，大多解释发热为虚阳外浮。果然是虚阳外浮，则证属格阳，恐非真武汤所能胜任。另一种认为是汗不如法，表证仍在，但以里虚较甚，故用真武汤先治其里。此说比较合理。（《伤寒论求是》）

咽喉干燥者，不可发汗。(83)

【提要】 以咽喉干燥为例，论阴津不足者，禁用发汗。

【解析】 咽喉为三阴经之所过处，赖阴液以滋润，阴津亏少，不能上承滋润，则咽喉干燥。咽喉经常干燥，则提示患者阴液不足，发汗易于损伤阴液，故阴津不足者患外感病当慎用（禁用）发汗。麻黄为发汗峻剂，故亦当禁之。

大凡阴津不足，发汗无源，勉强发汗，必致阴虚热燔，变证蜂起，不可不戒。

淋家[1]，不可发汗，汗出必便血[2]。(84)

【注释】

（1）淋家：淋之为病，小便淋沥不尽，尿意频繁而量少，尿道涩痛之证。淋家，即指久患上述之淋证的病人。

（2）便血：此处指尿血。

【提要】论阴亏下焦蓄热者，禁用汗法。

【解析】淋家，多阴津素亏，下焦蓄热，虽患外感，不可竟用辛温发汗。若误用汗法，既更伤其阴，又助其热，热伤络脉，血液妄行，则可发生尿血的变证。

疮家[1]，虽身疼痛，不可发汗，汗出则痓[2]。(85)

【注释】

（1）疮家：指久患疮疡的病人。

（2）痓：痓，音厕，《集韵》说："风病也。"《正字通》说："五痓之总名，其证卒口噤，背反张而瘛疭。"《玉函经》《脉经》注作"痉"，可从。

【提要】论气血两虚者，禁用汗法。

【解析】久患疮疡的人，除邪热以外，多气血两伤，其身体疼痛每与营血不足有关。若感受外邪，虽有表证，当禁用发汗。误汗则更伤营血，营血伤则筋脉失养，可致筋脉拘挛，肢体强直，发生血虚生风的变证。

衄家[1]，不可发汗，汗出必额上陷脉急紧[2]，直视不能眴[3]，不得眠。(86)

【注释】

（1）衄家：指经常衄血的病人。

（2）额上陷脉急紧：指额部两旁（相当于太阳穴）凹陷处动脉拘急。

（3）不能眴：眴，音舜，指眼珠转动。不能眴，即眼珠不能转动。

【提要】论阴血亏虚者，禁用汗法。

【解析】素易鼻衄之人，阴血素虚者多，虽有表证，亦不可发汗。若误用发汗，则更伤阴血。血虚不能养筋，经脉失濡，则额上陷中之脉拘急；血虚不能养目，则目直视而眼珠不能转动；血虚不能养心，神不守舍，则不得安眠。故阴血亏虚者应禁用汗法。

亡血家⁽¹⁾，不可发汗，发汗则寒慄⁽²⁾而振⁽³⁾。(87)

【注释】

（1）亡血家：指平素经常出血的病人。

（2）寒慄：畏冷的战栗，即寒战。

（3）振：振颤动摇，是动风的表现。

【提要】论血虚气衰者禁用汗法。

【解析】长期经常出血，不但阴血极亏，气亦无所依附而虚衰。发汗既伤阳气又耗阴液，故"亡血家"禁用汗法。若误用发汗，必致气血更虚，气虚不足以温煦故寒战，血虚不能濡润，经脉失养则振摇，故易发生血虚动风的变证。

汗家⁽¹⁾，重发汗，必恍惚心乱⁽²⁾，小便已阴疼⁽³⁾，与禹余粮丸。(88)

【注释】

（1）汗家：指平素经常出汗的病人。

（2）恍惚心乱：神迷意惑，慌乱不宁，心神不集中，且不能自持。

（3）阴疼：指尿道、会阴部疼痛。

【提要】论阳虚者禁用汗法。

【解析】平素最易出汗的人，多为阳气虚弱，卫外不固，阴液易泄。若再予发汗，不独损阳，亦必伤阴，以致阴阳两虚。阴阳两虚则心失所养，心神浮越则恍惚心乱；阴津不足，阴中涩滞失润，则小便后阴疼。对此变证，仲景用禹余粮丸治疗。禹余粮丸方虽失载，但从主药禹余粮（禹余粮，味甘涩，性微寒，归脾、胃、大肠经。功能涩肠、止血、止带。主治久泻、久痢、崩漏、带下、便血。《长沙药解》谓其"止小便之痛涩，收大肠之滑泄"。）来分析，似提示当用敛阴止汗，重镇固涩之法，既救其急，亦补其虚。

病人有寒，复发汗，胃中冷，必吐蚘。(89)

【提要】 论阳虚有寒者禁用汗法。

【解析】 病人有寒，可见平素阳气虚弱。其人虽患太阳病，以本有阳虚，自宜温阳解表并用，而不可纯用发汗之法。若误用发汗，必更伤阳气。如由此引起脾胃阳虚，则会产生胃寒气逆，甚至会出现吐蚘的变证。

以上从83条至本条，加上49条、50条共九条，皆论"不可发汗"之证，而此之发汗，非指一般的发汗，乃指峻汗之法。若麻黄汤之开腠发汗即属之，故后世注家将此等禁例，直言为麻黄汤之禁例。论中所列误汗变证，仅为举例，不可视为必然，但亦可有其他变证者，临床当据证而辨。此皆示人不可妄用辛温峻汗之剂，但对患有表证者，当善于随证因人加减，后世益气解表、助阳解表、养血解表、滋阴解表之剂都是因证而设，实补仲景之未备。

[南陈北刘有关论述]

刘渡舟：从83条至本条，举咽喉干燥、淋家、疮家、蚘家、亡血家、汗家、脏寒者为例，提示凡阴阳气血诸不足之证及阴虚火旺、津亏有热之人，虽有表证，也应禁用辛温发汗，以免伤损正气，体现了仲景在临床治疗上处处注意顾护正气及"保胃气、存津液"的学术思想。

又：由于麻黄汤是辛温发汗的代表方，所以后世注家也把禁汗诸条看着是麻黄汤的禁忌证，而把咽、淋、疮、蚘、血、汗、寒和49条的"尺中脉微"，50条的"尺中迟"，合称作麻黄九禁，临床证明，对这些虚人外感，单用辛温发汗，确可导致进一步耗伤正气，甚至可出现不良后果，因此不可不慎。本论有不少条文强调了先扶正，后解表，即"虚人伤寒建其中"之法。后世又多采用扶正解表兼用，如助阳解表、益气解表、滋阴解表、养血解表等等方法，皆可供临证参考。(《伤寒论讲解》)

本发汗，而复下之，此为逆也。若先发汗，治不为逆。本先下之。而反汗之，为逆。若先下之，治不为逆。(90)

【提要】论汗下先后之序当据病情而定，失之则为逆。

【解析】治疗外感病，必先分辨其病证的表里、轻重、缓急而治之。一般来说，表里同病，先表后里为常法，但也不可拘泥，当据表里证的轻重、缓急而定。凡有表证，当用汗法，使表邪从汗而解。若当用发汗，而反用下法，则为误治，故谓"此为逆也"，甚易产生变证。若病证里实已成，下证已急，表证已罢，则攻下实邪为正治。即使尚有表证，以其里证重急，亦当先用攻下之法。若当先用攻下，反用汗法，也为误治，故曰"为逆"，亦易产生变证。

本条提示病有轻重，证有缓急，故治分先后。先后有序，循法施治，邪去病愈。先后误施，不仅病证不愈，还易发生变证。

伤寒，医下之，续得下利清谷[1]不止，身疼痛者，急当救里。后身疼痛，清便自调[2]者，急当救表。救里宜四逆汤，救表宜桂枝汤。(91)

【注释】

(1) 下利清谷：腹泻之泻出物为没有消化的食物。(2)清便自调：指大小便已恢复正常。

【提要】论太阳病误下后表里先后缓急的治法。

【解析】外感风寒之太阳病，当用辛温解表之法，今医者误用攻下，而致病人下利清谷不止，系为证由太阳之表内传少阴之里。对阳气衰微、阴寒内盛之证，虽仍有身疼痛等表证未除，但因虚寒里证重急，已无暇顾及解表，其治当先治其里，即所谓"急当救里"，宜用四逆汤以回阳救逆。温里获效，阳回利止，大小便恢复正常，是时若仍有身体疼痛，为里和表不解，则当复议治表，用桂枝汤比较适宜。

本条提示，太阳病误用下法引起变证，当分辨表里缓急以先后施治，切不可因表证未解，概用先表后里之常法，以致因误生变。

病发热头痛，脉反沉，若不差，身体疼痛，当救其里，宜四逆汤。(92)

【提要】再论表里先后之治。

【解析】病发热头痛，证属太阳，其脉应浮，今脉不浮而沉，故曰"反"。沉脉主里，从仲景提出"当救其里，宜四逆汤"分析，其脉为沉而无力，证属少阴阳虚。脉证合参，当属表里同病，太少两感。论中有麻黄细辛附子汤、麻黄附子甘草汤温阳解表表里同治之法，然用之而病不差，反增身疼痛，说明里虚寒较甚，不可用表里同治之法，而当急治其里，用四逆汤。

值得注意的是，从"若不差"可知其服药后病不差，此所服之药当是麻黄细辛附子汤、麻黄附子甘草汤之属。"身体疼痛"当在服药之后，其病机非为寒邪束表，乃是阳虚而失于温煦，是里虚寒较甚的表现。

太阳病，先下之而不愈，因复发汗，以此表里俱虚，其人因致冒。冒家[1]汗出自愈。所以然者，汗出表和故也。里未和，然后复下之。(93)

【注释】

(1) 冒家：冒，形容头目如物冒覆，蒙蔽不清。冒家，指头目昏冒的患者。

【提要】论太阳病汗下失序以致眩冒的证治。

【解析】太阳病，先下后汗，治疗失序。下则伤其里阴，汗则伤其表阳，致使表里营卫气血皆伤，所以说"表里俱虚"。正气不足，邪气未去，清阳不能上充，邪气蒙蔽头目，因见眩冒。然亦有正气虽虚而不甚，邪气虽郁而较微者。当正气恢复与邪气激争，欲驱邪外出时，则可见到眩冒加重，随之则汗出邪退阳气达表而自愈。若自汗出表解之后，尚有大便秘结、心烦、发热等阳明燥结，里气不和之证，则可用下法，如酌用调胃承气汤以和胃气。

[南陈北刘有关论述]

刘渡舟："冒家汗出自愈"，是正气祛邪外达而自解的过程。临证见到一些眩晕患者，在眩晕剧作时，突见汗出，面色苍白，一时间颇感痛苦。待汗出透后，则眩晕自解，诸证悉除。其机理可能与本条所述相类。临证遇到这类情况，应想到这一机转，而不要盲目投用药物，以免干扰正气。(《伤寒论讲解》)

太阳病未解，脉阴阳俱停[1]，必先振慄汗出而解。但阳脉微者，先汗出而解；但阴脉微者，下之而解。若欲下之，宜调胃承气汤。(94)

【注释】

(1) 脉阴阳俱停：尺寸脉俱隐伏不出。

【提要】论战汗作解及汗、下作解的不同脉诊。

【解析】太阳病未解，说明邪在表，正气趋于外与邪抗争，脉当阴阳俱浮。今寸关尺三部脉俱隐伏不出，诊之不得，表明气血一时被邪气抑郁而不能外达。正气抗邪，蓄积力量，先屈而后伸，郁极乃发，在驱邪外出时，则必然先作寒战，振栗有力，不久发热，继则通身汗出而病解。若只见寸脉微动，寸脉主外，说明表阳被外邪郁闭而不伸，当先发汗解表，使邪气去，阳气伸，则其病可解。若只见尺脉微动，尺脉以候里，说明里气被邪实闭郁而不畅，治当泻下以攻里，使邪气去，里气通，则病可愈。若欲泻下，可用调胃承气汤。

[南陈北刘有关论述]

刘渡舟：战栗、发热、汗出，是战汗的三个阶段。凡能战汗作解者，多是正气不衰，正邪相争激烈，因此战振有力，随之发热汗出而解。亦有战而不汗，不能自解的，多是正气尚虚，不足以拒邪，其振战也多无力，此时轻者可试予粥、汤助正气……但若表邪重而正气弱，久战不汗，当用药物来发汗祛邪，不要等待观望过久，使正气过耗。（《伤寒论讲解》）

太阳病，发热汗出者，此为荣弱卫强⁽¹⁾，故使汗出，欲救⁽²⁾邪风⁽³⁾者，宜桂枝汤。(95)

【注释】

（1）荣弱卫强：指受邪后营阴内弱而卫阳浮盛的病理，与前"阳浮而阴弱"作病机释同意。

（2）救：此为解除、治疗之意。《说文》："救，止也。"

（3）邪风：指风寒之邪。

【提要】 再论太阳中风的证治。

【解析】 本条以太阳病具有发热、汗出的特点及宜用桂枝汤治疗，提示证属太阳中风，以荣弱卫强对太阳中风的病理作具体补充说明。荣弱，即指卫外不固，营不内守，具体说明了"阴弱者，汗自出"；卫强，指风寒袭表，卫气浮盛以抗邪而引起的病理改变，即"阳浮者，热自发"的实际含义。明确阐述了太阳中风营卫不和病理及其病理的主导方面。本条还补充说明太阳中风的病因是外感风寒，提出宜桂枝汤治疗，说明桂枝汤有解肌祛风、调和营卫之功。

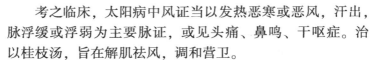

考之临床，太阳病中风证当以发热恶寒或恶风，汗出，脉浮缓或浮弱为主要脉证，或见头痛、鼻鸣、干呕症。治以桂枝汤，旨在解肌祛风，调和营卫。

伤寒五六日，中风，往来寒热[1]，胸胁苦满[2]，嘿嘿[3]不欲饮食，心烦喜呕，或胸中烦而不呕，或渴，或腹中痛，或胁下痞硬，或心下悸，小便不利，或不渴，身有微热，或咳者，小柴胡汤主之。(96)

小柴胡汤方

柴胡半斤　黄芩三两　人参三两　半夏半升（洗）

甘草（炙）　生姜各三两（切）　大枣十二枚（擘）

上七味，以水一斗二升，煮取六升，去滓，再煎取三升，温服一升，日三服。若胸中烦而不呕者，去半夏、人参，加栝楼实一枚；若渴，去半夏加人参，合前成四两半，栝楼根四两；若腹中痛者，去黄芩加芍药一两；若胁下痞硬，去大枣加牡蛎四两；若心下悸，小便不利者，去黄芩加茯苓四两；若不渴，外有微热者，去人参加桂枝三两，温覆微汗愈；若咳者，去人参、大枣、生姜，加五味子半升，干姜二两。

【注释】

（1）往来寒热：即恶寒与发热交替出现。

（2）胸胁苦满：苦作动词用，即病人苦于胸胁闷满。

（3）嘿嘿：嘿同默，嘿嘿，即表情沉默，不欲语言。

【提要】 论少阳病枢机不利的证治。

【解析】 伤寒或中风，经过五六日后，出现往来寒热等证，是病邪已入少阳。因病在少阳半表半里，枢机不利，正邪分争，正胜则发热，邪胜则恶寒，正邪互有胜负，故寒热交替出现；足少阳之脉，下胸中，贯膈，络肝属胆，循胁里，邪犯少阳，经气不利，故见胸胁苦满；胆火内郁，进而影响脾胃，脾胃之气不畅，则神情沉默，不欲饮食；

胆火内郁则心烦，胃失和降则喜呕。综言之，证属邪踞少阳，枢机不利，其治当和解少阳，助正达邪，方用小柴胡汤。

因少阳司枢机之职，外邻太阳，内接阳明，其受邪常有出入表里，或进或退的变化；又因其与三焦之气互相沟通，故其为病也有在上在下的差异。因此，少阳病的或见之证较它经为多。如邪郁胸胁，未犯胃腑，则烦而不呕；邪热灼津则口渴；肝胆气郁，横逆犯脾，脾络不和，则腹中痛；少阳经气被郁，经气不利，轻则胸胁苦满，重则气机壅滞，则胁下痞硬；少阳受邪，三焦不利，水道不调，水饮内停，饮邪上凌则心下悸；水饮下蓄则小便不利；寒饮射肺，肺寒气逆，故可见咳嗽；里热不甚而兼表则不渴而身有微热。凡此均属小柴胡汤证的或然证，其治可在小柴胡汤的基础上，根据病情，随证加减。

往来寒热是少阳病的主要症型，既与太阳病发热恶寒同时并见有异，也与疟疾之寒热间日或一日一次，发作定时者有别，更与阳明病"身热，汗自出，不恶寒，反恶热"者不同，临床当注意鉴别。

【方解】小柴胡汤由柴胡、黄芩、人参、半夏、甘草、生姜、大枣组成。方中柴胡气质轻清，苦味最薄，能疏少阳之郁滞；黄芩苦寒，气味较重，能清胸腹蕴热以除烦满；《本经》称柴胡推陈致新，黄芩主治诸热，柴、芩合用，能解少阳半表半里之邪。半夏、生姜调理胃气，降逆止呕。人参、炙草、大枣益气和中、扶正祛邪。本方寒热并用，升降协调，有疏利三焦，调达上下，宣通内外，和畅气机的作用。且方用去滓再煎之法，是取其气味醇和，且有和解少阳枢机之功，故称为和剂。诚刘渡舟说："本方为和解剂之代表方，因不假汗下之法而能解邪热于顷刻之间，所以在八法之中叫做'和法'。又因其方寒热兼用，补泻同施而又去滓重煎，亦成和解之方义。"

　　方后加减法是根据或有证而作随证加减之例，如胸中烦而不呕，只是邪热聚于胸膈而未犯胃，故去人参甘补和半夏之降逆，加栝蒌实（即全栝蒌）以除热荡实；若渴是木火内郁，津气受伤，故去除半夏之辛燥，加人参、栝蒌根以清热生津；若腹中痛，是木邪干土，故去苦寒伤脾之黄芩，加芍药能于土中泻木，和脾络而止腹痛；若胁下痞硬，是少阳之经气壅滞，故去大枣之壅满，加牡蛎咸以软坚；若心下悸，小便不利，是三焦决渎失常，水饮蓄而不行，故去苦寒之黄芩，加茯苓以淡渗利水；若不渴、外有微热，是邪热不甚而兼表，故去人参之壅补，加桂枝以解表，并谓"温覆微汗愈"；若咳者为寒饮射肺，肺寒气逆，加干姜、五味子温敛肺气，人参、大枣甘壅不利于逆，生姜之辛亦恶其散，故去之。

　　【临床应用】小柴胡汤是治疗少阳病的代表方，其运用《论》中论述较广，除少阳病枢机不利证外，并可用治三阳合病以少阳病为主者，少阳阳明并病而病情仍偏重少阳者，热结尚浅之阳微结证，热入血室之寒热如疟，厥阴病治疗得当，或正气来复，脏邪还腑之呕而发热者，以及产后更发热证。《金匮要略》还用治黄疸、呕吐、妇人产后病及妇人杂病等属于少阳枢机不利者。现代临床对小柴胡汤的应用甚为广泛，它不仅可用于外感发热性疾病，还广泛应用于内、外、妇、儿、五官科等多种疾病的治疗。临床运用中，主要根据小柴胡汤证的主症（往来寒热，胸胁苦满，嘿嘿不欲饮食，心烦喜呕）、发病特点（休作有时）以及仲景指出的"有柴胡证，但见一证便是，不必悉具"的运用原则来辨证处方。《伤寒论方解》说："从药物的功用来看，可知小柴胡汤和解表里的意义，并可知小柴胡汤除具有解热作用外，同时还有补虚、和胃及疏解胸胁间气痰郁结的作用。""小柴胡汤不但能治伤寒少阳病，并且能治疟疾、妇人产褥得风、劳瘵骨蒸、诸热出血，可见其为用甚广。"

【医案选录】曾某，女，33岁，1990年2月2日初诊。一年前行人工流产术后即发热不退，体温波动在38℃～39℃之间，伴小腹胀痛，月经周期不定，量多淋漓不尽。在某院"宫内感染"，经用抗生素治疗后，周期正常，量减少，但经期仍低热（37.5℃～38℃），时有恶寒，伴头晕欲呕，小腹隐痛，舌质淡红，苔薄黄腻，脉弦。恙由瘀血阻络，郁而化热，投入小柴胡汤加丹皮、川芎、归尾各6g。治疗1月，次月经期体温仅37.2℃。以后每月经来时服用此方3剂，连续3月，随访半年，未见复发。（四川中医，1993，5：41）

按：病发于流产术后，体质虚弱，"血弱气尽，腠理开，邪气因入，与正气相搏"，致发热持续一年不退。其发热而时有恶寒，头晕欲呕都是少阳主症，故治以小柴胡汤和解少阳。因病已入血，所以加用丹皮、川芎、归尾以凉血活血化瘀。

[南陈北刘有关论述]

刘渡舟：小柴胡汤是治疗少阳病的主方，以其清肝胆、利枢机、解邪热，进而可达到和解表里，调和阴阳，协调升降的作用，故不仅可治外感疾病，还可治疗内伤杂病。就像桂枝汤在外可调和营卫，在内可调和脾胃一样，两方运用之广确可媲美。其中值得注意的是，其退烧解热的功效尤著，就本论后文所及，提到除治疗往来寒热外，还可治疗潮热、身热、伤寒差后更发热等。验于临床，凡慢性低热，急性高热，以及所谓"无名热"兼有少阳证者，均可使用，疗效显著……临证使用本方，柴胡用量当重，其他药物一般等量应用即可。不重用柴胡，则不足以解邪热，利枢机，对于一般体质的人，不会发生劫肝阴之弊。而对

素体肝肾阴亏者，则当斟酌使用，或适当配以顾护肝阴之药。(《伤寒论讲解》)

陈亦人：本方和解少阳枢机，能外解半表之寒，内清半表之热；能升清降浊，通调经府；不仅疏泄肝胆，而且疏理脾胃；不仅通利三焦，而且入血散结。因此，不但用于外感热病，而且广泛用于临床各科病证。(《伤寒论译释》)

血弱气尽[1]**，腠理开，邪气因入，与正气相搏，结于胁下。正邪分争，往来寒热，休作有时，嘿嘿不欲饮食。脏腑相连，其痛必下，邪高痛下，故使呕也。小柴胡汤主之。服柴胡汤已，渴者属阳明，以法治之。(97)**

【注释】

(1) 血弱气尽：气血不足，正气衰弱的意思。

【提要】 承上条论述小柴胡汤证病理及转属阳明的证治。

【解析】"血弱气尽，腠理开，邪气因入"，是言人体气血虚弱，阳气不能卫外，腠理疏松，邪入与正气相搏，结于胁下。胁下是少阳之分野，足少阳之脉"循胁里"，少阳受病，经气不利，故见胸胁苦满；少阳病在半表半里，正邪分争，邪胜则寒，正胜则热，所以往来寒热，休作有时；肝胆相连，脾胃相关，肝木乘脾，则为腹痛，胆热犯胃，故使呕逆。"高"与"下"指部位而言，因胆的部位较高，胆经受邪，故云"邪高"；腹痛的部位较胆为下，故云"痛下"。诚尤在泾说："邪高谓病所从来处，痛下谓病所结处。"其嘿嘿不欲饮食，也是少阳病进而影响脾胃之故。以上皆少阳受邪，枢机不利，故治以小柴胡汤和解枢机。若服小柴胡汤反见渴者，是邪已化热入里而转属阳明，故谓"渴者属阳明"。其治疗则当按阳明病进行辨证论治，此即"以法治之"之意。

得病六七日，脉迟浮弱，恶风寒，手足温。医二三下之，不能食，而胁下满痛，面目及身黄，颈项强，小便难者，与小柴胡汤，后必下重[1]。本渴，饮水而呕者，柴胡不中与也，食谷者哕[2]。（98）

【注释】

（1）后必下重：大便时肛门部重坠。

（2）哕：就是呃逆。高士宗说："遍阅诸经，止有哕而无呃，以哕之为呃也，确乎不易。《诗》曰：鸾声哕哕。谓呃之发声有序如车鸾声之有节奏。凡经论之言哕者，俱作呃解无疑。"

【提要】 论表病里虚误下变证及中虚饮停的柴胡疑似证。

【解析】 本条可分三节分析：

"得病六七日……手足温"为第一节，为误下之前的脉证。脉浮弱，恶风寒，自是桂枝证；然而桂枝证脉不迟，今兼见脉迟，并且手足不发热而是手足温，根据"伤寒，脉浮而缓，手足自温者，系在太阴"推断，当是太阳中风证兼太阴虚寒，其治当温中和表，如桂枝人参汤之属。

"医二三下之……与柴胡汤，后必下重"为第二节，论误下后的变证及小柴胡汤禁例。太阳中风兼太阴虚寒，医生竟屡用下法，以致诛伐无过，中气大伤，土虚湿郁，因而发生一系列变证：脾胃阳伤，故不能食；土虚而肝木横逆，故胁下满痛；湿郁于表，故面目及身黄；湿邪滞于下，故小便不利；湿邪痹于上，故颈项强。以上误下变证中"不能食"与"胁下满痛"，颇与小柴胡汤证不欲饮食、胸胁苦满相似，极易误作柴胡证而用小柴胡汤。小柴胡汤虽为和剂，但柴胡、黄芩同用，毕竟偏于苦寒，是以若误投小柴胡汤，苦寒伤中，必致脾气更伤而中气下陷，更增泻利下重。

"本渴，饮水而呕者……食谷者哕"为第三节，论脾虚寒饮之证也不可与小柴胡汤。"本渴，饮水而呕者"指脾虚失运而为寒饮之证，脾阳不足，转输无权，以致水气不化，津液不能上承则口渴；饮逆于胃，故水入而呕。若误认此证之呕为少阳病之呕而妄用小柴胡汤，则中气必败，必进而为食谷则哕之变证。

[南陈北刘有关论述]

陈亦人：本条紧接于小柴胡汤证之后，目的在于鉴别诊断，以其类似少阳证而实非少阳。由于辨证不清，误用柴胡汤而致病变增重，最后指出致误的原因与柴胡不中与的结论，所以颇有指导意义。正因为所举为疑似的非典型变局，而许多注家仍就常规去分析病机，自难以得出合乎实际的结论，所以意见纷纭，难衷一是……总之，本证的不能食，胁下满痛，呕，均似柴胡证，颈项强也似邪阻少阳经络；渴、小便难，又似小柴胡汤证的或有证。因此最易误诊为柴胡证。然而柴胡证之呕是木火犯胃所致，与饮水无关，而本证之呕，是饮水始呕，乃脾虚失运，湿阻饮停，与少阳病完全不同，最后提出"本渴，饮水而呕者，柴胡汤不中与也"，可见这是审证的关键。由此不难推知不能食，胁下满痛，颈项强，小便难等皆不是少阳病柴胡证，而是土虚湿郁的病变。所以误用了小柴胡汤后，使中寒更甚，脾气更伤而气陷，因之后必下重，胃气更冷而气逆，因之食谷者哕。(《伤寒论译释》)

刘渡舟：本条举中虚饮停，阻遏少阳经腑之气，症见少阳类似证，以及误用柴胡汤后所出现的变证，提示临证不仅要看到疾病的现象，更要注意探求病证的病机本质，这样才不致发生误辨误治。

又：本条提示，凡中阳虚衰，寒湿内盛者，当禁用小柴胡汤。(《伤寒论讲解》)

伤寒，四五日，身热恶风，颈项强，胁下满，手足温而渴者，小柴胡汤主之。(99)

【提要】论三阳合病，治从少阳。

【解析】伤寒四五日，身热恶风，太阳之表未解；胁下满为少阳经气不利；颈项强则为太阳、少阳二经俱有邪气所致；渴属阳明热甚，但手足温而渴则说明虽有阳明里热，但里热尚不太甚。本条虽三阳证见，但仍以少阳为主，同时不违少阳汗下之禁，故治从少阳而用小柴胡汤和解为主，使枢机运转，内外通达，则太阳之表、阳明之里同时可解。这是治病针对主要矛盾的具体范例。然而，根据小柴胡汤的加减法，本证太阳之表未尽，可加桂枝以和表；不呕而渴，宜去半夏加栝蒌根以清热生津；胁下满，也可加牡蛎以软坚散结。

伤寒，阳脉涩，阴脉弦[1]，法当腹中急痛，先与小建中汤；不差者，小柴胡汤主之。(100)

小建中汤方

桂枝三两（去皮）　甘草二两（炙）　大枣十二枚（擘）　芍药六两　生姜三两（切）　胶饴一升

上六味，以水七升，煮取三升，去滓，内饴，更上微火消解，温服一升，日三服。呕家不可用小建中汤，以甜故也。

【注释】

（1）阳脉涩，阴脉弦：此之阳与阴指浮沉言，"阳脉涩，阴脉弦"即浮取脉涩而不流利，沉取脉弦而和缓。

【提要】论少阳病兼里虚，治用先补后和之法。

【解析】阳脉涩，阴脉弦，即脉见浮涩沉弦，涩主血虚不畅，弦主筋脉拘急，多见于木邪乘土，肝脾失调的证候。腹部挛急疼痛是其常见的症状之一，故曰"法当腹中急痛"。是证中焦虚寒，气血不足，经脉失养，复被少阳之邪

151

相乘，此属土虚木乘，少阳夹虚。

小柴胡汤本来也可治疗木邪干土的腹痛，但本证太阴虚寒较甚，里虚者先治其里，因而宜用小建中汤以温养中气，健脾补虚，缓急止痛。服药后如果脾气得复，气血得充，肝胆气平，则诸症皆愈，就不必再用药治疗。如药后不差，腹中仍痛，则是肝胆邪气太甚，故再用小柴胡汤和解少阳，疏利肝胆，调和脾胃，方能求愈。但因其有中虚腹痛之症，故临证时按小柴胡汤加减法，当去黄芩之苦寒而加芍药以缓急止痛。

本证腹痛以中焦虚寒为主，少阳之邪次之，治法侧重先宜建立中气，而后和解少阳，即先补后和。

【方解】小建中汤即桂枝汤倍用芍药加胶饴而成。方用桂枝汤调脾胃，和阴阳；倍用芍药，以增益营血；加胶饴以温养脾胃，而与芍药和合，又有苦甘化阴之用。本方具有温中健脾之效，故取名"建中"。建中者，有建立中气之意。脾胃居中州，为营卫气血生化之源，中气立则化源足，五脏皆可得养，故用本方补益中气，是治疗五脏虚劳病的方法之一。夹虚伤寒用此方，不仅可以健脾胃、益气血以治悸烦，而且利于祛除外邪。尤在泾说："伤寒里虚则悸，邪扰则烦，二三日悸而烦者，正虚不足而邪欲入内也。是不可攻其邪，但与小建中汤温养中气，中气立则邪自解。"

【临床应用】小建中汤虽也是桂枝汤的类方，然倍芍药而重用饴糖，则变解表之剂为建中之方。仲景用小建中汤治疗中焦虚寒、气血不足之证而兼伤寒表证（102）；脾虚腹痛而兼少阳邪郁者（100）；治虚劳病中焦虚寒、阴阳两虚者（《金匮要略·血痹虚劳篇》）；黄疸病脾虚气血不足者（《金匮要略·黄疸病篇》）。《金匮要略学习参考资料》在讨论虚劳主以建中时说："本篇的建中之法，就是以甘温培补气血生化之源，使气血充裕，阴阳协和。当阴阳协和之后，偏寒偏热的症状就可以随之消失。此即'阳生阴长，阴平阳秘'之理，故本篇小建中汤、黄芪建中汤为协和阴阳的主要方剂。后世'甘温除热'法即从此演化而出。"万晓刚在《中医药高级丛书·伤寒论》中说："小建中汤以甘温建中为其组方原则，而寓温中健脾、补益气血、调理阴阳、协和营卫诸多功效于一方，故临床可广泛用于治疗内伤、外感各种病证以脾胃虚弱为病理重心者。值得注意的是，本方虽以温中健脾为主，但与理中汤有别，并不适于阳虚挟湿之证，于阴阳两虚而阳虚为主者尤宜；若阴虚内热较甚者，亦当慎用。后世医家对本方的运用甚为灵活，常据其病证阴阳亏虚的轻重而予以化裁施用，如血虚者加当归，气虚者加参、芪，内热者加黄芩，挟痰者加枳、橘、夏等，充分体现了中医辨证论治的精神。"小建中汤在现代临床中亦得到广泛运用，无论内伤、外感，大凡病机属于脾胃虚寒、气血不足者，均可酌情选用小建中汤，其中尤以用于消化系统病证最为常见，多以中焦虚寒、气血不足之腹痛为应用要点，故《临证实用伤寒学》说："小建中汤对单纯脾胃虚寒型的胃、十二指肠溃疡的疗效是无可非议的"。另外，本方对虚劳病之脾胃虚弱患者具有较好的治疗效果，《金匮要略·虚劳病篇》曾经明确指出："虚劳里急，悸，衄，腹中痛，梦失精，四肢酸疼，手足烦热，咽干口燥者，小建中汤主之。"结核病属中医虚劳病范畴，故可辨证选用小建中汤予以治疗。再据日医尾崎哲介绍，小建中汤对精神神经系统的多种病证亦有良好效果，认为本方对精神症状全面改善性良好，尤其对抑郁情绪有效，具有速效性，且无副作用。

【医案选录】

案一 王右，腹痛喜按，痛时自觉有寒气自上下迫，脉虚弦，微恶寒，此为肝乘脾，小建中汤主之。(《经方实

验录》)

案二　丁某，男，45 岁。工人，1980 年 9 月 11 日初诊。腹痛已三年，每年秋季发作，全身怕冷，腹部喜暖喜按，得食则减，有时夜间亦痛，甚则不能入寐，疼痛向背部放射，反酸。X 线钡剂透视诊断为十二指肠球部溃疡。舌苔白，脉浮紧。中医诊断：胃脘痛。辨证：脾胃虚寒。治则：温中建脾，散寒止痛。处方：桂枝 9g　白芍 18g　生姜 9g　甘草 9g　大枣 3 个　饴糖 18g　防风 18g　没药 9g 服三剂痛止，服十五剂诸症状消失。（经验方）

按：陈亦人认为："两案均是虚寒腹痛，前案（案一）从腹痛喜按，痛时自觉有寒气自上下迫，脉虚弦，断为肝乘脾，治以小建中汤，与本条先与小建中汤之意颇合，如果药入病差，就不需再用小柴胡汤了。由此可见，所谓先补后和，并非指固定的公式，而是两套方案，提示治病和办理其他事情一样，有许多方法，而不是只有一种方法。""后案（案二）的证候记录比较完全，也比较典型，于小建中汤中加入防风、没药，对提高疗效有一定作用，陈修园谓防风'培土以和木气，其用独神'，值得作进一步观察研究。"我认为案二据"疼痛向背部放射"，当考虑胆囊炎症，其病机也可能有胆邪犯胃，治疗时兼以利胆可能效果更好。

[南陈北刘有关论述]

刘渡舟：本条所述少阳夹虚先用建中，后用柴胡之法，既是虚人外感先建其中的原则，又是《金匮要略》所说的"见肝之病，知肝传脾，当先实脾"的具体运用。一证二方，以别虚实之治。说明了小柴胡汤虽有参、枣、草甘温益气之品，但毕竟偏于苦寒，而以清热透邪为主，故上言中虚湿盛者禁用，此言脾虚血少者慎用，其道理则是一致的。（《伤寒论讲解》）

陈亦人：有些注家认为先与小建中汤而腹痛未止是药

不对证，又改用小柴胡汤。果如所说，岂不成了以药试病？这种说法显然不够允当。殊不知文中提出"先与"，就意味着还有续与，是分为两步走的治疗方案，第一个方法能够解决最好，假使解决不了，再用第二个方法。也可理解为先解决其里虚，再治疗其实邪；先补太阴，再和少阳。其处理原则和太阳与少阴证同见，先用四逆汤温里，再用桂枝汤和表的精神是一致的。（《伤寒论译释》）

伤寒中风，有柴胡证，但见一证便是，不必悉具。凡柴胡汤病证而下之。若柴胡证不罢者，复与柴胡汤，必蒸蒸而振，却复发热汗出而解。（101）

【提要】论小柴胡汤活用原则及误下后服小柴胡汤的机转。

【解析】"伤寒中风，有柴胡证，但见一证便是，不必悉具"，旨在揭示抓主症辨证论治原则。这一原则对临床有普遍指导意义，非只小柴胡汤。"有柴胡证"是指小柴胡汤证的四大主症而言，这是运用小柴胡汤的前提；"但见一证便是，不必悉具"，重在"不必悉具"，非谓只见到一个症状。示人在辨证的基础上，只要见到小柴胡汤证的一部分主症，即可使用小柴胡汤，不必主症悉具，如"呕而发热者，小柴胡汤主之"即是其例。

病在少阳，见柴胡证，当与小柴胡汤，今反用下法，自属误治。误下后若未导致变证而柴胡证仍在，虽然仍可与小柴胡汤治疗，但误下后正气受损，抗邪乏力。服汤后正气得药力之助，奋起抗邪，正邪交争，必然振振而寒，蒸蒸而热，及至正胜邪却时，遂发热汗出而解。此种病解的机转过程，即俗称"战汗"。

[南陈北刘有关论述]

刘渡舟："但见一证便是，不必悉具"，旨在提示临床辨证时要注意抓主症，尤其是抓住能反映病机本质的主症。

不仅少阳病柴胡证当如此，其他各经病也当如此。所以这一原则具有普遍指导意义。(《伤寒论讲解》)

伤寒二三日，心中悸而烦者，小建中汤主之。(102)

【提要】论里虚伤寒，心悸而烦的证治。

【解析】伤寒仅二三日，未经误治即见心悸而烦，说明患者素体里虚。心脾不足，气血双亏，复被邪扰，故心悸而烦。是时虽病程不长，但里虚较甚，虽有表证，亦当先治其里。以小建中汤建中补虚，调和气血。伤寒是外感，里虚属杂病，本条亦说明仲景之《伤寒论》非专论外感，而是外感与杂病合论。

[**南陈北刘有关论述**]

陈亦人：悸烦既属于虚证，则不管表证已解未解，总以救里为急；如中气得到扶助，正气能发挥驱邪作用，表邪亦往往能随之而解。如果不顾里虚，但用发汗解表，那么，汗出则阴阳更伤，必然造成不良的后果。

小建中汤为甘药主剂，有稼穑作甘之义。惟其味甘，故有缓中补虚之功。第 100 条的阳脉涩，阴脉弦，腹中急痛，为病在肝脾之不治，建中汤能治之；本条的心中悸而烦，此病在心脾之两虚，建中汤亦能治之。可知甘药之用，足以滋养脾胃，生长营血，是以肝得之而木气疏和，心得之而火用修明，腹中急痛，心中悸烦，一建中汤治之而都能获效，其故在是。(《伤寒论译释》)

太阳病，过经(1)**十余日，反二三下之，后四五日，柴胡证仍在者，先与小柴胡。呕不止，心下急**(2)**，郁郁微烦者，为未解也，与大柴胡汤下之则愈。(103)**

大柴胡汤方

柴胡半斤　黄芩三两　芍药三两　半夏半升（洗）

生姜五两（切）　枳实四枚（炙）　大枣十二枚（擘）

上七味，以水一斗二升，煮取六升，去滓再煎，温服一升，日三服。一方加大黄二两，若不加，恐不为大柴胡汤。

【注释】

（1）过经：太阳病传入少阳，而太阳表证已罢，谓之"过经"。

（2）心下急：心下，指胃脘部；急，有窘迫之势。心下急是指胃脘部有拘急不快或疼痛的感觉。

【提要】 论胆胃郁滞较甚或少阳病兼里实的证治。

【解析】 太阳病传入少阳而太阳证已罢，则当按少阳病证治而用和解之法，不宜攻下。今医者反二三下之，误下以后，若柴胡证仍在，则当仍用柴胡汤，故谓"先与小柴胡汤"。若服小柴胡汤后，症见"呕不止，心下急，郁郁微烦"等，则是胆胃郁滞较甚，或兼阳明腑实，故治宜和解少阳兼泄里实，方用大柴胡汤。

是证"呕不止，心下急，郁郁微烦"是由胆胃郁滞较重使然，文中并无便秘或不大便之说。165条更有"呕而下利"之症，验之于临床，用大柴胡汤治疗胆道疾患，并不以大便秘结为辨证眼目，所以大黄虽可通腑，更能泻热。姜建国等指出："'下之'与大柴胡汤中大黄、枳实联系起来，于是，注家及教科书均将大柴胡汤证视为少阳兼阳明证。这种观点欠妥，大柴胡汤与小柴胡汤相应，同属于少阳本证，同是治少阳之方。本条的'下之'是为了强调、突出大柴胡汤与小柴胡汤区别所在……问题还在于对大柴胡汤中枳实与大黄的理解。枳实与大黄确属承气汤的主要药物，但却不能以此就认为凡是用枳实、大黄，就一定是通大便，就一定是治阳明，如此就陷入形而上学的思维中去了。如治心下热痞的大黄黄连泻心汤与治湿热发黄的茵陈蒿汤，其大黄之用就是泻热散结解毒祛邪。少阳为病，疏泄失职，胆胃不和，邪气内结，最易致胃腑的病证，呕

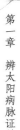

第一章 辨太阳病脉证并治

157

不止，心下急，正是胆气犯胃的表现。用枳实行气导滞，用大黄泻热破结，正合少阳胆火郁结重证之治。"可知大黄之用旨在泻热散结，非专为攻下腑实。

【方解】本条所附大柴胡汤中原无大黄，然据《玉函经》《金匮要略》均有大黄，是以叔和谓"一方加大黄二两，若不加，恐不为大柴胡汤"。后世医家多以有大黄为是。鉴此，大柴胡汤实为小柴胡汤去人参、炙草加芍药、枳实、大黄而组成。方中柴胡、黄芩和解少阳；大黄、枳实内泻热结；芍药助柴胡、黄芩清肝胆之热，配大黄治腹中实痛，配枳实治气血不和之腹痛，烦满不得卧；半夏和胃降逆而止呕，重用生姜温胃，与半夏相伍止呕作用更强；大枣味甘，益气和中，与芍药合而苦甘化阴，更增养阴除烦的作用，又可缓枳实、大黄泻下的烈性。如此配合，既不悖于少阳禁下之原则，又可使少阳、阳明之邪并解，实为一举两得之法。

【临床应用】《临证实用伤寒学》说："大柴胡汤证证候与胆囊炎、胰腺炎、溃疡病穿孔、阑尾炎等疾病的急性发作颇为吻合。而大柴胡汤集清、消、下、和诸法于一方，具有和解少阳，清热解毒，通下腑实，疏肝理脾等多方面功效，现代临床药理也证实了本方有利胆消炎，解热镇痛，抑制肠蠕动，抗肝损害等多种作用，故广泛应用于消化系统的急性病证的治疗，并取得了良好的效果。"陈亦人根据临床报道，在《伤寒论译释》中将其应用范围归纳为："1. 急性肝炎，阻塞性黄疸，胰腺炎，胆囊炎，胆结石合并感染。2. 急性胃炎，胃、十二指肠溃疡，胃酸过多或过少，胃穿孔，胃神经官能症，习惯性便秘，急性肠炎，痢疾。3. 大叶性肺炎，支气管哮喘。4. 脂肪心，高血压病，脑梗塞，脑溢血。5. 肾盂肾炎，膀胱炎。6. 青年痤疮，丹毒，带状疱疹，荨麻疹，皮肤瘙痒，圆形脱发。7. 沙眼，角膜实质炎，虹膜炎，中心视网膜炎，耳鸣，副鼻窦炎，中耳炎，咽峡炎。8. 口臭，糖尿病，肥胖病，精神失常。"

【医案选录】 姬某，男，33 岁。患慢性肝炎，经某医院治疗，已一年余，仍有轻度黄疸不退，谷丙酶高达 1570 单位，于 1971 年 6 月 15 日会诊。切其脉左关浮弦，右脉滑大，望其舌中部有干黄苔，自诉胁微痛，心下痞满。综合脉舌症候，是少阳阳明并病而阳明病重。选用大柴胡汤，治少阳蕴热之黄疸与阳明痞结之胀满，更辅以涤热散结专开心下苦闷之小陷胸汤，处方：柴胡 9g　枳实 6g　白芍 9g　川军 6g　清夏 9g　黄芩 9g　生姜 12g　大枣四枚（擘）糖瓜蒌 30g　川黄连 3g　水煎服，7 剂。

6 月 22 日：复诊，弦滑脉见减，舌黄苔见退，残余黄疸消失，痞满稍舒，谷丙酶降至 428，是方药已对证，续进 10 剂，谷丙酶正常，出院。（《岳美中医案集》）

按：岳老原按："中医辨证，左脉浮弦为柴胡汤证，右脉滑大为陷胸汤证，因之取大柴胡汤、小陷胸汤合剂治之，残余黄疸很快消失，自觉脘满亦基本解除，同时谷丙酶亦随之降至正常。由此见到经方若能用之得当，确能取到如鼓应桴的捷效。"陈亦人说："这一案例所以能取得显著效果，除了选用方药切当外，关键是辨证准确，肯定证属少阳阳明并病而阳明病重，就抓住了病机的要害。这正是六经辨证理论在临床上的具体运用。由此可见，六经辨证决不是仅适用于风寒性质的外感病，而是具有普遍性的指导意义。同时从两方的主治作用来看，所谓阳明病，也不是仅限于肠腑燥结证。小陷胸证的心下痞，按之痛，乃痰热阻结胃部，实际也是阳明病。病经年余，谷丙酶高达 1570 单位，仅服药 17 剂，竟降至正常，疗效不可谓不快，难道是偶然的巧合？这正是辨证论治理论的科学价值所在，值得深入研究。"

[南陈北刘有关论述]

刘渡舟：大柴胡汤既可疏利肝胆之气滞，又可荡涤肠胃之实热，既治气分，又调血分，凡肝胆胃肠不和，气血凝结不利诸证，皆可考虑使用，因此临床运用很是广泛。如用治胆囊炎、胆石症、急性胰腺炎、消化道溃疡穿孔以及热利腹痛下重等急重症，只要辨证属于气火交郁的实证，适当化裁，每每功效卓著。仲景创本方，为中医治疗急症作出了贡献。曾在某医院会诊一急性胃穿孔患者，原拟手术治疗，家属虑其年迈多险，要求请中医会诊。症见腹痛不可耐，心烦口苦，恶心呕吐，舌苔黄厚，脉弦而滑，遂与大柴胡汤。仅一剂，泻下黑便，腹痛大减，呕噁亦止，原方继服二剂，诸症好转，后经调理而痊愈。(《伤寒论讲解》)

伤寒，十三日不解，胸胁满而呕，日晡所[1]**发潮热。已而**[2]**微利，此本柴胡证，下之以不得利，今反利者，知医以丸药下之，此非其治也。潮热者，实也，先宜服小柴胡汤以解外，后以柴胡加芒硝汤主之。(104)**

柴胡加芒硝汤方

柴胡二两十六铢　黄芩一两　人参一两　甘草一两（炙）　生姜一两（切）　半夏二十铢（本云五枚，洗）大枣四枚（擘）　芒硝二两

上八味，以水四升，煮取二升，去滓，内芒硝，更煮微沸，分温再服，不解更作。

臣亿等谨按：《金匮玉函》方中无芒硝。别一方云，以水七升，下芒二合，大黄四两，桑螵蛸五枚，煮取一升半，服五合，微下即愈。本云，柴胡再服，以解其外，余二升，加芒硝、大黄、桑螵蛸也。

【注释】

(1) 日晡所：日晡，即午后3时至5时。所，即今言

"光景"、"上下"之意。日晡所，即午后 3 时至 5 时光景或上下。

（2）已而：时间副词，第二事发生距第一事不久时用之。或释为"时隔不久"。

【提要】 论少阳兼里实误下后的证治。

【解析】 本条可分三节理解：

从"伤寒十三日不解"至"日晡所发潮热"为第一节，论伤寒十三日不解，有向里传变之势，据症已成少阳兼阳明里实之证。胸胁满而呕，是邪入少阳，枢机不利；日晡所发潮热，则为阳明里实燥结。合言之，当属少阳兼阳明里实之证，是时之治当用大柴胡汤和解兼以泻实。

从"已而微利"至"此非其治也"为第二节，从"已而微利"入手分析，知是误用下法所致。"此本柴胡证"，当是"此本大柴胡汤证"，应见大便秘结，用下法当时未见下利，现在反而出现下利，这是因为误用丸药攻下的缘故。因丸药性缓，不能荡涤肠中燥实，药力反留中而不去，正气受损，虽有微利而病不解，亦有或用温下丸药，其性辛温燥烈，攻之肠道虽通，但燥热结实仍然存在。所有这些皆属误治，故谓"此非其治也"。

从"潮热者"至"后以柴胡加芒硝汤主之"为第三节，论柴胡加芒硝汤证证治。误治之后，潮热里实未去，又因少阳病未解，加之先用误下而大便微利，故先用小柴胡汤和解少阳，以观病情变化。若病证不愈，再以柴胡加芒硝汤，于和解中兼通下里实。

综上，柴胡加芒硝汤证的证治是：以胸胁满而呕，日晡所发潮热，误用丸药攻下而见微利，但潮热仍在。证属少阳兼阳明里实，误用攻下而正气已伤；治以和解少阳，兼以泻热去实，方用柴胡加芒硝汤。

【方解】 本方是小柴胡汤加芒硝而成，方用小柴胡汤以和解少阳，加芒硝以泻热去实，软坚通便。因正气已虚，里实不甚，故较之大柴胡汤方，不取大黄、枳实之荡涤破滞，而用人参、炙草以益气和中，但药量较轻，为和解枢机兼通下实热之轻剂。

【临床应用】《伤寒论方解》说："本方是取小柴胡汤的小剂量再加入芒硝一味所组成，是为柴胡证兼肠中有燥屎者设。其所以不用大柴胡者，因已用过泻下剂，现在中气已虚，下利而没有腹痛症，便不得再用大黄、枳实、芍药。其所以用小柴胡者，正因其中气虚，胸胁满而呕，人参、甘草、生姜、半夏在所必用。其所以加芒硝，是因误用热性峻下剂，徒伤津液而肠中燥屎积热不得除，用芒硝以软坚润燥，实较为适合。"并归纳其"适应证候"为："1. 凡小柴胡汤证而大便燥结，腹中坚，日晡所发潮热者。2. 本是大柴胡证，因医者误用巴豆丸剂如紫圆之类，虽得下利，徒伤肠中水液而燥屎积热未除，致原来的症状亦未得解除。这时的见症是：潮热，胸胁满而呕，口苦，下利稀水有热臭，腹部按之有硬块，舌干，上有黄苔者。"

【医案选录】李某，男，65 岁。左胸不适，灼热感，胸闷气短，活动后明显，阜外医院诊断为心肌梗死。经住院治疗一月，度过危险期，但胸闷等症状不见好转，因请中医会诊。近症：左胸灼热，憋气，时头胀，寒热往来，口腔上部疼痛，心下痞满，口苦咽干，纳差，大便干结，失眠，苔黄，脉弦细。证属少阳阳明合病，为小柴胡加芒硝汤的适应证。柴胡18g，半夏、芒硝（分冲）各15g，黄芩、栀子、党参、生姜各10g，炙甘草6g，大枣4 枚。服6 剂，诸症好转。（《经方传真·柴胡汤类方》）

按：心肌梗死，中医多以益气活血治疗。但本例患者未有气虚血瘀之征象，而是见寒热往来、胸闷憋气、口苦咽干、纳差脉弦之柴胡证。大便秘结不畅，临厕努责，会增加心脏负担，常会引发再次心肌梗死，甚至有生命危险，所以保持心肌梗死病人的大便通畅，是治疗的重要环节。本例患者口腔局部肿痛、苔黄而大便干结，胃热结滞初显，虽未至潮热、腹满疼痛拒按之境地，但也应适当通腑，所以给予用柴胡加芒硝汤。

[南陈北刘有关论述]

刘渡舟：证属少阳兼阳明里实，当治以大柴胡汤，即下文所说"此本柴胡证"……本方取小柴胡汤方药量的三分之一，加芒硝之咸寒以泻热、软坚、润燥，又不减人参、甘草等补药，故对正气受挫，里实不甚者更为适宜。(《伤寒论讲解》)

伤寒，十三日，过经谵语者，以有热也，当以汤下之。若小便利者，大便当硬，而反下利，脉调和者，知医以丸药下之，非其治也。若自下利者，脉当微厥，今反和者，此为内实也，调胃承气汤主之。(105)

【提要】论阳明病谵语下利的证治。

【解析】本条与上条都是"伤寒十三日"，同属于丸药误下而致下利，但上条少阳与阳明里实的主症明确，发生不应有的下利，通过问诊即可了解，因此辨证尚较容易，所以先用小柴胡汤和解达邪于外，再用柴胡加芒硝汤兼治其里实。本条虽然有阳明谵语，但是无其他里实见症，况且不是便秘而是下利，因而辨证较上条困难，在这一情况下，除小便利可作参考外，脉象是主要的依据。值得注意的是，只要脉象一般如常，没有特殊变化，就可以排除下利属虚，断定证属里实。所谓脉调和，就是脉如常的意思，不是指沉实有力。如果脉不调和，则下利可能因虚，谵语也可能属虚而不属实了。所谓微厥，即脉不调和的互词，不是脉象的名称。要之，调和与微厥，是对脉象常与变的说明，乃是示人脉证合参的辨证方法，对于疑似难明的证候，尤其具有指导意义。尽管是证属实而脉象不虚，但既经误下，胃气难免受伤，自不宜再用峻剂，所以选用具有缓下作用的调胃承气汤。

[南陈北刘有关论述]

刘渡舟：这两条一为少阳兼阳明误用丸药泻下，一为阳明里实误用丸药泻下。前者不用大柴胡而先用小柴胡，后用柴胡加芒硝汤；后者不用大、小承气，而用调胃承气，其顾护正气的用意是显然易见的。（《伤寒论讲解》）

太阳病不解，热结膀胱⁽¹⁾，其人如狂⁽²⁾，血自下，下者愈。其外不解者，尚未可攻，当先解其外；外解已，但少腹急结⁽³⁾者，乃可攻之⁽⁴⁾，宜桃核承气汤。（106）

桃核承气汤方

桃仁五十个（去皮尖）　大黄四两　桂枝二两（去皮）甘草二两（炙）　芒硝二两

上五味，以水七升，煮取二升半，去滓，内芒硝，更上火微沸，下火，先食温服⁽⁵⁾五合，日三服，当微利。

【注释】

（1）热结膀胱：膀胱代表下焦，包括胞宫等。热结膀胱，为邪热与瘀血蓄于下焦。

（2）如狂：指神志失常，但较发狂为轻。也有随文释为象发狂似的不安。成无己说："其人如狂者，为未至于狂，但不宁耳。"

（3）少腹急结：指少腹部拘急硬痛。

（4）攻之：指祛邪的治疗方法，此处指通下瘀热的治法。

（5）先食温服：即饭前温服。刘渡舟说："古人有病在胸膈以上，应先进食后服药；病在心腹以下者，应先服药后进食的说法。本证病在下焦，本方又系泻热祛瘀之剂，故需在饭前空腹服药。这些给药方法，今仍沿用。"

【提要】 论蓄血轻证的证治。

【解析】 本条提示太阳病过程中可能发生的蓄血证，这是因为邪未及时外解，化热内传，并由气及血，热与血结于膀胱部位。心主血脉，主神志，瘀热上扰心神，因而出现神志错乱的如狂症状。即《内经》所谓"血在下如狂"，"血并于阴，气并于阳，故为惊狂"。由于瘀血初结，血被热邪所迫，有妄行下出的可能，如果自动发生下血，则邪热可随血下出而解，故谓"血自下，下者愈"。这是蓄血轻证机转的一个方面。

对于本证的治疗，因属蓄血轻证，必须辨其表证的有无。如果表证未罢，则当先解其表，等表解之后，而蓄血证未除，再攻其蓄血。这是表里同病里证不甚时治应先表后里的原则，以免表邪内陷而导致其他变证。外邪已解，只有蓄血证的表现，即所谓"但少腹急结者"，就可用桃核承气汤攻下瘀血。证属瘀热初结，病证较轻，如有表证当先解表，表解后始可活血化瘀，通下瘀热，方用桃核承气汤。

【方解】 桃核承气汤系调胃承气汤加桃仁、桂枝而成，方以桃仁为主，活血逐瘀；桂枝辛温，通经活血，以助桃仁；大黄苦寒，荡实除热，亦助桃仁；芒硝咸寒，软坚去实；炙甘草调和诸药，且防伤正。方为泻热逐瘀轻剂。所谓"先食"服用，是指在饭前服用，古人有病在胸膈以上者，宜先进食后服药；病在心腹以下者，应先服药后进食的说法。本证病在下焦，又是服用泻热去瘀之剂，故需在饭前空腹服用。本方为攻逐瘀血轻剂，而且每次只服五合，所以服后并不一定下血，只能达到"微利"之效用。

【临床应用】《伤寒论方解》说："本方的综合作用是泻实热，化瘀凝，不但能驱散少腹的瘀血，并能诱导消除身半以上的充血和郁血。例如：由于火旺而血郁于上的头痛、脑胀、目赤、齿痛，用本方可以引血下行而使诸症缓解。又如因瘀热妄行的鼻衄、吐黑，用本方可使瘀化热平而出血自止。至于少腹蓄血，用本方以后，在男性可能有大便出血，在女性则可能有前阴出血，但经验证明，绝大多数并不出血。只是大便通畅之后，诸症可以自解。"刘渡舟在《伤寒论讲解》中指出："桃核承气汤虽为太阳蓄血热重瘀轻之证而设，但临床运用则不局限于此一病。凡血瘀有热者，皆可使用。如妇科中之瘀热经闭，产后恶露不下，身热喘满，烦躁如狂；伤科中之瘀血疼痛，便秘；他如冠心病，某些急腹症，精神分裂症等等，皆可使用。"《临证实用伤寒学》更明确指出："临证只要抓住血瘀与邪热，就能拓宽本方的运用范围，再据瘀、热的轻重而灵活加减，则更能提高其疗效。"

【医案选录】

案一　吴某，男 65 岁。1988 年 4 月 30 日初诊。半年来常在尿后有尿意未尽感，尿次增多，尿流无力，淋沥不尽。曾在某医院肛检：两侧前列腺肥大如鸽卵，纵沟消失，诊为"前列腺肥大症"。坚持服"尿通"等药。自昨起小便不能，刻诊少腹胀急难忍，大便欲解不得，神志欠清，躁扰不安。虽经导尿，亦只能取快一时。舌红有瘀点，苔薄黄，脉沉而涩。辨证为血瘀气滞，膀胱不利，水道不通。治以活血化瘀，导热下行。予桃核承气汤：桃仁 20g，生大黄 12g，桂枝、甘草、芒硝各 6g。服 1 剂后，约半时许，大便得下，小便亦行，躁扰不安转为喃喃自语。继服 1 剂，翌日神志清楚，二便如常。（四川中医，1992，2：39）

案二　李某年 20 余，先患外感，诸医杂治，证屡变，由其父陪来求诊。审视面色微黄，少腹满胀，身无寒热，坐片刻即怒目注人，手拳紧握，伸张如欲击人状，有顷刻止，嗣复如初。脉沉涩，舌苔黄暗，底面露鲜红色。诊毕，其父促疏方，并询病因。答曰：病已入血分，前医但知用气分药，宜其不效。《内经》言"血在上善忘，血在下如狂。"此证即《伤寒论》"热结膀胱其人如狂"也，当用桃核承气汤，即疏方授之。一剂知，二剂已，嗣以逍遥散加丹、栀、生地调理而安。(《遯园医案》)

按：案一患者为前列腺肥大，少腹胀急难忍，病位当在少腹。而舌红有瘀点及躁扰不安，反映的是瘀热结聚的病理机制。虽非太阳病外证不解所循经入腑所致，"随证治之"，泻热活血，用桃核承气汤治疗而愈。本案治验说明"小便不利"不是使用桃核承气汤的必备条件。案二除精神症状外，辨证关键是少腹胀满，脉沉涩，舌苔黄暗，底面露鲜红色，确属血分瘀热，所以改用桃核承气汤，仅服药两剂，就收到显著效果。

[南陈北刘有关论述]

陈亦人：许多注家皆据"热结膀胱"一语，主张蓄血证为膀胱蓄血，并称作太阳府证。只从名称上做文章，不联系临床实际，殊不知热结膀胱是指蓄血的成因，并非蓄血于膀胱之内……其实蓄血证是太阳病程中发生的兼证，要在掌握蓄血证辨证要点与治疗方法以及临床运用，太阳府证之说不必拘泥。(《伤寒论译释》)

伤寒八九日，下之，胸满烦惊，小便不利，谵语，一身尽重，不可转侧者，柴胡加龙骨牡蛎汤主之。(107)

柴胡加龙骨牡蛎汤方

柴胡四两　龙骨　黄芩　生姜（切）　铅丹　人参桂枝（去皮）　茯苓各一两半　半夏二合半（洗）　大黄二两　牡蛎一两半（熬）　大枣六枚（擘）

上十二味，以水八升，煮取四升，内大黄切如棋子，更煮一两沸，去滓，温服一升。本云柴胡汤，今加龙骨等。

【提要】论伤寒误下，邪入少阳，痰热内蕴，三焦郁滞的证治。

【解析】伤寒误下，正气受伤，导致邪热内陷，热炼津液成痰。痰热内蕴，则三焦经气俱滞，胸阳不展，故见胸满；痰热扰神，且胆热则不宁，故见烦惊；胃热内扰，是以谵语；少阳枢机不利，三焦决渎失职，则小便不利；阳气内郁，经气壅滞，故一身尽重而不可转侧。综言之，证属误下正虚，少阳枢机不利，阳气郁滞，邪弥三焦，虚实互见；治以和解少阳，通阳泻热，重镇安神；方用柴胡加龙骨牡蛎汤，于和解中寓有通阳和表、泻热清里、重镇安神。

【方解】柴胡加龙骨牡蛎汤是小柴胡汤去甘草加龙骨、牡蛎、桂枝、茯苓、大黄、铅丹而成，因病入少阳，故治以小柴胡汤和解枢机、扶正祛邪为主，加桂枝取其通阳透达，助柴胡以转出里邪而除身重；加大黄泻热和胃而除谵语；加龙骨、牡蛎、铅丹重镇坠痰以止烦惊；加茯苓既可淡渗利水，疏通三焦而利小便，又可宁心安神；去甘草者，不欲其甘缓以妨碍祛邪，以使邪能速去。三焦壅滞一除，则诸症悉解。铅丹有毒，现药市中已不备，临床有以生铁落、代赭石等代之者。我在临床上每以白金丸代之。

【临床应用】《临证实用伤寒学》说："柴胡加龙骨牡蛎汤为和解泄热镇惊之剂。论中主治少阳兼烦惊谵语证。后世医家对本方的应用有所发挥。如《伤寒类方》用治癫痫。《类聚广义》用治狂痫，《方函口诀》更治妇人发狂、小儿惊痫、大小癫痫及热瘫痫等症。"又说："本方多用于精神神经系统疾患的治疗。凡余邪积热，肝郁气滞，痰结热阻的神经官能症、精神分裂症、神经性头痛、夜游症、失眠、癫痫等症，均可施与本方。至于方中铅丹一味，有坠痰镇惊作用，但性寒有毒，现多主张不用，而以生铁落、赭石、磁石等具有重坠镇惊作用的矿物质类药替代，同样收到满意效果。"《伤寒论方解》更说："本方不但能治癫痫，亦能治小儿内伤食滞、外感风寒、痰热搏结中脘，致发生惊痫、食厥、热厥者。"我在临床上常以本方配合百合地黄汤、甘麦大枣汤等治疗神经系统疾病，如抑郁症、焦虑症、神经官能症、癔病等而取得满意效果。

【医案选录】王某，28岁，男，工人。1976年2月15日初诊。家属代诉，病者患夜游症一年，每在夜间11时前后，突然起床，不声不响，整装后，破门而出，到院内做广播操，或擦自行车，甚而有时做饭。完后回房，一直沉睡至第二天清晨。向他问及夜里之事，毫无所知。去西医就诊，诊断为"夜游症"未予特殊治疗，故前来中医就诊。患者体质壮实，患慢性复发性口疮，自觉胸胁苦满，心下痞，烦躁，长期便秘，舌质红，脉弦有力。此少阳胆火，兼阳明腑实之证，宜投柴胡加龙骨牡蛎汤加减：柴胡12g、黄芩10g、党参10g、桂枝10g、半夏10g、生姜三片、茯苓16g、大黄6g、大枣6g、生龙骨30g、生牡蛎30g、浮小麦30g、甘草10g，水煎服。

复诊：服上方3剂后，每周夜游症次数减至2次，其睡眠较前多，大便也通畅，又投3剂而治愈。（《经方的临床应用》）

按：陈亦人在《伤寒论译释》中引用本案时谓："夜游症之用本方加味治疗，主要根据胸胁满的少阳证，与长期便秘的阳明里实证，因此，在和解少阳的同时，兼泻阳明之实，由于属于精神疾患，所以又佐以甘麦大枣汤。从本案的辨治，可以看出柴胡加龙骨牡蛎汤证的证情虽然复杂，但病机关键还是少阳枢机不利与阳明肠府不畅。推而广之，本方所主的各种病证，也必须符合上述病机，才有可能有效。所以，异病同治的实质，还是辨证论治。"此说颇有启迪。

[南陈北刘有关论述]

刘渡舟说：柴胡加龙骨牡蛎汤治疗胸满烦惊之证确有疗效。今多用其治疗精神分裂症、癫痫等病而辨证为少阳热郁者。(《伤寒论讲解》)

陈亦人：伤寒虽然已经八九天，并不一定是阳明实证，却治以下法，这是误治，势必损伤正气，导致邪热内陷，热炼津液成痰，痰热内蕴，则三焦经气俱滞，胸阳失展则胸满，痰热扰神则烦惊，上蒙心窍则言语谵妄。决渎不行则小便不利，阳郁于里不得畅达于外，而在外的经脉壅遏，则一身尽重，难以转侧。本证邪气弥漫，病兼表里，虚实互见，故治以和解少阳枢机为主，参以通阳泻实，坠痰镇惊，而用柴胡加龙骨牡蛎汤。(《伤寒论译释》)

伤寒，腹满谵语，寸口脉浮而紧，此肝乘脾也，名曰纵[(1)]**，刺期门**[(2)]**。(108)**

【注释】

（1）纵：是五行顺次相克的形式。

（2）期门：穴名，位在乳直下二寸处。

【提要】论肝乘脾证与阳明、太阳证的鉴别与证治。

【解析】本条主要精神是论肝乘脾证与阳明、太阳证的鉴别诊断。腹满谵语似属阳明，但脉不沉迟实大，证不兼烦躁潮热，寸口脉浮而紧，似属太阳，但无恶寒发热、头痛项强等表证，而是肝乘脾所致。肝乘脾何以会出现上述之证？《辨脉法》说："脉浮而紧者，名曰弦也。"是知这里的"脉浮而紧"实是脉弦，是肝气旺之征；"肝气盛则多言"，肝气旺也可发生谵语；肝木乘脾，脾气困滞不运，则可发生腹满。《平脉法》说："水行乘火，金行乘木，名曰纵。"是知五行顺次相克为纵，肝木与脾土，乃五行学说顺次相克的关系，故谓"名曰纵"。病机的主要方面在于肝旺，所以刺期门以泄肝，肝气平则脾不被克，而腹满谵语自除，脉浮而紧自和。

伤寒，发热，啬啬恶寒，大渴欲饮水，其腹必满。自汗出，小便利，其病欲解，此肝乘肺也，名曰横[1]**，刺期门。（109）**

【注释】

（1）横：是五行逆次反克的形式。

【提要】论肝乘肺证与阳明、太阳证的鉴别与证治。

【解析】本条"此肝乘肺也，名曰横"[1]"，刺期门"当接在"其腹必满"后。是证似太阳而非太阳，似阳明而非阳明；从"此肝乘肺"分析，当有肝旺之征，据上条也当有"寸口脉浮而紧"之弦脉。从"自汗出，小便利，其病欲解"来看，是证当有无汗、小便不利等症。既云"肝乘肺"，证属肝旺肺弱，肝气盛而乘肺，肺主皮毛，肺病则毛窍闭塞，所以发热恶寒；肺司治节，肺病则治节之令不行，水道不能通调而下达膀胱，所以小便不利，同时津液不能正常输布，则渴欲饮水；水入反停贮不化，气机郁滞，因而腹满。《平脉法》说："火行乘水，木行乘金，名曰横。"此为肝木乘肺金，故谓"名曰横"。既为肝旺肺弱，故其治当刺期门以泄肝，俾肝气不旺，则肺的功能得到恢复，诸症即可解除。"自汗出，小便利"则标志着肺的功能恢复，所以说"其病欲解"。

以上两条是以五脏生克关系阐述其病理影响，实际上是《伤寒论》中寓有脏腑辨证内容的具体例证。

[南陈北刘有关论述]

刘渡舟：上两条通过肝和脾、肝和肺的乘侮关系，说明脏腑之间的病理关系，示人辨证当整体分析，论治当探求其本。至于条文所描述的具体证候，可能有所脱漏，不得死于句下。（《伤寒论讲解》）

陈亦人：此二条运用五行生克之理分析病机，确定治

法，并且冠以纵与横的名称，虽然仅有两条条文，实具有典范作用和指导意义。(《伤寒论译释》)

太阳病二日，反躁，凡熨[1]**其背，而大汗出，大热入胃，胃中水竭，躁烦，必发谵语，十余日，振栗，自下利者，此为欲解也。故其汗从腰以下不得汗，欲小便不得，反呕，欲失溲，足下恶风，大便硬，小便当数，而反不数及不多，大便已，头卓然而痛**[2]**，其人足心必热，谷气**[3]**下流故也。(110)**

【注释】

(1) 熨：是将药物炙热，或以砖瓦烧热，外用绵布包裹，放置人体，以散寒凝的一种治疗方法。

(2) 卓然而痛：突然间有明显疼痛。

(3) 谷气：水谷之气。

【提要】 论太阳病误火后的变证及自愈的机转。

【解析】 本条分两段解释。

从"太阳病二日"至"此为欲解也"为第一段，论原有证与误火后发生的火邪内迫而胃热津伤的变证及自愈机转。太阳病二日，不应烦躁而反出现烦躁不安，当是表寒里热证，似应用大青龙汤一类方剂以解表清里。但医生反用熨背法以发汗，迫使大汗出，以致胃中津伤，里热加盛，因此烦躁愈甚，更发生谵语。病至十余日后，如果出现振颤寒栗，大便自利，乃胃阴来复，火邪外泄之征。阴复与邪争则振栗，正胜邪退则自利。因此断为"此为欲解也"，不可误认为病变增剧。

从"故汗从腰以下不得汗"至"谷气下流故也"为第二段，论误火后可能发生的另一种变证及其自愈机转。火邪内壅，阳气上逆而不得下达以致呕逆，身半以上有汗，腰以下却不得汗；由于阳气不达于下，所以足下恶风，并且出现膀胱开合不利的症状：即欲小便不得，又欲失溲。

今见大便硬，而小便既不数亦不多，说明不是燥热津伤，而是阳虚不能通达所致。一旦大便通行，阳气骤然下达，反使头上的阳气一时乍虚，故卓然而痛；阳气下达，下肢得温，则其人足心必热。"谷气下流故也"是自注句，说明"足心必热"的原因。

[南陈北刘有关论述]

刘渡舟：此述伤寒误火所致坏证，一致津伤胃燥，一致阳热上郁，提示温热邪气易伤阴化燥，且又有使阳气上壅而不得下达的特点。

临证所见阳热上郁，阳气不能下达的证候，并不局限于伤寒误火坏证，杂病亦可见之，粗看颇似下焦虚寒，若妄投温补，必贻害无穷。论其治则，或泄热，或育阴，或疏气，或导阳下行，皆可斟酌。曾治一牧羊人，壮年男性，体格彪悍。当时气候暖和，却身穿棉衣。自述素来怕冷，医者多用温补，曾服附子每剂量达30g，但病情反重，即使炎夏也脱不下棉衣。视其两目炯炯有神，面色红润，不似虚候，诊其脉则沉弦按之有力，舌苔黄，尚有心烦易怒，小便色黄，大便不畅等证。遂诊为阳郁热蕴之证，方用大柴胡汤通其郁疏其阳，两剂后复诊，已脱去棉衣，继服两剂，竟获痊愈。(《伤寒论讲解》)

太阳病中风，以火劫发汗，邪风被火热，血气流溢，失其常度。两阳[1]**相熏灼，其身发黄。阳盛**[2]**则欲衄，阴虚小便难。阴阳俱虚竭，身体则枯燥。但头汗出，剂颈而还**[3]**，腹满微喘，口干咽烂，或不大便，久则谵语，甚则至哕，手足躁扰，捻衣摸床**[4]**。小便利者，其人可治。(111)**

【注释】

（1）两阳：外感风热之邪为阳，误用火法治疗亦为阳，表热证用火劫，故称两阳相熏灼。

（2）阳盛：此处指阳热之邪炽盛。

（3）剂颈而还：剂通齐。剂颈而还，即出汗到了颈部为止，是对但头汗出范围的确定。

（4）捻衣摸床：病人在神识昏糊的情况下，两手不自觉地摸弄衣襟与床边。

【提要】 论火劫发汗的变证与机转及其预后的推断。

【解析】 这里的太阳中风，当从外感风热之邪作释，所以用火劫发汗，就很快出现一系列阴伤火炽证候。气受热则动荡，血被火则流溢，气血沸腾，势必失其运行之常度，故谓"邪风被火热，血气流溢，失其常度"，这是变证的总病机。风热之邪为阳，火亦为阳，风热与火相煽，即"两阳相熏灼"，气血受损，肌肤失荣，所以周身肌肤发黄；火热上熏，灼伤阳络则鼻衄；火热下劫，阴液亏乏则小便困难；火劫发汗，不仅伤津，而且耗气，气血阴阳俱虚竭，肌肤筋脉失于濡润，则身体枯燥不荣；阳热蒸迫津液外泄，本当周身汗出，今津液虚少，不能溥及全身，故但头汗出，剂颈而还；火热上灼而津伤则口干咽烂；燥热内结，腑气不通，肺气不降，则腹满微喘，大便干结不下。久而不愈，热盛扰心则生谵语；甚则胃津大伤，胃气败绝，而致哕逆。《素问·宝命全形论》谓："病深者，其声哕。"这说明病势深重。更见手足躁扰不宁，捻衣摸床，神识昏糊，则属热极津枯，阴不敛阳，阴阳欲离的危象。其预后取决于津液的存亡，决诊之法，当审视小便的通利与否。若小便利者，说明津液虽伤，但未尽亡，生机尚在，故云"可治"；若小便已无，则是化源告绝，阴液消亡，则预后不良。

[南陈北刘有关论述]

刘渡舟：本条对火热之邪伤阴动血诸证，予以详尽的描述，说明《伤寒论》不仅注意阳气的存亡，也注意阴血的存亡，因此扶阳气，存津液，当是本论贯穿始终的原则。

（《伤寒论讲解》）

陈亦人：太阳中风证，有风寒与风热的不同。因风无定体而多夹，不是兼寒，必然兼热，从误火后的变证来看，当是属于风热，所以用火劫发汗，就很快出现一系列阴伤火炽证候。总的病机是邪风被火热，血气流溢，失其常度。（《伤寒论译释》）

伤寒脉浮，医以火迫劫之[(1)]**，亡阳**[(2)]**，必惊狂，卧起不安者，桂枝去芍药加蜀漆牡蛎龙骨救逆汤主之。**（112）

桂枝去芍药加蜀漆牡蛎龙骨救逆汤方

桂枝三两（去皮）　甘草二两（炙）　生姜三两（切）　大枣十二枚（擘）　牡蛎五两（熬）　蜀漆三两（洗去腥）　龙骨四两

上七味，以水一斗二升，先煮蜀漆，减二升，内诸药，煮取三升，去滓，温服一升。本云桂枝汤，今去芍药加蜀漆、牡蛎、龙骨。

【注释】

（1）以火迫劫之：指用火法（如烧针、瓦熨之类）治疗，强迫发汗。

（2）亡阳：这里是指亡失心阳。

【提要】论以火劫汗，亡失心阳而致惊狂的证治。

【解析】伤寒脉浮，主病在表，治当汗解，但不能以火劫汗。若用火法强行发汗，汗出过多，必伤亡心阳，不仅使心神不得敛养，更因心胸阳气不足，水饮痰邪乘机扰心。心被痰扰，故见惊狂、卧起不安等症。是证亦或当有心下悸、欲得按等症。证属心阳虚兼痰扰而心神浮越之证，治当补益心阳、涤痰、镇惊安神，方用桂枝去芍药加蜀漆牡蛎龙骨救逆汤。

桂枝甘草汤证、桂枝甘草龙骨牡蛎汤证、桂枝去芍药加蜀漆牡蛎龙骨救逆汤证，均属心阳虚，但证情有轻重之分。桂枝甘草汤证以心悸、欲得按为主证，属心阳虚之较轻；桂枝甘草龙骨牡蛎汤证除心悸、欲得按外，更兼心神躁扰之烦躁，属心阳虚之较重；桂枝去芍药加蜀漆牡蛎龙骨救逆汤证更见惊狂、卧起不安等症，说明心阳虚损更重，以致达到了心神浮越心阳亡失的程度。

【方解】本方由桂枝汤加减而成。方中桂枝配甘草辛甘化阳，以补心阳之虚；生姜、大枣补益中焦而调和营卫，且能助桂枝、甘草以温通阳气；龙骨、牡蛎重镇安神，收摄心神之浮越。心阳既虚，则每有痰饮之邪内生，进而上蒙心窍，扰犯神明，故加蜀漆苦辛微寒，涤痰饮，散火邪。共成温心阳、安神志、消痰水之剂。因本证属火劫之逆而为病，故方名"救逆汤"。芍药为阴柔之品，有碍于心阳的恢复，故去之。

【临床应用】《实用经方集成》说："本方原用于伤寒火劫，亡阳之证。基本指征是恶寒发热，有汗，胸满，痰涎量多，惊狂烦躁，卧起不安，胸腹动悸，苔粘，脉滑。现代多用于具有上述见症之感冒、流感、间日疟、三日疟、恶性疟，精神分裂症，阿米巴痢、气管炎；亦可用治胃及十二指肠溃疡、神经衰弱。"

【医案选录】西安市西华门八家巷 18 号唐家之女，7岁。1941 年因伤寒，请粮道陈大夫治疗，误用热药及灸法，大汗出，至夜高烧烦躁，惊叫，恐惧不安，四肢震颤，咬牙摇头。其母惊慌，时至半夜十二点，急请出诊。其母诉说病情及药后经过、变证情况。检视前医之药多为温燥之品，始知乃火逆之证造成了目前之心气浮越之状。根据《伤寒论》第 112 条"伤寒，脉浮，医以火迫劫之，必惊狂，卧起不安者，桂枝去芍药加蜀漆牡蛎龙骨救逆汤主之。"应用此汤（桂枝、炙甘草、生姜、大枣、牡蛎、蜀漆、龙骨）治疗，服 2 剂而愈。（《伤寒论医案集》）

按：《伤寒论》的许多原文是实际案情的记录，是临床经验的结晶。将病人的临床表现与仲景原文相对照，在两者吻合的情况下，径用原证所主之方。这是后世医家运用仲景方药的一种重要方法，是一种捷径，能取得非常好的治疗效果。此案即是一例。

[南陈北刘有关论述]

陈亦人：本条的亡阳，与服麻黄汤、大青龙汤过汗的亡阳不同，前者是从外至内，表邪虽从汗解，但火热之邪已经内迫，热扰神明，心阳不安其位而浮越，所以惊狂而卧起不安，其重点在于心阳。后者是从内至外，汗出多而阳亦随亡，所以出现振寒而脉微，其重点在于卫阳。两种亡阳机转不同，所以治疗亦各异。

本方较桂甘龙牡汤的用量倍重，所以复阳安神的作用亦强，且伍以姜、枣资助中焦，更佐蜀漆，既通泄阳邪，又劫痰开结，则能加强疗效。（《伤寒论译释》）

刘渡舟：蜀漆一药，即常山之苗，功效与常山近。无蜀漆者，可用常山代替，具有消痰火、截疟疾之效。以其配入大黄黄连泻心汤，再加远志、菖蒲等，用于治精神分裂症属痰火上扰者，多可取效。药后或吐或泻，或吐泻交作。吐多为痰涎，泻多为黏液，其后即精神爽快而人亦安定。但在使用时，蜀漆当先煮去其毒性，以减轻其对胃的刺激作用。（《伤寒论讲解》）

形作伤寒[1]，**其脉不弦紧而弱，弱者必渴，被火者必谵语。弱者发热脉浮，解之，当汗出愈。(113)**

【注释】

（1）形作伤寒：病形类似伤寒证。

【提要】论类伤寒的证治及误火变证。

【解析】"形作伤寒"，指其证候类似伤寒，也有发热、恶风寒、头身痛等症，然其脉不弦紧而弱。"弱脉"是与伤寒紧脉对比而言，并非微弱之弱。从"弱者必渴"和"弱者发热"联系分析，其人不但脉弱，还同时有发热、口渴。联系"太阳病，发热而渴，不恶寒者，为温病"来辨证，是证当属太阳温病一类。其治疗当用辛凉解表之法，故谓"弱者发热脉浮，解之，当汗出愈"。

"被火者必谵语"当在"解之，当汗出愈"后，意指如不用辛凉解表而误用火法则既伤阴津，又助热邪，就会产生谵语等变证。

[南陈北刘有关论述]

陈亦人：本条的主要精神有二：一是温病与伤寒的鉴别，伤寒脉弦紧而不渴，温病脉浮弱而渴，乃邪在表而津气损伤之征。二是温病表证的治禁与治则，温病自应禁用火法，温病在表自当从汗而解。虽然没有说明方剂，但据脉证特点来看，辛凉解表和滋阴发汗等方是可相机使用的。（《伤寒论译释》）

太阳病，以火熏之，不得汗，其人必躁，到经[1]**不解，必清血**[2]**，名为火邪。（114）**

【注释】

（1）到经：指病至七日，太阳一经行尽。

（2）清血：清同圊，登厕之意。清血即便血。

【提要】 论火邪迫血下行的变证。

【解析】 太阳病邪在表，当以药物发汗解表，使邪由内达外。若医以火熏发汗，而其人又阳郁较甚，因不得汗解，则火热不从汗越而必内攻，心神被扰，故其人必躁。所谓"到经不解"，指太阳病到了应当解除的日期，一般在六七日左右，病证仍未解除，则火热入里，损伤阴络，可能发生大便下血，所以说"必清血"。本证因火为邪，故名"火邪"。

脉浮热甚，而反灸之，此为实。实以虚治，因火而动，

必咽燥吐血。(115)

【提要】 论火邪迫血上行的变证。

【解析】 浮脉主表,"脉浮热甚",是太阳受邪,卫表郁闭,邪气因甚,故曰"此为实"。邪实在表,法当发汗以解表。今反用艾灸以助阳,是为"实以虚治",则阳气郁闭更甚,火邪上逆,则会发生咽燥吐血等伤津动血之证。

[南陈北刘有关论述]

刘渡舟:"实"指上述"脉浮、热甚"的表实阳郁证,而灸法则为里虚寒证或寒湿痹证而设。以治虚证的灸法来治表实证,则为"实以虚治",致使表闭阳郁更甚,火热内攻,上伤阳络,动血伤阴而见"咽燥吐血"之证。(《伤寒论讲解》)

微数之脉,慎不可灸。因火为邪,则为烦逆,追虚逐实(1),血散脉中(2),火气虽微,内攻有力,焦骨伤筋(3),血难复也。脉浮,宜以汗解,用火灸之,邪无从出(4),因火而盛,病从腰以下必重而痹,名火逆(5)也。欲自解者,必当先烦,烦乃有汗而解。何以知之?脉浮,故知汗出解。(116)

【注释】

(1) 追虚逐实:"追"与"逐"在这里有增加病势之意,即使正虚者益虚,邪实者更实。

(2) 血散脉中:即血液妄行。

(3) 焦骨伤筋:血被火灼,筋骨失去濡养,故谓焦骨伤筋。

(4) 邪无从出:外邪不得从汗而出。

(5) 火逆:误用火法治疗而致之变证,称为火逆。

【提要】 论虚热或表证不解,误用灸法的各种变证。

【解析】 本条分三段解析。

从"微数之脉"至"血难复也"为第一段,论虚热证误用灸法的变证。微数之脉,即脉数而无力,多主阴虚火旺，治宜养阴清热，而不可用灸法，故谓"慎不可灸"。若误用灸法，灸火则成致病之邪，因成烦逆。"烦逆"犹言火逆，因误火而成坏证。阴本虚，用灸法则更伤其阴；热本实，用灸法则更助阳增热，则使阴虚者更虚，邪实者更实，即所谓"追虚逐实"。其结果则导致血液散乱于脉中，而受到严重的损伤。灸火虽很微弱，但内攻却很有力，它可导致阴血难复，肌肤筋骨失却濡养，形成肌肤枯燥、焦骨伤筋等严重后果。

从"脉浮"至"名火逆也"为第二段，论表证误灸的变证。脉浮为病在表，当治以发汗解表，邪随汗解则愈。若误用火灸，则使表闭阳郁而邪不能出。因本为阳郁，更加火邪，则阳热更盛，壅遏于上不能下达，则下部无阳以温，故从腰以下沉重而麻痹不仁。此因误用火法而致变逆，故名曰"火逆"。

从"欲自解者"至"故知汗出解"为第三段，论欲自解的机理。凡火邪能透表外解者，必有一定的条件和证候反映。其条件是正气来复，而邪气退出于表。其证候则"先烦"，烦为正气与邪气相争，烦而有汗是正已胜邪，邪随汗解，故谓"烦乃有汗而解"。"脉浮，故知汗出解"是对汗出机理的解释，因脉浮为邪欲出表的病势，因势利导，故知得汗出则病可解。

烧针[1]**令**[2]**其汗，针处被寒，核起而赤者，必发奔豚**[3]**。气从少腹上冲心者，灸其核上各一壮**[4]**，与桂枝加桂汤，更加桂二两也。（117）**

桂枝加桂汤方

桂枝五两（去皮）　芍药三两　生姜三两（切）　甘草二两（炙）　大枣十二枚（擘）

上五味，以水七升，煮取三升，去滓，温服一升。本云桂枝汤，今加桂满五两，所以加桂者，以能泄奔豚气也。

【注释】

（1）烧针：又称温针。指在针刺过程中，烧灼针柄以加温的一种治疗方法。本法有温通经脉、行气活血的作用，适用于寒湿痹痛等证。

（2）令：责令，有强迫之意。

（3）奔豚：形容悸动之气自少腹上冲心胸，如小猪之奔跑。

（4）一壮：放艾炷于穴位上，烧完一炷为一壮。

【提要】 论心阳虚致发奔豚的证治。

【解析】 用烧针强发其汗，由于处理不当，风寒之邪从针孔侵入，寒闭阳郁，故局部见"核起而赤"，即红肿。迫劫发汗，损伤心阳，下焦寒气乘虚上犯心胸，症见气从少腹上冲心，犹如小猪（豚）之奔跑，即所谓"奔豚"。证属心阳虚而下焦寒气乘虚上犯，其治疗先外用艾炷灸其红色核块，以温阳散寒；再内服桂枝加桂汤温通心阳、平冲降逆。

【方解】 桂枝加桂汤即由桂枝汤加重桂枝用量而成，重用桂枝，以增强温通心阳、平冲降逆之效，至于"所以加桂者，以能泄奔豚气也"，旨在强调桂枝平冲降逆的作用。佐芍药、甘草、生姜、大枣诸药，辛甘化阳，苦甘化阴，旨在调和阴阳，助阳和阴。

对于本方用桂枝还是用肉桂，历来有争议。方有执认为应是肉桂，徐灵胎认为是桂枝。如从"更加桂二两"、"今加桂满五两"和方中桂枝用量为五两等文意来看，似应以加桂枝为宜。陈亦人在《伤寒论译释》中说："我们基本同意徐灵胎与陈古愚的解释，因为桂枝本身也有平冲逆的作用，一般加重桂枝用量，即可达到治疗目的。如果肾阳虚较著，加用肉桂，当更能提高疗效，要在随病情而定。"

【临床应用】 本方有温通心阳、降逆平冲之用，仲景用治心阳虚而肾寒上逆之奔豚证。徐灵胎说："重加桂枝，不特御寒，且制肾气，又味重则达下。凡奔豚证，此方可增减用之。"《伤寒论临床学习参考》认为其"辨证要点"为"气从少腹上冲心胸及咽喉，时发时止，发作时自觉痛苦不堪，可伴脐下动悸，或心悸，或腹痛，或寒热往来，舌淡白，苔白润，脉沉弦。"并指出："桂枝加桂汤所治奔豚，是心阳虚不能下温肾水，在下之水寒之气上冲的病证。既有心阳不足的病理，亦存在着肾阳亏虚的机制。"所以说，桂枝加桂汤所治之证当为寒证，是以陈亦人指出："只有确诊为寒证，才宜用桂枝加桂汤，如属热证，则非本方所宜。"日人丹波元坚说："奔豚一证，多因寒水上冲，故治法不出降逆散寒。"

【医案选录】

案一　崔某，女，年50，自觉有一股气从两内踝沿阴股上冲，至少腹则腹胀，至心胸则心悸憋闷，头出冷汗，精神极度紧张，有死的恐怖感。不久，气往下行，诸证随之减轻，每日发作三、四次，兼见腰酸、白带较多。其人面色青黄不泽，舌胖质嫩，苔白而润，脉弦数无力。遂辨为心阳虚，火不旺，肾之阴气得以上犯之证。虽气从内踝上冲，也当属奔豚气。治用助心阳，伐阴降冲之法，药用桂枝15g，白芍9g，生姜9g，炙甘草6g，大枣七枚。另服"黑锡丹"6g。共服五怗而愈。(《伤寒论讲解》)

案二　湖北张某，为书店帮伙。一日延诊，云近日得异疾，时有气痛，自脐下少腹起，暂冲痛到心，顷之止，已而复作，夜间尤甚，请医不能治，已一月有奇。审视舌苔白滑，脉沉迟，即与桂枝加桂汤，一剂知，二剂愈。(《邃园医案》)

案三　周右，住浦东。初诊，气从少腹上冲心，一日四五度发，发则白津出，此作奔豚论。肉桂心一钱，川桂枝二钱，大白芍二钱，炙甘草三钱，生姜三片，大红枣八枚。

二诊，投桂枝加桂汤后，气上冲减为日三度发，白津之出亦渐稀，下泻矢气，此为邪之出路，佳。肉桂心一钱，川桂枝三钱，大白芍三钱，炙甘草三钱，生姜三片，大红枣十枚，厚朴五钱，半夏三钱。（《经方实验录》）

按：案一为刘渡舟医案，是证当属不典型之奔豚证，气从两内踝沿阴股上冲，方中加用黑锡丹旨在加强温肾散寒之用。案二、案三陈亦人《伤寒论译释》亦引用之，并按曰："《伤寒论》载奔豚证为伤寒用烧针法，针处被寒引起，上述两案（即案二、案三）均没有感寒病史，也未用过烧针方法，可见奔豚证并不一定见于外感病，更不一定由于烧针发汗，而是多见于内科杂病。再则原文只描绘奔豚的临床特征为气从少腹上冲心，并未提到腹痛，事实上往往兼有腹痛，而且乍作乍止，一日数次发作。前案（即案二）提到时有气痛自脐下少腹起，向上冲痛到心下，顷之止，堪补仲景原文之不足。并交代了舌苔白滑，脉沉迟，与次案（即案三）发则白津出（口流清水）均为寒性奔豚的辨证眼目，因而有助于辨证参考。只有确诊为寒证，才宜用桂枝加桂汤，如属热证，则非本方所宜。"

［南陈北刘有关论述］

刘渡舟：桂枝一药，辛甘而温。《神农本草经》言其"主上气咳逆、结气、喉痹、吐吸、利关节"，《本经疏证》则说"和营、通阳、利水、下气、行瘀、补中，为桂枝六大功效"。由此可归纳出桂枝长于降逆气、散结气、益中气。本方重用桂枝，一取其益中气，补心阳；二取其降逆气，治奔豚。苓桂术甘汤、苓桂甘枣汤用之，亦为此意。桃核承气汤则取其通阳开结，以散瘀热相结之气。临证用半夏厚朴汤治梅核气效不佳时，加用桂枝开结气，往往可提高疗效。至于桂枝甘草汤之用桂，

则专取其益中气、补心阳之功了。桂枝的这些功效，临证当仔细体会。(《伤寒论讲解》)

火逆下之，因烧针烦躁者，桂枝甘草龙骨牡蛎汤主之。(118)

桂枝甘草龙骨牡蛎汤方

桂枝一两（去皮）　　甘草二两（炙）　　牡蛎二两（熬）　龙骨二两

上四味，以水五升，煮取二升半，去滓，温服八合，日三服。

【提要】论心阳虚而烦躁的证治。

【解析】本条叙证太简，只据误治方法及烦躁一证，是很难判断其病机属性的，然据治以桂枝甘草龙骨牡蛎汤，即桂枝甘草汤加龙骨、牡蛎，以方药测证，其证当属心阳虚而致烦躁。本因误用火法治疗而致逆，又行攻下之法，一误再误，使心阳受损。尤其是用烧针劫汗，既可迫使汗液外泄而损伤心阳，更可使心神失养而不能潜敛于心，以致发生烦躁之证。既属心阳虚损，故亦当见有心下悸、欲得按等证。是证心阳虚而心神躁扰，治当以补益心阳、镇潜安神为法，方用桂枝甘草龙骨牡蛎汤。

亦有注家认为，火逆使阳亢于上，下之使阴陷于下，阴阳不能既济交通，故生烦躁。是说虽似有理，但却过于机械，要知仲景设误以御变，是以不必拘于误治，故刘渡舟说："临证不必拘于火逆，凡烦躁，或惊狂，辨证属心阳不足，心神浮越者皆可用之。"

【方解】桂枝甘草龙骨牡蛎汤是桂枝甘草汤加龙骨、牡蛎而成，桂枝、甘草补益心阳，龙骨、牡蛎镇潜安神。陈蔚说："取龙、牡……抑亢阳以下交于阴；取桂枝辛温之品，启阴气以上交于阳；最妙在甘草之多，资助中焦，使上下阴阳之气交通于中土，而烦躁自平也。"

【临床应用】《仲景方药古今应用》说："本方功能补助心阳，潜镇安神……本方证是以心阳不足，心神不敛为主要病机的病证。《伤寒论》说这是因为火逆烧针所致，证见烦躁不安，以及心悸，怔忡，胆怯易惊，夜不成寐，自汗等，其脉多数而无力。"并谓"本方为主可治疗心脏病、神经官能症、癫病、汗症等见有心阳不足，心神不敛之证者。"陈亦人在《伤寒论译释》中指出："本方应用范围：1. 心阳虚之心动过速或心律不齐。2. 心气虚之寐中遗尿。3. 心阳虚之烦躁不眠。"

【医案选录】丘某，男，北京轻工业学院二系学生。于1968年冬天患滑精病，轻者一周3~4次，重者几乎每天1次。腰酸，耳鸣，身困乏力，失眠，心悸，记忆力衰退，汗出如水洗，舌淡苔白，脉沉细。乃心阳虚证，应用桂枝甘草龙骨牡蛎汤加味：桂枝、甘草各9g，龙骨、牡蛎、金樱子、覆盆子各15g，水煎服。5剂后诸症减轻，滑精减至1周2次。又服5剂，滑精、烦躁止，汗亦减少，睡眠亦有好转。后服归脾丸以巩固疗效，诸症亦随滑精止而逐渐痊愈，追访2年未见复发。(《伤寒论医案集》)

按：滑精大多从肾论治，而本例用桂甘龙牡汤加味，治心而不治肾，是因为医生抓住了患者心悸、汗出如洗等心阳虚的特点。方中增用金樱子、覆盆子，是为了加强涩精止滑的作用。若患者有少腹拘急之症，则又须用《金匮》桂枝龙骨牡蛎汤治疗，所谓："夫失精家，少腹弦急，阴头寒，目眩，发落，脉极虚芤迟，清谷亡血失精。脉得诸芤动微紧，男子失精，女子梦交，桂枝龙骨牡蛎汤主之。"

[南陈北刘有关论述]

陈亦人：本方即桂枝甘草汤加龙、牡，旨在温复心阳，镇潜安神，故善治心阳虚之烦躁。如心神浮越，出现惊狂卧起不安，则宜本方再加蜀漆、姜、枣之和中涤痰。如心

阳虚而肾邪上凌，发作奔豚，则宜桂枝汤原方加重桂枝温心阳以泄肾邪。（《伤寒论译释》）

刘渡舟：此处所言烦躁，即前述112条救逆汤证"惊狂、卧起不安"之轻证，故仅用桂、甘、龙、牡四物以扶阳安神。若进而加重，出现"惊狂"，则当加入姜、枣之补，蜀漆之辛散涤痰，此即桂枝去芍药加蜀漆牡蛎龙骨救逆汤。二方证有微甚之别，当悉心体会。临证不必拘于火逆，凡烦躁，或惊狂，辨证属心阳不足，心神浮越者皆可用之。（《伤寒论讲解》）

太阳伤寒者，加温针⁽¹⁾必惊也。（119）

【注释】

（1）温针：即是烧针。

【提要】 论误用温针可导致惊惕的变证。

【解析】 温针属火法之一，误用火法治疗而致之变证即称之为火逆证。联系112条、118条，太阳伤寒，误用火法发汗，发汗太过，则可以损伤心阳，以致出现"亡阳，必惊狂，卧起不安"或"烦躁"等症。另外，陈亦人在《伤寒论求是》中指出："重在辨寒热虚实，不必过分拘于病名"，并指出："111条'太阳病中风，以火劫发汗，邪风被火热，血气流溢，失其常度，两阳相熏灼，其身发黄，阳盛则欲衄，阴虚小便难……'就是风热之邪，所以误火之后发生一系列阴虚火盛的危恶证候。143、144条的妇人中风，也应属于风热，所以一用刺期门，一用小柴胡汤。"是以这里的"太阳伤寒"也许可能属于热证，误火属以热治热，也可导致惊惕。是以陈亦人说："究竟属寒属热？还应结合其他脉、舌变化来综合判断。"

以上从110条至119条皆是讨论误用火法所致之变证，俗称火逆证。火逆证是误用火法治疗所导致变证的总称。火法治疗，简称"火疗"，是我国古代的一种物理疗法，在汉时颇为流行。只要用之得当，确有较好的疗效。倘若误施于其禁忌病证，必然导致各种变证，即"火逆"诸证。现今火疗方法虽用之不多，传统的火疗法虽已逐渐被淘汰，但新的类似于火疗法并不少见。如紫外线照射，以及用于治疗肿瘤的"热疗法"等，用之不当也会造成类似"火逆证"的变证，因此仍有学习火逆诸条的意义和价值。同时，在学习中要积极地扩大辨证思维，跳出条文之外，由此引申其义：凡是阴虚之体或是温热病患，切不可误用辛温燥热之药，否则伤阴动血也在所难免；诸条火逆证所表现的气血受伤、阴阳失调的病理变化及证候特点，如上见唾血、衄血，下见便血；血散脉中；阳郁于上不能下达，而见腰以下不得汗出必重而痹、足下恶风等，往往在临床许多疾病中可以见到。因此，研究并探讨这些具有临床意义的病理机制、证治法则，并以此为鉴，必然有助于提高我们辨证论治的水平。以上诸条除桂枝加桂汤证、桂枝甘草龙骨牡蛎汤证、桂枝去芍药加蜀漆牡蛎龙骨救逆汤证等条文论及治疗方药外，其余皆未论及方治，后世温病学中清营凉血及熄风诸法多可借鉴。

太阳病，当恶寒发热，今自汗出，反不恶寒发热，关上脉细数者，以医吐之过[1]也。一二日吐之者，腹中饥，口不能食。三四日吐之者，不喜糜粥，欲食冷食，朝食暮吐。以医吐之所致也，此为小逆[2]。（120）

【注释】

（1）过：过错，即误治。

（2）小逆：为误治引起尚不十分严重的变证。

【提要】论太阳病误吐，损伤脾胃所致变证的真假辨证。

【解析】太阳病，当见恶寒发热。今病人出现汗自出，反不恶寒发热，且见关上脉细数，这是因为误用吐法损伤脾胃所致。但脾胃的损伤则有轻重之别，在发病一二日病证轻浅时误吐，胃气损伤较轻，只见有腹中饥、口不能食的变证；在发病三四日病情日深时误吐，以致胃气大伤，出现"不喜糜粥，欲食冷食"的假热现象，而从"朝食暮吐"则知其真寒（脾胃阳虚）的本质。此"朝食暮吐"实为辨证的依据，仲景在《金匮要略》中指出："朝食暮吐，此为寒，当温之。"二种变化，仲景认为尚不十分严重，故称之为"小逆"。

[南陈北刘有关论述]

刘渡舟：吐逆一证，有寒热之分。一般说来，食入口即吐多属胃热，因火性急之故；朝食暮吐、暮食朝吐多属胃寒，因腐熟无权之故。临证以此可辨寒热之大略。（《伤寒论讲解》）

太阳病吐之，但太阳病当恶寒，今反不恶寒，不欲近衣，此为吐之内烦[1]也。（121）

【注释】

（1）内烦：由于正气损伤而烦自内生，不是因外邪所致，所以称为内烦。

【提要】论太阳病误吐致内烦的变证。

【解析】本条也是太阳病误吐的变证。上条是吐伤胃气，表虽解而出现假热现象。本条叙述的变证没有上条具体，仅提出反不恶寒，不欲近衣。不恶寒为表解，不欲近衣则有真热、假热之辨，究竟属于真热还是假热，应当结合口的渴不渴，脉的虚实，舌的燥润等加以辨析，才能得出正确的判断。

[南陈北刘有关论述]

陈亦人：各家对本证"内烦"机理的看法极不一致，由于原文未出方治，很难断定是非。我们认为这一变证的性质究竟如何，不能仅据一端就下结论，还须结合口之渴

与不渴，脉之属虚属实，舌之红绛、淡白等全部情况，才能决定。(《伤寒论讲解》)

病人脉数，数为热，当消谷引食⁽¹⁾，而反吐者，此以发汗，令阳气微，膈气虚，脉乃数也。数为客热⁽²⁾，不能消谷，以胃中虚冷，故吐也。(122)

【注释】

（1）消谷引食：消谷，指消化食物；引食，指要求进食。消谷引食，即是易饥多食。

（2）客热：此处指假热。

【提要】 据饮食情况辨数脉主热的真假。

【解析】 数脉主热，但有真假之辨，此结合饮食以辨之。病人因发汗不当而发生变证，变证的主要表现是脉数、呕吐。呕吐为胃气上逆，病在胃。脉数主热，然有真假之辨，若为胃热，则当易饥多食。今脉虽数而病人不能消谷，说明呕吐乃胃气虚、阳气弱之故，此之热则为假热，故谓"数为客热"。因误汗而致胃阳受伤，即"此以发汗，令阳气微，膈气虚"，故证属胃中虚冷。

此结合饮食辨脉数主胃热之真假：胃热脉数，必数而有力，且必见消谷引食；胃中虚冷之脉数，必数而无力，且不能消谷引食。此因虚而脉数，形似有热，实非真热，仲景明言"客热"，以示当辨寒热之真假。

[南陈北刘有关论述]

陈亦人：本条重点就是说明数脉并非都是热证，也有因于虚寒，寒热之辨，关键在于是否消谷引食。如果不能消谷引食，则可初步断定这一数脉不是主热，而是胃中虚冷，因此，又补充出呕吐作为旁证。当然，吐也有寒热之异，不应理解为决定依据。虚寒证的舌苔必白滑，口必不渴，或口干而不欲饮等，皆可作参考。本条未出方治，既然证属胃中虚冷，治法自不外乎温中和胃，如理中汤、吴

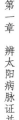

茱萸汤等，都可选用。(《伤寒论译释》)

太阳病，过经十余日，心下温温⁽¹⁾欲吐而胸中痛，大便反溏，腹微满，郁郁微烦，先此时自极吐下者，与调胃承气汤。若不尔者，不可与。但欲呕⁽²⁾，胸中痛，微溏者，此非柴胡证，以呕故知极吐下⁽³⁾也．（123）

【注释】（1）温温：温，音韵，通愠。温温，形容胸脘烦杂泛泛欲吐的感觉。

（2）但欲呕：这里的"呕"当作"吐"理解。陈亦人说："但欲呕，当是指欲吐而言，也可能是吐的笔误。"

（3）极吐下：即大吐大下。

【提要】论太阳病误用吐下之变证及治法，并论及其与柴胡证的鉴别。

【解析】本条论述三个问题。一是患病的日程与现有症状。太阳病经过十余日，说明太阳病已经过了两候还未痊愈，而现有的见症心下温温欲吐，胸中痛，大便反溏，腹微满，郁郁微烦等，既不是太阳病，也不是典型的阳明病或少阳病，很难作出确切的诊断。

二是突出询问曾用哪些治法，对于正确辨证的意义和作用。根据上述的许多症状，可能是因为治疗失当而产生的变证。如果在前阶段曾用过剧烈的吐下，则不难推知心下温温欲吐，胸中痛，是大吐所致；腹微满，郁郁微烦，乃大下所致。由于误用吐下，正气受损，邪热内陷，结于肠胃之间，欲泄越而不得泄越，所以才发生这一系列错综复杂、疑似难辨的证候。正气伤而邪实不去，因此治宜和胃泄热的调胃承气汤。如果没有用过大吐大下的方法治疗，则不一定是正伤邪结，也就不可用调胃承气汤。

三是补充说明以上症状是因极吐下所致，不可误认为是柴胡证。心下温温欲吐，胸中痛，大便微溏等证，和小柴胡汤证"心烦喜呕，胸胁苦满"，大柴胡汤证"呕不止，心下急，郁郁微烦"与"下利"等虽有相似之处，但这并不是柴胡证。从吐的情况可以判断出本证是由于大吐大下所致，吐下则易伤津液而使邪从燥化，非柴胡证可比，故断言"此非柴胡证"。

太阳病六七日，表证仍在，脉微而沉，反不结胸⁽¹⁾**，其人发狂者，以热在下焦，少腹当硬满，小便自利者，下血乃愈。所以然者，以太阳随经，瘀热在里**⁽²⁾**故也，抵当汤主之。(124)**

抵当汤方

水蛭熬　虻虫各三十个（去翅足，熬）　桃仁二十五个，（去皮尖）　大黄三两（酒洗）

上四味，以水五升，煮取三升，去滓，温服一升，不下更服。

【注释】

（1）结胸：证候名，指实邪结于胸膈脘腹的病证，以心下硬满疼痛为主证。

（2）太阳随经，瘀热在里：指太阳本经邪热，由表入里，蓄结于下焦血分的意思。

【提要】论蓄血重证的证治。

【解析】本条"抵当汤主之"当接在"下血乃愈"后，此为倒装文法。太阳病六七日，表证不解而仍在，是时当见浮脉，可反见脉微而沉，说明邪已入里。邪陷入里，最易发生结胸，但"反不结胸"则排除了结胸。然据发狂、少腹硬满、小便自利等症状，作出了"热在下焦"，"太阳随经，瘀热在里"的结论，指出是证病位在下焦（少腹），是表邪入里化热，与瘀血互结而发病。邪热与瘀血结于下焦，故见少腹硬满；瘀热上扰心神，故见发狂；血蓄于里，气血受阻，脉道沉滞，故脉见沉微。本条与106条桃核承气汤证相较，"如狂"而为"发狂"，"少腹急结"而为"少腹硬满",是知证情较 106 条桃核承气汤证重急。是时虽表证仍在,但因里证重急,亦当先治其里,以破血逐瘀为法,方用抵当汤。

本条在辨证上,一是据"反不结胸"排除了实邪结于上焦的结胸证;二是据"小便自利"排除了膀胱气化不利的蓄水证(五苓散证)。

【方解】抵当汤由水蛭、虻虫、桃仁、大黄四药组成。方中水蛭、虻虫直入血络,为破血逐瘀、散结消癥之峻药,二药相伍,破血之力尤峻;桃仁活血化瘀,滑利血脉;大黄泻热导瘀以推陈致新。四药相合,共为逐瘀泻热之峻剂。

抵当汤在临床上可广泛用于治疗气血瘀结的顽固病证,并不局限于太阳蓄血。本方为行瘀逐血的峻剂,药力猛于桃核承气汤,方中除桃仁、大黄以外,更有水蛭、虻虫,可以直入血络,行瘀破结。如患者体质不壮,必须慎用。如不得已而用之,应制小其剂,或酌予调养气血,以防血下太猛而致暴脱之险,方后注中"温服一升,不下更服",则示人"得下即停药,不必尽剂"。

【临床应用】《仲景方药古今应用》说:"本方可辨证治疗热病蓄血证、妇人闭经、痛经、精神分裂症、癫痫、狂犬病、血吸虫病、跌打损伤等病症。本方为攻逐瘀血之峻剂,体弱者慎用,孕妇禁用。"陈亦人在《伤寒论译释》中将其"应用范围"归纳为:"精神分裂症,脑血栓形成后遗症慢性前列腺炎,外伤性癫痫,子宫颈狭窄痛经;结核性输卵管炎、输卵管炎不通痛经,跌打损伤,瘀血凝滞之心腹满痛,周身浮肿、憋胀,健忘,血吸虫病脾大。"

【医案选录】

案一 某姓男子,少腹胀痛,小便清长,且目不识物。论证确为蓄血,而心窃疑之。乃姑投以桃核承气汤,服后片时,即下黑粪,而病证如故。再投二剂,加重其量,病又依然，心更惊奇。因思此证若非蓄血，服下药三剂，亦宜变成坏病。若果属是证，何以不见少差？此必药轻病重之故也。时门人章次公在侧，曰："与抵当汤何如？"余曰："考其证，非轻剂可瘳，乃决以抵当汤下之。"服后，黑粪挟宿血齐下，更进一剂，病者即能伏榻静卧，腹胀平，痛亦安。知药已中病，仍以前方减轻其量，计虻虫二钱，水蛭钱半，桃仁五钱，川军五钱。后复减其虻虫、水蛭各四分，桃仁、川军各钱半。由章次公调理而愈。后更询诸病者，盖尝因劳力负重，致血凝而成蓄血证也。（《经方实验录》）

案二　魏姓女，三十岁。既往因患精神分裂症而住院，经电休克和胰岛素等治疗，证情有所缓解。但自觉头部发紧，犹如有道铁箍，记忆力严重衰退，经期少腹疼痛。观其双目呆滞，表情淡漠，舌质略暗，舌苔略腻，脉沉滑。遂据《内经》瘀血在下，使人发狂；瘀血在上，使人善忘的理论，诊为瘀血证。用本方（抵当汤）加味治疗，方为：桃仁12g，生大黄10g，炒水蛭6g，炒虻虫6g，柴胡10g，半夏10g。服二剂后稍见泻下，证有所减。复诊用桃仁12g，大黄、丹皮各10g，茯苓24g，桂枝、赤芍、蒲黄、五灵脂各6g，二剂后泻下臭秽之物甚多，头紧如箍之感顿时松解，表情转活跃，善忘证也大有好转。再拟桃核承气汤加菖蒲、郁金以巩固疗效。（《伤寒论讲解》）

按：抵当汤是攻逐瘀血之峻剂，历代医家用之都非常谨慎，案一虽确诊蓄血，而不敢径用抵当汤治疗，亦是慎重之举。患者少腹胀痛而小便清长，是病在血分的明证。又目不识物，是神志改变的一种，与喜忘相似，故病属蓄血。经用桃核承气汤后，虽然病证未得改善，但至少说明了前面的诊断没有错，所以为进一步的治疗奠定了基础，最后用抵当汤使病证获愈。案二为精神分裂症，与论中

"发狂"相一致，故能取得满意疗效。

太阳病，身黄，脉沉结，小腹硬，小便不利者，为无血[1]也。小便自利，其人如狂者，血证谛[2]也，抵当汤主之。（125）

【注释】

（1）无血：指无血证，此处指无瘀血。

（2）谛：证据确凿的意思。

【提要】论蓄血发黄的证治。

【解析】本条脉证与上条大致相同，少腹硬满，小便自利，如狂，脉沉结，都是邪热与瘀血结于下焦的表现。由于瘀血停滞，营气不能正常敷布，有时会出现皮肤发黄，因此更提出蓄血发黄，作为上条证候的补充。这种发黄不同于湿热郁蒸发黄，湿热发黄多小便不利。蓄血发黄，气分无病，膀胱气化如常，则小便自利。这是蓄血发黄与湿热发黄的鉴别要点之一，再结合如狂的精神症状，就可确诊为蓄血证，所以说"血证谛也"，故治以破血逐瘀的抵当汤。

伤寒有热，少腹满，应小便不利，今反利者，为有血也。当下之，不可余药[1]，宜抵当丸。（126）

抵当丸方

水蛭二十个（熬）　虻虫二十个（去翅足，熬）　桃仁二十五个（去皮尖）　大黄三两

上四味，捣分四丸，以水一升，煮一丸，取七合服之。晬时[2]当下血，血不下者更服。

【注释】

（1）不可余药：有两种解释，一为不可用其他药物；一为连药滓一并服下。方后煎服法中明言"以水一升，煮一丸，取七合服之"，故当以前者为是。

（2）晬时：一日一夜 24 小时为晬时，也叫周时。

【提要】 论蓄血缓证的证治。

【解析】 本条的辨证关键在于少腹满及小便自利，据以断为下焦蓄血证，即所谓"为有血也"。但无如狂或发狂之症，说明证势尚不太急，所以改抵当汤为丸剂以缓攻之。这种丸剂不是以水送服，仍是用水煎服，也就是所谓的"煮丸"，实际上仍是汤剂，只是取其量小便于掌握。

至于"伤寒有热"，不能简单地理解为太阳表证发热，如果是太阳表证发热，说明表未解，里证并不太急时就应先解表，表解始可攻里。因为里有瘀血也可能导致发热。

至于"少腹满，应小便不利，今反利者"的笔法，旨在与水蓄下焦的五苓散相鉴别。从小便通利，即可除外应有小便不利的蓄水证（五苓散证），从而使蓄血证的诊断更为明确。

关于"不可余药"，陈亦人在《伤寒论译释》中指出："有些注家解释不可余药为'煮而连滓服之'，纯出于附会，实未免蛇足。因此，应以不可用其他药的解释为是。或者以方后未注明去滓为理由，果然是这样，那么，不可余药当载于方后服法中，而不应出于宜抵当丸之前。况且以丸剂煮服，还有大陷胸丸也是取如弹丸一枚煮服，并无不可余药的交代，由此可见丸剂煮服，是仲景一种特殊的给药方法。"

【方解】 本方药物与抵当汤完全相同，仅是剂量减少，特别是水蛭、虻虫的服用量只是汤剂的二分之一（汤剂为三十个，煮取三升，每服一升，丸剂为二十个，捣分四丸，每煮服一丸），以取缓攻之意。

【临床应用】《伤寒论临床学习参考》说："抵当丸所治病证以有形积聚及病程长为特点。该方有软化消除瘀血肿块的作用，治疗癥瘕积聚，如血吸虫性肝硬化、炎性包块等。"陈亦人在《伤寒论译释》中将其"应用范围"归纳为："1. 治肝有死血。2. 治瘀血发热作渴，心腹急痛，或腹中作痛。3. 治产后恶露不尽，凝结成块。可于再娠分娩后用此方，不过十日，其块尽消。"

【医案选录】 常熟鹿苑钱伯钦之妻，经停九月，腹中有块攻痛，自知非孕。医予三棱、莪术多剂未应，当予抵当丸三钱，开水送下。入夜，病者在床上反复爬行，腹痛不堪，天将旦，随大便下污物甚多，其色黄白红夹杂不一，痛乃大除。次日复诊，予加味四物汤调理而愈。（《经方实验录》）

按：本案腹部攻痛，且摸之肿块有形，加之停经九月，病为瘀血无疑，病深而势缓，不可以汤剂"荡涤"，而适用丸剂缓攻。用抵当丸后，病人腹痛不堪，非药不对症，而是血块开始开散的先兆，故有"药不瞑眩，厥疾勿瘳"之说。这种药物起效的反应，多见于病久邪深的患者。三棱、莪术虽亦为活血破血之品，但总不如虻虫、水蛭擅长搜剔，此所谓"药有专功"是也。另外，此案属妇人杂病癥瘕之类，用抵当丸而取效，可见抵当之用，决非仅限于外感病，也决非三棱、莪术等所能替代，由此更可证明"不可余药"的实践意义。

[南陈北刘有关论述]

刘渡舟：抵当丸是化瘀消癥之剂。凡瘀热互结，病势和缓者，则可使用。有报道说用其治疗子宫肌瘤有效。可见其消癥化瘀之力足以化有形之瘀血。（《伤寒论讲解》）

太阳病，小便利者，以饮水多，必心下悸[1]。小便少者，必苦里急[2]也。（127）

【注释】

（1）心下悸：指胃脘部动筑不宁。

（2）苦里急：指小腹部有胀满急迫不舒之苦。

【提要】 再论水停中焦与水停下焦的鉴别要点。

【解析】本条首先指出水气的病因是在太阳病过程中"以饮水多"所致，但水气停蓄的部位不同则有不同的临床表现。若水停于胃，则会出现胃脘部悸动不宁之证，是脾胃运化水湿功能失健所致，但其膀胱气化功能正常，故其小便利（正常）；若水停下焦，因膀胱的气化不利所致，故其小便少，水停下焦，故小腹部有胀满急迫不舒之苦。

综上所述，水停中焦者以口不渴、心下悸、小便利为特点，治以温胃散水，方用茯苓甘草汤；水停下焦者以口渴、苦里急、小便不利（小便少）为特点，治以温阳化气利水，方用五苓散。

[南陈北刘有关论述]

刘渡舟：此言患太阳病期间，在脾胃腐熟、运化功能低下的情况下，如饮水过多，不及转化，即可导致中焦停水。水停中焦，胃阳与水邪相搏，则见"心下悸"。治当参72条"伤寒，汗出而渴者，五苓散主之；不渴者，茯苓甘草汤主之"，用茯苓甘草汤温胃化饮。水停中焦，无干膀胱气化，故小便利。"小便少者，必苦里急也"，乃言太阳蓄水，因膀胱气化不利，故见小便少。由此可见，太阳蓄水之"小便不利"，实指小便少而言，并非指小便时尿道涩痛，排尿不畅。因水蓄膀胱，下焦气化不畅，故少腹必苦里急，即少腹有急迫不适之感，从而又补充了太阳蓄水的少腹症状。（《伤寒论讲解》）

问曰：病有结胸，有脏结[1]，其状何如？答曰：按之痛，寸脉浮，关脉沉，名曰结胸也。(128)

【注释】

（1）脏结：证候名，其证与结胸相似，但病变性质不同，多为脏气虚衰，阴寒凝结的一种病证。

【提要】论结胸证的证候特点。

【解析】本条采用问答形式，讨论结胸、脏结两种证

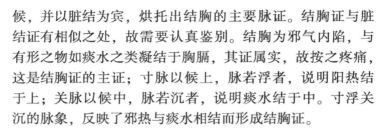

候，并以脏结为宾，烘托出结胸的主要脉证。结胸证与脏结证有相似之处，故需要认真鉴别。结胸为邪气内陷，与有形之物如痰水之类凝结于胸膈，其证属实，故按之疼痛，这是结胸证的主证；寸脉以候上，脉若浮者，说明阳热结于上；关脉以候中，脉若沉者，说明痰水结于中。寸浮关沉的脉象，反映了邪热与痰水相结而形成结胸证。

何谓脏结？答曰：如结胸状，饮食如故，时时下利，寸脉浮，关脉小细沉紧，名曰脏结。舌上白胎滑[1]**者，难治。（129）**

【注释】

（1）舌上白胎滑：就是舌上白滑苔。

【提要】论脏结的主要脉证和预后。

【解析】本条承接 128 条，以与结胸证作比较鉴别。脏结"如结胸状"，即在证候上也可见有"心下硬满，其则连及少腹疼痛"等证，与结胸证有类似之处。但因其由脏气虚寒气血凝滞所致，故又与结胸证不同。脏结是邪结在脏，胃腑无实邪阻滞，受纳尚可，故"饮食如故"。但因脏气虚寒而寒邪内结，阳虚不运，水谷不别，所以"时时下利"，不若结胸证实邪内结以致腑气不通而可见有不能食、不大便等证。脏结证虽也可以见有寸脉浮，关脉沉紧，似与结胸证同，但其关部脉兼见小细，此又与结胸证大不相同。脉见小细，主气血两虚，诸虚劳损。脏结见寸脉浮，关脉小细沉紧，说明其病属脏气虚衰、寒邪内结，为虚实错杂之证。舌苔见白而滑者，是脏结病阳气虚衰而阴寒凝结不化之象。寒结之实，非攻不去，脏气之虚，又不耐攻伐，故云"难治"。

[南陈北刘有关论述]

刘渡舟：本条但言脏结"饮食如故，时时下利，舌上白苔滑"，并未指出结胸之不能食，大便秘，舌苔黄燥等证。这是仲景省文笔法，若细心体会，自可于无字处寻索出言外之意。

所言脏结"饮食如故"，亦须活看。此处指阴寒内盛之人平素的饮食情况，并非指一般健康人的饮食情况。脏结虽胃腑无病，但因其脏气虚寒，必影响于胃，往往引起胃纳的变化，能食与否，需要根据具体情况而定，不可拘泥句下。

所言脏结"舌上白苔滑者，难治"，但难治并不等于不治，临证时犹可用温化寒结之方，如理中汤加枳实之类。（《伤寒论讲解》）

脏结无阳证[1]**，不往来寒热，其人反静，舌上胎滑者，不可攻也。（130）**

【注释】

（1）无阳证：指不见发热、心烦、口渴、脉浮等阳热之证。

【提要】 论脏结之寒证禁用攻下。

【解析】 "脏结无阳证"则说明其证不属阳证而属于阴证。"不往来寒热"则说明虽可见胸胁硬满疼痛，似少阳而实非少阳。其人不烦躁而反静，口不燥渴而舌上苔滑，则进一步说明不仅表无热而里亦无热。既然邪不在三阳而里又无热实，说明脏结病不在六腑而在五脏，属于脏气虚衰而阴寒凝结之证，脏虚而寒不耐攻伐，故曰"不可攻也"。

本证对脏结证只言"不可攻也"，但未出治法。柯韵伯谓"理中、四逆辈温之，尚有可生之义"，可供参考。

病发于阳，而反下之，热入因作结胸；病发于阴，而反下之，因作痞[1]**也。所以成结胸者，以下之太早故也。结胸者，项亦强，如柔痉**[2]**状，下之则和，宜大陷胸丸。（131）**

大陷胸丸方

大黄半斤　葶苈子半升（熬）　芒硝半升　杏仁半升

（去皮尖，熬黑）

上四味，捣筛二味，内杏仁、芒硝，合研如脂，和散，取如弹丸一枚，别捣甘遂末一钱匕，白蜜二合，水二升，煮取一升，温顿服之，一宿乃下，如不下，更服，取下为效，禁如药法。

【注释】

（1）痞：徐灵胎说："痞有二义，痞结成形之痞是病，胸膈痞满是证。痞结之痞，即积聚之类；痞满之痞，不拘何病，皆有此证。"此处之痞是证候名，主要症状是胃脘痞塞不舒，按之不痛。

（2）柔痓：痓，今通作痉，属于痉病的一种。痉是以颈项强，角弓反张为主证的疾病，其证若见汗出者，则为柔痉。

【提要】 论结胸证与痞证的成因及大陷胸丸证的证治。

【解析】 本条论述两个问题，一是论述结胸证与痞证的成因，二是论述大陷胸丸证的证治。

从"病发于阳"至"以下之太早故也"，论述结胸证与痞证的成因。这里所论结胸与痞证的成因皆归咎于误下，因误下而使邪气内陷而成。但关键是阴、阳二字，有从表、里作释者，谓表证误下则成结胸，即所谓有"病发于阳，而反下之，热入因作结胸"；里证误下则成痞证，即所谓"病发于阴，而反下之，因作痞"。综观仲景之文，并非如此，表证误下亦有成痞者，如151条"脉浮而紧，而复下之，紧反入里，则作痞"就是表证误下成痞之例，可见从表、里作释似有不妥。此之阴阳当从有形、无形作释，有形为阳，无形为阴。表证误下，若病人素有痰水内停，内陷之邪与痰水相结，结于胸胁而成结胸证；表证误下之后，若病人素无痰水内蓄，邪气内陷，无痰水与之相结，只是气机痞塞，则谓之痞证。但在临床上，结胸与痞证并非皆由误下所致，也有因病情发展而致。

从"结胸者"至"宜大陷胸丸"，论述大陷胸丸证的证治。此既言结胸，必见胸膈或心下硬痛等证。因水热互结，病位偏上，津液凝聚而经脉失于滋润，故见颈项强急，俯仰不能自如；热迫津液外泄，故见汗出，或头汗出，其形"如柔痉状"。证属热与水结胸膈，病位偏上，虽仍以泻热逐水散结为治法，但据《内经》"病在上，治以缓"，故改汤为丸，即大陷胸丸。并在服用时，以蜜、水煮丸，足可见缓攻之意。

【方解】大陷胸丸组成是在大陷胸汤基础上加葶苈子、杏仁而成。大黄、芒硝泻热破结以荡实邪；甘遂峻逐水饮，破其结滞；葶苈、杏仁泻肺导滞，以驱在上之水结。

本方虽为峻下逐水之剂，但变汤为丸，又制小其服，并有白蜜甘缓，故变峻泻为缓攻。这种峻药缓用之法，实有以攻为和之意。

【临床应用】《伤寒论方解》说："凡喘息咳逆，肩背牵引疼痛，胸胁痞闷结痛，口粘，鼻流清涕，胸胁以上有撑胀感，其则有形成鸠胸龟背倾向者，本方主之。"刘渡舟在《伤寒论讲解》中说："大陷胸丸证，水热结于高位，除'结胸者，项亦强，如柔痉状'外，从所用葶苈、杏仁等药物推断，当有肺气不利等证。因而可将大陷胸丸主治证综述如下：胸胁及心下硬满疼痛，短气喘促，颈项不柔和，俯仰不自如，汗自出，舌苔黄腻，寸脉浮滑数。"《伤寒论临床学习参考》认为本方可用于"小儿喘息型支气管炎、绞窄性膈疝"。

【医案选录】罗某，素有茶癖，每日把壶长饮，习以为常。身体硕胖，面目光亮，每以身健而自豪。冬季感受风寒后，自服青宁丸与救苦丹，病不效而胸中硬痛，呼吸不利，项痛拘急，俯仰为难。经人介绍，乃请余诊。其脉弦而有力，舌苔白厚而腻。辨为伏饮踞于胸膈，而风寒之邪又化热入里，热与水结于上，乃大陷胸丸证。为疏：大黄9g，芒硝6g，葶苈子9g，杏仁9g，水二碗，蜜半碗，煎成多半碗，后下甘遂末1g。服1剂，大便泻下两次，而胸中顿爽。又服1剂，泻下四次，从此病告愈，而饮茶之嗜亦淡。(《新编伤寒论类方》)

按：患者体质壮实，大量饮茶，已伏停饮之变，再与外感风寒，化热入里，与停饮相结，阻滞气机，故而胸中结痛，呼吸不利，项强不能自如。用大陷胸丸治疗，水饮热结祛除，腑气通，浊气降，则气机通畅，诸症尽解。改大陷胸丸为汤剂，是变通之法。

[南陈北刘有关论述]

刘渡舟：本条因有"项亦强，如柔痉状"，故断为邪居高位。经云：在上者，治以缓，才引出兑蜜煮丸之法。与大陷胸汤相较，则丸缓而汤峻。可见仲景匠心独运，峻缓有制，称医方之祖，并不为过。(《伤寒论讲解》)

结胸证，其脉浮大者，不可下，下之则死。(132)

【提要】 论结胸证脉浮大者禁用下法。

【解析】 结胸证脉见浮大，浮为表未全入里，大主里尚未成实。此时虽有心下硬满疼痛，也不可妄用大陷胸汤攻下。若误下之，必伤里气，反引邪入里，正气先衰，邪气复结，正虚邪实，攻补两难，预后不佳。若结胸证脉见浮大无力，则更属正虚邪实之候。不顾正虚而妄下，则会使正气亡脱，故曰"不可下，下之死"。

此条示人，大陷胸汤、丸为峻下之剂，使用时当慎重，尤对脉证不符者，决不能贸然用之，否则会致严重后果。

结胸证悉具[1]，烦躁者亦死。(133)

【注释】

（1）悉具：指主证全备。

【提要】 论结胸证预后。

【解析】 "结胸证悉具"，是指心下痛，按之石硬，脉沉紧等结胸主证已全具备，反映了水热胶结，邪气盛实，病情极为重笃。是时若再见烦躁加重而躁扰不宁，表现正不胜邪，邪盛正虚，真气散乱，预后不良。因本条是承接上条"下之则死"之后，故云"亦死"。尤在泾说："伤寒邪欲入而烦躁者，正气与邪争也；邪既结而烦躁者，正气不能胜而将欲散乱也。"指出了本条烦躁与134条烦躁的区别。

以上两条（132、133），就其内容来讲，均为论结胸证预后，但若能前后联系对比，则其义更深。前者脉见浮大，不应下而妄下，以致至死；后者当下而失下，以致结胸证悉具而又增烦躁，失去了救治的良机。虽一为误治，一为失治，但所造成的严重后果是相同的。由此可知，治疗疾病，不仅要密切观察病情变化，而且一定要抓住治疗时机，只有这样，才能取得满意的疗效而不致贻误病机。

[南陈北刘有关论述]

陈亦人：结胸证悉具，虽不见烦躁，已属危殆，若又加烦躁，危险自不待言。烦躁一证，在初病时为正气御邪之征，医者因其势而利导之，则邪去正安而病愈；如见于久病或正虚之时，则为神明受扰之象，故多恶候。（《伤寒论译释》）

太阳病，脉浮而动数，浮则为风，数则为热，动则为痛，数则为虚。头痛发热，微盗汗出，而反恶寒者，表未解也。医反下之，动数变迟，膈内拒痛。胃中空虚，客气⁽¹⁾动膈，短气躁烦，心中懊憹，阳气⁽²⁾内陷，心下因硬，则为结胸，大陷胸汤主之。若不结胸，但头汗出，余处无汗，剂颈而还，小便不利，身必发黄。（134）

大陷胸汤方

大黄六两（去皮）　　芒硝一升　　甘遂一钱匕

上三味，以水六升，先煮大黄，取二升，去滓，内芒硝，煮一两沸，内甘遂末，温服一升，得快利，止后服。

【注释】

（1）客气：就是邪气，因从外来，故叫客气。

（2）阳气：这里指表邪、热邪而言，不是指正气。

【提要】论表证误下而致结胸和发黄的证治。

【解析】本条分三段解析。

第一段，从"太阳病"至"表未解也"，从脉证分析而知表未解。"脉浮而动数"就是脉浮而躁动数急，是太阳病外邪未解、邪欲化热的表现。文中"浮则为风，数则为热"，是以脉象来释病证。浮为邪在表，数则主热，身体发热；邪盛于表，当有头身疼痛，故谓"动则为痛"。动数相合，即脉来数急躁动，说明病证有内传之势。所谓"数则为虚"是对"数则为热"的注释，虚非虚实之虚，乃是指此热为无形之热。脉浮、发热、头身疼痛，属于表证，而"微盗汗出"则反映在表之邪热较甚，有内传入里的趋势。如果邪全传里，则恶寒当罢，现仍见恶寒，说明表证仍在，故谓"表未解也"。此"反恶寒者"用一"反"字，以突出恶寒是辨证的关键。

第二段，从"医反下之"至"大陷胸汤主之"，论误下后形成大结胸汤证的证治。既然表未解，其治疗一般来说则不可攻下，这是治疗的原则。不当下而下，故曰"反"，误下则使邪热内陷而成结胸证；邪陷热结，所以动数之脉变为迟脉；误下损伤胃气，致胃中空虚，热邪动膈，故膈内拒痛，热邪内陷与水邪相结，心下因而硬满疼痛，成为结胸。邪结热扰，故烦躁而至懊憹。结胸证因热与水结，故治以泻热逐水破结，方用大陷胸汤。

第三段，从"若不结胸"至"身必发黄"论误下之后也可能形成发黄的变证。误下虽可形成结胸，但也有不成结胸而成发黄者，则是另一种病变机转，说明同一误下，可以形成不同的变证，要在据证而辨。结胸证必有心下硬满疼痛之症，如果没有这些结胸证的症状，而出现"但头汗出，余处无汗，剂颈而还，小便不利"之症，无汗则热不得外越，小便不利则湿不得下泄，湿热蕴蒸，则会发生发黄的变证，故谓"身必发黄"。是证的治疗则当以清热利湿退黄为法，阳明病篇对湿热发黄的证治有具体论述。

【方解】 大陷胸汤由大黄、芒硝、甘遂三药组成，大黄泻热荡实，芒硝软坚散结，虽硝、黄同用，但建功全在甘遂，甘遂苦寒，为泄水逐饮之峻药。三药合用，共奏泻热逐水破结之功。因甘遂有毒，泻下峻猛，故应中病即止，不可过服，故方后注云"得快利，止后服"，此亦符合仲景"保胃气"的宗旨。

【临床应用】《实用经方集成》说："大陷胸汤在现代临床方面，多用于治疗急性肠梗阻、急性腹膜炎、上消化道穿孔、胆道感染、急性胰腺炎及急性出血、坏死性胰腺炎等急腹症。"

【医案选录】 李某，男，18岁，学生。主诉：晚饭后2小时突然上腹剧痛，为持续性，不放射，伴恶心，呕吐食物1次，约100ml，无寒热。有胃痛史3年，经常发作。近1周来发作频繁，每于饥饿及进食后引起上腹作痛，经治疗无效。

体检：体温37℃，脉搏84次/分，血压17.3/10.7kPa。舌红苔黄，脉弦滑，呻吟不已，屈曲卧位。心肺正常。腹平，腹式呼吸消失，全腹均有明显肌紧张，上腹部有明显压痛及反跳痛，肝脾触诊不满意。肝浊音界消失，移动性浊音（－）。肠鸣音弱。

实验室检查：白细胞 13×10^9/L，中性0.94，腹腔穿刺为粘稠黄色脓性液体（15ml），反应呈碱性，镜检见脓球满视野，红细胞122/HP，X线检查：右膈下有游离气体。西医诊断十二指肠球部溃疡并发穿孔，弥漫性腹膜炎。中医辨证：水热互结，证属结胸。

治疗经过：给予禁食、胃肠减压、输液、针刺止痛等治疗。全腹痛减轻，但满腹肌紧张，压痛反跳痛不减，肠鸣音未恢复。舌苔黄腻。予生甘遂面0.9g，大黄0.6g，芒硝0.3g。1日2次，水煎服。药后，稀便4次，腹痛减轻，腹膜炎体征消失，体温渐退，再服上药1次，逐渐恢复。（急腹症通讯，1997，1：7）

按：本例因十二指肠溃疡穿孔并发腹膜炎，未手术治疗，患者全腹肌紧张，压痛及反跳痛，与水热互结之"心下至少腹硬满而痛不近"相符，所以用大陷胸痛口服取效。从此案中可以看到中医在治疗急症方面，有其独到之处，要在胆大心细，辨证准确，用药得当。另外，本案甘遂是入煎而未服末，根据《经方实验录》姜佐景介绍："至吾师之用本方，病者常将三药同煎，不分先后，亦不用末，服后每致呕吐痰涎，继而腹中作痛，痛甚乃大便下，于是上下之邪交去，而病可愈。窃按甘遂用末和服，其力十倍于同量煎服，吾师常用制甘遂钱半同煎，以治本证。若改为末，量当大减，切在切要。"可见，甘遂与他药同煎，较服末安全。

[南陈北刘有关论述]

刘渡舟：根据临证观察，甘遂研末冲服往往因苦寒而易伤脾胃。为此，湖北中医学院附属医院经反复研究、试验，成功地找到了一种安全而有效的服用方法，即将甘遂末装入胶囊中，在5%福尔马林中浸泡8－15分钟，使之变成肠溶胶囊。这样既有效地发挥甘遂的泻水逐饮攻下作用，又避免了伤胃耗气的弊病，这一经验值得推广。（《伤寒论

讲解》)

伤寒六七日，结胸热实[(1)]**，脉沉而紧，心下痛，按之石硬**[(2)]**者，大陷胸汤主之。（135）**

【注释】

（1）结胸热实：是指结胸证的性质属热、属实，与寒实结胸证不同。

（2）石硬：形容胃脘部肌肉紧张特甚。

【提要】论原发的大结胸证。

【解析】表证误下可以导致结胸的变证，但结胸证的形成并非皆因误下。本条即是论述未经误下而形成的热实结胸证。病人素有水饮内停，表邪入里化热与之相结，也能形成结胸证。"结胸"是指病位，说明胸腹部有硬满疼痛之表现；"热实"是指病性属热、属实。沉脉主里而又主水，紧脉为邪实而又主痛，脉沉而紧说明水饮内结而见疼痛之证，此为结胸热实的典型脉象。水热互结于胸膈，气血阻滞不通，故见心下痛，按之石硬。脉沉紧、心下痛、按之石硬是热实结胸的典型脉证，故治以大陷胸汤泻热逐水破结。

[南陈北刘有关论述]

刘渡舟：结胸之脉，第128条言"寸脉浮，关脉沉"，第134条云"脉浮而动数……医反下之，动数变迟"，本条言"脉沉而紧"，可见沉为结胸必见之脉。前两条是表邪误下之后，邪气大部内陷，仍有少量表邪残留于表，故脉多浮；本条未经误下，由于邪盛化热内传，表邪已不存在，所以脉不见浮。

又：本条所云"脉沉而紧，心下痛，按之石硬"，概括称之为"结胸三证"，犹如"麻黄八证"一样，是临床辨证的要点。

又："按之石硬"乃由腹诊而知。按，即触按，切按，多用于腹部疾患的诊查，这是仲景常用的诊查手段，也是祖国医学传统的诊法之一，我们应该全面继承腹诊之法，并使之发扬光大。(《伤寒论讲解》)

伤寒十余日，热结在里，复往来寒热者，与大柴胡汤。但结胸，无大热⁽¹⁾者，此为水结在胸胁也，但头微汗出者，大陷胸汤主之。(136)

【注释】

(1) 无大热：指邪热入里，表无大热。

【提要】论大陷胸汤证与大柴胡汤证的鉴别。

【解析】伤寒十余日，热结在里，说明表邪已化热入里，且必有大便不通之证，是时同时兼有往来寒热，则说明是证是阳明与少阳同病，治当和解兼以攻下，故曰"与大柴胡汤"。如果只有心下硬满疼痛的结胸证，而无往来寒热或大热，只是头微汗出，则可排除阳明、少阳之证，此为水热互结于胸胁所致，故谓"此为水结在胸胁也"，其治自当与大陷胸汤主之。

综上以观，大柴胡汤证和大陷胸汤证都可能有大便不通之证，但大柴胡汤证之热型为往来寒热，而大陷胸证则无往来寒热，同时也非阳阳大热可比，故谓"无大热"；大柴胡汤证也可见到胸胁苦满或痛之证，但决非大陷胸汤证心下硬满疼痛，按之石硬者可比；大柴胡汤证兼有阳明热实，往往汗出较多，但大陷胸汤证为水热互结，邪热被遏而不能透达，故仅见头微汗出而周身无汗。据此可作为大柴胡汤证和大结胸汤证的鉴别要点。

[南陈北刘有关论述]

刘渡舟：第131条说"热入因作结胸"，本条说"此为水结在胸胁也"，合起来看，热入与水结在胸胁，正是结胸病的成因，正如柯韵伯《伤寒论注》所说："上条言热入是结胸之因，此条言水结是结胸之本，互相发明结胸病源。"

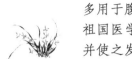

(《伤寒论讲解》)

《伤寒论译释》列有大陷胸汤证与大柴胡汤证鉴别表，现录之以供参考。

表3　　　　　　大陷胸汤证与大柴胡汤证鉴别表

大陷胸汤证	大柴胡汤证
心下硬满疼痛	心中痞硬，呕吐下利
外无大热，但头微汗出	往来寒热
水结胸胁，水热郁蒸	阳明热实，外兼少阳
逐水荡实	和解攻里

太阳病，重发汗而复下之，不大便五六日，舌上燥而渴，日晡所小有潮热，从心下至少腹硬满而痛，不可近者，大陷胸汤主之。(137)

【提要】论大结胸证重证与阳明腑实证的鉴别。

【解析】太阳病发汗，本为正治之法，但宜中病即止。若重发汗，必伤津液；复加攻下而使邪热内陷。津伤胃燥，而邪热又与水饮互结于胸膈，致使津液不能布达于上，则见舌燥口渴；实热内结，腑气不通，故五六日不大便。燥热已累及阳明，故可见日晡所潮热，但因有水热互结，故仅为"小有潮热"，且不伴见阳明燥热腑实之谵语等症。水热之邪弥漫胸腹，泛溢上下，是以"从心下至少腹硬满而痛不可近"。是证一则是范围大，已不局限于胸膈；二则是症重，"痛不可近"，可谓是结胸之重证。其治疗仍当泻热逐水散结，仍与大陷胸汤主之。

本条所述之大结胸证，病变范围广泛，且病势重笃，其证与阳明病腑实之证有类似之处，但又有严格区别。从病因病机上讲：重发汗而复下之，邪热内陷，津伤化燥者，转属阳明；热入与水结者，则成结胸。阳明热实在肠，结

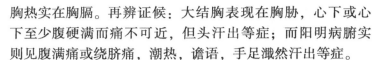

胸热实在胸膈。再辨证候：大结胸表现在胸胁，心下或心下至少腹硬满而痛不可近，但头汗出等症；而阳明病腑实则见腹满痛或绕脐痛，潮热，谵语，手足濈然汗出等症。

【医案选录】 李某，女，15岁，大连人。发热头痛，周身不适，五六日后突发上腹部疼痛拒按，每到下午则发热更甚，某医院诊为急性腹膜炎，其后转为中医治疗。切其脉紧而有力，舌苔黄厚，大便已七日未解，小便色红而少，不欲饮食，时发谵语，周身大热，腹肌板硬疼痛拒按。

此证从不大便、谵语、潮热分析，应属阳明燥热成实的大承气汤证。然从腹部泛发性疼痛而硬，与舌苔黄厚不燥分析，则又是热邪内陷，同水饮相结之大陷胸证。观其脉紧，心下痛，按之石硬为大结胸三症俱备，故治当急下。

大黄二钱，芒硝二钱，冬瓜子五钱，生苡米五钱，甘遂末三分（另包）。令先煮大黄，汤成去滓，内入芒硝，火上一沸，再下甘遂末和匀，嘱分两次服。初服约一时许，大便泻下，但不甚快，又将第二服分其半与之。服后不久，大便畅通，水与大便齐下，约半痰盂多，患女身热腹痛顿消，腹肌变软，胃纳亦可，乃令糜粥自养。（《伤寒论讲解》）

按：此案为类似阳明腑实之大承气汤证，刘渡舟分析至当，用大陷胸汤加味治之而获效，足证仲景之论对临床的指导意义。

[南陈北刘有关论述]

刘渡舟：太阳误下，邪气入里化热，如体内素有痰水，热与水结则成结胸；如体内本无水饮，则多因津伤胃燥而转为阳明腑实。可见证候的变化和内在因素密切相关。结胸热实，又伴见阳明燥结之实证者，临证不少见，选大陷胸汤泄热逐水破结兼以通腑泻实，最是上策。（《伤寒论讲解》）

小结胸病，正在心下，按之则痛，脉浮滑者，小陷胸汤主之。（138）

小陷胸汤方

黄连一两　半夏半升（洗）　栝蒌实大者一枚

上三味，以水六升，先煮栝蒌，取三升，去滓，内诸药，煮取二升，去滓，分温三服。

【提要】论小结胸的证治。

【解析】小结胸证与大结胸证相对而言，一是病变范围局限，即所谓"正在心下"，也就是胃脘部位；二是病情轻，"按之则痛"，也就是说不按不痛。不若大结胸证"甚则从心下至少腹硬满而痛不可近"。三是根据脉浮滑和以药测证分析，浮为有热而浅，滑主痰热之邪；其治用黄连、半夏、栝蒌，为清化痰热之剂，故其病机不是水热互结而是痰热互结。综上所述，本证是痰热互结，治以清热涤痰开结为法，方用小陷胸汤。

大、小结胸证的区别，大结胸证邪结深重，病位广泛，是证心下痛，按之硬，甚则从心下至少腹硬满而痛不可近，脉沉紧，其病机为水热互结，治以清热逐水开结，方用大陷胸汤、丸；小结胸证邪结轻浅，病位局限，是证正在心下，按之则痛，脉浮滑，其病机为痰热互结，治以清热涤痰开结，方用小陷胸汤。

【方解】小陷胸汤由黄连、半夏、栝蒌实三药组成，方中黄连苦寒以清热，半夏辛温以涤痰散结，栝蒌实甘寒以清热涤痰开结而兼润下。三药相伍，功能清热涤痰开结。

小陷胸汤与大陷胸汤虽都由三味药组成，但所用药物不同，故其功用主治也不同。二方比较：小陷胸汤用黄连重在清中上焦之热，大陷胸汤用大黄意在泻热破结而荡实；小陷胸汤用半夏辛开化痰，大陷胸汤用甘遂峻泻水饮；小陷胸汤用栝蒌实甘寒滑润，清热涤痰开结，大陷胸汤用芒硝咸寒软坚，泻下散结。而且小陷胸汤用量小，与大陷胸汤比较，有大小缓急之分。

【临床应用】《临证实用伤寒学》说："小陷胸汤证的病机为邪热内陷与痰饮互结，上可以影响至肺，肺气失于宣降，则咳痰喘鸣并作。下可以涉及至胃，胃气不降则呕恶兼见。本方在清热化痰之中，尤注意辛开苦降，对肺胃病机正相适宜，故临床上多用于呼吸系统及消化系统的疾病。冠心病患者若舌脉皆为痰热之证，用此方效果亦好，说明本方治疗重点在痰、热、结上。"《伤寒论方解》说："小结胸症是急性胃病常见症，小陷胸汤的疗效很好，应予很好研究，以便应用取效。"

【医案选录】孙某，女，58岁。胃脘作痛，按之则痛甚，其疼痛之处向外鼓起一包，大如鸡卵，濡软不硬。患者恐为癌变，急到医院作 X 光钡餐透视。因需排队等候，心急如火，乃请中医治疗。切其脉弦滑有力，舌苔白中带滑。问其饮食、二便，皆为正常。刘老辨为痰热内凝，脉络瘀滞之证。为疏小陷胸汤：糖栝蒌30g　黄连9g　半夏10g。此方共服3剂，大便解出许多黄色黏液，胃脘之痛立止，鼓起之包遂消，病愈。

原按："心下"，指胃脘。观本案脉证，正为痰之邪结于胃脘，不蔓不枝的小结胸证。故治用小陷胸汤，以清热涤痰，活络开结。方中栝蒌实甘寒滑润，清热涤痰，宽胸利肠，并能疏通血脉；黄连苦寒，清泄心胃之热；半夏辛温，涤痰化饮散结。三药配伍，使痰热各自分消，顺肠下行，而去其结滞。刘老认为，（1）栝蒌实在本方起主要作用，其量宜大，并且先煎。（2）服本方后，大便泻下黄色黏涎，乃是痰涎下出的现象。（3）本方可用于治疗急性胃炎、渗出性胸膜炎、支气管肺炎等属痰热凝结者。若兼见少阳证胸胁苦满者，可与小柴胡汤合方，效如桴鼓。（《刘

渡舟临证验案精选》)

[南陈北刘有关论述]

刘渡舟：小陷胸汤辛开苦降，清热化痰之方，方小制小，平和之剂。故凡咳嗽面赤，胸腹常热，手足时凉，热痰结于膈上诸症；痰热胶结所致肺气不宣之咳嗽痰稠者；心下结痛，气喘而闷者；食积痰热壅滞而喘急者，均可服用。(《伤寒论讲解》)

太阳病，二三日，不能卧，但欲起，心下必结，脉微弱者，此本有寒分[(1)]**也。反下之，若利止，必作结胸；未止者，四日复下之，此作协热利**[(2)]**也。(139)**

【注释】

(1) 寒分：指寒饮。以饮邪性寒，故曰"寒分"。

(2) 协热利：挟表热而下利。

【提要】论素有痰饮之人，误用下法，可引起结胸或协热利的变证。

【解析】本条可分两节讨论。

从"太阳病"至"此本有寒分也"为第一节，论述未下前的脉证特点。太阳病二三日，见到卧起不安，心下痞结，是病邪由表传里之征。如果脉象洪大滑实，可能为邪传阳明，但脉不是洪滑而是微弱，脉证合参，则知不是阳明热实，乃是素有寒饮所致。

从"反下之"至"此作协热利也"为第二节，论寒饮误下后可能发生的变证。从"此作协热利"来看，是知此为表里同病，治当先表后里，不当下而下，故曰"反下之"。若将素有寒饮的心下痞结，误作热实证而治以攻下，以致引起下利的变证。这时如果表热未尽，则名协热利。至于"若利止必作结胸"，联系素有寒饮来看，不会是自动利止，当是指未作下利，将可能成为结胸证。四日复下之，也应在未发生下利之时，否则，已经下利，岂有再用下法的道理。

[南陈北刘有关论述]

刘渡舟：本条举"心下必结"，兼有表邪未解，误下使邪热内陷而成结胸、协热利之例，说明表里同病时，治疗必须遵循先表后里的原则。(《伤寒论讲解》)

陈亦人：此处的协热利是指协表热而下利，与163条桂枝人参汤所主的协热而利的精神是一致的，不是真正属热的下利。(《伤寒论译释》)

太阳病，下之，其脉促，不结胸者，此为欲解也。脉浮者，必结胸。脉紧者，必咽痛。脉弦者，必两胁拘急。脉沉滑者，协热利。脉浮滑者，必下血。(140)

【提要】运用以脉测证之法，论太阳病误下后可能出现的多种变证。

【解析】太阳病误用下法的变证颇多，但总的机转，不外表邪内陷。在上为咽痛、头痛，在下为下利、便血，在中为结胸，或为两胁拘急。如正气尚盛，邪未内陷，仍能外出而病解。本条似乎据脉测证，实际是根据脉与证的关系，阐述举脉问证的辨证方法。切脉属切诊的范畴，在中医诊法中具有重要地位，但于临证，做到脉证合参，方为全面。因此，对于本条不应该理解为仅据脉象。

[南陈北刘有关论述]

陈亦人：本条统论误下所致的各种脉证变化，举脉问证，旨在示人辨证应具体分析，注家大多认为是据脉定证……要之，任何脉证皆当作具体分析，而不可只执一面，正如张盖仙所评："夫一脉主证多端，安知其不见他证乎，若舍望、闻、问三法以论病，茫无确据矣。"(《伤寒论译释》)

病在阳，应以汗解之，反以冷水潠[1]之，若灌之，其热被劫不得去，弥更益烦，肉上粟起，意欲饮水，反不渴

者，服文蛤散。若不差者，与五苓散。寒实结胸，无热证者，与三物小陷胸汤，白散亦可服⁽²⁾。（141）

文蛤散方

文蛤五两

上一味为散，以沸汤和一方寸匕服，汤用五合。

五苓散方

猪苓十八铢（去黑皮）　白术十八铢　泽泻一两六铢
茯苓十八铢　桂枝半两（去皮）

上五味为散，更于臼中杵之，白饮和方寸匕服之，日三服，多饮暖水，汗出愈。

白散方

桔梗三分　巴豆一分（去皮心，熬黑，研如脂）　贝母三分

上三味为散，内巴豆，更于臼中杵之，以白饮和服，强人半钱匕，羸者减之。病在膈上必吐，在膈下必利。不利，进热粥一杯。利过不止，进冷粥一杯。身热，皮粟不解，欲引衣自覆，若以水潠之、洗之，益令热劫不得出，当汗而不汗则烦。假令汗出已，腹中痛，与芍药三两，如上法⁽³⁾。

【注释】

（1）潠：含水喷洒称"潠"，是古代的一种退热方法。

（2）与三物小陷胸汤，白散亦可服：考《金匮玉函经》无"陷胸汤"及"亦可服"六字，《千金翼方》竟作"寒实结胸，无热证者，与三物小白散"，并单独列为一条。可从。

（3）身热，皮粟不解……如上法：此段文字，《金匮玉函经》《外台秘要》皆无，疑为衍文或为后人搀入。唯钱超尘认为："此四十九字即使为后人搀入，其来亦久矣……况积古相沿，又未可遽定为后人搀入也。"

【提要】 论水气郁表和寒实结胸的证治。

【解析】 本条分两节讨论，一论水寒郁遏表阳，一论寒实结胸。同是水寒之邪，一则水寒在外而郁遏表阳，一则水寒在内而相结于中，所以同条论述，以资比较。

从"病在阳"至"与五苓散"为第一节，论水寒郁遏表阳证治。"病在阳，应以汗解之"，指太阳表证，当用汗法，以解除在表之邪。今当汗不汗，反以冷水潠灌，非但表不得解，反使腠理更加郁闭，而发热更不得去，所以说"其热被劫不得去"。由于冷水潠灌，腠理愈闭，邪不得去而阳更郁，因而心烦更甚，弥、更、益叠用，意在形容烦的程度严重。寒主收引，水寒外束肌肤，所以肉上粟起。"意欲饮水"由于烦甚，但里无燥热，所以"反不渴"，这是表阳郁遏致烦与里热津伤之烦的鉴别要点。水寒郁遏表阳，所以治宜文蛤散。假如用文蛤散未效，再用通阳化气的五苓散。这是一证二法，可根据病情灵活选用。

从"寒实结胸"至"白散亦可服"为第二节，论寒实结胸的证治。寒实结胸是结胸证的一种证型，是与热实结胸相对而言。寒是言其病性，实是指邪气盛。寒实，是指水寒气冷所凝结的痰饮邪气。既云结胸，必是寒痰冷饮结聚于胸膈，且当有胸胁或心下硬满疼痛等症。因属寒实结胸，故无舌燥、口渴、心烦懊憹或日晡潮热等热证。水寒内结，胸阳被阻而不能畅达，气机不利，津液失布，或可见畏寒喜暖、喘咳气逆、短气，以致大便不通等症。是证属寒痰冷饮结聚于胸膈，治以温寒逐水、涤痰破结为法，方用三物白散（或称"白散"）。

【方解】 文蛤散以文蛤一味为散，取其味咸质燥以渗散水气，肌表的水寒得解，则被遏之阳得伸而烦随除。

五苓散方解见71条。

三物白散由桔梗、巴豆、贝母三药组成，方中巴豆大辛大热，泻下冷结，散寒逐水，破结搜邪为主要药物。巴豆研如脂，不去油，则其泻下破结之力更猛。贝母能解郁散结去痰；桔梗开提肺气，既可载药上浮使药力作用于上，又可利肺散结去痰，有助于水饮泻下。有谓"治寒实结胸，非辛热不足以开化水寒，非峻攻不足以破其凝结"，此方足可胜任。

因本方由三药组成，药呈白色，用量甚小，故名"三物小白散"。巴豆不仅有强烈的泻下作用，还有一定的催吐作用。服药后，病在膈上，寒实邪气可因其高而吐越之；病在膈下，寒实邪气可随其势而泻利之。由于巴豆对胃肠有强烈的刺激作用，吐下又易伤胃气，故用"白饮"和服；为了加强或抑制其泻下作用，可用热粥或冷粥调节，其目的都是借水谷以保胃气、存津液。

【临床应用】文蛤散：临床所见报道不多，故从略。

三物白散：《实用经方集成》说："本方温下寒实，多用于治疗呼吸系统和消化系统疾病，辨证属寒痰冷饮壅实者。"然而，《临证实用伤寒学》说："三物白散本为治疗寒实结胸而设，但临床运用的病例多有一定的热象，如体温升高、咳痰粘稠黄浊、舌苔黄厚、脉数等。服药后，出现上吐下泻而病亦趋愈。综观其证，多属痰与热互结，此时单用清泻之法，热搏结于痰而不得去，故用本方，取其峻逐痰浊之热，痰浊一去，热亦随之而散。但本方毕竟偏温，故上吐下泻之后，可用冷粥调其偏，用清热药除其余热，方可巩固疗效。"此亦源于临床，可供参考。现亦有报道三物白散用于肿瘤的治疗。

【医案选录】郑某，70余岁，素嗜酒，并有气管炎，咳嗽痰多，其中痰湿恒盛。时在初春某日，大吃酒肉饭后，即入床眠睡，翌日不起，至晚出现昏糊，询之瞠目不知答。因不发热，不气急，第三天始邀余诊，两手脉滑大有力，满口痰涎粘连，舌苔厚腻垢浊，呼之不应，问之不答，两目呆瞪直视，瞳孔反应正常，按压其胸腹部，则患者蹙眉，大便不行，小便自遗，因作寒实结胸论治。用三物小白散五分，嘱服三合，以温开水调和，缓缓灌服。二次药后，呕吐粘腻胶痰，旋即发出长叹息呻吟声。三次服后腹中鸣响，得泻下两次，患者始觉胸痛，发热，口渴，欲索饮等。继以小陷胸汤两剂而愈。（江苏中医，1961，8：40）

按：《仲景方药古今应用》引用本案时按曰："嗜酒之体，痰湿素盛；醉后入睡，寒凉外加，成寒实结胸证。治用桔梗白散，先吐后泻，寒痰渐解，阳郁得伸，热象毕露，续以小陷胸汤清热涤痰而愈。"

［南陈北刘有关论述］

陈亦人：桔梗能开提肺气，《本经》谓其主治胸痛，贝母能消郁结之痰，二味为治胸咽上焦之药。巴豆辛热有毒，主破坚积，开胸痹，且能催吐，有斩关夺门之力，为寒实结胸之主药。因为胸中水寒结实，非热药不足以开水寒，非峻药不足以破结实，三药并用，邪结于上，可从吐而解，邪结于下，可从泻下而解。但药性峻猛，如果身体羸弱，或属于实热证候，慎勿轻试。因三药颜色皆白，故名三物白散。以白饮和服，取其留恋于胃，不致速下。（《伤寒论译释》）

刘渡舟：三物白散确是温下峻剂，临床用于寒实结胸之证，可以一泻为快。方后云：不利进热粥一杯，利过不止，进冷粥一杯，临床运用，果然如是。不仅粥类，服用本方，进热水也能助药力而促大泻，复进冷水一杯，而能止泻，可见热能助本方之药力，冷能缓解本方之药力。仲景用药制方，犹天工化物，其妙无穷。（《伤寒论讲解》）

太阳与少阳并病，头项强痛，或眩冒，时如结胸，心下痞硬者，当刺大椎第一间[(1)]、**肺俞**[(2)]、**肝俞**[(3)]，**慎不可**

发汗。发汗则谵语，脉弦，五日谵语不止，当刺期门。
（142）

【注释】

（1）大椎第一间：在第七颈椎和第一胸椎棘突之间，属督脉经。主治外感风寒、疟疾、头项强痛、背膊拘急等证。

（2）肺俞：膀胱经穴位，当第三第四胸椎横突之间，在脊外方一寸五分。主治外感上气、喘满咳嗽等症。

（3）肝俞：膀胱经穴位，当第九第十胸椎横突之间，在脊外方一寸五分。主治气痛、呕酸、胸满、肋痛、黄疸等症。

【提要】论太阳与少阳并病，治宜针刺法，禁用汤剂发汗。

【解析】太阳与少阳并病，既有头痛项强的太阳证，又有头眩昏冒、胸胁痞满的少阳证，由于邪已渐入而气机壅滞，所以又有时发生心下痞硬如结胸状。此证虽有太阳之表，却不可发汗，虽似结胸，也不可泻下，最好是用刺法治疗。何以宜刺大椎、肺俞、肝俞？因为大椎是手足三阳经交会的地方，刺大椎可治外感风寒、项强发热，肺俞与肝俞都属于太阳膀胱经，刺肺俞可以理气退肌表之热，刺肝俞可以和血泻少阳之火，一方面外解太阳，另一方面寓有宣肺畅肝的作用，所以三穴并刺，治太阳少阳并病有良效。假使误用汤剂发汗，反而徒伤津液，少阳之火愈炽，木盛侮土，因而发生谵语。这种谵语与阳明谵语不同，脉弦为鉴别要点，所以谵语脉弦并提。经过五天，谵语仍然不止，可见木火犹炽，故刺期门穴以治之。期门是肝经募穴，刺之则木火得泄，木火除则谵语自止。

妇人中风，发热恶寒，经水适来，得之七八日，热除而脉迟身凉，胸胁下满，如结胸状，谵语者，此为热入血

室⁽¹⁾也，当刺期门，随其实而取之。(143)

【注释】

（1）血室：各家见解不一，有的认为是冲脉，有的认为是肝脏，有的认为是子宫。据此病见于月经期，当以子宫为是，但其病理机转与冲脉、肝脏都有联系。

【提要】 论热入血室的证治。

【解析】"妇人中风，发热恶寒，经水适来"，是说明外感病过程中恰逢经水适来，以致邪不外解，乘血室空虚而内入，从而形成"热入血室"。"热除而脉迟身凉"结合"胸胁下满，如结胸状，谵语"，说明病未外解而乘虚内入，邪内入则表热退而身凉；脉迟乃因血行阻滞；肝胆经脉循胸胁，肝藏血，主疏泄，血行既滞，则肝脉不和，势必疏泄不利，所以胁下满如结胸状；热邪内入血室，血热上干心神，是以谵语。证属热入血室，疏泄不利，治以刺期门以泻其实邪。

妇人中风，七八日，续得寒热，发作有时，经水适断者，此为热入血室，其血必结，故使如疟状，发作有时，小柴胡汤主之。(144)

【提要】 论热入血室寒热如疟的治法。

【解析】 上条发于经水适来，本条发于经水适断。无论是适来还是适断，但都是热入血室形成的条件之一，即血室空虚，邪热因之乘虚而入。由于血热相结，邪正相争，是以寒热如疟，发作有时，治以小柴胡汤和解枢机，助正达邪。

对于小柴胡汤运用，后世医家根据热入血室的病理特点，多加入凉血散血之品，如许叔微的小柴胡汤加生地，杨仁斋加五灵脂，张景岳加丹皮、红花、当归，钱天来加牛膝、桃仁、丹皮或酒制大黄，以及陶（节庵）氏小柴胡汤即是。

妇人伤寒发热，经水适来，昼日明了，暮则谵语，如见鬼状者，此为热入血室。无犯胃气及上二焦，必自愈。（145）

【提要】 论热入血室的治禁。

【解析】 妇人伤寒发热，正值经水适来，以致邪热乘虚内入血室，与血相结，而为热入血室。热在血分不在气分，气属阳，血属阴，故患者"昼日明了，暮则谵语"，"如见鬼状"是对谵语的譬喻，即谵言妄语，此因血热上扰所致。因非阳明腑实，故不可用下法伤其胃气；其病不在中上二焦，亦不可妄用汗、吐等法。综言之，即不可用汗、吐、下法，此即所谓"无犯胃气及上二焦"。结合以上两条，其治可刺期门以泻其邪热，也可用小柴胡汤以和解达邪。所谓"必自愈"，是指若邪有出路，则其病可愈，与桃核承气汤证"血自下，下者愈"之意略同。

综合热入血室的证治，其发病是外感热病过程中可能出现的兼变证。在外感病过程中，若经水适来或适断，邪热乘虚内入，与血相结，则为热入血室。其证或见胸胁下满如结胸状、谵语，或寒热如疟，发作有时，或昼日明了，暮则谵语，如见鬼状。其治一则可刺期门，一则可服小柴胡汤，若结合应用，定可提高疗效。其治禁是不可妄用汗、吐、下法，即所谓"无犯胃气及上二焦。

热入血室之证治，须注意以下几个问题：（1）"妇人中风"，此"中风"是泛指感受外邪，其性质属热，非指桂枝汤所治的中风证，是以陈亦人在《伤寒论求是》中指出："要在辨寒热虚实，不要过分拘于病名。"并指出："143、144 条的妇人中风，也应属于风热。"同样，145 条的"妇人伤寒"其性质也应属热。（2）感受外邪，而又适值经水来潮，血室空虚，邪热乘虚而入，结于血室，此为热入血室的内因与外因。（3）关于脉迟，既非主寒，又非阳明府实，乃血瘀所致，脉道因瘀滞而不流利，是以脉迟。（4）肝为藏血之脏，为妇女之先天，血室既为瘀血所阻，则肝脉必不流利，故胸胁下满，如结胸状，血热上扰，心神不安，则发谵语。（5）"如结胸状"是示人当与结胸证鉴别。热入血室必与经水适来适断有关，而结胸证则与经水无关，此其一也；热入血室虽有胸胁下满、谵语等症，但本条为热除、脉迟、身凉，结胸证则心下痛，按之石硬，甚则从心下至少腹硬满而痛不可近，结胸热实，日晡所发潮热，此其二也。

[南陈北刘有关论述]

陈亦人：143、144 条的妇人中风，也应属于风热，所以一刺期门，一用小柴胡汤。这示人对于太阳中风，也应全面理解，具体分析，而不可拘执一面。（《伤寒论求是》）

伤寒六七日，发热微恶寒，支节烦疼[1]**，微呕，心下支结**[2]**，外证未去者，柴胡桂枝汤主之。（146）**

柴胡桂枝汤方

桂枝一两半（去皮）　黄芩一两半　人参一两半　甘草一两（炙）　半夏二合半（洗）　芍药一两半　大枣六枚（擘）　生姜一两半（切）　柴胡四两

上九味，以水七升，煮取三升，去滓。温服一升。本云人参汤，作如桂枝法，加半夏、柴胡、黄芩，复如柴胡法。今用人参作半剂[3]。

【注释】

（1）支节烦疼：支节指四肢关节，烦疼说明疼痛之甚。

（2）心下支结：心下胃脘部感觉支撑闷结。

（3）本云人参汤，作如桂枝法，加半夏、柴胡、黄芩，复如柴胡法。今用人参作半剂：成本、《玉函经》无此 29 字，且与方意不合，拟为衍文，故不作强解。

【提要】论少阳病兼表的证治。

【解析】伤寒六七日，虽有发热微恶寒、支节烦疼的太阳病证，但已见微呕、心下支结的少阳病证，此为太阳、少阳并病。但从微恶寒来看，知发热亦微，且仅支节烦疼而无头项强痛或周身疼痛，可见太阳病证较轻；而少阳证亦仅见微呕、心下支结，且较心烦喜呕、胸胁苦满为轻。故其治疗以两解太少为法，和解少阳兼以解表，方用柴胡桂枝汤。桂枝汤和小柴胡汤复方，以桂枝汤调和营卫，解太阳之表；以小柴胡汤和解枢机，治少阳之里。

【方解】柴胡桂枝汤为小柴胡汤、桂枝汤各取半量相合而成，以桂枝汤调和营卫，解肌祛风，以治太阳之表；以小柴胡汤和解少阳，宣展枢机，以治半表半里。本方是太少双解之轻剂。

【临床应用】《实用经方集成》说："本方由《伤寒论》中两个最重要的方剂组成，小柴胡汤既可和解少阳，又可调理肝脾，桂枝汤既可调和脾胃，又可调和营卫，两方相合，既能调和营卫气血，又能和解表里，疏肝利胆，调和脾胃，故临床治疗范围颇广，现代临证应用，可用于外感或缠绵不愈之胸部疾患，即感冒、流感、肺炎、肺结核、胸膜炎等症，具有微热、时时寒热头痛、自汗、微呕、食欲减退、全身乏力者；胃肠和肝胆疾患之胃痛，胃酸过多，十二指肠溃疡、胃溃疡、急性阑尾炎、结肠炎、胰腺炎、肝炎、疟疾等，症见心下支结、胃痛、腹痛、背部放散痛，严重者因胃痉挛性疼痛引起恶心、呕吐，伴有食欲不振者；神经系统疾病，如更年期障碍，神经官能症，神经衰弱、癫痫、癔病等症见自觉身热，头痛，疲劳倦怠感，并伴有食欲减退者。"

【医案选录】于某，男，43岁。1993年11月29日初诊。左侧肩背疼痛疲胀，身体不可转侧，痛甚之时难以行走，服西药"强痛定"可暂止痛片刻，旋即痛又发作。查心电图无异常，某医院诊为"肩周炎"，病人异常痛苦。刘老会诊时，自诉胸胁支满，口苦，时叹息，纳谷不香，有时汗出，背部发紧，二便尚调。视舌质淡，不通则痛也。治当并去太少两经之邪，和少阳，调营卫，方选柴胡桂枝汤加片姜黄：柴胡 16g　黄芩 10g　半夏 10g　生姜 10g　党参 8g　炙甘草 8g　桂枝 12g　白芍 12g　大枣 12 枚　片姜黄 12g。服 3 剂，背痛大减，手举自如，身转灵活，胸胁舒畅。续服 3 剂，诸症霍然而愈。

原按：刘老认为，治疗肩背痛当抓住太阳、少阳、督脉三经。肩部为少阳经，肩痛多用小柴胡汤和解；背部为太阳经，背痛可用桂枝汤治疗。久痛入络者，其血必结，可加片姜黄、桃仁、红花、川芎等活血通络止痛。若背痛连及腰部，头身困重而苔白腻，妇女兼见白带量多者，常用羌活胜湿汤而取效。案中所用柴胡桂枝汤，以小柴胡汤和解少阳经中之邪，以桂枝汤解肌调和营卫，以解太阳经中之邪……临床上，刘老常用柴胡桂枝汤治疗以下几种疾病，疗效较佳：（1）慢性肝炎、早期肝硬化：症见肝脾肿大，腹胀，胁痛如刺，面色黧黑，舌质紫暗，边有紫斑，脉来沉弦。化验检查见 A/G 倒置，TTT 增高等。常用本方去人参、大枣，加鳖甲、牡蛎、土元、茜草、红花等软坚化瘀之品，持续服药一两月，每收良效。（2）肝气窜证：患者自觉有一股气在周身窜动，或上或下，或左或右，或前或后。凡气窜之处，每有疼痛或发胀之感。若以手拍打痛处，还可有嗳气、打嗝，其后症状缓解。本证以老年妇女较多见。（3）风痹兼有肝气郁证：风湿性关节炎肢体疼痛的同时，兼见胸胁苦满，或胁背作痛者，而有很好的疗效。（《刘渡舟临证验案精选》）

［南陈北刘有关论述］

刘渡舟：本方外解太阳之表，内解少阳之邪，有调和营卫，清利肝胆，统治表里三焦，调和阴阳气血，为临床常用方剂之一，治疗范围颇广。如肝木乘侮脾土而心腹挛痛者；风湿痹证而兼胸胁苦满，脉弦者；自觉有气遍窜全身，痛苦难言，所谓"肝气窜"者；西医诊断所谓慢性肝炎、肝脾肿大以及早期肝硬化等症，用之治疗，多有效验。(《伤寒论讲解》)

伤寒五六日，已发汗而复下之，胸胁满微结，小便不利，渴而不呕，但头汗出，往来寒热，心烦者，此为未解也，柴胡桂枝干姜汤主之。(147)

柴胡桂枝干姜汤方

柴胡半斤　桂枝三两，去皮　干姜二两　栝蒌根四两　黄芩三两　牡蛎二两，熬　甘草二两，炙

上七味，以水一斗二升，煮取六升，去滓，再煎取三升，温服一升，日三服。初服微烦，复服汗出便愈。

【提要】论少阳病兼水饮内结的证治。

【解析】伤寒五六日，经过汗、下等法治疗，表证虽罢，然据往来寒热、心烦、胸胁满等症，知是邪已入少阳。然少阳证候一般是胸胁满，呕而不渴，小便自利。今胸胁满微结，小便不利，渴而不呕，当属少阳病兼水饮内结。少阳枢机不利，胆火内郁，每可导致三焦决渎功能失常，故水饮留结于中则胸胁满微结；水道失于通调，阳气不得宣化，故小便不利而渴；胃气尚和，所以不呕。但头汗出，也是少阳枢机不利，阳郁不能宣达于全身，而反蒸腾于上部所致。证属少阳枢机不利兼水饮内结，故治以和解少阳、温化水饮为法，方用柴胡桂枝干姜汤。

【方解】方中柴胡、黄芩同用，和解少阳；栝蒌根、牡蛎同用，逐饮解结；桂枝、干姜、炙草同用，振奋中阳，温化水饮。此是和解少阳、疏利枢机、温化水饮之剂，初服正邪相争，故见微烦；复服则阳气通，表里和，故汗出

便愈。

【临床应用】 本方临床应用至广，能治寒多热少或但寒不热的疟疾，并常用于柴胡证兼津亏而痰饮内结者，用之多效。《实用经方集成》认为本方"可广泛用于现代医学的各种疾病，如感冒、肺结核、肋膜炎、酒淋巴结结核、疟疾、肝炎、胆囊炎、胃酸过多征、结核性腹膜炎、神经衰弱、失眠症、更年期综合征、神经官能症、肾盂肾炎、中耳炎、紫斑病、产褥热等。上述诸疾，必须辨其病机为肝胆热郁，正气不足或脾胃虚寒者方能取效。一役见症有胸胁满而微结，小便不利，口渴而头汗出，往来寒热，心烦气上冲等。"诚刘渡舟在《伤寒论讲解》中所说："本方功在和解少阳，温阳生津，适于治疗少阳郁结，太阴脾家虚寒的证候。此与大柴胡汤治少阳不和而兼胃家实热的证候相比，实有寒热虚实对比鉴别之义……当少阳波及太阴时，常可见到胸胁满痛，口苦，口渴，心烦，腹胀，纳呆以及大便溏薄等肝胆郁热又兼脾胃虚寒之症。用本方治疗这种寒热错杂，虚实兼见的肝脾证候，疗效卓著。此外，对于寒多热少之疟疾，以及口渴欲饮的糖尿病等，若见有少阳主证者，用本方治疗，每见功效。"另外，李文瑞在《伤寒论汤证证治》中指出"此方可用于颈淋巴结核、结核性腹膜炎、神经衰弱、失眠、更年期障碍、肾盂肾炎、中耳炎、腮腺炎、头疮、紫斑病等疾患。但其病机应属表里内外阴阳气虚、邪气残留不尽，引起津液不足，兼有气上冲者。"陈亦人在《伤寒论译释》中认为此方"对少阳郁热挟水饮上冲所致的头皮瘙痒、上半身湿疹、眼结膜充血、耳痛、肩背酸痛也有较好的疗效。"

【医案选录】 刘某，男，54岁。患肝炎而腹胀作泻，不欲饮食，胁痛及背，服药无数，效果不显。某君请余为治，脉弦而缓，舌淡苔白。此乃肝病及脾，脾阳先衰之象，为疏柴胡桂枝干姜汤：柴胡 12g　黄芩 4.5g　炙甘草 9g　干姜 9g　桂枝 9g　天花粉 12g　牡蛎 12g。凡 4 服而腹胀与泻俱止，饮食较前为多，精神亦有好转，后以肝脾共调，佐以利湿之品，转氨酶日趋正常而告愈。（新中医，1979，2：36）

　　按：此为刘渡舟医案，是刘氏根据陈慎吾先生关于"柴胡桂枝干姜汤治疗少阳病而又兼见'阴证机转'者，用之最恰"的具体应用。刘氏据此指出："临床抓住主证，首先要抓住'阴证机转'的病机，那就是太阴脾寒所发生的下利与腹胀这一特点。"并指出："本方能温寒通阳，解结化饮，疏利肝胆之气。善治背痛、腹痛、胁痛、胁胀、小腹痛、小腹胀，小便不利，大便溏薄等症。""而大便溏薄在少阳病中反映出来'阴证机转'，而为肝病、胆病由热转寒，由阳入阴的一个转折点。这个病机，稍纵即逝，就会发展成为肝硬化与腹水等症。"刘氏之说很值得临床重视。

　　["南陈（亦人）北刘（渡舟）有关论述"

　　陈亦人：此方有和解散结，宣化停饮的作用，柴胡、黄芩同用，以清解少阳之热，栝蒌根、牡蛎同用，以开微饮之结，桂枝、干姜同用，温通阳气以化饮邪，甘草调和诸药。（《伤寒论译释》）

　　伤寒五六日，头汗出，微恶寒，手足冷，心下满，口不欲食，大便硬，脉细者，此为阳微结[1]，必有表，复有里也。脉沉，亦在里也。汗出为阳微，假令纯阴结[2]，不得复有外证，悉入在里，此为半在里半在外也。脉虽沉紧，不得为少阴病，所以然者，阴不得有汗，今头汗出，故知非少阴也，可与小柴胡汤。设不了了者，得屎而解。（148）

　　【注释】

　　（1）阳微结：因热所致的大便秘结，叫做阳结，阳热轻浅而大便秘结不甚者，称阳微结。

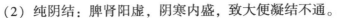

（2）纯阴结：脾肾阳虚，阴寒内盛，致大便凝结不通。

【提要】论阳微结的证治及与纯阴结的鉴别。

【解析】本条分三节讨论：

从"伤寒五六日"至"必有表，复有里"为第一节，论阳微结的脉证。伤寒五六日，头汗出为郁热上蒸所致；微恶寒是阳郁于里而非太阳表证；手足冷为邪郁于里而不能达于四末；脉细（当为沉紧而细）是因阳郁于里，气血流行不畅，故脉道涩滞不利；心下满、口不欲食为胆胃郁滞；大便硬为胃失和降，津液不下所致。其病机总由枢机不利，气血不能流畅所致，其邪在少阳，故见半表半里之证，即所谓"必有表，复有里也"。

从"脉沉，亦在里也"至"故知非少阴也"为第二节，论阳微结与纯阴结的鉴别要点。由于阳微结有脉细（沉紧）、手足冷、微恶寒等症，有似少阴纯阴结，其辨证关键是"头汗出"，以"阴不得有汗"，推断证属阳微结而非纯阴结。

从"可与小柴胡汤"至"得屎而解"为第三节，论阳微结的治法。因本证属半表半里，总由少阳枢机不利所致，故"可与小柴胡汤"，使上焦得通，津液得下，胃气因和，大便即通；若药后仍不了了者，则可加入通便之品，便通结开，诸症可愈，故曰"得屎而解"。

[南陈北刘有关论述]

陈亦人：临床表现寒热疑似，虚实混淆，既有不大便，又有微恶寒，既有心下满，口不欲食，又有手足冷，脉沉细紧，颇似阴结证。其间惟有一个症状"头汗出"，非阴结证所有，乃阳郁于里而蒸于上的确证，文中特提出"阴不得有汗"，由此推断"今头汗出，故知非少阴也。"进一步论证"假令纯阴结，不得复有外证，悉入在里，此为半在里半在外也。""头汗出"与脉细合参，则知热不太盛，从而得出"此为阳微结"的诊断。通过"头汗出"一证，抓住了病变性质不是阳虚而是阳郁，则知微恶寒，手足冷，脉沉、细、紧，皆阳气内郁而致的假寒脉证，心下满，口不欲食，也是阳郁气机不畅之故。文中"必有表复有里"与"不得复有外证，悉入在里，此为半在里半在外也"，皆是相对之词，不应理解为表里证同具，或一半表证一半里证。有些注家解释"阳微结"是"热结尚浅，外带表证"。热结尚浅颇是，外带表证则非。如果是外带表证，就非小柴胡汤所能胜任。从条文"设不了了者，得屎而解"来看，可以断言阳微结证之用小柴胡汤，目的不是解表，而是通大便。药后仍不了了，于小柴胡汤中酌加通大便之药，以促进通便，便通结开，则诸症可愈。这里有一个原则必须遵循，就是"阳结"可以苦寒攻下，"阳微结"则不可下，只能治以和解达邪。（《伤寒论求是》）

伤寒五六日，呕而发热者，柴胡汤证具，而以他药下之，柴胡证仍在者，复与柴胡汤。此虽已下之，不为逆，必蒸蒸而振[1]，却发热汗出而解。若心下满而硬痛者，此为结胸也，大陷胸汤主之。但满而不痛者，此为痞，柴胡不中[2]与之。宜半夏泻心汤。（149）

半夏泻心汤方

半夏半升（洗）　黄芩　干姜　人参　甘草（炙），各三两　黄连一两　大枣十二枚（擘）

上七味，以水一斗，煮取六升，去滓，再煎取三升，温服一升，日三服。须大陷胸汤者，方用前第二法。一方用半夏一升。

【注释】

（1）蒸蒸而振：蒸蒸，这里指正气由内向外之势；振，指周身振动，即战汗的具体表现。

（2）不中：河南方言，即不宜再用的意思。

【提要】论小柴胡汤证误下后的三种转归及治法（主要讨论半夏泻心汤证的证治）。

【解析】《伤寒论》101条谓："有柴胡证，但见一证便是，不必悉具"，根据这一原则，故谓"呕而发热者，柴胡汤证具"，其治疗自当用小柴胡汤。今医者反以他药下之，当然属于误治。由于患者的体质或所用药物的差异，误下后就会有不同的转归。本条所述主要有三种情况：

一是误下后柴胡证仍在，因知邪未内陷，虽然误下，证情未变，其治仍当与小柴胡汤。所谓"此虽已下之，不为逆"，即虽误用攻下，犹未铸成大错。但正气毕竟受到损伤，当服用助正达邪的小柴胡汤后，正气得药力之助而奋起抗邪，于是发生蒸蒸而振，随之发热汗出而病解。这种汗解方式，后世称为战汗。

二是误下后邪已内陷，如果其人素有痰水，与内陷之邪相结，热与水结，就会发生心下满而硬痛的大结胸证，可治以大陷胸汤。

三是邪气虽然内陷，但患者素无痰水，也就不会出现热与痰水相结之证，仅见心下满闷，但不疼痛，这是正虚邪结，胃气壅滞的痞证。邪已内陷，当然非小柴胡汤所能治，故谓"柴胡不中与之"，此时的治疗当用苦辛甘相伍的半夏泻心汤，辛开苦降，和中补虚，泄热消痞。结合《金匮要略·呕吐哕下利病脉证并治》"呕而肠鸣，心下痞者，半夏泻心汤主之"，半夏泻心汤证当有心下痞，呕吐，肠鸣下利等证。

【方解】半夏泻心汤由半夏、黄芩、干姜、人参、甘草、黄连、大枣七味药组成，本证以呕为主证，故以半夏为主药以降逆止呕；痞因热入所致，故用芩、连苦寒以清热消痞；因误下而中阳虚损，阳虚则寒，故用姜、夏辛温以散寒，佐以人参、炙甘草、大枣甘温以补脾胃之虚，而复其升降之职。本方苦辛甘相伍，寒温并用，为辛开苦降、阴阳并调之法，具有清热消痞，和中补虚之用。

【临床应用】《仲景方药古今应用》说："本方临床应用广泛，主要应用于消化系统疾病，如溃疡病、急慢性胃炎、急慢性肠炎、胃黏膜脱垂、十二指肠壅积症、幽门不完全性梗阻、顽固性腹胀、肝炎性腹胀、胆囊炎、慢性非特异性溃疡性结肠炎及胃病术后痞满、腹泻等。另外，如美尼尔氏综合征、妊娠呕吐、口腔黏膜溃疡、小儿久泻等，只要符合本方证病机均可应用。"《临证实用伤寒学》说："半夏泻心汤是治疗寒热夹杂之痞的主方，痞满而不痛、呕吐、下利是其适应证，但结合临床，痞证亦有疼痛者，然与结胸的硬痛拒按自有程度不同。此外，从众多资料看来，临证运用本方也不一定具备痞的主症，只要证属寒热夹杂于中者，均能取得疗效，此为异病同治也。"

【医案选录】李某，女，44岁，干部。昼夜不能入寐月余，屡治未愈，日渐严重。现症见：头晕不寐，胸脘痞闷，烦躁，不欲食，大便数日未行，舌苔黄厚粘腻，脉濡缓。投半夏泻心汤加减：半夏、枳实、黄芩各10g，党参9g，干姜6g，黄连、远志各12g。日1剂，水煎取汁，傍晚服下。连服3剂，每晚能睡4个小时，痞满烦躁等症明显减轻，再服5剂，眠安便行，诸症消失。（新中医，1985，5：49）

按：《素问·逆调论》说："胃不和则卧不安。"本例患者昼夜不能入寐，并见胸脘痞闷，不欲食，大便数日未行，舌苔黄厚粘腻，均因中虚湿热内阻，胃气不和所致。半夏泻心汤寒热并调，苦辛合剂，辛可通阳，苦能清降，辛通能开气宣泄，苦寒能清热除湿，辛开苦降，升清降浊，俾热清湿除，则胃和而神安。

[南陈北刘有关论述]

陈亦人：半夏、生姜、甘草三泻心汤所治的寒热夹杂痞证，为热痞兼中气（阳）虚，所以在用芩、连泄热的同时，佐人参、炙甘草、大枣补益中气，更佐半夏、干姜辛开散结，以加强消痞的作用。

……

总之，半夏、生姜、甘草三泻心证都是中虚热结成痞，所以都用苦寒以泄热，辛温以开结，甘温以补中。（《伤寒论求是》）

太阳少阳并病，而反下之，成结胸，心下硬，下利不止，水浆不下，其人心烦。(150)

【提要】论太少并病误下致成结胸危候。

【解析】太阳少阳并病，而非阳明里实，治禁攻下，反用下法，遂致邪内陷而成结胸证。本证不仅心下硬满，而且下利不止，水浆不下，邪结正伤，胃伤则气逆而食不下，脾伤则气陷而下利不止，脾胃机能行将败绝，而邪结不去，正虚邪扰，所以心烦。此时补泻两难，预后大多不良。

[南陈北刘有关论述]

陈亦人：结胸证邪实而正未虚的，可用大陷胸汤攻下，本证已经下利不止，水浆不下，又增心烦不安，足征病已相当严重。柯氏认为是死候，沈氏认为是阳明邪实正虚将败之候，无法挽回，都较合乎实际。（《伤寒论译释》）

刘渡舟：本证结胸，形似太阴，虚实互见，正虚邪实，颇难调治，仲景无方，后世诸家，或云死候，或云可治，诸说纷纭。今权衡虚实利弊，若投柴胡桂枝干姜汤，或可获效。（《伤寒论讲解》）

脉浮而紧，而反下之，紧反入里，则作痞。按之自濡⁽¹⁾，但气痞⁽²⁾耳。(151)

【注释】

(1) 濡：柔软。

(2) 气痞：气机痞塞。

【提要】论痞的形成及病机特点。

【解析】 此以脉测证，脉浮而紧，当是太阳伤寒表实证，其治当以麻黄汤发汗解表。今反与下法，以致表邪入里，这里的"紧反入里"（浮紧→沉紧）就是对病机变化的描述。误下先虚其里，使脾胃之气受伤，于是表邪乘机内陷，影响脾胃升降功能，致气机痞塞，遂成痞证。痞的特点是心下堵闷不舒，以手按之则柔软无物，说明内无有形之邪，只是胃气的壅滞，故云"但气痞耳"。

从本条论痞的形成是因表证误下而邪气内陷所致，可见 131 条"病发于阴而反下之，因作痞"的"阴"作"里"释是不恰当的。当然此只是泛论痞证的成因，但就痞的成因来看，主要是来自太阳病误治之后，里虚邪陷所致，但也不能排除由于饮食所伤，或情志等因素，所以伤寒与杂病都能发生痞证，而不可偏持一面。

痞证当与结胸证作鉴别比较，结胸为痰水等有形之实邪内结，故其症或为胸胁硬满，或为心下硬满，但按之必痛。痞证无痰水内结，仅为无形之邪，由气机痞塞而成，按之一般柔软而不硬不痛。

[南陈北刘有关论述]

刘渡舟：痞证患者，主诉胃脘部位痞满不适，如有物堵塞，按之则往往柔软。有少数患者上腹部可见鸡卵大小、可自行移动、忽起忽散的鼓包，以手按压，则觉濡软，并随即陷下，抬手复起，这也是痞证的特征，与结胸硬痛拒按者绝然不同。又心下痞证多不疼痛，故前云"但满不痛"。但临床所见也有疼痛者，只是疼痛轻微，且多不拒按而已。（《伤寒论讲解》）

太阳中风，下利呕逆，表解乃可攻之。其人漐漐汗出，发作有时，头痛，心下痞硬满，引胁下痛，干呕短气[1]，汗出不恶寒者，此表解里未和也，十枣汤主之。（152）

十枣汤方

芫花（熬）　甘遂　大戟

上三味，等分，各别捣为散，以水一升半，先煮大枣肥者十枚，取八合，去滓，内药末，强人服一钱匕，羸人服半钱匕，温服之，平旦服。若下少，病不除者，明日更服，加半钱，得快下利后，糜粥自养。

【注释】

（1）短气：指呼吸不畅而气短促。

【提要】论表里同病的治则及太阳病类证十枣汤证的证治。

【解析】本条分两段解析。

从"太阳中风"至"表解乃可攻之"为第一段，论表里同病当先解表。太阳中风为表证，下利呕逆为水饮内停的里证，当此表里同病之时，其治疗常法当先表后里，故谓"表解乃可攻之"。

从"其人漐漐汗出"至"十枣汤主之"为第二段，论类太阳中风证之十枣汤证的证治。此承接上段而言，水饮内停，除下利、呕逆外，其水饮泛溢，临床表现比较杂乱，水饮停聚于胸膈则心下痞硬满，牵引胸胁疼痛；水饮在胸，肺气不利，则呼吸气短；饮溢于胃，胃气上逆，则见呕逆；饮趋于肠间则下利；饮邪上攻则头痛；饮邪外渗则微微汗出发作有时。其头痛、汗出、呕逆之症似与太阳中风证相同，但从汗出为阵发性，特别是汗出不恶寒，可明确不属太阳表证，而是有形水饮走窜上下，充斥内外，泛溢为患之里证，故谓"此表解里未和也"。证属水饮停于胸胁，即《金匮要略》中所谓"悬饮"，其治当以攻逐水饮为法，方用十枣汤。

【方解】十枣汤由芫花、甘遂、大戟、大枣组成，方中芫花、甘遂、大戟都是苦寒逐水峻药，三味合用，药力尤猛，故用大枣肥者十枚煎汤调服，以顾护胃气，使邪去而正不伤，诚柯韵伯所谓："预培脾土之虚，且制水势之横，又和诸药之毒，既不使邪气盛而不制，又不使正气之虚而不支。"即"一以顾其脾胃，一以缓其峻毒"。《医方论》更指出："仲景以十枣命名，全赖大枣之甘缓以救脾胃，方成节制之师也。"方为逐水峻剂，使用时当慎重用量，强人服一钱匕，羸人服半钱匕，且中病即止。服药时间要求平旦服，因本方刺激肠黏膜产生腹泻而逐水，因此必须清晨空腹服，药在胃中停留时间短，可减少对胃的刺激，避免发生不良反应。丹波元坚说："盖阴气未动，饮食未进之时，药力易以溃结也。"服药得畅利后，糜粥自养，以补养正气，意在借谷气以敦厚脾胃，此即"食养尽之"之意，是以陈古愚说："得快利后，糜粥自养，一以使谷气内充，一以使邪不复作。此仲景用毒攻病之法，尽善又尽美也。"

【临床应用】《伤寒论临床学习参考》说："目前临床上，用本方治疗胸腔积液（悬饮）、腹水（肝硬化腹水）及肾水（肾炎）、肾病综合征、流行性出血热（少尿期肾功能衰竭）等病证，效果比较满意。"

【医案选录】宋某，男，农民，1993年3月15日初诊。半月前有劳累受凉病史，一周来潮热、盗汗、胸闷、气急。查体右侧胸廓饱满，语颤减弱，呼吸音低，叩诊实音。胸透为大片胸腔积液，经胸试穿抽取胸水5ml送检。胸水淡黄，透明，放置后有毛玻璃状，利凡他试验阳性，细胞数为500/mm³，分类以淋巴细胞为主，诊为结核性胸膜炎。常规抗痨治疗，选用链霉素、异烟肼，经治1月未愈。患者低热，胸闷气急不减，胸透仍有大片积液，配用十枣汤，芫花、甘遂、大戟3味等分为末，每服0.5~1.0g，大枣10枚先煎，送服，每日1剂，早空腹服，以排稀便日2~3次为宜，便后喝稀粥，隔日胸透1次，观察胸水消失情况。7天吸收，除有稀便轻泻外无任何不良反应，胸水吸收后停服中药，观察 1 周，病情无反复出院。嘱继续抗痨治疗一年半。门诊随访无复发。（实用中医内科杂志，1984，8（3）：139）

按：现代医学对大量胸腔积液在着眼于病因治疗的基础上，常采用胸腔穿刺抽液的方法。穿刺抽液不但丢失大量蛋白，又有造成出血及感染的危险，且给病人带来一定的痛苦。而十枣汤却无此弊病，对胸水的排出通过泻肺通利二便之法，使胸水从大肠及小便而去，疗效确切，副作用小，经济方便。

[南陈北刘有关论述]

刘渡舟说：本方乃逐水峻剂。凡是水饮结于胁下，正旺邪实者，投之无不收效。故临床医家常用本方治疗渗出性胸膜炎、胸腔积液、腹水等症，都取得比较满意的疗效。《金匮要略》把本证称为"悬饮"，列为四饮之一，论述较详，当与此合参。（《伤寒论讲解》）

太阳病，医发汗，遂发热恶寒。因复下之，心下痞。表里俱虚，阴阳气并竭[1]，无阳则阴独[2]。复加烧针，因胸烦。面色青黄，肤瞤者，难治。今色微黄，手足温者，易愈。（153）

【注释】

（1）阴阳气并竭：竭是虚的意思，即上句的表里俱虚。发汗使表虚而阳气竭，攻下使里气虚而阴气竭。

（2）无阳则阴独：谓表邪内陷成痞，表证罢而里证独具。

【提要】论汗下烧针导致的变证及预后判断。

【解析】本条可分四节讨论。

"太阳病，医发汗，遂发热恶寒"为第一节，论太阳病发汗后而发热恶寒仍在。太阳病，本应用发汗法解除表邪，但若汗不如法，或汗出不彻，虽发汗而病仍未解，发热恶寒的症状仍在。这里的"遂"字作"仍"字看，因为太阳病本来就有发热恶寒，不是汗后新发生的。

"因复下之……无阳则阴独"为第二节，论误下的变证。既汗又下，表里之气俱虚，所以说"阴阳气并竭"，心下痞是误下邪陷而成，表证已罢而里证独在，故说"无阳则阴独"。

"复加烧针，因胸烦"为第三节，论又误用烧针的变证。误下成痞，其病机本是邪热壅聚，其治当用清热泄痞的方法，医者反而使用烧针，是以热治热，必致里热更甚，因而愈加胸烦。

"面色青黄……易愈"为第四节，论预后。这里是运用望诊与切诊（触皮肤）结合来判断预后。由于这一变证比较复杂，既有热陷气结的烦，又有表里阴阳俱虚，预后如何？关键在于中焦脾胃，如果面色青黄，青乃肝色，黄为脾色，表明木邪乘土，脾虚而肌肤失养，故肌肤瞤动；从下文"手足温者，易愈"来看，当有手足厥冷，乃脾虚而阳气不能布于四末之故，邪胜正伤，所以断为难治。若面色微黄而手足温和，说明脾胃的功能尚好，虽然邪陷于里，也容易治疗，故谓"易愈"。由此可知，疾病的难治、易愈，主要取决于正气，尤其是中焦脾胃之气。

[南陈北刘有关论述]

刘渡舟：本条望色与察手足寒暖，以推断阳气的盛衰和脾胃之气存亡的方法，对临床判断预后有实用价值，当注意掌握和运用。（《伤寒论讲解》）

心下痞，按之濡，其脉关上浮者，大黄黄连泻心汤主之。（154）

大黄黄连泻心汤方

大黄二两　黄连一两

上二味，以麻沸汤(1)二升渍之，须臾绞去滓，分温再服。

　　臣亿等看详大黄黄连泻心汤，诸本皆二味。又后附子泻心汤，用大黄、黄连、黄芩、附子，恐是前方中亦有黄芩，后但加附子也，故后云附子泻心汤，本云加附子也。

【注释】

（1）麻沸汤：即沸水。

【提要】 论大黄黄连泻心汤证的证治。

【解析】 "心下痞，按之濡"，谓胃脘部有堵闷痞塞之感，但按之却柔软而不坚硬疼痛，当属气机痞塞，即前所谓"但气痞耳"。关脉居中以候胃，浮主阳热，阳热之脉仅见于关上，说明中焦有热而痞塞不通，结合临床，是证当兼有心烦、口渴、舌红苔黄，以及吐衄等热象。是证当属胃热气滞，故治以泻热消痞为法，方用大黄黄连泻心汤。

【方解】 本方由大黄、黄连二药组成，皆苦寒之品，但大黄长于泻热和胃开结；黄连擅清心胃之火，二药合用，使热去结开而痞消。因苦寒药物气厚味重，特别是大黄，走肠胃而具泻下作用，故本方用法不取煎煮，而以麻沸汤浸泡，少顷，绞汁即饮，以取其气，薄其味，使之利于清在上之无形邪热，而不在泻下里实之法。林亿等校注时在本方方后加注，认为"方中亦有黄芩"，《千金翼方》亦注云："此方本有黄芩"，可供参考。

【临床应用】 大黄黄连泻心汤《伤寒论》用治胃热气滞之"心下痞"，《金匮要略》于本方中加黄芩，谓"泻心汤"，治"心气不足，吐血衄血"，故叶天士《临证指南》指出："凡吐血成盘碗者，服大黄黄连泻心汤最效。"《仲景方药古今应用》说："本方对血热妄行的吐血、衄血、便血等多种出血有较好疗效。上述血证见于现代医学之上消化道出血（包括胃溃疡、肝硬化、十二指肠球部溃疡、食道静脉破裂等出血）、急性肺出血（包括肺结核、支气管扩张等出血）以及鼻出血、尿血、痔疮出血、子宫出血、流行性出血热出血、流脑皮肤瘀斑、急性血小板减少出血等属血热妄行者。本方还用于治疗感染性疾病，如：急慢性胃肠炎、急性扁桃体炎、小儿急性口疮、结膜炎、巩膜炎、痢疾、皮肤感染、化脓性阑尾炎术后感染等。并可辨证治疗高血压病、脑血管意外等病证。"《伤寒论方解》还说："本方能治积热生疮，能治发斑发黄，能治发狂吐衄，能治目赤涩痛。这些病证，都是由热毒蓄积所致。大黄、黄连能泻火泄热，所以对这些病症都有疗效。"

【医案选录】杨某，男，47岁，肺结核双侧空洞，咯血40余天，住某医院肺结核病区，经常注射垂体注射液，咯血均暂止复作，颇感棘手。根据咯血鲜红、咳嗽头汗，时时火升面红，胸脘痞闷，不欲进食，大便干结不畅，舌红，苔酱黄而腻，脉数有力，诊断为肺胃蕴热，气火上逆，遂用大黄9g，黄连3g，黄芩9g，以开水渍泡须臾，去滓，分多次频服。服药后咯血之势渐缓，由鲜血转为暗红色血，大便依然不畅，续方增入全瓜蒌12g，海浮石12g，黛蛤散15g，茜草炭9g。连进三剂，痞除便畅，火升面赤消失，咯血全止，继续观察两周，咯血未再发，出院。（《伤寒论求是》）

按：此是陈亦人医案。陈氏曰："肺结核空洞的大咯血，是现代医学在治疗方面比较棘手的问题，本案辨证属于气火上逆，故治以苦寒泄降，用大黄黄连泻心汤，收到良效。续方加入全瓜蒌等乃取其清化痰热，其中黛蛤散尤能清泄肝火，使木不刑金，更有利于肺之清肃而提高疗效。"

[南陈北刘有关论述]

刘渡舟：本条言简意赅，但凭一证一脉，寥寥数言，便把火痞的病机、病位、病性、脉证、治则、方药概括在内，实是精当。但在临证时，尚可参考其他一些脉证，如火热上扰，可见心烦，甚或吐血、衄血、牙龈肿痛；火热迫于小肠则见小便黄赤；火热痞塞，影响胃肠之气不利，可见大便不爽。此外，舌质红绛，舌苔薄黄等，均可应用本方治疗。抓住主脉，参考他证，则可辨证准确，疗效显著。(《伤寒讲解》)

陈亦人：热邪内陷而胃气壅滞，以致发生心下痞塞不畅，这种痞证，单纯由于气滞，所以按之柔软，不硬不痛，它与大结胸证的心下痞硬疼痛，与胸胁水邪澼积的心下痞硬引胁下痛都不相同，不难鉴别。

再则关上脉浮，这是因为心下有邪热壅聚成痞，心下即胃脘部，就寸关尺来说，相当于关部，邪热既壅聚于心下，所以关脉相应而浮。痞因热邪壅滞所引起，所以用清热泄痞的大黄黄连泻心汤主治。(《伤寒论译释》)

心下痞，而复恶寒汗出者，附子泻心汤主之。(155)

附子泻心汤方

大黄二两　黄连一两　黄芩一两　附子一枚（炮，去皮，破，别煮取汁）

上四味，切三味，以麻沸汤二升渍之，须臾绞去滓，内附子汁，分温再服。

【提要】 论热痞兼卫阳虚的证治。

【解析】 本条承接154条大黄黄连泻心汤证，故其"心下痞"亦属胃热气滞之热痞。其"复恶寒汗出"若属太阳中风之桂枝汤证，则必有发热。今不见发热，则说明非表不解，而是卫阳虚，卫外不固所致。卫阳根源于肾，出于下焦，经上焦开发，以温分肉，充皮肤，肥腠理，司开合，卫外而为固。卫阳不足，温煦失职，故恶寒；开合失司，肌表不固，故汗出。综上所述，是证乃胃热气滞兼卫阳不足，治以泻热消痞，兼以扶阳固表，方用附子泻心汤。

【方解】本方由大黄、黄连、黄芩、附子四药组成，大黄、黄连、黄芩之苦寒，以麻沸汤浸渍，须臾绞去滓，取其味薄气轻，以清泻胃中无形之邪热，达到消痞的目的；附子别煮取汁，使辛热之药发挥温经固表的作用。尤在泾说："按此证，邪热有余而正阳不足，设治邪而遗正，则恶寒益甚，若补阳而遗热，则痞满愈增。此方寒热补泻并投互治，诚不得已之苦心，然使无法以制之，鲜不混而无功矣。方以麻沸汤渍寒药，别煮附子取汁，合和与服，则寒热异其气，生熟异其性，药虽同行，功则各奏，乃先圣之妙用也。"尤氏之说颇是。

【临床应用】附子泻心汤仲景本用于治疗热痞兼卫阳虚证，现代常用本方治疗消化系统疾病。《实用经方集成》说："附子泻心汤临床一般用治于消化器官、胃肠道方面的疾患。"《仲景方药古今应用》说："急慢性胃肠炎、菌痢等，只要符合本方证病机，均可应用。"《临证实用伤寒学》说："本方为寒热并用之方，只要证属胃中积热，阳气虚弱，即可使用本方，但可根据病情需要适当加味。本方的法是本方取得疗效的关键，但若附子先煎，三黄后下轻煎，实际已接近本方煎服法，故同样能取得疗效。"

【医案选录】

案一　宁乡学生某，得外感数月，屡变不愈，延诊时，自云：胸满，上身热而汗出，腰以下恶风。时夏历六月，以被围绕。取视前所服方，皆时俗清利，搔不着痒之品，舌苔淡黄，脉弦，与附子泻心汤。阅二日复诊，云药完二剂，疾如失矣。为疏善后方而归。(《遯园医案》)

案二　吴：寒热邪气扰中，胃阳大伤，酸浊上涌吐出，脘痛如刺，无非阳衰阴浊上僭，致胃气不得下行，高年下元衰惫，必得釜底燠蒸，中宫得以流通，拟用仲景附子泻心汤，通阳之中，原可泄热开导。煎药按法用之。

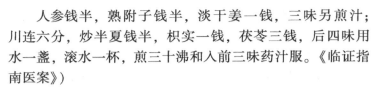
人参钱半，熟附子钱半，淡干姜一钱，三味另煎汁；川连六分，炒半夏钱半，枳实一钱，茯苓三钱，后四味用水一盏，滚水一杯，煎三十沸和入前三味药汁服。《临证指南医案》）

按：对于此二案，陈亦人说："肖氏治案，病程虽已数月，但从叙证来看，上热下寒比较典型，所以仅服附子泻心汤二剂，就收到显效。叶案脘痛呕吐，为寒热邪气扰中，但阳伤尤甚，所以虽用附子泻心汤法，却以温阳为主，不但用附子，且伍以人参、干姜；苦泄为佐，只取黄连一味，并伍以辛淡开泄的半夏、茯苓、枳实，足见叶氏处方用药的心灵手敏，化裁合度，迥不同于墨守古方，最堪师法。在给药方法上，也遵循别煮与汤渍，然后两汁和服的精神，但把麻沸汤渍改为滚水略煎，这可能因未用大黄、黄芩，而用半夏、茯苓、枳实的缘故。如果不是对《伤寒论》有深刻的领会，是不可能作用这样的改进的。"陈氏的分析甚为透彻，对理解此两案颇有启迪。

[南陈北刘有关论述]

刘渡舟：本证是寒热错杂之证，其病理机转，或上焦蕴热，阳气不能下达而成下寒；或是先有肾阳虚衰之下寒，而复生心下痞。总之是中焦气机痞塞，阴阳之气失于斡旋，上下失于通调而生寒热错杂之证。（《伤寒论讲解》）

本以下之，故心下痞，与泻心汤，痞不解，其人渴而口燥烦，小便不利者，五苓散主之。一方云，忍之一日乃愈。（156）

【提要】论水气不化心下痞的证治。

【解析】"本以下之，故心下痞"，是说明心下痞的成因是太阳病误下。心下痞，治以泻心汤，本为正治之法，但服汤痞不解，说明此心下痞既非热结，亦非中虚热结。其症见口燥渴、心烦、小便不利，反映了有水气内停，以致胃气壅滞而心下痞。水蓄膀胱，不能化气以上承，故见口燥烦，渴欲饮水；不能化气以下泄，是以小便不利。治以五苓散化气利水，使小便通利，气化行，升降利，则痞可解。

关于"一方云，忍之一日乃愈"，刘渡舟认为"疑是校勘者补入"，陈亦人说："因蓄水往往由恣饮过多所致，所以只要限制饮水，或劝患者暂时忍渴不饮，使外水不入，则内水渐行，不服药亦可痊愈……是宝贵的经验总结，不可忽视。"

[南陈北刘有关论述]

陈亦人：本条所论之痞，是由水邪停蓄以后，气化不得敷布而气滞的影响，不一定是水邪直接停结于心下，如果真是水结于心下，则别有方治，而不是五苓散所能治疗。所以理解本条，一方面要和邪热内陷的痞证鉴别，一方面也要和真正的水停心下鉴别。(《伤寒论译释》)

伤寒，汗出解之后，胃中不和，心下痞硬(1)，干噫食臭(2)，胁下有水气，腹中雷鸣(3)，下利者，生姜泻心汤主之。(157)

生姜泻心汤方

生姜四两（切）　甘草三两（炙）　人参三两　干姜一两　黄芩三两　半夏半升（洗）　黄连一两　大枣十二枚（擘）

上八味，以水一斗，煮取六升，去滓，再煎取三升，温服一升，日三服。附子泻心汤，本云加附子。半夏泻心汤，甘草泻心汤，同体别名耳。生姜泻心汤，本云理中人参黄芩汤去桂枝、术，加黄连。并泻肝法。

【注释】

（1）心下痞硬：心下指胃脘。痞者，气滞不通而痞塞。心下痞硬，即胃脘部气滞不通而痞塞。

（2）干噫食臭：噫同嗳。干噫食臭即嗳气有食物气味。

（3）腹中雷鸣：形容腹中有漉漉作响的声音。

【提要】论中虚热结兼水食不化痞证的证治。

【解析】伤寒病在表，汗出之后，表证虽解，但或因汗不得法，损伤脾胃之气，或因其人昔日脾胃气弱，以致邪气内入，胃热中虚，脾胃升降失司，气机痞塞，遂成"胃中不和，心下痞硬"。心下痞当按之柔软，此言"心下痞硬"，是谓按之腹肌有紧张感，然虽痞硬，却按之不痛。结合干噫食臭、腹中雷鸣、下利等症分析，是证当为中虚热结兼水食不化之痞，痞因胃热气滞，由于中虚，运化式微，水食不化，故见干噫食臭之症，且因水邪流于胁下，或下走肠间，故可见胁痛、肠鸣、下利等症。治以泄热补中、和胃降逆、散水消痞为法，方用生姜泻心汤。

【方解】本方由半夏泻心汤减少干姜用量，再加入生姜组成。因本证兼有胃虚食滞、水饮内停，故加入生姜，并作为主药，和胃降逆散水以消痞；半夏与生姜相配，则降逆化饮和胃之力更强，姜、夏与芩、连为伍，辛开苦降，以开泄寒热痞塞之结滞；人参、甘草、大枣健脾益胃，以复中焦升降之职。是方仍属辛开苦降甘调之剂，其煎法仍取去滓再煎法。

【临床应用】本方为半夏泻心汤减少干姜用量再加生姜而成，临床也常用于消化系统疾病。《实用经方集成》说："本方主要用于消化系统的疾病。如急慢性胃肠炎、消化不良、胃酸过多、胃扩张、胃下垂、胃及十二指肠球部溃疡、胃肠功能紊乱、胃扭转以及胃痛、呕吐、下痢、泄泻、嘈杂等多种病证。"陈瑞春在"泻心汤类方探讨"中指出："临床应用本方治疗胃肠道疾患时，只要抓住虚实夹杂，湿热并存的主要病机，有脘腹胀满，呕吐、泄利、呃逆等症，均可选择应用。"

【医案选录】

胡某某，男性。患慢性胃炎，自觉心下有膨闷感，经年累月当饱食后嗳生食气，所谓"干噫食臭"；腹中常有走注之雷鸣声。体形瘦削，面少光泽。认为是胃机能衰弱，食物停滞，腐败成气，增大容积，所谓"心下硬满"；胃中停水不去，有时下走肠间，所谓"腹中雷鸣"。以上种种见症，都符合仲景生姜泻心汤证，因疏方予之：生姜12g，炙甘草9g，党参9g，干姜3g，黄芩9g，黄连3g（忌用大量），半夏9g，大枣4枚（擘）。以水8盅，煎至4盅，去滓再煎，取2盅，分两次温服。服1周后，所有症状基本消失，唯食欲不振，投以加味六君子汤，胃纳见佳。（《岳美中医案集》）

按：本案具有生姜泻心汤所主治的典型脉证，故能药到病除，真可谓立竿见影。运用本方应注意"去滓再煎"，以协调药味，和解胃气。

[南陈北刘有关论述]

刘渡舟：生姜泻心汤治水饮之功卓著，《医宗金鉴》认为本方加茯苓，以加强利水的作用。经实践证明，凡见心下痞，干噫食臭，腹中肠鸣下利，心下痞硬，两胁疼痛，或下肢浮肿，小便不多者均可用本方治疗。（《伤寒论讲解》）

伤寒中风，医反下之。其人下利日数十行，谷不化[1]，腹中雷鸣，心下痞硬而满，干呕心烦不得安。医见心下痞，谓病不尽，复下之，其痞亦甚。此非结热[2]，但以胃中虚，客气上逆[3]，故使硬也，甘草泻心汤主之。（158）

甘草泻心汤方

甘草四两（炙）　黄芩三两　干姜三两　半夏半升（洗）　大枣十二枚（擘）　黄连一两

上六味，以水一斗，煮取六升，去滓，再煎取三升，温服一升，日三服。

臣亿等谨按：上生姜泻心汤法，本云理中人参黄芩汤，今详泻心以疗痞，痞气因发阴而生，是半夏、生姜、甘草泻心三方，皆本于理中也。其方必各有人参，今甘草泻心中无者，脱落之也。又按，《千金》并《外台秘要》治伤寒䘌食，用此方，皆有人参，知脱落无疑。

【注释】

（1）谷不化：食物不消化，即完谷不化。

（2）结热：实热阻结。

（3）客气上逆：因正虚不运而致的病气上逆。陈亦人说："本条的'客气'是指因正虚不运而致的病气，既有虚的一面，也有实的一面。

【提要】 论中虚热结而中虚更甚痞利的证治。

【解析】 伤寒或中风，为病在表，当以汗解之，但医生反用下法攻里，以致脾胃受损，表邪内陷。脾胃气虚，腐熟运化失职，水谷不得消化而下注，是以泻利日数十次而有完谷不化，肠鸣漉漉；脾胃不和，升降失常，气机痞塞，故心下痞硬而满，干呕；邪热内扰，是以心烦不得安。心烦不得安与下利谷不化同见，正是脾胃气虚，升降失常，阴阳不调，上热下寒的反映，是时之治疗当以半夏泻心汤为宜。但医见心下痞硬而满，认为是里有实邪而"病不尽"，又用泻下，以致脾胃之气更虚，中焦升降斡旋之力更弱，因而使心下痞硬更加严重。"此非结热，但以胃中虚，客气上逆，故使硬也"是自注句，说明心下痞硬并不只是由于实热内结，还有脾胃气虚，因气虚不运而致的病气上逆，与半夏泻心汤相较，则中虚更甚，突出了因反复误下以致胃气重虚。故其治疗则当在清热消痞、和中补虚基础上加重和中补虚，用甘草泻心汤。

【方解】 本方即半夏泻心汤加重甘草用量而成。甘草为君药，以加强补中之用，余药仍清热消痞、和中补虚。本方无人参，当属传抄脱漏。因半夏泻心汤、生姜泻心汤均有人参，考《金匮要略》《千金翼方》《外台秘要》等，本方亦有人参，林亿等认为"其方必有人参，今甘草泻心汤中无者，脱漏之也"，可信。

【临床应用】 甘草泻心汤是半夏泻心汤加重甘草用量而成，意在调中补虚。《伤寒论》用其治疗心下痞而脾虚较重、下利较甚之证，《金匮要略》用之治疗中虚湿热所致之狐惑。现代临床多用于治疗消化系统疾病及狐惑，我在临床上用其治疗发泛发性口疮有效。

【医案选录】

一、李某，男，38岁，干部，1991年5月6日初诊。患腹痛、腹泻反复发作2年半，以左下腹痛为甚，肠鸣增强，泄泻常于餐后出现，泻后腹痛减轻，无发热，发病后体重减轻4kg，曾先后作过12次粪便检查，均无异常发现，屡用氟哌酸、土霉素、磺胺脒等治疗无效。曾到广州市某医院作纤维结肠镜检查，提示肠管痉挛时间延长，收缩频繁，未发现器质性病变。诊断为肠道易激综合征。舌淡，苔黄白相兼，脉弦滑。甘草泻心汤加减：炙甘草、法半夏各12g，干姜、大枣各10g，黄连5g，党参、白芍各20g，水煎服，每日1剂。用药至3周后，症状已明显减轻，再用药2周，病告痊愈。经随访1年，未有复发，体重恢复正常。（新中医，1994，26（9）：25）

二、李某某，男性，56岁，1960年12月31日初诊。主诉便燥数月，每饥时胃脘胀痛，吐酸，得按则痛减，得矢气则快然，唯矢气不多，亦不渴。诊见面部虚浮，脉濡缓。投甘草泻心汤加云苓，3剂后大便畅通，矢气转多。改投防己黄芪汤加附子4.5g，一剂后大便甚畅，痛胀均减，面浮亦消，唯偶觉烧心，原方加云苓又服2剂，3月后随访，诸症皆消。（《岳美中医案集》）

按：案一为胃肠功能紊乱，腹泻、肠鸣，舌苔黄白相兼，符合中虚寒热错杂的病理机制，适合用补虚和中的甘草泻心汤治疗，因其腹痛泻后减轻，肝气横逆犯脾，即肝强脾弱之证，故原方中黄芩换用芍药，以柔肝缓急止痛，药证合拍，故收良效。案二为岳美中医案，岳氏曰："甘草泻心汤证本为误下太阳成痞而兼呕、烦、下利，仲景已指出'此非结热，但以胃中虚，客气上逆'而成，本例诸症无一与甘草泻心汤相符者，且结硬与雷鸣下利则更属对立；而能断然施之者，是因为胃气虚馁，湿满于中，针对实质，异病同治。胃气虚馁，急于求食自安，则饥时痛胀并作；滞填中焦，枢机不利，传化迟缓，食物留于肠胃必久，而便为之燥。本方加云苓，缓中补虚，升清降浊，服后矢气转多，大便转畅，已收降浊之效，遂以防己黄芪汤补虚，更加附子通阳，祛邪兼顾扶正，中宫既健，传化正常，则诸症皆瘳。设为因燥而疏通，因胀而宽中，因痛而行气，心犯虚虚实实之戒，临症者慎之。"

[南陈北刘有关论述]

陈亦人：所谓"此非结热"，乃是突出"正虚为主"，而不应理解为完全无热，否则，怎么能用芩连？甘草泻心汤证的胃气重虚，除了"其痞益甚"以外，"腹中雷鸣"也是中虚的主要症状。《内经》早有"中气不足，肠为之苦鸣"的论述。

又：半夏、生姜、甘草三泻心证都是中虚热结成痞，所以都用苦寒以泄热，辛温以开结，甘温以补中。（《伤寒论求是》）

伤寒服汤药，下利不止，心下痞硬。服泻心汤已，复以他药下之，利不止。医以理中与之，利亦甚。理中者，理中焦，此利在下焦，赤石脂禹余粮汤主之。复不止者，当利其小便。（159）

赤石脂禹余粮汤方

赤石脂一斤（碎）　　太乙禹余粮一斤（碎）

上二味，以水六升，煮取二升，去滓，分温三服。

【提要】论痞利的辨证及下焦滑脱不禁的证治。

【解析】本条仲景设误御变，以明痞利之辨证。本证重点是"下利不止，心下痞硬"，对此前已论及半夏泻心汤证、生姜泻心汤证、甘草泻心汤证，除此之外，还可能由于中焦虚寒，或下焦滑脱不禁，或三焦气化不利，水液偏渗等因素引起，则当辨证求因，审因论治，故有理中、赤石脂禹余粮汤以及利小便诸证治。

病本为伤寒，医者误下，伤及中阳，中焦虚寒，清阳下趋则下利不止，阴寒凝聚则心下痞硬，此本属桂枝人参汤的适应证，绝非半夏泻心汤等所能治，是以服泻心汤已而病不除。若复以他药下之，里阳更伤，故痞硬不消而下利不止；既为中焦虚寒，何以与理中治之而利益甚？这是因为理中汤只是温补中焦，即所谓"理中者，理中焦"。因屡用下药，脾虚及肾，元气已伤，是证已由中焦虚寒变为下焦滑脱不禁，故当与赤石脂禹余粮汤温阳涩肠，固脱止利。若服后利仍不止，又有小便不利，则当是脾运失职，三焦气化不利，水湿偏渗大肠之故，故当利小便以实大便，使水湿去而达到止利的目的。

本条以伤寒误下为始因，引出几种痞利的辨证与治法：表邪内陷，脾胃气虚，中虚热结，下利不止，心下痞硬，可用半夏泻心汤等，和胃补中，清热消痞；若脾胃虚寒，而见心下痞硬，利下不止，可用理中汤温中散寒除湿以治痞利，若兼有表证者，则当用桂枝人参汤温中兼以和表；若属下元不固，滑脱下利者，当以赤石脂禹余粮汤涩滑固脱而止利；若见下利不止而小便不利者，是脾运失职，三焦气化不利，水湿偏渗大肠，当治以利小便以实大便之法。

【方解】赤石脂禹余粮汤由赤石脂、禹余粮组成，赤石脂甘酸性温，禹余粮甘涩性平，二药合用，酸敛固脱，涩肠止利，为治下焦虚寒久利滑脱之良方。

【临床应用】《仲景方药古今应用》说："本方主要用于治疗下焦虚寒所致的大便滑脱不禁症，如慢性痢疾、慢性腹泻。因本方纯系固涩治标之剂，故可酌情与桂附理中汤或五苓散等方合用，则疗效更佳。"《伤寒论方解》认为本方适应证候为"下利久不止肠滑不能收摄，腹不痛，无里急后重症，所下呈酸臭而无热毒臭者。"并指出："赤石脂、禹余粮两味都是含有多种矿物质的陶土，都具有收敛、被护和吸着等作用，对下利久久不止，肠道滑脱者，有止涩作用。但对病毒未除者过早地使用收敛剂，殊不相宜。只有在病邪已解，气虚滑脱时用之，才不致有留邪之流弊。"

【医案选录】陈某，男，67岁。1966年诊。病者年近古稀，恙患泄泻，屡进温补脾肾诸药，淹缠日久，泄泻不止。症见形瘦面憔，懒言短气，脉息细弱，舌淡苔白。病根系久泻滑脱，治应固涩。方用赤石脂禹余粮汤合四神丸、五味异功散加减。处方：赤石脂24g，禹余粮18g，肉豆蔻9g，党参15g，白术9g，茯苓9g，陈皮3g，炙甘草3g，巴戟天9g。上方服5剂显效，续服5剂，诸恙均撤。后以参苓白术散15剂，嘱隔日一剂。恢复正常。（《医案选编》）

按：本案由赤石脂禹余粮汤合四神丸、五味异功散加减，为标本兼治之法，后以参苓白术散调脾收功，说明临床运用时辨证加入适当方药，可以提高疗效。

[南陈北刘有关论述]

刘渡舟：本条从分析病机入手，着重讨论下利的若干治法，以示人设法御变，而非以药试病。例如，寒热错杂，痞利俱甚者，用甘草泻心汤和胃消痞止利；太阴虚寒下利者，用理中汤温中健脾止利；久利滑脱，关门不固者，用赤石脂禹余粮汤固涩止利；水液偏渗，清浊不分者，则用五苓散利水止利。学者宜举一反三，结合以前介绍过的葛根汤证、葛根芩连汤证，和将要介绍的黄芩汤、桂枝人参汤、四逆汤，以及热结旁流证，以了解各种下利的病理特点与内在联系，对下利一证的辨证论治则可得心应手。（《伤寒论讲解》）

伤寒，吐下后，发汗，虚烦，脉甚微，八九日心下痞硬，胁下痛，气上冲咽喉，眩冒，经脉动惕者，久而成痿[1]**。（160）**

【注释】

（1）痿：证候名，主要症状是两足软弱无力不能行动。

【提要】论阳虚阴逆，虚烦脘痞的变证与转归。

【解析】汗、吐、下都是治疗伤寒的大法，用之得当，自能达到邪去正安的目的。但是，用之不当，都能损伤正气而致病情的变化。本条的伤寒是指表证，治当发汗，使邪从表解，但医者误用吐法，伤其胃气；又误用下法，再伤其脾气。脾胃为中土之脏，脾胃伤则中气大虚，从救误的角度看，不论表证存在与否，都必须急急固护其中气，绝没有再行发汗的道理，可是医者又用汗法，这是误上加误，以致阳气更伤，因而发生虚烦，脉象甚微，即阳气大虚的标志。病经八九日，阳气之虚更甚，阳虚不运则津液结而为饮，饮邪上逆，于是心下痞硬而胁下痛；饮逆而清阳不升，则气上冲咽喉，眩冒；同时，经脉得不到阳气的温养，加上饮邪的侵凌，则经脉动惕。久延不愈，则进而肢体痿废。

本条的虚烦与栀子豉汤证的虚烦不同，彼证为无形之邪热郁扰胸膈，有热象而无虚象，是无形之虚，而非虚实之虚，脉必数而有力；本证是因中阳大虚，即阳气不足之虚，为虚实之虚，其脉象甚微。

本条证候与苓桂术甘汤证近似，病机上阳虚饮逆也颇近似，只是彼证的证情较轻，本证的证情较重，所以彼证脉沉紧，本证脉甚微。

[南陈北刘有关论述]

刘渡舟：本条与前第 67 条苓桂术甘汤颇有相同之处，仔细辨认，对于临床大有裨益。

苓桂术甘汤证是以水气上冲为主，故见脉沉紧，而本条则以阳气虚衰为主，故见脉甚微。本条阳虚不能化生津液，则阴津阳气皆虚，故有虚烦，心下痞硬，眩冒，经脉惕瞤，久而成痿等症。苓桂术甘汤证仅由水气变动不居，而有心下逆满，起则头眩，发汗则动经，身为振摇，然并不成痿。

本条仲景未出方治，似可用真武汤合苓桂术甘汤，二方温阳利水，并能平冲降逆。(《伤寒论讲解》)

伤寒，发汗，若吐若下，解后，心下痞硬，噫气不除者，旋覆代赭汤主之。(161)

旋覆代赭汤方

旋覆花三两　　人参二两　　生姜五两　　代赭石一两　　甘草三两（炙）　　半夏半升（洗）　　大枣十二枚（擘）

上七味，以水一斗，煮取六升，去滓，再煎取三升，温服一升，日三服。

【提要】 论中虚饮逆痞证的证治。

【解析】 伤寒病在表，若汗不得法，或经吐、下之误，表邪虽解，但脾胃气已伤，运化腐熟功能失常，以致痰饮内生。胃虚气逆，升降失和，则心下痞硬，噫气不除。证属中虚饮阻气逆，故治以补中和胃、化痰降逆，方用旋覆代赭汤。

【方解】 旋覆代赭汤用旋覆花消痰下气散结，能升能降，疏肝利肺；代赭石重镇降逆；半夏、生姜辛温而散，涤痰散饮，开心下之痞结；人参、甘草、大枣甘温以补脾胃之虚。诸药配合，补中气而降痰气，消痞除噫。本方重用生姜而代赭石用量较轻，刘渡舟谓："因病变主要在于脾胃，故重用生姜之辛散，以健胃化饮消痞，用少量代赭石降逆镇肝，作用在于中焦，而不大量使用，以免直达下焦。"

【临床应用】《伤寒论方解》说："本方的主要作用是补气血、生津液、宣通胸膈痰结，平降胃肠逆气。尽管本方载于《伤寒论》中，但在急性热病的经过中，使用本方的机会并不多，而对慢性胃肠病却为用较广。根据编者临床经验，慢性胃肠病见津伤血少，胃气上逆，痰多而粘，呕吐不下食，大便秘结不通者，用本方屡屡收效。周禹载、喻嘉言诸前辈用以治疗反胃噎食，气逆不降者颇有效，其理即在此。但噎膈反胃的初期仅见气分病症者可取用，如果病已久，血分亦病，此方便不可恃。"《临证实用伤寒学》说："旋复代赭汤具有和胃镇肝降逆之效，实践证明，不但对呃逆不止，或频频呕吐等消化系统疾病疗效确实，而且对高血压病、耳性眩晕等证属胃虚肝逆者亦有良效。对于某些呕血、咯血等病证，用本方降逆为主，配合止血、化瘀、化痰、止咳等药，又为临床医师称道之良方。"《仲景方药古今应用》说："本方主要治疗慢性胃炎、神经性呕吐、膈肌痉挛、胃及十二指肠溃疡、幽门不全梗阻、胃扩张、胆道感染、食道癌等病症符合本方证之病机者。"

【医案选录】徐某，女，24岁。患者妊娠2个月，呕吐频作，饭食沾唇则呕吐加剧，于1978年4月5日住妇科。治疗数日无效，欲中止妊娠，因其家属不同意，故邀余会诊。患者面色无华，精神疲倦，恶心，呕吐频作，口稍苦，干渴不敢饮，饮即呕吐剧烈，舌淡苔薄白，脉滑。证属脾虚气逆，胃失和降。治以健脾和胃、顺气降逆。用旋覆代赭汤加减：旋覆花 15g，代赭石 20g，半夏 12g，红参 8g，吴萸 6g，黄连 10g，枇杷叶 12g，甘草 3g，生姜 3 片，大枣 3 枚。煎服。嘱其外用煨姜擦咽喉部有麻辣感时服药数口，半小时后再将余药一次服下。日再服，服药 2 帖，呕吐止，能少量进食，精神转佳。复诊的处方为原方去吴萸、黄连，2 帖。痊愈出院，足月顺产一子。（黑龙江中医药，1985，2：25）

按：本例妊娠恶阻，病为脾胃虚损，痰气交阻，且有化热之势，故用旋覆代赭汤理气和胃降逆，再加黄连、吴萸、枇杷叶，以清热止呕安胎。代赭石，一般方书均认为能堕胎，孕妇慎用。本例药后呕止胎安，正应《内经》"有故无殒亦无殒也"之训。

[南陈北刘有关论述]

刘渡舟：本方为化饮下气、镇肝扶脾之剂，对于肝气挟饮上冲之或吐或呃诸证，皆可使用。近来不断有临床报道，用本方治疗眩晕、呕吐者（包括急性、慢性胃炎，美尼耳氏综合征，脑膜炎后遗眩晕症），能获得良好效果。（《伤寒论讲解》）

下后，不可更行桂枝汤，若汗出而喘，无大热者，可与麻黄杏仁甘草石膏汤。（162）

麻黄杏仁甘草石膏汤方

麻黄四两（去节）　杏仁五十个（去皮、尖）　甘草二两（炙）　石膏半斤（碎，绵裹）

上四味，以水七升，先煮麻黄，减二升，去白沫，内诸药，煮取三升，去滓，温服一升。本云：黄耳杯。

【提要】 再论邪热壅肺作喘的证治。

【解析】 此与 63 条相同，皆是论邪热壅肺的证治，旨在与桂枝加厚朴杏子汤证相鉴别。所不同的只是一在汗后，一在下后。此为误下所致的变证，汗、下虽不同，但见证相同，其治也当相同。具体请参看 63 条。

　　太阳病，外证未除⁽¹⁾，而数下⁽²⁾之，遂协热而利⁽³⁾，利下不止，心下痞硬，表里不解者，桂枝人参汤主之。（163）

　　桂枝人参汤方

　　桂枝四两（去皮）　　甘草四两（炙）　　白术三两　人参三两　干姜三两

　　上五味，以水九升，先煮四味，取五升，内桂，更煮取三升，温服一升，日再，夜一服。

　　【注释】

　　（1）外证未除：指表证不去。

　　（2）数下：屡用攻下。

　　（3）协热而利：协者，合也，同也；热者，指发热之症状。协热而利指表热不去而下利。

　　【提要】论误下后脾气虚寒而表邪不解的证治。

　　【解析】太阳病，表不解，理应用汗法解表。若不用汗解而屡用攻下，则表邪不去而反伤脾阳，以致脾气虚寒而下利。是时表证不去而发热之症依然，故称"协热而利"。因屡经泻下，脾阳重伤，运化失职，升降失常，清气下陷，故利下不止；气机阻滞而不利，故心下痞硬。是证虽亦为表里同病，但以里虚寒为主，脾阳不足，寒湿困滞，兼有表寒，故治以温中散寒为主，兼以解表，方用桂枝人参汤。

　　《伤寒论》中有关表证误下而致下利不止的，共有两条：34 条葛根黄芩黄连汤证，属表不解而邪内陷，表里俱热的协热利；桂枝人参汤证，属表不解而里虚寒，表里皆寒的协热利。葛根黄芩黄连汤重在清肠止利，桂枝人参汤重在温阳止利。

　　【方解】桂枝人参汤即人参汤加桂枝而成。人参汤出于《金匮要略》，即理中汤，功能温中止利；加桂枝以解太阳之表，为表里两解之法。本方煎服要求先煮人参汤之四味药，取其味厚浓醇，温补其里；桂枝后下，取其辛温之气以解其表。

【临床应用】《临证实用伤寒学》说："桂枝人参汤原治疗脾胃虚寒下利兼表证，但临床上不必拘于表证，应紧扣脾胃虚寒，寒湿内阻之病机，随证加减，多能奏效。"《伤寒论临床学习参考》归纳其"应用范围"为："1. 胃脘痛、慢性胃炎、消化性溃疡、慢性肠炎等，属脾虚寒者。2. 急性肠炎、结肠炎，病性属虚属寒，伴有表证者。3. 感冒、流行性感冒，兼虚寒下利不止者。4. 心脾阳虚型病态窦房结综合征，症见倦怠无力，大便稀溏，心悸怔忡，眩晕失眠，舌淡苔白，脉弱或结代。"

【医案选录】杨某，女，46 岁，1993 年 6 月 13 日初诊。素有心下痞。4 天前午饭后洗发未干即睡，醒后头痛，胃脘不适恶心欲吐，至晚则腹泻，次日又泻下多次，伴有发热恶风，口干少津，喜热饮，心下痞喜按，纳少。服藿香正气散、葛根芩连汤均不效。刻诊：面色㿠白，语音低微，舌淡体胖，脉细弱。此属协热而利，法当温中健脾，兼以解表。方用桂枝人参汤：川桂枝、太子参、焦术、炮姜、炙甘草各 10g，黄连 3g。服 4 剂，利止热减。二诊减炮姜为 5g，续服 4 剂病愈。（国医论坛，1997，12（2）：17）

按：本例腹泻，素有心下痞，脾胃不健。痞而喜按，语言低微，舌淡体胖，脉细弱，皆为脾胃虚寒之象；其发热恶风，知表证仍在。故用桂枝人参汤温中散寒兼以解表。方中用黄连，恐是辨病用药之举。另外，方中所用太子参，我认为如用党参则更恰。

[南陈北刘有关论述]

陈亦人：太阳病，屡用攻下之后，里气大伤，利不止，心下痞硬，因表证还在，故名为协热下利，即挟表热而下利，与现代所称"协热利"性质属热的含义是不同的。此时病势重心是里虚寒，故以理中汤治脘痞下利，仅用桂枝一味以通阳和表。本条与34条的下利虽然都由于误下，但一属实热，故用葛根芩连汤，一属虚寒，故用桂枝人参汤。两者截然相反，绝对不可混淆。

又：本方以温里为主，桂枝不但通阳和表，也能协同理中，增强温里的力量。

又：从本方用药来看，就是理中汤原方甘草用量增为四两，再加桂枝四两组成，也可以说是理中汤与桂枝甘草汤的合方，可见重在益气通阳，气足阳通，则里和而表亦随解。（《伤寒论译释》）

伤寒，大下后，复发汗，心下痞，恶寒者，表未解也。不可攻痞，当先解表，表解乃可攻痞。解表宜桂枝汤，攻痞宜大黄黄连泻心汤。（164）

【提要】论痞证兼表的证治。

【解析】心下痞因误治而成，但仍见恶寒（与发热并见），即所谓"表未解"，当其表里同病之时，其治一般当以先表后里为原则，所以说"不可攻痞，表解乃可攻痞"。至于桂枝汤、大黄黄连泻心汤，只可看着举例。

[南陈北刘有关论述]

陈亦人：……所谓先用桂枝汤解表，后用大黄黄连泻心汤治痞，不过是举例而言，究应使用何方，还应随病情而定，不必拘泥。

理解本条应注意二点：1. 本条心下痞后面的"恶寒者"三字，应当理解为包括发热而言，因为太阳表证绝大多数是发热恶寒同时并见的，假如只有恶寒而没有发热，很容易和155条心下痞而复恶寒的附子泻心汤证混淆起来，虽然155条主证中尚有"汗出"症状，但是，汗出与否，并不能作为是否表证的鉴别标志。2. 本条与91条、163条都是既有表证，又有里证，而治疗措施个个不同，91 条是先里后表，本条是先表后里，163 条是表里兼治，这些地方，必须有明确的认识，才能审证无讹，治疗得当。表里同病先予解表，是指里证不虚而言的，表里同病先治里病是指里虚中馁而言的，如里虽虚，而势不太急，同时表证存在，就可以表里同治，其他证候可以此类推。（《伤寒论译释》）

伤寒发热，汗出不解，心中痞硬，呕吐而下利者，大柴胡汤主之。（165）

【提要】论少阳阳明热郁气滞，升降失常的证治。

【解析】伤寒发热而未及恶寒，是邪已内传化热，是以虽有汗出而热不解。是时更兼心中痞硬、呕吐而下利，则知不是肠府燥结，而是胆胃气滞，升降失常，所以上为呕吐，下为腹泻。"呕而发热者，柴胡汤证具"，因更兼心下痞硬，是胆胃气滞较甚，证属少阳兼阳明里实，故用大柴胡汤和解少阳，兼泻里实。

本条与 103 条相参，可见胆胃郁滞可以有不同的临床表现，既可以出现"呕不止，心下急，郁郁微烦"，也可出现"心中痞硬，呕吐而下利"，这也是仲景方一方多证的具体体现。有谓大柴胡汤证当有便秘，此下利则为热结旁流，实与临床不符，也失于机械。

本证发热痞利诸证，颇与桂枝人参汤证相似，却有寒热虚实之异，本证属实属热，彼证属虚属寒。具体来说，本证的心中痞硬，是热邪阻结，胆胃气滞，彼证的心下痞硬，是中气虚弱，浊阴上逆；本证未经误下，有呕吐症，彼证经误下，无呕吐症；本证发热而不恶寒，是邪已内传化热，彼证恶寒发热之症仍在，是表不解；本证的下利必然是利下不畅，色黄赤而气极臭，彼证的下利则反是；此证还应有口苦、苔黄腻等症，彼证则应有口和、舌淡苔白滑等症。

刘渡舟：伤寒发热，汗出热不解，当是阳明热结之证，里热盛，迫津外出则汗出，心中痞硬则是少阳枢机不利，阳明邪热内结，气机壅遏所致。肝胆气火交郁，内迫胃肠，胃气上逆则呕吐，热邪下迫则下利。既是阳明、少阳有热之证，其下利肛热，粘秽不爽，腹痛下重可知。故证属少阳不和而兼阳明热结，治用大柴胡汤，既可清解少阳之邪，又可清泄阳明热结，二阳热实得以清泄，气机条畅，诸症自愈，为阳明少阳两解之法。(《伤寒论讲解》)

病如桂枝证，头不痛，项不强，寸脉微浮[(1)]，胸中痞硬，气上冲喉咽，不得息者，此为胸有寒[(2)]也。当吐之，宜瓜蒂散。(166)

瓜蒂散方

瓜蒂一分，熬黄　赤小豆一分

上二味，各别捣筛，为散已，合治之，取一钱匕，以香豉一合，用热汤七合，煮作稀糜，去滓，取汁和散，温顿服之。不吐者，少少加，得快吐乃止。诸亡血、虚家，不可与瓜蒂散。

【注释】

(1) 寸脉微浮：此处微，指轻微；寸脉微浮，即寸部的脉略浮。

(2) 胸有寒：寒作"邪"解，此指"痰饮"。胸有寒，指痰饮停滞于胸膈。

【提要】论痰实内停出现类似桂枝汤证的证治。

【解析】病如桂枝证，说明患者有发热、恶风、汗出等类似太阳中风证的脉证。但头不痛、项不强，则知病证不属太阳之表。寸脉微浮（有力），为上焦有实邪阻滞；胸中痞硬，为痰实停滞胸膈；气上冲喉咽不得息，因痰实阻滞，肺气不利，呼吸困难，是正气驱邪有上越之势。是证为痰实阻滞胸膈，气机不利，有上越之势。治当因势利导，涌吐痰实，方用瓜蒂散。

【方解】 本方由瓜蒂、赤小豆、豆豉三药组成，瓜蒂极苦，性升催吐；赤小豆苦酸，豆豉轻清宣泄，共助瓜蒂。方为涌吐峻剂，适合痰涎壅实胸中之证，体虚失血之人当慎用，故谓"诸亡血、虚家，不可与瓜蒂散"。过吐则易伤胃气，故须中病即止，切勿太过，即所谓"得快吐，乃止"。

【临床应用】《仲景方药古今应用》说："本方涌吐可用于食物或药物中毒、消化不良、精神病、中风及某些呼吸系统疾患。有人用口服法和鼻腔吸入法两种给药方法，治疗传染性肝炎，取得了较为满意的疗效。本方瓜蒂有毒，使用过量或不当可发生中毒，甚至导致死亡。"《伤寒论临床学习参考》谓其"应用范围：痰涎壅滞于膈上的哮喘，痰蒙清窍之癫狂痫，痰气凝聚之乳房肿块、早期乳癌，宿食停滞胸脘、病毒性肝炎、急性黄疸型病毒性肝炎、高胆红质血症，饮酒过量，服食有毒物品及药品等。"并在"注意事项"中指出："瓜蒂散为催吐峻剂，必须严格掌握适应证，有形之邪阻于胸膈，且有上逆之势，而体质壮实者，用之因势利导，引邪外出。严格掌握剂量（瓜蒂、赤小豆研细末和匀，每用 1～2g，用淡豆豉 15g，煮作稀粥，去滓，取汁和散，乘温，顿服之，若不吐者，少加剂量），且中病即止，不可久用，否则易引起中毒。"

【医案选录】 张某，男 38 岁。1975 年 8 月 14 日初诊。多饮烈酒，过食生冷，又卧于湿地，以致水湿结胸，两胁剧痛，烦闷欲死，医用寒凉泻下药物，下利数次，其病不减。由于四肢厥冷，又误为阳虚，投温燥之剂，病更增剧。症见形体消瘦，精神不振，呼吸有力，口出臭气，以手扪胸，时发躁扰，不能言语，四肢厥冷，小便短赤，大便未解，舌红苔黄，脉滑有力，两寸独盛。此痰热郁于上脘，治宜涌吐痰热。方用瓜蒂、赤小豆、白矾各 9g，研细末，分三次服。服少顷，吐出痰涎及腐物二碗余，当即语言能出，大便随之下泄，身微汗出，四肢转温。中病即止，停服上药，以饮食调养状而愈。(《浙江中医杂志》，1980，15（12）：556)

按：作者原按，谓"痰热壅郁上脘，气机不舒，故四肢厥逆，乍看似属阳衰不足之证，但口出臭气，舌红苔黄，脉滑有力，两寸独盛，其为实热无疑，以手扪胸，则其病在上可知。大凡宿食在上可吐不可下，在中可吐可下，在一下则可下不可吐。'其高者因而越之'，故用瓜蒂散加酸寒之白矾，以增强效力。投剂切中病机，故效如桴鼓。"白矾亦有催吐作用，稀涎散中用之。另外，曾有一病员介绍，用白矾加酸醋煎煮服之，亦能涌吐痰涎。

[南陈北刘有关论述]

刘渡舟说：吐法为汗、吐、下三法之一，仲景创立此方，治疗胸中痰实，欲吐不吐之证，最为得力。至金元时期，张子和著《儒门事亲》，对吐法极为推崇，论述较为全面；同时期的朱丹溪也曾用吐法治疗小便不通，获得良好效果。尔后医者用汗、下二法较多，吐法运用渐少。吐法既然确有实效，汗、下二法不能取代，所以我们应该很好地继承这种传统治法。(《伤寒论讲解》)

病胁下素有痞，连在脐旁，痛引少腹入阴筋[1]者，此名脏结，死。(167)

【注释】

（1）阴筋：指外生殖器。

【提要】论痞块型脏结的危候。

【解析】"病胁下素有痞"，指病人胁下素来有痞块或痞结，这是脏结的一种特殊证型，说明脏结日久而深重，以致气血郁滞，脉络闭阻。痞块积聚是有形之结，乃久病入络而病及血分的表现。痞在胁下，连及脐旁，疼痛牵引少腹以至阴器，反映脏结病已涉及三阴。胁下为肝之部，脐旁大腹为脾所主，少腹属下焦为肝肾所主，肝脉络阴器，肾开窍于二阴，即胁下、脐旁、少腹至阴筋，为三阴经之分野。肝脾肾诸脏皆虚，其病情危重可知，故云"此名脏结，死"。

厥阴肝脉，过阴器，抵少腹，挟胃属肝络胆，上贯膈，布胁肋。而本病胁下素有痞，连在脐旁，痛引少腹入阴筋，说明此脏结与肝有密切关系，故有注家认为此脏结属肝之结。

伤寒，若吐若下后，七八日不解，热结在里，表里俱热，时时恶风，大渴，舌上干燥而烦，欲饮水数升者，白虎加人参汤主之。（168）

白虎加人参汤方

知母六两　石膏一斤（碎）　　甘草二两（炙）　　人参二两[1]粳米六合

上五味，以水一斗，煮米熟汤成，去滓，温服一升，日三服。此方立夏后立秋前，乃可服，立秋后不可服，正月、二月、三月尚凛冷，亦不可与服。与之则呕利而腹痛，诸亡血虚家，亦不可与，得之则腹痛利者，但可温之，当愈[2]。

【注释】

（1）二两：26条白虎加人参汤方中人参用量为三两。

（2）此方立夏后立秋前，乃可服，立秋后不可服，正月、二月、三月尚凛冷，亦不可与服之。与之则呕利而腹痛，诸亡血虚家，亦不可与，得之则腹痛利者，但可温之，当愈：26条白虎加人参汤方后无此六十二字。陈亦人在《伤寒论译释》中说："本方'日三服'以下的内容，恐非仲景原文，因为不符合辨证论治的原则。只要具有白虎加人参汤证，就应使用白虎加人参汤，不必限于季节时间。关于人参用量的大小，要在随津伤程度而定，也不必拘泥。"

【提要】论伤寒吐下后，热结在里，热盛津伤的证治。

【解析】伤寒，误用吐下后，津液受损，经数日不解，因津伤化燥，而形成阳明热结在里之证。所谓"表里俱热"表热当指身热、汗自出、反恶热等阳明病热证的外证；里热是指舌上干燥、大烦渴不解等症而言。此"时时恶风"并非太阳病，而是"汗出肌疏"所致。是证重点是阳明里热炽盛，充斥表里，津气受伤，治宜辛寒清热、益气生津，方用白虎加人参汤，以白虎汤辛寒清热，加人参益气生津。

伤寒，无大热，口燥渴，心烦，背微恶寒者，白虎加人参汤主之。(169)

【提要】论阳明里热太盛津气两伤的证治。

【解析】伤寒无大热，是指邪入阳明，里热大盛，热极汗多，故呈现表无大热的病况。阳明里热炽盛，津液大伤，故口燥而渴，热盛于里，上扰神明则心烦。背微恶寒，其恶寒在背，而非全身，且一般轻微，并与口燥渴、心烦等症并见，是里热太盛汗出肌疏所致，并非太阳表不解。也与少阴病附子汤证的"口中和，其背恶寒"不同。因病属阳明热盛，津气两伤，故用白虎加人参汤辛寒清热、益气生津。

伤寒，脉浮，发热无汗，其表不解，不可与白虎汤。渴欲饮水，无表证者，白虎加人参汤主之。(170)

【提要】阳明热盛津伤的证治及禁例。

【解析】从"其表不解，不可与白虎汤"分析，是证当系表里同病，即阳明里热兼表不解。伤寒，脉浮，发热无汗，证属太阳伤寒，治当发汗解表。若兼有内热，也当宗发表清里两解之法，不可误用白虎汤。用之则寒凉冰伏，

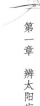

徒损中阳，促使表邪内陷，造成变证。故"其表不解，不可与白虎汤"，实为白虎汤及其类方的禁例。若太阳表证已解，阳明里热太盛，并见渴欲饮水等伤津耗气之症，当用白虎加人参汤辛寒清热、益气生津。

太阳少阳并病，心下硬，颈项强而眩者，当刺大椎、肺俞、肝俞，慎勿下之。（171）

【提要】论太阳少阳并病宜用刺法，禁用下法。

【解析】本条所举的证候与前142条大致相同，所以都采用针刺大椎、肺俞、肝俞的方法。所不同的是，彼条指出禁汗，并交代了误汗的变证和刺期门的救误法。本条仅指出禁下，却未说明误下后的变证。然而，若能将两条内容结合起来看，则不难获得较全面的认识。本证虽然是太阳之表未罢，但毕竟邪已传里，所以禁用汗法；但邪虽内传，却未至阳明燥实的地步，所以又禁用下法。最好的治法是针刺大椎、肺俞以解太阳之邪，针刺肝俞以泻少阳之邪，庶太少之邪得解而不再内传。

[南陈北刘有关论述]

陈亦人：观论中太阳少阳并病三条分别见于三处，皆是随辨证需要连类而及，以资鉴别：142条冠以头项强痛，是恐人误用汗法，故提出慎不可汗，假使误汗就会发生谵语等变证。本条冠以心下硬，是恐人误为里实而用下法，故又提出慎不可下。150条紧接在柴胡证误用下法可能发生的变证之后，提出太阳少阳并病误下的变证，不仅是结胸心下硬，而且会出现胃肠机能败绝的下利不止，水浆不下，以致烦躁不安的危恶证候。由此可见这类条文次序的安排，不但不是错简，而颇寓有辨证的深意。（《伤寒论译释》）

太阳与少阳合病，自下利者，与黄芩汤。若呕者，黄芩加半夏生姜汤主之。（172）

黄芩汤方

黄芩三两　芍药二两　甘草二两（炙）　　大枣十二枚
（擘）

上四味，以水一斗，煮取三升，去滓，温服一升，日
再，夜一服。

黄芩加半夏生姜汤方

黄芩三两　芍药二两　甘草二两（炙）　　大枣十二枚
（擘）　半夏半升（洗）　生姜一两半（一方三两，切）

上六味，以水一斗，煮取三升，去滓，温服一升，日
再，夜一服。

【提要】论太阳、少阳合病的下利或呕的证治。

【解析】"合病"为两经同时发病，而无先后次第之分。
本条之"太阳与少阳合病"从条文所述脉证及治疗方药分
析，当以少阳受邪为主。少阳邪热内迫而下趋大肠，故
"自下利"。少阳热邪为患，且下迫大肠，还可见到口苦、
肛门灼热、泻下黏秽、腹痛甚至里急后重之症。是证病机
为少阳邪热下迫大肠，治以清解少阳、坚阴止利为法，方
用黄芩汤。若少阳之邪热上逆于胃而兼见呕吐者，则用黄
芩加半夏生姜汤清热止利，兼以降逆止呕。

是证既言"太阳与少阳合病"，当属表里同病，而治用
黄芩汤或黄芩加半夏生姜汤，则专于治里，一则虽言太阳
而其证较轻，二则也是里证重急而先治其里之法。

【方解】黄芩汤由黄芩、芍药、甘草、大枣组成。黄芩
苦寒，清解少阳、阳明之热；芍药苦平，泄热益阴和营，
并于土中伐木而缓急止痛；炙甘草、大枣益气滋液，顾护
正气。若胃气上逆而呕吐者，则加半夏、生姜以和胃降逆
止呕。汪昂在《医方集解》中称黄芩汤为"万世治痢之祖
方"，后世治痢之名方如黄芩芍药汤、芍药汤等，均是从此
方演化而来。

太阳与阳明合病下利者治用葛根汤，本条则是太阳与

少阳合病下利者治用黄芩汤，体现了对"合病"下利的不同治法，葛根汤所治重在太阳，黄芩汤所治则重在少阳；葛根汤所治之下利属寒，黄芩汤所治之下利属热。

【临床应用】《临证实用伤寒学》说："黄芩汤在论中治疗胆火下迫大肠的热性下利。后世医家对本方的运用更有发挥，凡大肠湿热所致的泄泻、痢疾，均可用此治疗。"又说："黄芩汤作用在于清热止利，主治肠热下利之证，故有'治热利专方'之称。现代多用以治疗肠炎、痢疾等疾病。用本方配合白头翁汤治疗细菌性痢疾，更能收到显著效果。"

【医案选录】盛某，男，26岁。夏季间患痢疾，痢下脓血便，红多白少，腹部挛急而痛，肛门作坠，身热，脉弦数，舌苔黄，治以调和气血，清热燥湿。黄芩9g 白芍9g 甘草3g 广木香6g（后下） 连服3剂，下痢止，腹痛除。（陕西新医药，1979，9：31）

按：此湿热痢疾脉证明显，故投药即效。

伤寒，胸中有热，胃中有邪气，腹中痛，欲呕吐者，黄连汤主之。（173）

黄连汤方

黄连三两 甘草三两（炙） 干姜三两 桂枝三两（去皮） 人参二两 半夏半升（洗） 大枣十二枚（擘）

上七味，以水一斗，煮取六升，去滓，温服，昼三夜二。疑非仲景方。

【提要】论上热下寒，腹痛欲呕吐的证治。

【解析】这里所说的"胸中"、"胃中"乃是指上下部位而言。所谓"胸中有热"即指邪热偏于上，包括胃脘，上至胸膈。"胃中有邪气"，即指腹中有寒气，部位偏于下，包括脾，下至于肠。邪热在上，胃热气逆，故欲呕吐；寒邪在腹，脾气受伤，寒凝气滞，故腹中疼痛。证属上热下寒（胃热脾寒），治以清上温下为法，方用黄连汤。

【方解】黄连汤从药物组成上看，是半夏泻心汤去黄芩加桂枝而成。黄连苦寒，以清在上之热；干姜辛热，以温在下之寒；桂枝辛温，既可散寒，又能交通上下之阳气；人参、甘草、大枣益胃和中，以复中焦升降之职；半夏降逆和胃，以止呕吐。

黄连汤与半夏泻心汤虽仅一药之差，但主治各有不同。半夏泻心汤治中虚热结，胃气壅滞，证见心下痞而呕逆肠鸣下利，故方中姜、夏、芩、连并用，借助于辛开苦降以消心下之痞。黄连汤治寒热之邪分踞上下，症见腹中痛、欲呕吐，故重用黄连，并加桂枝，黄连清胸胃之热以坚胃阴，桂枝交通阴阳并助干姜以温寒邪。

【临床应用】《临证实用伤寒学》说："黄连汤以调和肠胃为主，近代多用治胃、十二指肠球部溃疡、胃肠炎等属于上热下寒及寒热夹杂者，收到较好疗效。也有用本方治疗胆囊炎获得良效。"《仲景方药古今应用》也说："本方可治疗急性胃肠炎、慢性胃炎、胃及十二指肠球部溃疡、急慢性胰腺炎、慢性胆道感染、痢疾等属于上热中寒及寒热夹杂者。"

【医案选录】林某，男52岁。1994年4月18日初诊。患腹痛下利数年，某医院诊为"非特异性溃疡性结肠炎"。迭用抗菌素及中药治疗，收效不显。刻下：腹中冷痛，下利日数行，带少许黏液。两胁疼痛，口渴，欲呕吐。舌边尖红，苔白腻，脉沉弦。辨为上热下寒证，治以清上温下，升降阴阳，为疏加味黄连汤。黄连10g　桂枝10g　半夏15g　干姜10g　党参12g　炙甘草10g　大枣12枚　柴胡10g。服药7剂，腹痛、下利、呕吐明显减轻，但仍口苦、口渴、胁痛，又用柴胡桂枝干姜汤清胆热温脾寒，服7剂而病愈。

原按：本案为上热下寒之证。上有热，下有寒，寒热阻拒，阴阳不交，影响胃肠的消化、传导功能，故见腹痛下利伴有呕吐、口渴、舌红等症。治以黄连汤清上热，温下寒，交通上下阴阳，为正治之法。张仲景用本方治疗"胸中有热，胃中有邪气（寒）"的"腹中痛，欲呕吐"之症，与本案相符。黄连汤由半夏泻心汤去黄芩加桂枝而成。半夏泻心汤主治寒热错杂于中焦，有心下痞满、呕吐、下利等症，故姜、夏与芩、连并用，以解寒热之痞气。而黄连汤之热在上，寒在下，上胸下腹，故用黄连清热于上，干姜散寒于下。妙在桂枝一味，下气降冲，温通上下，斡旋阴阳。后用柴胡桂枝干姜汤收功，在于寒热并调，肝脾同治之法。本案辨证准确，用药精当，故获佳效。（《刘渡舟临证验案精选》）

[南陈北刘有关论述]

刘渡舟：本方和半夏泻心汤虽同属于辛开苦降甘补之剂，但由于药物有一味之差，主治则大不相同。本方是半夏泻心汤去苦寒之黄芩，加辛温之桂枝，重点在温通上下，使上热得清，下寒得温，多用于上热下寒，以腹痛为主的病证。半夏泻心汤不用辛温之桂枝，而用苦寒之黄芩，重点是清解内陷心下之热邪，多用于脾胃不和，升降失常，气机痞塞，以心下痞为主的病证。（《伤寒论讲解》）

伤寒八九日，风湿相搏，身体疼烦，不能自转侧，不呕不渴，脉浮虚而涩者，桂枝附子汤主之。若其人大便硬，小便自利者，去桂加白术汤主之。（174）

桂枝附子汤方

桂枝四两（去皮）　附子三枚（炮，去皮）　破生姜三两（切）　大枣十二枚（擘）　甘草二两（炙）

上五味，以水六升，煮取二升，去滓，分温三服。

去桂加白术汤方

附子三枚（炮，去皮，破）　白术四两　生姜三两（切）　甘草二两（炙）　大枣十二枚（擘）

上五味，以水六升，煮取二升，去滓，分温三服。初一服，其人身如痹，半日许复服之，三服都尽，其人如冒状，勿怪，此以附子、术并走皮内，逐水气未得除，故使之耳，法当加桂四两，此本一方二法，以大便硬，小便自利，去桂也。以大便不硬，小便不利，当加桂。附子三枚恐多也，虚弱家及产妇，宜减之。

【提要】 论风湿疼痛的证治。

【解析】 风湿病属于杂病的范畴，虽然可以由外感风寒诱发，但一般没有传变。因其证候与太阳病有类似之处，所以列此作太阳病之类证，以与伤寒相鉴别。

本条风湿病因感寒而致，所以冠以伤寒。风湿相搏为本病的主要病机，风邪与湿邪互相搏结于肌肤，所以身体疼烦，不能自转侧；不呕不渴，因知非阳明、少阳病；脉浮主邪在表，虚主卫气不足，涩主寒湿留着，脉浮虚而涩，乃卫阳不足而风湿搏结，经脉阻滞。《金匮要略》有谓"湿痹之候，小便不利，大便反快"，是知本证当有"小便不利，大便反快"等证。综言之，是证乃风湿相搏而卫阳不足，故当治以温经助阳，祛风胜湿，方用桂枝附子汤。

若其人大便硬而小便自利，说明阳气已通，湿邪不化，致使津液不达，故于上方中去化气利水之桂枝，加用白术既能运脾布津，又能健脾燥湿，即去桂加白术汤，《金匮》名白术附子汤，健脾运湿，俾湿去津达，则大便自下。

【方解】 桂枝附子汤中桂枝辛温，功专温经通阳，疏散风寒；附子辛热，温经扶阳，散寒镇痛，助卫阳以固表；桂、附合用，使表里之湿分消。生姜、甘草、大枣助桂、附温散风湿之邪，又能健脾和中以行津液。诸药共成温经助阳，祛风胜湿之剂。若其人大便硬，小便自利，则去桂枝加白术，即为去桂枝加白术汤（后世有谓当加苍术），术、附合用，走皮内，逐水气，去湿痹至于去桂枝加白术汤方后谓"初一服，其人身如痹，半日许复服之，三服都尽，其人如冒状"，仲景已明确作出交代，"勿怪，此以附子、术并走皮内，逐水气未得除，故使之耳"，可见这是药已中病而正邪相争的反应，当属于一种"瞑眩"现象，所以说"勿怪"。这时可以再加桂枝四两，以增强通阳驱湿的力量。后又补充出"此本一方二法"，充分体现了处方用药的法度。

【临床应用】关于桂枝附子汤的应用，《仲景方药古今应用》说："本方可辨证治疗风湿性关节炎、坐骨神经痛、肌纤维组织炎等。"《伤寒论临床学习参考》认为本方的"应用范围"一是"风寒湿痹"，其中包括"坐骨神经痛、风湿性关节炎、类风湿性关节炎、膝关节炎、痛风、腰腿痛、糖尿病性神经病变、产后痹痛等，身体肢节疼痛，转侧不利，怕冷恶风，舌淡苔白，脉虚。"二是"阳虚寒痛证"，其中包括"寒疝、肾绞痛、腹痛、胃脘痛等，疼痛剧烈，肢冷汗出，舌淡苔白，脉沉紧或细涩。"桂枝去桂加白术汤主要用于寒湿痹痛证，如风湿性关节炎、类风湿性关节炎、坐骨神经痛、腰肌劳损等，而证见大便硬、小便利者。

【医案选录】

案一　代某，男38岁，农民。1988年10月5日就诊。平素体弱，易得感冒。恶寒发热已6天，前天外出淋雨，周身酸楚，两腿膝关节活动不利而痛，伴头痛鼻塞，舌质淡，苔薄白润，脉浮虚而涩。证属风寒湿痹，治宜祛风逐湿，散寒定痛。方用桂枝附子汤加减。桂枝、附子（先煎）、甘草、防风各10g，荆芥7.5g，生姜5g，大枣15g。服4剂后病情大减，上方去荆芥，加独活15g，共服11剂病愈。（福建中医药，1988，19（3）：12）

案二　宋某，男，43岁，工人。1989年9月15日就诊。

患风湿性关节炎 6 年余，阴雨天即发，病情加重，两膝关节酸痛重着，活动不利，口干不渴，身倦乏力，大便难，夜尿频多，舌苔白腻，脉濡缓。此为白术附子汤证，主用白术附子汤加减：苍术、附子（先煎）、大枣各15g，白术、怀牛膝各20g，独活、甘草各10g，生姜5g。连服 17 剂，诸证消失病愈，至今未发。(福建中医药，1988，19（3）：12)

按：案一为桂枝附子汤案，患者素体卫阳不足，又受雨淋，以致风寒挟湿之邪，内窜经络，痹阻关节，不通则痛。是证实属风寒湿痹而兼表邪不解，用桂枝附子汤加荆芥、防风，疏散风寒之邪，温经通阳除湿；二诊时因在表之风寒已去，而关节之湿邪未净，故去荆芥、加独活以加强除湿之力。案二为去桂加白术汤（白术附子汤）案，同为风寒湿痹，但证见大便难，夜尿频多，故用去桂加白术汤加减，方中用苍术以加强白术除湿之力，独活、怀牛膝共建下行通痹之功。方药合拍，故收全功。

[南陈北刘有关论述]

刘渡舟：桂枝附子汤与前第 21 条之桂枝去芍药加附子汤药物完全相同，但因两方用量不同，故不仅方名有异，主治重点也大相径庭。本方主治证为风寒湿邪留着肌表，身体疼烦，不能自转侧，脉浮虚而涩，故重用桂枝通阳气、祛风邪而解肌；重用熟附子，温经散寒镇痛，兼扶阳气。而桂枝去芍药加附子汤，乃是胸阳受挫，阴邪窃居阳位，见脉促胸满，微恶寒，故治疗重点在于温心肾之阳，而应药量适可，不宜制大其服。(《伤寒论讲解》)

风湿相搏，骨节疼烦，掣痛不得屈伸，近之则痛剧，汗出短气，小便不利，恶风不欲去衣，或身微肿者，甘草附子汤主之。(175)

甘草附子汤方

甘草二两（炙）　附子二枚（炮，去皮，破）　　白术

二两　桂枝四两（去皮）

上四味，以水六升，煮取三升，去滓，温服一升，日三服。初服得微汗则解，能食汗止复烦者，将服五合。恐一升多者，宜服六七合为始。

【提要】　论风湿留着关节的证治。

【解析】　风寒湿之邪伤人，互相搏结，留连不去，痹阻关节，使气血滞涩，筋脉拘挛，故见骨节痛剧，屈伸不能，且疼痛拒按，不得近之；风盛于表，卫阳不固，故见汗出；汗出则腠理开泄，不胜风寒，故恶风不欲去衣；寒湿阻于里，阳气被伤，三焦气化不利，在上可见呼吸短促，在下可见小便不利；小便不利，湿不得去，故可见身微肿。综言之，此乃风寒湿泛溢内外而偏盛于里，且留着关节；治以温阳散寒，祛风除湿，通痹止痛，缓以图之，方用甘草附子汤。

【方解】　甘草附子汤由甘草、附子、白术、桂枝四药组成，方中附子辛热温经助阳，白术苦温除湿，桂枝辛温合术、附同用，既能温表阳而固卫气，又能通阳化气而治里湿，而独以甘草名方，取其性味甘温，不仅补益中气且能缓和药性，使峻烈的药物缓缓发挥作用，使风湿外薄内注之邪，得以尽解。

【临床应用】　《仲景方药古今应用》说："本方常用于治疗风湿病、坐骨神经痛而阳虚者。"《伤寒论临床学习参考》认为其"应用范围"一是"痹证"，包括"风湿性关节炎、类风湿性关节炎、肩周炎、痛风、强直性脊柱炎、椎间盘病变等，肢体疼痛，汗出短气，畏寒恶风，舌质淡，苔白，脉沉迟。"二是"痛证"，包括"头痛、胸痛、真心痛、腹痛、腰痛等，汗出肢冷，舌淡，脉沉而缓或涩者。"三是"其他"，包括"自汗、气厥、不孕症、脱疽等，属阳虚寒盛证。"

【医案选录】 高汉章，得风湿病，遍体骨节疼痛，手不可触，近之则痛甚，微汗自出，小水不利。时当初夏，自汉返舟。见其身面手足俱有微肿，且天气颇热，尚重裘不脱，脉象颇大，而气不相续。其戚友满座，问是何证？予曰：此风湿为病。渠曰：凡驱风利湿之药，服之多矣，不惟无益，反而增重。答曰：夫风本外邪，当从表治，但尊体表虚，何敢发汗。又湿本内邪，须从里治，而尊体里虚，岂敢利水乎！当遵仲景法，处甘草附子汤。一剂如神，服之三剂，诸症悉愈。可见古人之法，用之得当灵应如此。（《谢映庐医案》）

按：本例所见骨节疼痛，痛不可近，身体微肿，汗出恶寒，小便不利，与仲景甘草附子汤证描述一致，是阳虚湿滞与风寒之邪相搏而成，故用甘草附子汤温阳散寒，祛风胜湿而获全效。

[**南陈北刘有关论述**]

陈亦人：上条身体疼烦，不能自转侧，是风湿留着于肌表；本条骨节疼烦掣痛不得屈伸，乃风湿留着于关节，由于痛势严重，所以近之则痛更甚。前条不呕不渴，说明里和无病。本条既有汗出恶风，不欲去衣的卫阳虚不固证，又有汗出短气，小便不利的湿邪内阻证，由于湿邪内阻，气化失宣，所以上则呼吸短促，下则小便不利。间或兼见身体微肿，也是湿邪外薄所致。总之，本条内外俱病而病势偏于里，所以治宜甘草附子汤缓祛风湿。（《伤寒论译释》）

刘渡舟：桂枝附子汤、去桂加白术汤、甘草附子汤亦见于《金匮要略方论》。细释三方，虽均为治风寒湿痹证而设，但方治又有区别。桂枝附子汤，主治证为风湿偏重于表，意在速战，故重用气大力雄之附子；至于去桂加白术汤，则为湿邪偏盛，脾不为胃行其津液，故见大便秘而小便不利，故去桂枝之走泄，而加白术驱湿以运行津液；如果大便利而小便不利，则为气化不行，不能蒸气行水，则不去桂枝。此为一方两用之法，临证之际，务须问明。至于甘草附子汤，是治痹气较重，而影响三焦气机不畅，故见汗出短气等症，乃以甘草为君，意在缓攻痹着之邪；而且本方桂、甘合用，对卫阳不足之证，亦大有可为。(《伤寒论讲解》)

伤寒，脉浮滑，此以表有热，里有寒[1]，白虎汤主之。(176)

白虎汤方

知母六两　石膏一斤（碎）　　甘草二两（炙）　　粳米六合

上四味，以水一斗，煮米熟汤成，去滓，温服一升，日三服。

臣亿等谨按：前篇云，热结在里，表里俱热者，白虎汤主之。又云，其表不解，不可与白虎汤。此云脉浮滑，表有热，里有寒者，必表里之字差矣。又阳明一证云，脉浮迟，表热里寒，四逆汤主之。又少阴一证云，里寒外热，通脉四逆汤主之，以此表里自差明矣。《千金方》云白通汤，非也。

【注释】

（1）里有寒：应是里有热。

【提要】论白虎汤证的脉象与病机。

【解析】伤寒，脉浮滑，浮为热盛于外，其证当有身热、汗自出，不恶寒、反恶热等症；滑为热炽于里，且无腑实之证，为里有热，当有口干而渴之症。本条举脉以略证，以脉赅括病机，"表有热，里有热"即表里俱热，故治以白虎汤辛寒以清阳明之热。

【方解】白虎汤由知母、石膏、甘草、粳米组成，石膏辛甘大寒以清热，知母苦寒润而不燥，二药同用，可清阳明独盛之热；炙草、粳米益气和中，并可免寒凉药物伤胃之弊。

【临床应用】《仲景方药古今应用》说："白虎汤在现代广泛用来治疗急性传染病和感染性疾病，如流感、乙脑、流行性出血热、肺炎等出现气分热炽者；也用于治疗过敏性紫癜、胃炎、口腔炎、齿龈炎、糖尿病、活动性关节炎、夏季皮炎及某些眼科疾患等表现为热证者。"《伤寒论临床学习参考》归纳其"应用范围"为："1. 发热性疾病：流行性感冒、流行性乙型脑炎、流行性出血热、钩端螺旋体病、大叶性肺炎、肠伤寒、麻疹、败血病、风湿性关节炎、风湿性心脏病、中暑等，热入气分阶段。2. 肺胃火盛所致牙龈肿痛、头痛、消渴、鼻衄以及天行赤眼、陷翳等。"

【医案选录】孙某，女，3岁。出麻疹后，高热不退，周身汗出，一身未了，又出一身，随拭随出，与《伤寒论》所说"溅溅汗出"之症极为相似。患儿口渴唇焦，饮水不辍，视其舌苔薄黄，切其脉滑数流利。辨为阳明气分热盛而充斥内外，治宜急当清热生津，以防动风痉厥之变。处方：生石膏30g　知母6g　炙甘草6g　粳米一大撮。服一剂热退身凉，汗止而愈。（《刘渡舟临床验案精选》）

按：原书按曰："本案为《伤寒论》的'白虎汤'证。该方为阳明之热，弥漫全身，充斥内外的'表里俱热'而设，临床以大热、大汗、大渴、脉洪大为辨证要点。患儿出疹之后，续发阳明病的'四大'证候，说明邪热弥漫表里，尚未敛结成实，未见大便燥结而用白虎汤清阳明气分邪热，故能热退身凉汗收而病愈。"然"四大"虽为白虎汤的辨证要点，但临床未必全具，本证脉数流利而未言脉洪大。另外，从用药来看，方中未用人参，只是辛寒清热，与白虎加人参汤清热生津尚有区别。

伤寒，脉结代⁽¹⁾，心动悸⁽²⁾，炙甘草汤主之。（177）

炙甘草汤方

甘草四两（炙）　生姜三两（切）　人参二两　生地黄一斤　桂枝三两（去皮）　阿胶二两　麦门冬半升（去心）　麻仁半斤　大枣三十枚（擘）

上九味，清酒七升，水八升，先煮八味，取三升，去滓，内胶烊消尽，温服一升，日三服。一名复脉汤。

【注释】

（1）脉结代：是结脉与代脉并称，结脉和代脉都是歇止脉，其特点是脉来缓慢之中而有歇止。

（2）心动悸：心脏跳动得很厉害。

【提要】论伤寒兼见心虚的证治。

【解析】本条首冠"伤寒"二字，是说明病属外感，不言恶寒、发热、脉浮等症而但言"脉结代，心动悸"，是为了突出主证而省略一般。而直言"炙甘草汤主之"，旨在说明表里同病，里虚甚且重急，当先治其里的原则。

结脉与代脉，都是脉有歇止，是缓慢之中而有歇止。结合"心动悸"以及用炙甘草治疗来分析，是证当属心之阴阳两虚，气血俱虚。心阳不足，鼓动无力，气血运行艰涩；心血不足，无以充盈血脉，因而脉搏不续，故于缓慢之中而有歇止。阴阳不足，气血虚衰，心脏本身失于阳气温煦和阴血滋养，故见动悸不已。心脏气血亏虚，心气不续，是时虽有伤寒表证，也不可发汗解表，而应当急救其里，用补气益血通阳复脉的炙甘草汤。

当然，结脉、代脉并不都主虚证，导致结代脉的原因很多，或因瘀热，或因痰阻，或因水遏，或因气血虚衰，从治以炙甘草汤来分析，本条则属心之阴阳两虚，气血俱虚所致。

【方解】炙甘草汤中炙甘草能补中益气，使气血生化有源，以复脉为本，故为方中主药。人参、大枣补气滋液，配生地、麦冬、阿胶、麻仁养心血，滋心阴，以充养血脉。桂枝振奋心阳，配生姜更能温通血脉，药用清酒煎煮，可增强疏通经络、利血脉的作用。本方特点有四：一以炙甘草为君而为方名；二则重用地黄、大枣养血益气；三则用麻仁润肠，以防便结；四是入清酒煎煮，以利于醇溶物质的释出，以提高治疗作用。本方虽为阴阳气血并补之剂，然其组方则重在养血滋阴，有谓"三分阳药七分阴药"，故后世视为养血滋阴之祖方。

　　本方为《伤寒论》中一首突出的养血滋阴方剂，因有养血复脉之功，又名复脉汤，为后世滋阴学派开一法门。清吴鞠通《温病条辨》在本方的基础上，据证加减，创制了加减复脉系列诸方，并谓："在仲景当日，治伤于寒者脉结代，自有取于参、桂、姜、枣以复脉中之阳；今伤于阴者主阳亢阴竭，不得再补其阳也。用古法而不拘于古方，医者之化裁也。"可谓"学有其源用亦精"，加减复脉汤的产生，是对炙甘草汤的补充和发展。"脉结代，心动悸"是炙甘草汤证的主要脉证，用本方治疗各种心脏疾患，属于心阴、心阳两虚而见心律失常者，常可取效。又，本方治疗表现为心动悸、脉结代等各种虚劳不足证，也可取得满意疗效。

　　【临床应用】《临证实用伤寒学》说："炙甘草汤是一个平阴阳、补益气血而治本的好方剂，其治疗心血管病中危急重症的疗效已被临床家所认可。临证如疗效不佳时，既可遵循原方药味与剂量的比例，亦可随证化裁，乃能运用自如，得心应手。"《仲景方药古今应用》说："本方主要用于脉结代，心动悸之病症，可治疗多种心脏疾病，如室性早搏、心房纤颤、冠心病、风心病、病毒性心肌炎、克山病、病态窦房结综合征等有心律失常表现者。由于本方气血双补，阴阳并调，还用于治疗萎缩性胃炎、红斑性肢痛、

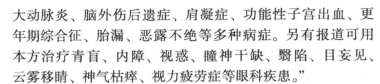

大动脉炎、脑外伤后遗症、肩凝症、功能性子宫出血、更年期综合征、胎漏、恶露不绝等多种病症。另有报道可用本方治疗青盲、内障、视惑、瞳神干缺、翳陷、目妄见、云雾移睛、神气枯瘁、视力疲劳症等眼科疾患。"

【医案选录】 纪某，男，17 岁，1981 年 5 月 31 日初诊。1980 年 11 月因感冒后心悸，汗多，气短，神疲等症不除。至 1981 年 5 月上旬心悸日趋严重，心律 98～128 次/分，患者自觉胸腹发憋，睡眠不实，经某医院确诊为"病毒性心肌炎"。曾用西药心得安、维生素 C、安定等无效，特请中医诊治。患者心悸面白，气短神倦，口渴咽干，舌红，脉弦细而数，118 次/分。心电图示窦性心律不齐。证属气阴两伤，治当益气养阴，生血复脉，遂投炙甘草汤加味：炙甘草 15g，太子参 30g，生地 24g，桂枝尖 9g，麦冬 12g，火麻仁 15g，阿胶（烊化）9g，生姜 9g，大枣 5 枚，炒枣仁 15g，淡竹叶 10g，夜交藤 15g。上方服 3 剂后，病人自觉症状大有好转，心率降至 88 次/分，夜间已能安睡 6～7 小时。又服 10 剂，心电图转为正常，为巩固疗效，用上方配成丸剂以收全功。（《张仲景药法研究》）

按：本例外感之后，出现心悸，心律不齐，此所谓"伤寒，脉结代，心动悸"是也。所见汗多、气短神倦，口渴咽干及舌红脉弦细数者，是气阴两伤之象，适合用炙甘草汤治疗，加淡竹叶轻清虚炎之火，枣仁、夜交藤以宁心安神。

[南陈北刘有关论述]

陈亦人：本条所述既有外感伤寒表证，又有杂病心虚里证，实际也是表里证同具，里虚先治其里，这是必须遵循的治疗规律。这种脉结代，心动悸，并非误治所致，而是素有心脏疾病，因患外感，致使心病加重的表现，所以治以炙甘草汤。这种外感夹内伤的情况比比皆是，只因注

家被《伤寒论》专论外感的说法所囿，而不敢涉及杂病，未免有悖于仲景原意。(《伤寒论译释》)

刘渡舟：本方为仲景书中一首突出的养血滋阴方剂，因有养血复脉之功，又名复脉汤，为后世滋阴学派开一法门。如清·吴鞠通《温病条辨》即在本方的基础上，据证加减，又创新方。如下后阴虚而防滑脱，用一甲（重用牡蛎）复脉汤养而涩之；阴虚而阳气不潜，用二甲（加用牡蛎、鳖甲）养而镇之；阴虚水火不济，则用三甲（加用牡蛎、鳖甲、龟板）养而济之。养阴则一，而有涩、镇、济之不同，可谓"学有其源用亦精"。(《伤寒论讲解》)

脉按之来缓，时一止复来者，名曰结。又脉来动而中止，更来小数，中有还者反动，名曰结，阴也。脉来动而中止，不能自还，因而复动者，名曰代，阴也。得此脉者，必难治（178）

【提要】补论结、代脉的形态。

【解析】结、代脉属于间歇脉，以脉在搏动中有歇止为主要特点。间歇脉有三种，即促脉、结脉、代脉。其中促脉属于数而中止者；结脉、代脉属于缓而中止者，但结脉歇止时间短，能自还，复来之脉略数，单位时间内至数并不减少，即所谓"脉来动而中止，更来小数，中有还者反动"；而代脉歇止时间长，不能自还，复动而不见小数，单位时间比原来的节律少一至，即所谓"动而中止，不能自还，因而复动者"。促脉数而一止，谓之阳脉，结、代之脉缓而一止，谓之阴脉。因结、代之脉多由心脏阴阳气血双虚，鼓动血脉无力所致，其病情较重，故谓"得此脉者，必难治"。

论中仲景对阴阳两虚证的处理方法颇不一致，示人要具体情况具体分析，灵活变通，概括起来，主要有：（一）扶阳以摄阴，如桂枝加附子汤证，是证之关键在卫阳虚而致液亏，治以扶阳摄阴之法；（二）先复阳，后复阴，分步进行，如甘草干姜汤证和芍药甘草汤证则采取先复阳后复阴之法，诚刘渡舟所说："在阴阳俱虚时，是先扶阳，还是先补阴，本论在第20条采用了固阳以摄阴的方法，在本条采用了先扶阳、后复阴的方法，提示在伤寒病中，扶助阳气的重要性，由于寒为阴邪，最易伤阳，故凡治伤寒，首当固护阳气。"三是阴阳并补，如芍药甘草附子汤证和炙甘草汤证则是采用阴阳并补之法，特别是炙甘草汤，其重点则是滋阴，诚岳美中所说："炙甘草汤是治'脉结代，心动悸'的方子。原方炙甘草四两，麦冬半升，大枣三十枚，生地一斤，另有人参、阿胶，多属益阴之品，分量多较重；而生姜、桂枝、酒是阳药，分量都轻，是为阴药而设，重在滋阴，以阳药推动阴药。"

第二章　辨阳明病脉证并治

问曰：病有太阳阳明，有正阳阳明，有少阳阳明，何谓也？答曰：太阳阳明者，脾约[1]是也；正阳阳明者，胃家实[2]是也；少阳阳明者，发汗、利小便已，胃中燥烦实，大便难是也。(179)

【注释】

（1）脾约：证候名。因胃热少津，脾的输布功能遭到胃热的制约，导致肠燥便秘证候的发生，这一证候就是脾约。

（2）胃家实：《伤寒论》中"胃家"包括了胃与大肠两方面。"胃家实"即胃与肠中有燥实的邪气。

【提要】论阳明病的成因和来路。

【解析】本条所述阳明病实证的形成和来路有三，即所谓太阳阳明、正阳阳明、少阳阳明。太阳阳明是由太阳病转属而来，多因发汗解表之后，损伤津液，胃热肠燥，约束了脾为胃转输津液的功能而致大便秘结，故称之为脾约。正阳阳明是外邪入里直犯阳明而形成，多因肠胃素有内热，或挟有宿食，致病邪入里化燥成实，故称之为胃家实。少阳阳明是由少阳病转属而来，多因误用发汗、吐、下、利小便等法，损伤津液，肠中干燥，以致邪入阳明成实而大便难。

此脾约、胃家实、大便难虽说明阳明实证有轻重之程度不同，但决不可泥定，并非由太阳转属者皆为脾约，当属互文见义之文法，后之181条太阳病误治后转属阳明也有不更衣、内实、大便难之不同，即足可说明之。

[南陈北刘有关论述]

刘渡舟：本条据邪气的来路不同，将阳明病分为三类，所谓脾约、胃家实、大便难，是言阳明里实的不同程度。但从临证角度看，太阳阳明与脾约，正阳阳明与胃家实，少阳阳明与大便难具有一定的对应关系 故不可忽视。（《伤寒论讲解》）

陈亦人：本条以三阳阳明冠于阳明篇之首，旨在揭示阳明病的复杂情况：既有太阳新病与脾约宿恙同见的太阳阳明，又有少阳病误治致津伤便难的少阳阳明，又有不兼太少而阳明自家燥实的正阳阳明。脾约证的特点是不更衣十日无所苦，乃习惯性便秘，大多见于杂病，绝不会是外感病初期，所以有一些注家解释脾约证为太阳转属阳明，是不切实际的。少阳阳明是少阳病因发汗、利小便太过，津伤肠燥而致的烦实大便难证，此时少阳病应当还未全罢，所以名为少阳阳明。如果少阳病已全罢，就没有突出少阳的必要，因为误治伤津化燥转属阳明，尤多见于太阳病，并非仅见于少阳。因此，太阳阳明为外感兼杂病，实际属于合病，少阳阳明为少阳误治转属阳明，性质同于并病，只是没有命名罢了。至于正阳阳明，正，是纯的意思，不夹杂太阳或少阳，单纯为阳明燥实证。由此可见，以本条为阳明病篇之首，既有证型的区分，也有成因的提示，并且以问答方式讨论，其本身就有着特殊意义。（《伤寒论译释》）

阳明之为病，胃家实是也。（180）

【提要】 论阳明病热实证的病理机制。

【解析】 本条以阳明病的主要病理机制"胃家实"揭示阳明的病理特点。所谓"胃家"，即指胃与大肠而言，诚《灵枢·本输篇》所谓"大肠、小肠皆属于胃"。所谓

"实"，即指邪气盛实。邪入阳明，肠胃功能失常，且邪气易从燥化，故病以里热实证为特征。因肠中有无宿滞与燥热之邪相结，可分为两种不同证型，如肠中无有形积滞与燥热之邪相结，只是无形之邪热弥漫全身，称之为阳明病热证；若肠中有有形积滞与燥热之邪相结，形成燥屎而阻结于肠道，称之为阳明病实证。无论是有形还是无形，但都属邪气盛实，故以"实"概之。

此条"宋本《伤寒论》"列于阳明病篇第二条，但《玉函经》中则冠于阳明病篇之首，揭示阳明病总的证候特征，故俗称"阳明病提纲"。

问曰：何缘得阳明病？答曰：太阳病，若发汗，若下，若利小便，此亡津液，胃中干燥，因转属阳明；不更衣⁽¹⁾，内实⁽²⁾，大便难者，此名阳明也。(181)

【注释】

（1）不更衣：更衣即换衣服。古人在上厕所前必换衣服，所以"更衣"是古人上厕所的代名词。"不更衣"就是病人不大便的意思。

（2）内实：指肠道有燥屎结滞不下的意思。

【提要】论太阳病误治伤津转属阳明病。

【解析】本条举太阳病转属阳明为例，阐述其转属阳明成实的机理。太阳病治当发汗，但汗不如法，或发汗太过，或误用下法，或利小便，致津液耗损，邪气入里化热成实，从而形成阳明病，即所谓"胃中干燥，因转属阳明。""不更衣，内实，大便难"则成判断转属阳明的依据，据此可知这里转属的阳明病当为阳明实证。"不更衣，内实，大便难"虽有轻重之分，但也属互文见义之文法，不可拘泥。

问曰：阳明病，外证⁽¹⁾云何？答曰：身热，汗自出，不恶寒，反恶热也。(182)

【注释】

（1）外证：表现在外的症状。包括病人表现出的体征。

【提要】论阳明病热实证的外证。

【解析】所谓外证，就是反映于外的症状。本条主要论阳明病热实证表现于外的症状。阳明里热亢盛，蒸腾于外，故身热；里热太盛，迫津外泄，则汗自出；不恶寒，是无太阳表证；反恶热，是里热太盛，患者有恶热之感。"胃家实"是阳明热实的病根，而身热、汗自出是其表现于外的症状，即外证。不恶寒、反恶热是病人的自觉症状，以此作为与太阳病桂枝汤证相鉴别，且排除了太阳病。

问曰：**病有得之一日，不发热而恶寒者，何也？答曰：虽得之一日，恶寒将自罢，即自汗出而恶热也。(183)**

【提要】论阳明病初起也见有恶寒，并述其特征。

【解析】"身热，汗自出，不恶寒，反恶热"是阳明病热实证的外证，也就是辨证要点。但阳明病初起之时，也有不发热而恶寒的，这是太阳病转属阳明而在表之邪尚未尽罢。这种不发热而恶寒的特点是时间短暂、程度轻微，很快就会反映出阳明里热实证的本质，在发热的同时恶寒就会消失，而出现汗自出、反恶热的本证，故谓"虽得之一日，恶寒将自罢，即自汗出而恶热也"。

[南陈北刘有关论述]

陈亦人：或者提出阳明病篇183条"问曰：病有得之一日，不发热而恶寒者，何也？答曰：虽得之一日，恶寒将自罢，即汗出而恶热也。"不正是表明阳明病初起也有恶寒表证吗？有些注家确实是从阳明表证解释的，难免造成概念上的混淆。这应联系上下文来看，本条紧接在182条"不恶寒反恶热也"之后，本条之后又接着提出"始虽恶寒，二日自罢，此为阳明病也。"不难看出是为了鉴别诊断而设词问答，示人于动态中分析辨证的方法，不是指阳明本身的表证，而是阳明病兼太阳表证，在太阳阳明同见阳明里热的情况下，最易化燥化热，所以说"始虽恶寒，二日自罢"，正说明化热的迅速。如果与温病热变最速的特点联系，就更易理解。温病初起也往往伴有恶寒的卫分证，但是时间短暂，程度轻微，它与"虽得之一日，恶寒将自罢"的精神完全一致。所以阳明病自身表证的说法是不确切的。（《伤寒论求是》）

问曰：恶寒何故自罢？答曰：阳明居中，主土⁽¹⁾也，万物所归，无所复传，始虽恶寒，二日自止，此为阳明病也。（184）

【注释】

（1）主土：根据五行学说，土是五行之一，土的方位在中央，脾胃同属于土，所以有阳明居中主土的说法。由于脏腑生理功能及病理机制不同，所以又有脾属己土（阴）、胃属戊土（阳）的区别。

【提要】承上条论恶寒自罢的机理。

【解析】胃与脾同居中焦而属土，胃主燥，以阳气用事，主受纳水谷，并通过脾的作用，游溢精气而灌溉四旁，使四肢百骸、经络脏腑均得到滋养。若燥化太过，胃热亢盛，则表里之邪皆聚于胃，而从燥热之化，故恶寒自罢，而见不恶寒反恶热之象，这就是阳明病。

六经病均有恶寒，惟阳明主燥，阳明病多值阳热亢盛极期，故初起恶寒迅速自罢，此为阳明病辨证要点。若太阳病则恶寒与发热并见，一分恶寒未去，则一分表证未解。少阳病则呈往来寒热之象，即恶寒与发热交替出现。三阴病寒证则多见恶寒而不发热，故有谓"无热恶寒者，发于阴也"。

关于"万物所归，无所复传"之说，当活看，并非外感疾病不论何种条件、何种证候，均可转属阳明。如太阳病误下而致"下利清谷不止",则是当用四逆汤治疗的少阴病,而非阳明病。至于"无所复传",如果真的传到阳明而无所复传,仲景就无需再论三阴病了。可见无所复传是有条件的,这就要看胃气的强弱,胃气强,邪气易从燥热而化,径用清、下之法即可使邪去而病愈。胃气弱,或过用清、下而损伤胃气,则可内传太阴或少阴。

本太阳初得病时,发其汗,汗先出不彻[1],因转属阳明也。伤寒发热无汗,呕不能食,而反汗出濈濈然[2]者,是转属阳明也。(185)

【注释】

(1)不彻:不透彻。

(2)汗出濈濈然:汗出连绵不断的意思。

【提要】论太阳病、少阳病转属阳明的机理。

【解析】本条分两节理解,前一节论太阳病因汗出不彻而邪不从外解而化热入里转属阳明。太阳病之发汗,当以桂枝汤方后注中所言,以"遍身漐漐微似有汗者益佳,不可令如水流离"为标准,上条言太过,本条言不彻。发汗不彻,邪气不得外解,则易化热入里,从而导致转属阳明。后一节论少阳病转属阳明,呕是少阳病的主症,从"呕不能食"知是证属少阳病,若见汗出濈濈然,则说明阳明里热已盛,迫津外泄,故谓"是转属阳明也"。"汗出濈濈然"既是少阳病转属阳明的标志,也是太阳病转属阳明的标志,其不言者,是一种"承后省略"的文法。

[南陈北刘有关论述]

刘渡舟:综合第 179 条、第 181 条、第 185 条进行分析,可知太阳病转属阳明有以下三种情况:一是发汗太过,伤津耗液;二是发汗不彻,邪热入里化热;三是未经发汗或误治,阳郁化燥,内热转甚。(《伤寒论讲解》)

伤寒三日,阳明脉大。(186)

【提要】论阳明病热实证主脉。

【解析】伤寒为广义，三日为约略之数。阳明多气多血，胃为水谷之海，外邪入里，侵犯阳明，易于化热化燥，而成邪实之证，邪热亢盛于里，阳气鼓动于外，故脉象应之而大。大为阳盛内实之诊，《素问·脉要精微论》谓"大则病进"者是。惟从阳明病进一步分析，如属热证，则脉象多显洪大滑数；如属实证，则脉多沉实有力。此之脉大当指脉体宽大有力而言。若大而无力、大而无根，即本论30条"大为虚"之脉，与此又有不同。

伤寒，脉浮而缓，手足自温者，是为系在太阴；太阴者，身当发黄，若小便自利者，不能发黄；至七八日，大便硬者，为阳明病也。（187）

【提要】论太阴病转属阳明的病理机转。

【解析】本条讨论三个问题：

从"伤寒，脉浮而缓"至"系在太阴"，是对太阴病与太阳中风证的鉴别。太阳中风脉浮缓，必有发热、恶寒、头痛等表证。今脉浮缓而手足自温（不似太阳病之发热），也无其他表证，所以脉浮缓为病不在太阳而在太阴，故谓"系在太阴"。

从"太阴者，身当发黄"至"不能发黄"，是推断其可能发生的症状。太阴为湿土之脏，脾虚湿邪郁滞，则有发黄的可能，故谓"太阴者，身当发黄"。但若小便自利，则湿从下泄，湿有去路而不内郁，就不会发黄，所以说"若小便自利者，不能发黄"。可见小便利与不利，对于推断太阴病是否发黄有一定参考意义。

从"至七八日"至"为阳明病也"，为太阴病因阳复太过而致肠燥便硬之阳明病。太阴、阳明同居中州，但太阴主湿，阳明主燥，太阴为里寒，阳明为里热，但燥湿寒热并非绝对不变，在一定条件下，可向着相反的方面转化、演变。所以，太阴寒湿证可转变为阳明燥热证。至七八日，大便硬，就是太阴转属阳明的审证要点。当然，大便硬的同时，还应有其他证候。是证之治疗当以 29 条"若胃气不和，谵语者，少与调胃承气汤"为法。

［南陈北刘有关论述］

刘渡舟：本条寓意深刻，它说明六经为病，阴阳表里病证在疾病传变中，在一定条件下，可以表里互相转化，这种阴阳出入转化的规律，对于分析六经病证有很重要的意义。(《伤寒论讲解》)

陈亦人：各家对本条的解释都颇精当，而且有所阐发。其主要精神，大约为下列数端：

一、太阴病与其他各经病的主要区别，三阳病手足热，三阴病手足寒，而太阴病手足自温。

二、太阴病发黄的病理机转，脾虚湿郁，小便不利，则发黄；小便利，湿有去路，则不发黄。成注为"热不内蓄"，欠当。

三、太阴与阳明的关系，太阴转属阳明，是由虚转实，湿邪化燥，其辨证要点是便硬。

四、不仅太阴可以转属阳明，少阴、厥阴亦可转属阳明，如少阴三承气证，厥阴有一小承气证。(《伤寒论译释》)

伤寒转系阳明者，其人濈然微汗出也。(188)

【提要】论伤寒转属阳明的主要症状。

【解析】此之"伤寒"，当属广义，为外感疾病的总称，并非专指太阳病中之伤寒。濈然汗出，是阳明主燥热之化，里热蒸腾，逼迫津液外泄所致。汗出虽微，却连续不断，是阳明病特征之一。示人在辨证中首先必须认识主症，是最为关键，故提出濈然汗出，而断为转系阳明。当然，阳明病热实证，除濈然汗出外，当有身大热、不恶寒、反恶热、口渴，脉洪大等。阳明病实证还当有潮热、谵语、腹满痛、不大便、脉沉实有力等。更有虽见濈然汗出而非阳明病热实证者，故临床必须结合全部脉证细辨为是。

[南陈北刘有关论述]

刘渡舟：阳明病是胃家实，导致胃家实的原因不外两个方面，一是燥热内蒸；一是津液亏乏。造成津液亏损的原因也有二，一为小便自利，一为汗出伤津。上条指出小便自利不能发黄。大便因硬转属阳明；本条则是濈然笛汗出而转属阳明。虽云上条是太阴转属阳明，本条是太阳转系阳明，然而道理则是一致的。(《伤寒论讲解》)

阳明中风，口苦，咽干，腹满微喘，发热恶寒，脉浮而紧，若下之，则腹满小便难也。(189)

【提要】论三阳合病，表邪未解，里实未成，禁用攻下。

【解析】是证实为三阳合病而阳明热实不甚之证，脉浮而紧，发热恶寒，是太阳表证未解；口苦、咽干，是少阳证在；腹满、微喘，是阳明里证。但喘而微，又无潮热、谵语，自是里热未盛，腑未成实之象，且表邪未解，故不可下。若妄用下之，则表邪内陷，而腹满愈甚，损伤津液，故小便难。

阳明病，若能食，名中风；不能食，名中寒。(190)

【提要】以能食、不能食辨阳明病中风、中寒。

【解析】《伤寒论》阳明病篇所论虽多为热实证，但也有虚寒证。本条以能食与不能食，以觇胃阳的盛衰，而区别其寒热属性。中风、中寒为证候名称，实即阳明之寒证和热证，中风为热证，胃阳素旺，阳盛则热，胃热杀谷，故能食；中寒为寒证，胃阳不足，不能消谷，故不能食。本条以能食、不能食辨寒热，有一定的实际意义，但辨阳明病热证与寒证，还须综合全部脉证，进行细致分析为是。

[南陈北刘有关论述]

陈亦人：之所以据能食、不能食来辨中风、中寒，这是因为胃主纳，能食，标志着胃阳素旺，阳能化谷，而风为阳邪，故能食名为中风；不能食，标志着胃阳素弱，不能化谷，而寒为阴邪，故不能食，名为中寒。由此可见，中风与中寒，也不是单指六淫的外因，而是内外因综合的病机概念。（《伤寒论译释》）

刘渡舟：阳明来路有二，一是他经之邪传来，一是本经直接受邪。传经之邪一般多从阳化热，直接受邪则有中风、中寒之不同。今以能食与否来辨中风、中寒，从中可以体会到辨证方法。一般说"外因通过内因而起作用"，因此，无论中寒、中风，还要看阳明本身阳气旺盛与否，津液存亡与否。胃阳旺盛，津液亏乏，感受外邪，易为阳明中风，而能食；若胃中虚冷，水湿不化，感受外邪，多为阳明中寒而不能食。（《伤寒论讲解》）

阳明病，若中寒者，不能食，小便不利，手足濈然汗出，此欲作固瘕[1]，必大便初硬后溏；所以然者，以胃中冷[2]，水谷不别[3]故也。(191)

【注释】

（1）固瘕：中医病证名称。是因胃中虚冷，水谷不消化而结积的病患，其特征为大便初硬后溏。

（2）胃中冷：指胃阳不足而胃中寒冷。

（3）水谷不别：因水湿不能从小便而去，导致与不消化谷物相混。

【提要】论阳明中寒欲作固瘕之证。

【解析】阳明中寒证，是由于患者平素胃阳不足，复感寒邪，或因中焦阳虚，寒从内生，以致脾胃受纳、腐熟、转输的功能受到障碍，因此出现不能食和小便不利等症。手足濈然汗出，一则阴寒内盛，阳不外固；一则由于四肢禀气于脾胃，中焦湿胜阳微，水湿不能偏渗于膀胱，而外溢于四肢所致。中阳不能健运，转输失职，故小便不利，而大便初硬后溏，欲作固瘕之证。"所以然者，以胃中冷，水谷不别故也"正是对形成固瘕病机的概括。

阳明病，不能食，手足濈然汗出，小便数，大便硬，为腑实燥结，当用下法；本证不能食，手足濈然汗出，小便不利，大便初硬后溏，为胃中虚冷，水谷不别，当用温中健运之剂。同为阳明病，证候类似，但一属实热，一属虚寒。其脉象、舌苔、证候自有不同，医者当细致审辨。

[南陈北刘有关论述]

陈亦人：临床辨证，必须综合全部病情作具体分析，决不可仅据一个症状就下诊断结论，例如不能食一证，既有因燥屎内结，气机阻窒严重的大承气汤证，又有因中阳衰微，不能熟腐水谷的阳明中寒证；又如手足濈然汗出一证，大承气汤证是因热聚胃肠，蒸迫津液外泄于四末，阳明中寒证则因中虚寒胜，水湿不得下泄而外溢于四肢。由于胃中虚冷，膀胱失煦而气化失司，小便必然不利，因此，小便不利又为欲作固瘕的必见之症，也是和承气汤证的鉴别要点。当然，燥屎阻结证与欲作固瘕证寒热虚实截然相反，必然还有其他许多不同的兼证，只要掌握一属燥热，一属湿寒的性质特点，还是不难区别的。(《伤寒论译释》)

刘渡舟：本条之欲作固瘕，与阳明腑实之大承气汤证有相似之表现，但本质却不同。虽然两证都可有"不能食"，但承气证的不能食乃胃肠燥结，气机窒塞不行，因而"不能食"；本条乃中虚寒盛，不能腐熟水谷，故"不能食"。承气证因实热聚胃，燥屎内结，燥热蒸达四肢，逼液外泄，而手足濈然汗出，其为热汗；本条为中阳虚弱，不能温摄津液，手足濈然汗出，其为冷汗。(《伤寒论讲解》)

阳明病，初欲食，小便反不利，大便自调，其人骨节

痛，翕翕如有热状，奄然[1]发狂，濈然汗出而解者，此水不胜谷气[2]，与汗共并，脉紧则愈。(192)

【注释】

(1) 奄然：即突然。

(2) 谷气：指水谷的精气，这里相当于正气。

【提要】 论水湿郁于表分，狂躁汗解的机理。

【解析】 本证总的病机是水湿之邪郁滞。邪渍关节，所以骨节疼；邪郁肌表，所以翕翕如有热状；水湿既滞，所以小便反不利。然而，食欲如常，大便自调，表明胃气尚和，这是可能有自愈转归的主要条件。由是知正能胜邪，所以说"水不胜谷气"。突然出现狂躁不安，正是正气奋起驱邪的反映，及至濈然汗出，则正胜邪却，水湿之邪随汗而解。关于"脉紧则愈"，是补充说明病将解时的脉象，指脉紧实有力，标志着正气不虚，足以驱邪外出，所以为愈候。切不可误认为邪盛的脉紧。否则，将无法索解，这正是脉证合参的特色，极有辨证价值。

本证的"奄然发狂"，乃正能胜邪，正气驱邪向外而正邪相争的反映，为汗解的先兆，决不是病情恶化。

本证"骨节疼，翕翕如有热状"，与太阳表证相似，但太阳表证必恶寒，为风寒外袭。本证没有恶寒，是水湿郁滞，所以不属太阳而属阳明。

本证与上条欲作固瘕证亦有相同之处，但上条是胃中寒，不能食，本条是胃和能食；上条是大便初硬后溏，本条是大便自调。因此，在病机上是截然不同的。

阳明病，欲解时，从申至戌上。(193)

【提要】 论阳明病欲解的大概时间。

【解析】 从申至戌上，指申、酉、戌三个时辰，即现在 15 时至 21 时前。此段时间是日落前后，《内经》曰："日西而阳气已虚。"阳明病多阳热亢盛之证，酉时前后，正值天阳渐衰，使亢阳得制，有利于缓解热势，故曰阳明病欲解于"从申至戌上"。

阳明病，不能食，攻其热必哕。所以然者，胃中虚冷故也。以其人本虚，攻其热必哕。（194）

【提要】论胃中虚冷禁用下法及误下后之变证。

【解析】阳明病，不能食，有腑实燥结与胃中虚冷之别，阳明腑实，除不能食外，当伴有潮热、谵语、腹满痛、不大便、脉沉实、苔黄燥等症，自当用攻下之法，如承气汤类。本证不能食，则是脾胃中气已虚，胃中虚冷，不能受纳所致，其治非温不足以暖其寒，非甘不足以益其虚，当用温中和胃之法。若误用攻下，则胃阳衰败，浊阴上逆，而生哕逆变证。

阳明病，脉迟[1]，食难用饱，饱则微烦，头眩[2]，必小便难，此欲作谷瘅[3]。虽下之，腹满如故，所以然者，脉迟故也。（195）

【注释】

（1）脉迟：脉搏跳动缓慢。

（2）头眩：头昏眼花。

（3）谷瘅：中医病证名称。瘅通疸。因水谷湿邪郁滞而导致的黄疸。谷疸根椐其性质有湿热与寒湿的区分，此处指寒湿黄疸。

【提要】论阳明中寒欲作谷疸的证治及禁例。

【解析】阳明病里热实证，脉应洪大滑数或沉实，间有脉迟必实而有力。文中"虽下之，腹满如故"是辨证之眼目，一则补充是证当有腹满之证，二则是辨虚实寒热的依据，若为热实之脉迟，得下则腹满减而病除，今虽下而腹满如故，是知其脉迟属寒、属虚，因胃阳虚弱、中焦有寒所致，其迟必无力。是证不能多进饮食，若强食过饱，使脾胃气机阻滞，水谷不化，郁于中焦，则见微烦；清阳不

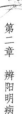

升则头眩；浊阴不降则腹满，中焦阳气不能煦化，水液不得充分下注，则小便难。此时若不采取适当治疗措施，必因水谷不消，湿邪内郁，久则将成谷疸之证。此谷疸之治当"于寒湿中求之"，采用温运中阳、散寒除湿之剂，禁用下法。

[南陈北刘有关论述]

陈亦人：谷疸并非都是寒湿，也有属于湿热，临床必须具体分析，才能免于片面。(《伤寒论译释》)

阳明病，法多汗，反无汗，其身如虫行皮中状者，此以久虚故也。(196)

【提要】论久虚人患阳明病的外证。

【解析】阳明病多里热实证，因热盛于里而蒸腾于外，津液被迫而外泄，故见多汗。今反无汗者，且有"身如虫行皮中状"，是因久虚之体，又患阳明病热证，津气不足，无以化汗而达于肌表，欲汗而不能，故有身痒"如虫行皮中状"。此以久虚人而患阳明病，气虚津亏，不能使汗畅达于表，治宜益气生津以充汗源之本，兼清阳明，以治邪热之标。

本条与23条桂枝麻黄各半汤证同有身痒，但彼为表郁轻证，邪郁肌表而不能透达，治宜桂枝麻黄各半汤小发汗以祛邪；此以久虚而患阳明病，气虚津亏，不能使汗畅达于表，故治宜益气生津兼清解阳明。

[南陈北刘有关论述]

刘渡舟：本条同第23条桂枝麻黄各半汤证同有身痒一证，但彼为阳气郁遏不得宣泄，小邪稽留不解，治以小发其汗，阳郁得泄，身痒则止；本条为阳明气虚，气血不足，不能作汗畅达肌表，治当养阴益气，清解郁热。(《伤寒论讲解》)

阳明病，反无汗，而小便利，二三日呕而咳，手足厥

者，必苦头痛；若不咳，不呕，手足不厥者，头不痛。（197）

【提要】论阳明中寒寒饮上逆之证。

【解析】阳明病，法多汗，今无汗出，故曰反。证属中寒，寒饮内聚中焦，中阳不能健运，水气不得宣化，故无汗；寒饮内蓄，胃失和降，上逆则为呕，射肺则为咳；阳气虚不能达于四末，因而手足厥冷；头为诸阳之会，水寒上逆，直犯清阳，必苦头痛。反之，如不见呕、咳、厥冷，则水寒之气尚未至向上泛逆，也就不会发生头痛。从阳明中寒饮邪上逆而诱发的证候来辨析，当是呕、咳、厥冷为本，头痛为标。此头痛与太阳病之头痛病机不同。证属寒饮上逆，故当治以温中降逆之法，可用吴茱萸汤。

[南陈北刘有关论述]

陈亦人：本证是胃家虚寒，夹饮上逆所致……根据辨证论治的原则，似宜用温中化饮降逆之法，如吴茱萸汤等方。（《伤寒论译释》）

刘渡舟：本条仲景未出治法方药，后世很多学者加以发挥，提出诸多治法。根据所叙述证候，若以吴茱萸汤温中阳、散寒饮、降浊逆，似为贴切。（《伤寒论讲解》）

阳明病，但头眩，不恶寒，故能食而咳，其人咽必痛。若不咳者，咽不痛。（198）

【提要】论阳明病中风热邪上扰之证。

【解析】从能食、不恶寒知是证为阳明中风。阳明中风为热，热邪上干于头故头痛，犯肺则为咳。咽喉为呼吸之门户，与肺互应，肺受热扰，影响及咽必痛。若不咳则肺未受影响，所以其咽不痛。

[南陈北刘有关论述]

刘渡舟：本条与上条当合看，以求得辨证求因的思维方法。从病因病机看，上条为中焦虚寒，夹饮上犯；本条为阳明中风，风热上扰。从症状看，上条为不能食，手足厥冷，小便自利，苦头痛；本条为能食，不恶寒，咳，但头眩。对比发挥，亦尽辨证之能事。（《伤寒论讲解》）

陈亦人：本条证情与上条恰成反比，上条不能食，手足厥，本条能食，不恶寒；上条咳而呕，本条咳而咽痛；上条头痛，本条头眩；上条还有无汗、小便利等症。审证求因，就不难得出上条证属中寒，本条证为中风；上证是寒而兼饮，本证是风而兼热；上证属虚，本证属实。另外，从上条不咳、不呕、手足不厥者，头不痛，与本条若不咳者咽不痛的诊断来看，充分体现出证候间的相互关系和内在联系，也从而表明临床综合辨证的重要意义。（《伤寒论译释》）

阳明病，无汗，小便不利，心中懊憹者，身必发黄。（199）

【提要】 论湿热发黄的条件和先兆

【解析】 阳明病热实证，一般情况下当有汗出，小便也能通利，今无汗、小便不利。无汗则热不得外越，小便不利则湿不得下泄，如此湿热相合而郁蒸，湿热上扰心胸则心烦懊憹，脾主湿而与热相合，郁于肌肤，则发黄色。此无汗、小便不利则是湿热发黄的条件，故有曰："汗出者，此为热越，不能发黄也"，"若小便自利者，不能发黄"。心中懊憹则是发黄的先兆。

[南陈北刘有关论述]

刘渡舟：湿热发黄之因，在于湿热交阻而不能泄越，故这里的"无汗，小便不利"既是证候，又说明病因、病机。"心中懊憹"是湿热蕴郁不能泄越的必然见证，又常是湿热发黄的前趋证候。故柯韵伯云："无汗、小便不利是发黄之源，心中懊憹是发黄之先兆。"

心中懊憹一证，在本论主要有四见。一见于第76条栀子豉汤证，为无形邪热留扰胸膈所致；二是第134条大陷胸汤证，为水热结于胸中，气机壅阻所致；三是本条，乃湿热郁蒸，热郁湿遏，内扰心神所致；四是第238条大承气汤证，燥热内结，浊热上扰心神所致。外证虽同，病因病机殊异，宜细心分析。(《伤寒论讲解》)

阳明病，被火，额上微汗出，而小便不利者，必发黄。(200)

【提要】论阳明热证误火发黄。

【解析】阳明病为热证实证，其治法当清下，若用火法，自属误治，因火与热合，两阳相熏灼，则邪热愈炽。若内素有湿邪，则会形成湿热蕴郁之势，热被湿滞而不得越，则仅"额上微汗出"而身无汗；湿被热留而不得泄，则见"小便不利"。湿热交阻，外不得越，内不得泄，因而郁蒸发黄。

[南陈北刘有关论述]

陈亦人：……其实本证的额上微汗出，乃湿热郁蒸上腾之故，观栀子豉汤证、大陷胸汤证、茵陈蒿汤证等均有头汗出，可资佐证；小便不利，乃是湿邪内阻不得下泄，而决非是因肾虚。(《伤寒论译释》)

阳明病，脉浮而紧者，必潮热，发作有时；但浮者，必盗汗[1]出。(201)

【注释】

（1）盗汗：睡眠中出汗，象盗贼出没于夜间一样，所以称盗汗。

【提要】论阳明病脉证。

【解析】脉浮紧，发热恶寒，是太阳病；今阳明病，脉浮紧而潮热，则浮为热盛于外，紧是邪实于里。阳明腑实燥结，故每当日晡时发潮热。若脉但浮而不紧，则是阳热炽盛于里，阴为所迫而发越于外，故寐则盗汗出。此条随证以辨脉，而非据脉以定证，可见临证时必须脉证合参，方能作出正确的诊断。

阳明病，口燥，但欲漱水，不欲咽者，此必衄。（202）

【提要】论阳明病热入血分致衄。

【解析】阳明病，渴而能饮，是热在气分。今口燥，是阳明有热，但不烦渴引饮，而是"但欲漱水，不欲咽"，这是热邪不在气分而在血分的特征。因为营血属阴，其性濡润，血被热蒸，营气尚能敷布，所以口虽燥只但欲漱水而不欲咽。血热妄行，灼伤阳络，必致衄血。血热妄行之证，除衄血外，或有吐血、便血及妇女经水妄行等，本条是只举一证，以概其余。

本证"口燥，但欲漱水，不欲咽"是热入血分的依据，可见《伤寒论》已有"卫气营血"辨证的萌芽。

[南陈北刘有关论述]

刘渡舟：阳明病，热在气分，里热炽盛，充斥内外，故见身热，汗自出，心烦，口渴，欲饮水数升。若只见口中干燥，欲漱水而不欲咽下，即口干不能饮者，知热邪非在阳明气分，乃是热在血分的反映。因血属阴，主濡润，血热蒸腾，热势上炎，血不滋润，故口中干燥，但因胃腑尚无燥热津伤，故虽口燥而不欲饮水。后世吴鞠通著《温病条辨》有"太阴温病，舌绛而干，法当渴，今反不渴者，热在荣中也"，可作为本条的说明。如血热不得及时解除，则血热沸腾，灼伤阳络，可导致鼻衄，故曰"此必衄"。衄后邪有出路，热则自解；若不解，似可与清热凉血之剂。（《伤寒论讲解》）

阳明病，本自汗出，医更重发汗，病已差[1]，尚微烦不了了者，此必大便硬故也。以亡津液，胃中干燥，故令大便硬。当问其小便日几行，若本小便日三四行，今日再行，故知大便不久出。今为小便数少，以津液当还入胃中，

故知不久必大便也。(203)

【注释】

(1)差：差，音钗，通瘥。指临床症状已经解除，而尚未完全康复。

【提要】 根据小便多少推测大便硬的程度。

【解析】 阳明病不大便，有因燥热结实者，治当苦寒泻热去实，如承气汤类；有因津液内竭者，可用润下或导法，如麻子仁丸或蜜煎。本证由于医者发汗伤津，病邪虽去，但因津液内竭，肠胃干燥而大便硬，所以有微烦不了了之象。推测津液是否恢复，当问其小便的次数，如小便本为日三四次，今减为日一两次，则知胃中津液不偏渗于膀胱，而还流肠中，使肠燥得润，则燥结可通，故曰"不久必大便也"。

本证小便数少，故知大便不久出，联系247条脾约证小便数、大便硬，233条用导法的小便自利、大便硬等，则知读《伤寒论》既要理解正面，又要知其反面。

[南陈北刘有关论述]

刘渡舟：本条以小便多少来判断大便硬否。一般小便少，大便多不硬，小便多，大便多成硬。这对临证判断大便成硬与否有指导意义。而通过利小便，使大便转硬，则又是治疗下利、便溏的方法之一。

本条对于津伤胃燥的大便硬，不采用攻下的方法，可待其津液还入胃中，使阴阳自和而大便自下。这与阳明腑实便结之证的治疗，大不相同。(《伤寒论讲解》)

伤寒呕多，虽有阳明证，不可攻之[1]。(204)

【注释】

(1)攻之：此处指泻下方法。

【提要】 伤寒呕多，病机向上，不可攻下。

【解析】 呕吐一证，可出现于多种病患，如有阳明里热，又兼有呕吐频繁，是胸膈有热，胃气上逆所致。以其热上聚于胸，未结于腹，不可逆其病机而妄用攻下之法。其次，少阳病以呕为主症，少阳喜呕，其病机是邪郁胸胁，枢机不利，胆胃气逆所致，少阳病也禁用下法。若少阳病兼阳明而呕，也不可攻下。

[南陈北刘有关论述]

刘渡舟：伤寒呕多，又有阳明证，治疗时，或先用橘皮竹茹汤以和胃降逆，或选用小柴胡汤和解少阳，如属阳明、少阳并病者，则用大柴胡汤两解少阳、阳明之邪，绝不可攻逐阳明而徒伤胃气。（《伤寒论讲解》）

阳明病，心下硬满者，不可攻之；攻之利遂不止者死，利止者愈。（205）

【提要】 论阳明病心下硬满者，误用攻下的变证与预后。

【解析】 阳明病，心下硬满，是病位偏于上部，其病机当是阳明无形邪热结聚于上，气机阻滞不行，故仅觉心下硬满而不疼痛。心下指胃脘部位，表明邪结在胃，尚未入肠腑成实，故不可攻下。若误攻则脾胃阳气受伤，病邪内陷而下利不止，是中气衰败，多为预后不良，故曰"死"。若利能自止，是体质尚旺，胃气有渐复之机，亦可向愈，故曰"利止者愈"。

本证心下硬满与热实结胸不同，但结胸以心下硬满疼痛为主症，治法当逐水破结，本证则心下硬满而不痛，与结胸不同，故禁用攻下。

[南陈北刘有关论述]

刘渡舟：阳明病若见腹满而痛，方属腑实已成，可议攻下，今见心下硬满而非腹满而痛，知病位偏上，邪结尚浅犹未入腑，故不可妄用攻下之法。误下则诛伐无大无辜，势必损伤脾胃之气，脾胃气衰，腐熟运化无权，则见下利。

下利不止，是中气衰败，正气下脱，故预后不良而曰"死"。若下利自止，提示胃气尚存，犹可冀愈，故曰"利止者愈"。(《伤寒论讲解》)

陈亦人：此条心下硬满是实在胃而不在肠，所以不可攻下。注家大多误认胃家实为实邪在胃，以致实际指胃的心下部位概念，却不得不多方曲说，牵强附会，简单问题复杂化。其实，不论痞证，还是结胸证，它们的病位都在胃脘部，就脏腑归类，也应该属阳明，只是不同于肠中燥结罢了。既然非肠中燥结，当然不可用大承气汤攻下。(《伤寒论译释》)

阳明病，面合色赤[1]**，不可攻之，必发热。色黄者，小便不利也。(206)**

【注释】

(1) 面合色赤：合：整个、全部的意思。面合色赤就是满面颜色通红。

【提要】 论阳明病面合色赤者禁下及误下后的变证。

【解析】 阳明病，面合色赤，是热邪佛郁于表而不得宣透于外，熏蒸于上，故面部通红。阳明邪热虽盛，但腑未成实，又无潮热、腹满痛、大便硬等症，故不可攻下。若误用攻下，必损伤脾胃，脾虚则水湿不得运行，热邪入里，与湿相合，湿热郁蒸，形成发黄证，必见发热、小便不利等症。"小便不利"是发黄的条件，故曰"色黄者，小便不利也。"

[南陈北刘有关论述]

刘渡舟：阳明经脉布于面，面合色赤是阳热佛郁于经，不得宣泄透达，郁热上蒸的缘故。热郁于经，经者表也，经表邪热与腑热无关，故不可攻下。倘经表之邪未解又兼里实已成，亦当依先表后里的原则，而不可先攻下。若妄用攻下，佛郁之邪非但不解，而反更加佛郁，同时脾胃为下药所伤，中土无权，水湿不运，因而小便不利。此时怫郁之热邪与湿邪相合，蕴郁不解，湿热郁蒸，遂见发黄身热之证。（《伤寒论讲解》）

阳明病，不吐、不下、心烦者，可与调胃承气汤。（207）

调胃承气汤方

甘草二两（炙）　　芒硝半升　大黄四两（清酒洗）

上三味，切，以水三升，煮二物至一升，去滓，内芒硝，更上微火一二沸，温顿服之，以调胃气。

【提要】论阳明病内实热郁心烦的证治。

【解析】阳明病，未经吐、下治疗，而产生心烦，叫做内实，当是阳明内实，实热阻于中焦，扰乱神明，故心烦。既属阳明内实，除心烦外，当有蒸蒸发热、不大便等症，故可与调胃承气汤以泻热和胃。若吐、下后，实邪已去，余热留扰胸膈，以致心烦懊憹者，名为虚烦，即栀子豉汤证。二者同属阳明热证，但一为有形之邪热，一为无形之邪热，有形为实，无形为虚，两不相紊。

【方解】调胃承气汤由大黄、芒硝、甘草三药组成，方中大黄苦寒，泄热去实，推陈致新；芒硝咸寒，润燥软坚，通利大便；炙草甘平和中。三物相合，为泻下阳明燥热结实而不损胃气之剂，与大、小承气汤相较，称为"缓下之剂"。用于燥屎初结，或大便燥坚，痞满不甚，或兼胃气弱之证。

本方的服法有二，一是用于温药复阳后致胃热谵语，取"少少温服之"，见《太阳病篇》29条；一是用于阳明实热之证，取其泻热和胃，用"温顿服之"之法，如本证即是。一般多采用后者。凡此均可说明因证立法辨证论治之妙。

【临床应用】《实用经方集成》说："调胃承气汤具有促

进胃肠蠕动的功能，并有抗炎及改善血液循环的作用。故可广泛用于现代医学的多种疾病，如急性胰腺炎、单纯性肠梗阻、黏连性肠梗阻、蛔虫性肠梗阻、急性痢疾、急性阑尾炎、肺炎、妊娠黄疸、高热、糖尿病以及五官科、皮肤科、外伤部分疾病等。其中尤以治疗肠梗阻和急性胰腺炎为常见。"

【医案选录】某患者，男，10岁。体质素弱，始病前精神欠佳。发病后每日午后或夜间发热，稍恶寒，时心烦、恶心，大便5日未下，腹无胀痛，小便正常。在当地治疗无效来诊，以发烧待查入院。治疗概况：入院20天中，先后按上感、伤寒、疟疾、结核、败血症等治疗。用青、链霉素，四环素、氯霉素、强力霉素、氢考、异菸肼，补液，抗疟疾药及退烧剂数种，效果不佳。停西药改中药试治，当时病人形体消瘦，精神困倦，纳少。发热时精神萎靡不振，口渴喜饮、心烦，无呕吐。数日未排便，舌质红，苔薄黄少津，脉滑数，证属阳明腑证，以中焦燥热为主，据《伤寒论》207条之理，投于原方：大黄9g（后下），芒硝9g，甘草6g。水煎，分2次服。1剂后泻下稀粪兼燥屎黑块数次，当日发烧截止，随后予以调补，食欲增，二便正常，精神爽，诸症消除而出院。（山东中医学院学报，1977，（3）：封3）

按：该患儿因体虚外感，脾胃运化失调，宿食与燥屎内结阳明，郁而化热，正邪相搏，故成高热。其大便秘结，舌红苔薄黄，脉滑数等皆属里实证，其神倦，纳少，口渴乏力，形体消瘦，皆为热灼日久，气阴耗伤之虚候。根据"泻可去闭"，"急下存阴"和"急则治其标"的原则，在此虚实并存的情况下，当先攻其实，后补其虚，故一剂而便通热退，继以调补获愈。

[南陈北刘有关论述]

陈亦人：身热，汗自出，不恶寒，反恶热，是阳明病的外候。未经过催吐或泻下法的治疗，而心烦不安，这是胃肠燥热壅结所致。《内经》说："胃络上通于心。"胃热炽盛，心神被扰，所以心烦。提出不吐不下，意在表明本证心烦为有形之实热，以便与汗吐下后无形之热留扰胸膈之烦作鉴别。这种心烦是因有形之实，当然非清宣郁热的栀子豉汤所能治，所以宜用缓下泄热的调胃承气汤。(《伤寒论译释》)

刘渡舟：本条调胃承气汤的服法要求"顿服"，意在使药力集中，以清热润燥通便；与第29条本方的"少少温服"，轻剂少量，以和胃润燥而不相同。一方两法，以发挥不同的功效，治疗不同的病证，这是仲景制方用药的独到之处。(《伤寒论讲解》)

阳明病，脉迟，虽汗出不恶寒者，其身必重，短气，腹满而喘，有潮热者，此外欲解，可攻里也。手足濈然汗出者，此大便已硬也，大承气汤主之。若汗多，微发热恶寒者，外未解也，其热不潮，未可与承气汤；若腹大满不通者，可与小承气汤微和胃气，勿令至大泄下。(208)

大承气汤方

大黄四两（酒洗）　　厚朴半斤（炙，去皮）　　枳实五枚（炙）　　芒硝三合

上四味，以水一斗，先煮二物，取五升，去滓，内大黄，更煮取二升，去滓，内芒硝，更上微火一两沸，分温再服。得下，余勿服。

【提要】论阳明病可攻与不可攻及大小承气汤的证治。

【解析】本条分三节讨论。

从"阳明病"至"大承气汤主之"为第一节，论可攻与大承气主之。"阳明病，脉迟，虽汗出不恶寒者，其身必重，短气，腹满而喘，有潮热者"，皆阳明腑实之证，其辨

证要点是"不恶寒",其"此外欲解"当为"此外已解",是"可攻里"的依据。实热壅滞于里,腑气不通,脉道郁滞不利之故,故脉迟,但必按之有力;热迫液泄故汗出,不恶寒则知表已解;里热炽盛,腑气壅滞,外则影响经脉气血受阻,故身重,内则气机不得通降,故短气,腹满而喘。潮热是病邪归于阳明,腑有燥热结实之征。手足濈然汗出是阳明腑实较甚的标志,也是运用大承气汤的依据,故谓"手足濈然汗出者,此大便已硬也,大承气汤主之"。

从"若汗多"至"未可与承气汤"为第二节,论表未解、腑实未成不可攻。汗出虽多,但仍有轻微的发热恶寒,说明表证仍在而未解。同时虽有发热而非潮热,即所谓"其热不潮",又说明腑实之证未成,故不可用承气汤攻下。

从"若腹大满不通"至"勿令至大泄下"为第三节,论阳明腑实燥结不甚,只可用小承气汤而不可用大承气汤。如果表证已解,腹部胀满显著,大便不通,但无潮热,是里虽实满而燥结不甚,故只宜小承气汤微和胃气,而不可用大承气峻下,即"勿令至大泄下"。

本条辨证有三个要点:一是恶寒是表未解的依据,表未解则不可攻下,表解则可攻下;二是潮热是腑实已成的标志,其热不潮,则腑实未成;三是手足濈然汗出是阳明腑实较甚的标志,可用大承气汤。

【方解】大承气汤由大黄、厚朴、枳实、芒硝四药组成。方中大黄苦寒,泻热去实,推陈致新;芒硝咸寒,软坚润燥,通利大便;枳实辛微寒,理气消痞;厚朴苦辛温,利气消痞。四味相合,为泻下实热、荡涤燥结之峻剂,即所谓峻下之剂,适用于阳明病腑实重证或阳明病痞满燥实坚具备者。

【临床应用】《仲景方药古今应用》说:"西医学所述的许多疾病,凡具有阳明腑实重证或热毒内盛者,皆可借助大承气汤攻下之功去除病邪以愈疾。例如：传染性疾病（乙脑、菌痢、肝炎、肝昏迷等）、消化系统疾病（多种原因引起的肠梗阻、急性胰腺炎、胆道感染、胆石症等）、呼吸系统疾病（急性呼吸窘迫综合征、顽固性哮喘、肺心病急性发作）、泌尿系统疾病（泌尿系结石、本方合真武汤治疗急性肾功能衰竭等）、心脑血管疾病（脑梗塞、脑出血、冠心病等）、妇科病、儿科病、五官科病（牙痛、鼻衄、口疮、目赤等），等等。方证相对，腑气一通，一通百通，热毒遂去，诸病可除。"

【医案选录】刘某某，男35岁。随车押运货物五六天，起居失节，饮食杂进。脘腹胀满，大便四日未下，小便黄而少，呼吸促急，苔黄，脉沉实。此里实之证，宜先去宿滞。生大黄9g，厚朴12g，枳实9g，芒硝9g。一剂。药后下硬便，小便亦较多。痊愈。（《经方临床应用与研究》）

按：此为何任医案，何氏自注曰："本例辨证属里证阳邪实滞。患者素体健壮脉证为腑实。故径投大承气汤。本汤为正阳阳明之品。热淫于内，治以咸寒。泄胃下结，故便通、积除、胀满解。"此案颇典型，用药精当，药到病除，真可谓"效如桴鼓"，不愧为国医大师经方家之大手笔。

[南陈北刘有关论述]

陈亦人：……不知大小承气的运用区别，视肠府燥实的程度而定，大承气证之日晡潮热，手足濈然汗出，皆燥屎硬结之征；小承气证无潮热，无手足濈然汗出，是燥结的程度尚较轻微，所以虽腹大满不通，只宜小承气汤，正体现着具体分析、灵活论治的精神，而不同于死板公式。（《伤寒论译释》）

阳明病，潮热，大便微硬者，可与大承气汤；不硬者，不可与之。若不大便六七日，恐有燥屎，欲知之法，少与

小承气汤，汤入腹中转失气者，此有燥屎也，乃可攻之。若不转失气者，此但初头硬，后必溏，不可攻之，攻之必胀满不能食也。欲饮水者，与水则哕。其后发热者，必大便复硬而少也，以小承气汤和之。不转失气者，慎不可攻也。（209）

【提要】辨大小承气汤的证治及误用攻下后的变证。

【解析】本条分四节讨论。

从"阳明病"至"不硬者，不可与之"为第一节，论阳明病可攻证。这里的"大便微硬者"当为"大便硬"，其"微"字为衍文，因"不硬者，不可与之"正与"大便硬者，可与大承气汤"相对应。潮热为阳明病腑实燥结的重要主症之一，有潮热当是肠中大便结硬，腑气不通，并应伴有腹满拒按，或见手足濈然汗出等症，可与大承气汤以泻热去实。若大便不硬，则不可与大承气攻下。

从"若不大便"至"乃可攻之"为第二节，论"恐有燥屎"的试探法。若不大便六七日，而潮热、腹满等症尚未显露，是时欲知肠中燥屎有否形成，可用小承气汤以试探之，如汤入腹中转矢气者，是肠中有燥屎，得药力而浊气下趋之征，乃可用大承气汤攻下。

从"若不转失气者"至"与水则哕"为第三节，论"初头硬，后必溏"误攻的变证。若服小承气汤后不转矢气，是肠中燥屎尚未形成。大便初硬后溏，切不可攻下。因大便初硬后溏是"胃中冷，水谷不别"所致，故妄用攻下之剂，必会使脾胃阳气受伤发生腹部胀满，不能食，甚至有饮水则哕的变证。

从"其后发热者"至"慎不可攻也"为第四节，论下后津伤邪热复聚成实，只可用小承气汤和下。下后也可以使津液受伤，若邪热复聚成实，则大便复硬而少，此时当以小承气汤和下之。"不转失气者，慎不可攻也"，是反复告诫不可妄用攻下之义。

[南陈北刘有关论述]

刘渡舟：保胃气，存津液，是仲景治疗立法的基本精神。大承气汤乃苦寒攻下峻剂，最易伤中损胃，所以仲景设此辨识燥屎有无的试探之法，意在告诫学者，用大承气汤要慎之再慎。

有诸内必行诸外，大凡燥屎结于内者，必有外证所见，如潮热、谵语，手足濈然汗出，腹满硬痛，大便秘结等，临证当参考于此。若外无形证可依时，则用小承气汤试之，也仅是权宜之计。根据临证观察，肠中是否有燥屎不一定用小承气测试，有的患者，不服用攻下药物也可见转矢气。凡大便不下，间有转矢气而其味极臭者，即可用大承气汤攻下。(《伤寒论讲解》)

夫实则谵语，虚则郑声[1]。郑声者，重语也。直视谵语，喘满者死，下利者亦死。(210)

【注释】

(1) 郑声：语言反复，声音低微。

【提要】论谵语、郑声之虚实及谵语危候。

【解析】谵语和郑声都是意识不清而妄言乱语，但有虚实之辨。《素问·通评虚实论》说："邪气盛则实，精气夺则虚。"谵语多由邪热亢盛扰乱神明所致，表现为声高气粗，胡言乱语，属实，多见于阳明里热实证；郑声为精气消失而心神无主所致，表现为声音低微，语言重复，属虚，与《素问·脉要精微论》所谓"言而微，终日乃复言者，此夺气也"近似，多见于三阴病里虚寒证。谵语而直视，是阳热极盛，阴液将竭，精气不能上注于目，已属危候，如果再见喘满，为阴竭而阳无所依附，正气将脱于上，故主死；谵语直视而见下利，是中气亦败，利复伤阴，故也主死。

[南陈北刘有关论述]

陈亦人：谵语非绝对属实，也有属于虚证者。实证是热犯神明，虚证是心神将脱，也应当明确辨别，方不致诊断错误。大凡实证谵语，多昏糊狂躁，唤之亦不理睬；虚证谵语，似寐非寐，呼之即醒，旋又迷糊不清，这是虚实辨证的一般情况。至于谵语直视，是阳热亢极，阴精告竭。火热上亢，心神受扰，故作谵语，热盛伤阴，五脏之精气被劫，不能上荣于目，故直视不动。如果再见喘满，则阴精竭绝，阳失依附而气从上脱，所以为死候。如果兼见下利，则中气败竭，液从下泄，所以亦为死候。（《伤寒论译释》）

发汗多，若重发汗者，亡其阳⁽¹⁾，谵语。脉短⁽²⁾者死，脉自和⁽³⁾者不死。（211）

【注释】

（1）亡其阳：此处指心阳外亡。

（2）脉短：指脉形短，是上不至寸，下不至尺，只有关脉应指搏动。

（3）脉自和：与脉短相对而言，指脉象和缓之意。

【提要】论亡阳谵语及其预后的判断。

【解析】"谵语一证，有虚有实"，上条"实则谵语"，是论谵语之实证，由邪热炽盛、扰乱心神所致。本条谵语则属于虚证，由于汗为心之液，必得阳气蒸腾施化而始出，故发汗过多，阴液走泄，阳气外亡，导致心神散乱，神明无主，故发谵语。此时当凭脉以判断其预后，决其生死。脉短为气血虚、津液竭，故主危候；脉不短而自和，是阴阳之气尚未至衰竭程度，仍有生机，故主不死。"死"与"不死"是相对的，临床上都应积极进行救死，切不可因其主死而放弃治疗。

对于本条"谵语"，刘渡舟则认为非为全虚，当为"正虚而邪扰"。刘氏说："阴阳两伤而邪热不解，上扰于心则谵语。所谓'脉短'，是指脉的搏动仅在关部，上不及寸，下不及尺，为气血不足，阴血虚竭不能充盈经脉，阳气衰亡，不能鼓动血脉所致。谵语是邪热盛，脉短是气血牙衰，正虚邪实，正不胜邪，多主死证。若症见热盛之谵语，脉不见虚象而与热实证相应，则谓之脉自和，是正气未衰，虽有邪实，亦可救治，故言不死。"又说："谵语为语无伦次，声音高亢，且本论又有'实则谵语'之定论，恐纯属无邪者难见此症。刘氏之解读确有一定道理，可供参考。"

伤寒若吐若下后不解，不大便五六日，上至十余日，日晡所发潮热，不恶寒，独语如见鬼状。若剧者，发则不识人，循衣摸床[1]，惕而不安，微喘直视，脉弦者生，涩者死。微者，但发热谵语者，大承气汤主之。若一服利，则止后服。(212)

【注释】

（1）循衣摸床：同捻衣摸床。为患者昏迷时，两手不自觉地循衣被床帐反复摸弄，多见于热病后期的危重证候。

【提要】论阳明病腑实重证正虚邪实的危候治法和预后。

【解析】伤寒，吐、下后病仍不解，因津液劫夺，邪从燥化，归入阳明热结成实，以致多日不大便。日晡所发潮热，是热结于腑的热型，也是阳明病腑实重证的重要证征之一，不恶寒是阳明外证，自包括发热等症；独语如有所见，是肠中燥实结聚浊气上干所致，较谵语为甚。此时表证已罢，里热结实已甚，当用大承气汤攻下实热。若因循失治，病势增剧，出现神识昏糊，目不识人，循衣摸床，惊惕不安，微喘直视等，为热极津伤之危重证候，此时如脉见弦长，为阴液未至全竭，正气犹存，尚有生机，当急与攻下以泻阳救阴。若脉见短涩，则是正虚邪实，热极津竭，预后不良。如症状较轻，只发潮热谵语，可用大承气汤攻下实热。但用时应审慎从事，中病即止，若一服通利，则止后服，以免过剂伤正。

[南陈北刘有关论述]

刘渡舟：太阳病第111条论太阳中风以火劫发汗，导致热极伤阴，而见"手足躁扰，捻衣摸床"之重证，以"小便利者，其人可治"来判断预后；本条论阳明燥热，灼伤肝肾之阴，而见"循衣摸床，惕而不安"之重证，以脉之弦、涩来判断阴液的存亡与预后，提示《伤寒论》不仅重视对寒邪伤阳诸病证的救治，也注意对燥热伤阴诸病证的救治，这种重视"存津液"的思想很有临床价值。(《伤寒论讲解》)

阳明病，其人多汗，以津液外出，胃中燥，大便必硬，硬则谵语，小承气汤主之；若一服谵语止者，更莫复服。(213)

小承气汤方

大黄四两　厚朴二两（炙，去皮）　枳实三枚（大者，炙）

上三味，以水四升，煮取一升二合，去滓，分温二服。初服汤当更衣，不尔者尽饮之。若更衣者，勿服之。

【提要】论阳明病多汗伤津致胃燥内实的证治。

【解析】阳明病，汗出过多，津液外泄，以致肠胃干燥结实，大便必硬。因大便硬结，腑气不通，浊热上扰，心神不安，则发谵语。本证总由阳明里热炽盛，汗出津伤，胃燥成实所致。此阳明热实，津伤肠燥成实，病情较调胃承气汤证为重，治宜泻热通便消滞除满，方用小承气汤。腑气得通，实热得泻，则谵语自止。若服药后大便通利，谵语得止者，更莫复服，以免过服伤正。

本条"热盛→汗出→津伤→肠燥→便硬"是阳明病腑

实证形成的共同病理和规律，是三承气汤证的共同病机，其间因病情的轻重而有差异。

【方解】 小承气汤由大黄、厚朴、枳实三药组成。方中大黄苦寒，泻热除实，推陈致新；厚朴苦辛温，行气除满；枳实苦微寒，理气消痞。三药相合，共成泻热除实、消积滞、除痞满之剂。本方即大承气汤去芒硝，减枳、朴用量，其通下之力较大承气汤缓和，为和下之剂，故云"初服汤当更衣"，不言当下。适用于阳明热实燥坚不甚痞满而实之证。

【临床应用】 《仲景方药古今应用》说："小承气汤与大承气汤临床应用相类似，但所主治的病证较轻。凡由于胃肠里热结实而引起的便秘、下利、腹胀、腹痛、胃脘痛、呃逆、呕吐、眩晕、热厥、蛔厥、黄疸、喘证、痫证、食积、不寐等，均可用本方加减。"

【医案选录】 梁某，男，28岁。住某医院，诊断为流行性乙型脑炎。病已六日，曾连服中药清热、解毒、养阴之剂，病热有增无减。会诊时，体温高达40.3℃，脉象沉数有力，腹满微硬，哕声连续，目赤不闭，无汗，手足妄动，烦躁不宁，有欲狂之势，神昏谵语，昨日下利纯青黑水，此虽病邪羁踞阳明，热结旁流之象，但未至大实满，而且舌苔秽腻，色不老黄，未可与大承气汤，乃用小承气汤微和之。服药后，哕止便通，汗出厥回，神清热退，诸症豁然，再以滋阴和胃之剂调理而愈。（《蒲辅周医案》）

按：原书按曰："此患者症见腹满微硬，谵语欲狂，热结旁流，目赤肢厥，身热无汗，脉沉数有力，乃里闭表郁之征，虽屡用清热、解毒、养阴之剂，而表不解，必须下之。下之则里通而表自和，若泥于温病忌下之禁，当下不下，里愈结而表愈闭，热结精伤，造成内闭外脱。说明脑炎治疗并非绝对禁用下法。"

陈亦人：其余各家意见基本一致，都着重在汗多津液外泄，为胃燥便硬的成因，但都没有涉及阳明病里热熏蒸又是多汗的成因，如果没有里热，单是津伤便结，又何需治以小承气汤。（《伤寒论泽释》）

阳明病，谵语，发潮热(1)**，脉滑而疾**(2)**者，小承气汤主之。因与承气汤一升，腹中转气**(3)**者，更复一升；若不转气者，勿更与之。明日又不大便，脉反微涩**(4)**者，里虚也，为难治，不可更与承气汤也。（214）**

【注释】

（1）潮热：形容发热有定时增高的现象，如潮水定时而至。又因潮热多见于傍晚之时，故又有"日晡潮热"之称。

（2）脉滑而疾：脉象圆滑流利，应指快速。

（3）转气：即转矢气，俗称放屁。

（4）微涩：脉象微且无力，蹇涩而不流利。

【提要】从脉证合参论小承气汤的临床活用。

【解析】阳明病，谵语，发潮热，多属腑实燥结之证，如与手足濈然汗出、脉沉实有力等伴见，则是肠中燥结坚实，可用大承气汤攻下。今虽见谵语，发潮热，但脉则滑疾，显是里热虽盛，大便已硬，而未至燥坚程度，且脉象滑疾，尚有里虚之虞，是以仲景不用大承气汤，即便用小承气汤泻热通腑，理气消滞，也十分强调药后观察，指出"与承气汤一升，腹中转气者，更服一升；若不转气者，勿更与之。明日又不大便，脉反微涩者，里虚也，为难治，不可更与承气汤也"。服小承气汤一升后，腹中转矢气，是肠中燥屎得药物的荡涤作用而使浊气下趋之征。可更服一升，以泻下燥屎。若不转矢气，则非燥屎阻结，多为大便初硬后溏，故勿更与之。倘若明天仍不大便，脉反微涩，微为气虚，涩主血少，这是里虚之象。不大便当下，而里虚又不可下，攻补两难，故称难治，承气汤自然不可用了，故谓"不可更与承气汤也"。然此邪实正虚之证，其治当用攻补兼施之法，后之黄龙汤实是对仲景法的补充。

按小承气汤之服量，"煮取一升二合，去滓，分温二服"，每服当为六合，今不是六合而是一升，可见仲景临床活用之法。

[南陈北刘有关论述]

陈亦人：要之，脉滑而疾，既是实而未甚，又露里虚之机，所以不敢峻攻，而以小承气汤一试再试。及至滑疾一变而为微涩，则里虚之象毕露，正虚邪实，攻邪则伤正；补正则恋邪，因此断为难治。（《伤寒论译释》）

阳明病，谵语有潮热，反不能食者，胃中[(1)]**必有燥屎五六枚也；若能食者，但硬耳，宜大承气汤下之。（215）**

【注释】

（1）胃中：此处实指肠中。

【提要】 辨阳明病腑实大便燥结微甚的证治。

【解析】"宜大承气汤下之"句当接于"胃中必有燥屎五六枚也"句后，属倒装文法。阳明病，谵语，是里热炽盛上扰神明所致；潮热，为邪热归于阳明已成腑实的特征。就一般证候而言，胃热当消谷引食，今反不能食，是阳明胃热，津液干燥，浊气壅滞不行，燥实内结于肠中之故，宜用大承气汤以攻下实热。若谵语、潮热症见而饮食尚可，则知大便虽硬而尚未至燥坚程度，即"但硬耳"，则宜用小承气汤和下之。

本条不能食，是阳明病见谵语、潮热同时而不能食，既属阳明腑实，当有腹满痛、不大便等症，与阳明病中寒不能食自有不同。214条"阳明病，谵语，发潮热，脉滑而疾者，小承气汤主之"，若脉迟（实而有力）则当用大承气汤。本条反不能食，是肠中有燥屎，宜大承气汤；若能食，大便硬，则又宜小承气汤。综上所述，是知仲景笔法，一为明写，一则反衬而出，综合脉证，反复分析比较，细致入微，值得后人深入探讨。

[南陈北刘有关论述]

刘渡舟：潮热、谵语，为阳明腑实已成之症，但其程度又有轻重之别。轻者，仅大便硬；重者，燥屎坚结。其鉴别之法，要参照饮食情况，若"不能食"，是燥屎坚结，肠实胃满，腑气不通，食物难容之故，故曰"胃中必有燥屎五六枚也"，此时当用大承气汤以攻下其内结之燥屎。若能食者，知其燥屎未至坚结，腑气犹能下达，胃满未甚，这仅是大便硬而已，故不能妄用大承气汤。（《伤寒论讲解》）

陈亦人：本证不能食和190条的不能食，在病理上绝对不同。本证是因燥结太甚而致胃气壅塞，食不能下；彼则由于胃中虚冷不能化谷，而不能进食。故本证治宜攻下，而彼则治宜温补，也绝对不能误用。194条"阳明病，不能食，攻其热必哕"，即是中焦虚寒，误用苦寒攻下，发生呃逆变证的具体实例。这就深切地提示临床辨证必须综合全部病情，作具体分析，方能避免判断错误，从而提高辨证的准确性。（《伤寒论译释》）

阳明病，下血谵语者，此为热入血室，但头汗出者，刺期门，随其实而泻之，濈然汗出则愈。(216)

【提要】论阳明病热入血室的证治。

【解析】阳明病，谵语，是热在气分，或属腑实之症。今因阳明热盛，侵入血室，邪热迫血妄行，故下血。邪热乘血虚与血相结，血热熏蒸于上，故发谵语，但头汗出。本证与阳明腑实证情相似而实不同。阳明腑实则腹胀满疼痛，大便不通。本证为热入血室，主症有下血，并当伴有胸胁或少腹急结、硬痛。因血室属于肝脉，故刺期门以泻其实，使邪热从外宣泄，濈然汗出而解。《太阳病篇》热入血室三条，均与妇人经水适来适断有关，可与本条互参。

汗出谵语者，以有燥屎在胃中，此为风⁽¹⁾也。须下者，过经⁽²⁾乃可下之。下之过早，语言必乱，以表虚里实故也。下之愈，宜大承气汤。(217)

【注释】

(1) 风：这里的风是指表证。

(2) 过经：意指太阳经表证已解。

【提要】论表虚里实的证治。

【解析】本条"下之愈，宜大承气汤"句当接在"过经乃可下之"句下，此为倒装文法。

从"汗出谵语，以有燥屎在胃中，此为风也"分析，是证系表虚与里实二者同时并见，汗出是表邪未解，即所谓"此为风也"，当有恶风寒、发热、头痛等症；谵语是胃热上扰神明所致，即所谓"以有燥屎在胃中"，也当有腹满痛、拒按、不大便等症。表里同病，"表解者乃可攻之"是一般原则，即表解后乃可攻里，故谓"须下者，过经乃可下之"。表证已罢，则阳明腑实之证独盛，是时当用下法，宜用大承气汤，故谓"下之愈，宜大承气汤"。若表证未罢而下之，则表邪内陷，胃热更甚，必致神识昏迷而语言错乱，此是表虚里实之证，其治切不可早下。

伤寒四五日，脉沉而喘满，沉为在里，而反发其汗，津液越出，大便为难，表虚里实，久则谵语。(218)

【提要】论里证误汗的变证。

【解析】喘满之证，有因于表邪敛束，有因于里气壅塞。表邪敛束者必有恶寒发热等表证，里气壅塞者必有恶热便秘等里证。同时表证之喘满，其满在胸部，其脉多浮；里实之喘满，其满在腹部，其脉必沉。本证喘满脉沉，属里不属表可知，"而反发其汗"，以致津液外泄，肠中干燥，是以"大便为难"。所谓"表虚里实"，乃指汗出而津液泄于外，便难而燥实结于内。但燥实程度尚不太甚，所以时间较久才发生谵语之证。

此条"表虚里实"与上条"表虚里实"的涵义有所不同，上条表虚是指风邪在表而表虚证未罢，谵语是里实证已具，表里证同见，所以提出治疗原则是"过经乃可下之"。本条纯属于里证，表虚是指误汗而汗出津液外泄，里实是指肠中干燥而便难，所以预断病的发展趋势为"久则谵语"。各有侧重，不应混同。

三阳合病[1]，腹满身重，难以转侧，口不仁[2]，面垢[3]，谵语，遗尿。发汗则谵语[4]，下之则额上生汗，手足逆冷。若自汗出者，白虎汤主之。(219)

【注释】

（1）三阳合病：即太阳、少阳、阳明三经同时发病。

（2）口不仁：指言语不利，食不知味。

（3）面垢：面部油垢污浊。

（4）谵语：《金匮玉函经》"谵语"作"谵语甚"，可从。

【提要】 论三阳合病转属阳明的证治及禁例。

【解析】 本条末两句"若自汗出者，白虎汤主之"应接在"谵语，遗尿"句下，此属倒装句法。

三阳合病，即太阳、阳明、少阳之三阳病证同见，但从条文所列诸症分析，皆属阳明热盛之证，可见太阳、少阳之病证不甚，此属举主略次之文法。邪热内盛，胃气不能通畅，因而腹满；阳明热盛，伤津耗气，故身重，难以转侧；胃之窍出于口，胃热炽盛，津液受灼，则口不仁；足阳明经脉绕面部，热势上蒸，所以面部油垢污浊；热扰神明则见谵语；热盛神昏，膀胱失约，故遗尿。此虽阳明邪热充斥上下内外，但据 170 条"伤寒，脉浮，发热，无汗，其表不解，不可与白虎汤"之禁例，若太阳、少阳之邪未罢，则不可直清阳明之热，故谓"若自汗出者，白虎汤主之"，自汗出是太阳、少阳之邪转属阳明的标志，即前所谓"汗出濈濈然者，是转属阳明也"、"伤寒转系阳明者，其人濈然微汗出也"，此为"白虎汤主之"的辨证眼目，诚汪苓友所说："病至自汗出，则太少之邪总归阳明矣，安得不从阳明而专治之。"

若从太阳之表，妄发其汗，则津液外泄，里热愈炽而谵语更甚；若因腹满、谵语而误认为阳明腑实，妄用下法，则阴液竭于下，阳气无所依附而上越，故出现额上生汗、手足逆冷之危证。

二阳并病，太阳证罢，但发潮热，手足漐漐汗出，大便难而谵语者，下之则愈，宜大承气汤。(220)

【提要】论二阳并病，转属阳明腑实的证治。

【解析】二阳并病，如太阳表证未解，又见阳明里证，一般情况下其治当小发其汗，详见太阳病篇 48 条。今二阳并病，太阳表证已罢，邪热全入阳明。但发潮热，是阳明病里热结实的主要表现；手足漐漐汗出，是里热蒸腾，由内向外，与太阳病桂枝汤证翕翕发热、恶风寒、汗出自有不同；胃热上扰神明则谵语，燥热结成腑实则大便难。证属阳明病热盛腑实，治当攻下实热、荡涤燥结，即所谓"下之则愈"，方用大承气汤。

[**南陈北刘有关论述**]

陈亦人：……本条虽然也是二阳并病，但太阳表证已罢，全是阳明里实证，潮热，手足漐漐汗出，谵语，都是典型的里实证候，虽然仅是大便难，也应当使用大承气汤。这表明大承气汤的运用，是综合全部病情决定的。(《伤寒论译释》)

阳明病，脉浮而紧，咽燥口苦，腹满而喘，发热汗出，不恶寒，反恶热，身重。若发汗则躁，心愦愦[1]，反谵语；若加温针，必怵惕[2]，烦躁不得眠；若下之，则胃中空虚，客气动膈，心中懊憹，舌上胎[3]者，栀子豉汤主之。(221)

【注释】

（1）心愦愦：愦，音溃，昏乱之意。心愦愦，形容心中烦乱不安的意思。

（2）怵惕：恐惧貌。

（3）舌上胎：是舌上有黄白薄腻苔垢。

【提要】 论阳明热证误治后的变证及下后热扰胸膈的证治。

【解析】 本条分三节讨论：

从"阳明病"至"身重"为第一节，论述阳明热证的临床表现。阳明病，脉浮而紧，发热汗出，不恶寒，反恶热，可见其脉浮而紧不是太阳病，其浮是里热外扬，紧是热邪成实，里热实证；里热上冲，胃失和降，故咽燥口苦；热盛于里，气机阻滞，则腹满而喘，但无不大便之症，是知尚未至阳明实证；热盛伤气，因而身重。综述之，是证系阳明热证，其治当以辛寒清热为法，方用白虎汤，联系219条则有利于对本条的理解。

从"若发汗则躁"至"烦躁不得眠"为第二节，论阳明热证误用发汗、温针后的变证。若因"脉浮而紧"而误用辛温发汗，则津液愈伤，里热愈盛，热扰心神则躁，心中愦愦然烦躁不安，更加谵语，是阳明热结成实之征；若误用温针而强发其汗，是以火济热，心神受扰，故有怵惕、烦躁不得眠等变证。

从"若下之"至"栀子豉汤主之"为第三节，论阳明热证误用下法而致热扰胸膈的证治。若认腹满为腑实而误用下法，则下后胃中空虚，邪热虽因下而受挫，而其余热乘虚郁于胸膈之间，热扰胸膈，故见心中懊憹不安，舌上可见黄白薄腻苔。证属邪热郁扰胸膈，故治以清宣郁热之法，方用栀子豉汤。

若渴欲饮水，口干舌燥者，白虎加人参汤主之。(222)

【提要】承221条，论阳明病热盛津伤的证治。

【解析】本条是承接221条而来，阐述阳明病热证误下后，不仅里热炽盛未能缓解，而且津气受到严重损伤，出现渴欲饮水、口干舌燥等症，证属热盛而津气损伤之证，故治用白虎加人参汤主之以清热益气生津。

若脉浮发热，渴欲饮水，小便不利者，猪苓汤主之。(223)

猪苓汤方

猪苓去皮　茯苓　泽泻　阿胶　滑石（碎）　各一两

上五味，以水四升，先煮四味，取二升，去滓，内阿胶烊消，温服七合，日三服。

【提要】承221条，论阳明里热阴伤而水气不利的证治。

【解析】本条是承接221条而来，阐述阳明病热证误下后，津伤而水气不利证，下后津液受伤，阳明余热犹存，故脉浮发热、渴欲饮水；小便不利则是水气结于下焦。综述之，是证为阳明里热阴伤兼水气不利，故治以清热滋阴利水为法，方用猪苓汤。

以上三证（栀子豉汤证、白虎加人参汤证、猪苓汤汤证），柯韵伯称之为阳明病开手三法，后之医者称之为阳明病清法三证。栀子豉汤清宣郁热为上宣，白虎加人参汤辛寒清热益气生津为中清，猪苓汤清滋利水为下泄。

【方解】猪苓汤由猪苓、茯苓、泽泻、阿胶、滑石组成。方中猪苓、茯苓、泽泻甘淡渗湿以利水，阿胶甘平育阴以润燥，滑石清热去湿通窍以利小便，合为育阴润燥清热利水之剂。

【临床应用】《临证实用伤寒学》说："本方临床运用甚广，如《古今便览》用本方治血淋。《东郭医谈》用本方治腹满欲死，二便不通，便血。《类聚方广义》用本方治少腹膨胀，阴头肿痛，点滴不通。《宋元明清名医类案》用本方治疗阴虚湿热。《皇汉医学》用本方治疗淋证外，还治全身水肿、气肿。《医方集解》以本方通治湿热。《青州治验录》用本方治疗尿道赘肉摘除后。《中医临证备要》用本方治疗烦躁、尿涩。""现代运用本方主要治疗泌尿系统疾病。"《仲景方药古今应用》说："本方可治疗水热互结兼有阴伤所致的多种泌尿系统疾患，如慢性肾盂肾炎、泌尿系感染、泌尿系结石、前列腺炎、肾炎、肾积水、产后尿潴留、乳糜尿等。"

【医案选录】高某，女性，干部，患慢性肾盂肾炎，因体质较弱，抗病机能减退，长期反复发作，久治不愈。发作时有高热，头痛，腰酸，腰痛，食欲不振，尿意窘迫、排尿少，有不快与疼痛感。尿检查：混有脓球，上皮细胞，红、白细胞等；尿培养：有大肠杆菌。中医诊断属淋病范畴。此为湿热侵及下焦。法宜清利下焦湿热。选张仲景《伤寒论》猪苓汤。即书原方予服。处方：猪苓 12g　茯苓 12g　滑石 12g　泽泻 18g　阿胶 9g（烊化兑服）。水煎服 6 剂后，诸症即消失。

原按：猪苓汤能疏泄湿浊之气而不留其邪滞，亦能滋润其阴而不虑其枯燥，虽与五苓散同为利水之剂，一则用术、桂暖肾以行水，一则用滑石、阿胶以滋阴利水。日本医生更具体指出治'淋病脓血'；加车前子、大黄，更治尿血之重证……另嘱患者多进水分，使尿量每日保持在 1500 毫升以上。此病多属正气已伤，邪仍实的虚实兼证类型，故嘱其于不发作时，服肾气丸类药物，以扶正而巩固疗效。

（《岳美中医案集》）

[南陈北刘有关论述]

刘渡舟：将第221、222、223条联系起来看，仲景以五个"若"字论述了误治产生的不同变证，并且着重论述了其不同的证候及救治方法。柯韵伯将此概括为"阳明病开手三法"。揭示了阳明热证误下后可出现或上、或中、或下之不同变证的辨证规律。热在上，郁于胸膈者，病变部位较高，且偏于外，处在太阳与阳明交界处，见心中懊憹，但头汗出，舌上有苔，以栀子豉汤清宣郁热；热在中，胃燥津伤者，见烦渴引饮，周身汗出，口干舌燥，以白虎加人参汤清热生津；热在下，阴虚而水热互结者，见脉浮发热，渴欲饮水，小便不利，以猪苓汤育阴清热利水。

猪苓汤具有清热育阴利水之功，凡见有心烦口渴，小便不利，脉细数，舌红等症，均可投用。临床上若兼见尿频、尿急、尿痛、尿血等泌尿系病症时，用本方亦多能获得满意的疗效。（《伤寒论讲解》）

阳明病，汗出多而渴者，不可与猪苓汤，以汗多胃中燥，猪苓汤复利其小便故也。（224）

【提要】论猪苓汤的禁例。

【解析】猪苓汤虽为育阴润燥清热利水之剂，但其清热之力、育阴之用较弱，而重在利水。若阳明里热盛而汗出多而渴的，则不得用猪苓汤，"以汗多胃中燥，猪苓汤复利其小便故也"则是对不可与猪苓汤原因的说明。

脉浮而迟，表热里寒，下利清谷者，四逆汤主之。（225）

【提要】论表热里寒的证治。

【解析】本条是表里同病之证，表热是指表有发热之证，而非指病性属热，脉浮为邪在表；里寒则脉迟，而下利清谷则说明里虚寒较甚，表里同病，里证重急，当先治其里，故主以四逆汤以温里寒，这与91条"伤寒，医下之，续得下利清谷，身疼痛者，急当救里的精神是一致的。

有谓此"表热里寒"为格阳之证，似觉欠妥。一则格阳之证的"身反不恶寒"虽可等同于发热，但其脉不浮；二则格阳证当用通脉四逆汤，四逆汤则难胜任。

若胃中虚冷，不能食者，饮水则哕。(226)

【提要】论胃中虚冷饮水则哕之证。

【解析】胃主纳谷，饮食入胃，全赖胃中阳气以运化。若胃阳虚衰，不能受纳腐熟水谷，则不能食，故不能食者名为阳明中寒证。

本证由于胃阳虚衰，阴寒内盛，必然导致水谷不化，不但饮食减少，甚至不能食，若饮水，亦必滞留于胃中，水寒相搏，胃失和降，则必上逆而为哕。

[南陈北刘有关论述]

陈亦人：本条文字十分清楚，指胃中虚冷不能食者，饮水则哕……190条早有"不能食，名中寒"的记载，可见胃中虚冷不一定都因误攻，饮水更不一定是亡津液而思饮。胃中虚冷不能食，已经明确诊断，无须饮水来试验，呃逆是饮水的变证，不是发生呃逆之后才知是胃中虚冷。(《伤寒论译释》)

脉浮发热，口干鼻燥，能食者，则衄。(227)

【提要】论阳明气分热盛迫血致衄。

【解析】脉浮发热，是热在气分，热邪随经上扰，所以口干、鼻燥，胃热则能食，热盛于经而不得外越，波及血分，以致气血两燔，伤及阳络，则为衄血。

[南陈北刘有关论述]

陈亦人：脉浮发热，口干鼻燥，乃阳明气分风热上炽，可能会发生衄血。所谓"能食者则衄"，并不能说能食是鼻衄的先兆，这应与190条"阳明病，能食者，名中风"，联系起来理解，"能食"表明是风热之邪，风热之邪上盛而口干鼻燥，由是推知热盛迫血上逆自清窍外溢，从而预断将要发生鼻衄。其机理即是由气入血，当然也并非绝对，假使早投清泄气分之剂，鼻衄是可以避免的。（《伤寒论译释》）

刘渡舟：太阳病有自衄作解之证，多伴有发热、目瞑，是表气郁闭，邪气郁遏而汗不出，则以衄血为泄邪之出路。本条论述热在阳明气分，也有作衄的机转，当见口干鼻燥，能食。衄则邪热随之而泄，其病亦当自愈。病虽不同，但邪热随鼻衄而外泄则相同。（《伤寒论讲解》）

阳明病下之，其外有热，手足温，不结胸，心中懊㦬，饥不能食[1]，但头汗出者，栀子豉汤主之。（228）

【注释】

（1）饥不能食：指懊㦬太甚，病人似饥非饥，心中嘈杂似饥，却又不能进食。

【提要】论阳明病下后余热留扰胸膈的证治。

【解析】阳明病，如属腑实，下之当愈。今下后邪热未尽，而留扰胸膈。其因或腑实未成而早用下法，或燥屎虽去而余热尚存，皆可使邪热郁于胸膈。外有热，手足温，一则可以排除因下而邪传太阴，同时也说明邪热不甚；不结胸，是下后邪热未与胸中水饮相结，排除了结胸证；因邪热留扰胸膈，故心中懊㦬、饥不能食；邪热蒸腾于上，所以但头汗出。是证属热扰胸膈，故治以栀子豉汤清宣胸膈郁热。

阳明病，发潮热，大便溏，小便自可[1]，胸胁满不去者，与小柴胡汤。（229）

【注释】

（1）大便溏，小便自可：这里的"大便溏，小便自可"重在小便自可，即小便比较正常。根据"小便数，大便硬"

的规律，因小便自可，则知大便不会太硬，所以这里的大便溏当从大便不硬理解，不可理解为大便稀溏。

【提要】论少阳阳明并病，阳明里实未甚，当从少阳论治。

【解析】"阳明病，发潮热"为阳明腑实特征，当伴有小便数，大便硬，腹部胀满疼痛等症。今"大便溏，小便自可"，且无腹满痛之苦，则是燥实未甚，阳明腑实尚不太甚，且胸胁满不去，当属少阳证未罢，少阳、阳明并病，里实不甚，根据先表后里治则，故仍从少阳论治，可与小柴胡汤。

[南陈北刘有关论述]

陈亦人：小柴胡汤是治少阳病主方，可是此处只曰"与"而不曰"主之"，可能是因为兼有阳明，尚有和解兼攻的大柴胡汤可供选择，用一"与"字，正是论治精神的具体体现。(《伤寒论译释》)

刘渡舟：《苏沈良方》载小柴胡汤可以治心烦、潮热、往来寒热、差后劳复发热、呕而发热等五种热，其中治疗潮热的根据即源于此条。(《伤寒论讲解》)

阳明病，胁下硬满，不大便而呕，舌上白苔者，可与小柴胡汤。上焦得通，津液得下，胃气因和[1]，身濈然汗出而解。(230)

【注释】

（1）胃气因和：指胃的正常机能得到恢复。

【提要】论少阳阳明并病的证治及服小柴胡汤后病愈的机理。

【解析】本条承上条论述少阳阳明并病的另外一种情况。上条阳明病虽有潮热，但"大便溏，小便自可"，是肠腑实而未甚，且胸胁满而少阳病证未罢，因而不用攻下而用小柴胡汤。本条仅大便不通属于阳明，其他见症如胁下硬满、呕，均属少阳，特别是舌上白苔，说明是阳明里热不甚，仍以少阳为主，当从少阳论治，可与小柴胡汤。

"上焦得通，津液得下，胃气因和，身濈然汗出而解"，此系阐述服小柴胡汤后病愈的机理。因小柴胡汤有和解少阳，运行气血，畅达气机，调和营卫，通调三焦水道之功，故服用小柴胡汤后，上焦气机得通，则津液自能输布下达全身，胃气因之亦能和调内外，胃气和则一身之气皆和，所以能濈然汗出，而邪随汗解。

[南陈北刘有关论述]

陈亦人：小柴胡汤的和解枢机，仅是一种形象化譬喻，实际上具有宣通三焦气机的作用，药投中病，上焦气机得通，则津液自能输布下达全身，胃气因之亦能和调内外，胃气和则一身之气皆和，所以能濈然汗出，而邪随汗解。不仅能汗出病解，由于津液得下，还具有利小便的作用；由于胃气和，津液布，还具有通大便的功能。因此，小柴胡汤不但和解少阳枢机，而且广泛适用于许多病证。（《伤寒论译释》）

刘渡舟：第229条与本条均论少阳阳明同病，一为"发潮热"，一为"不大便"，皆有胃实之象，然在治疗中均从小柴胡汤着手，则是因为二证皆与少阳气机不和有关，故以小柴胡汤独治少阳，提示了小柴胡汤具有通调三焦的功能，从而扩大了其治疗范围。（《伤寒论讲解》）

阳明中风，脉弦浮大，而短气，腹都满，胁下及心痛，久按之气不通，鼻干，不得汗，嗜卧，一身及目悉黄，小便难，有潮热，时时哕，耳前后肿，刺之小差，外不解，病过十日，脉续浮者，与小柴胡汤。(231)

【提要】论阳明中风兼太、少的辨治。

【解析】本条为三阳合病，脉弦浮大，弦为少阳，浮为太阳，大为阳明，此为三阳合病之脉。短气、腹满、鼻干，身目悉黄，潮热，嗜卧，时时哕等证，是阳明邪热郁闭所致；胁下及心痛，久按之气不通，不得小便，耳前后肿等症，为少阳经邪热壅聚不通；不得汗，是太阳肌表闭塞。此为三阳合病之证。这些繁复的症状，不论是辨证或治疗，都存在着一定的困难，必须针对病情的趋势而因势利导。当此之时，宣泄阳热为急不容缓，然解表攻里均非所宜，故仲景先用刺法，以泄经络闭郁之热。从"外不解"，是知针刺后里热已解。外与里相对而言，非指太阳之表不解，少阳亦在其列。如少阳之外证未解，当和解少阳，虽病过十日，亦需用小柴胡汤治疗。从下条"脉但浮……用麻黄"来分析，则本证除了脉浮外，当尚有其他少阳见证。

[南陈北刘有关论述]

刘渡舟：本条"与"和"主之"不同，"与"既有斟酌审势之意，又有处方加减、进退之变。因小柴胡汤具有和解半表半里，转枢开阖之功，又有疏利三焦，清利邪热之能，故于此证当列首选。(《伤寒论讲解》)

脉但浮，无余证者，与麻黄汤。若不尿，腹满加哕者，不治。(232)

【提要】承接上条，论里证已罢，表证尚在者的证治，并指出正气衰败的恶候。

【解析】本条承接上条，所谓"无余证"，指上条所述的里证已经消除，只有太阳表证未罢，特举脉浮作为代表，可用麻黄汤发汗解表，与 37 条"设胸满胁痛者，与小柴胡汤；脉但浮者，与麻黄汤"，其意相同。"若不尿"，甚于小便难，是化源已绝；"腹满加哕"，甚于时时哕，是中土已败，《素问》云："病深者，其声哕。"，所以为不治之候。

联系临床上肾病综合征，若见小便少而腹满、哕逆，亦多属危证，是知"若不尿，腹满加哕者，不治"对判断疾病的预后，有其一定的现实意义。

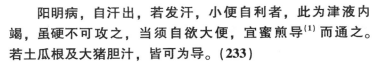
阳明病，自汗出，若发汗，小便自利者，此为津液内竭，虽硬不可攻之，当须自欲大便，宜蜜煎导[1]而通之。若土瓜根及大猪胆汁，皆可为导。（233）

蜜煎方

食蜜七合

上一味，于铜器内微火煎，当须凝如饴状，搅之勿令焦著，欲可丸，并手捻作挺，令头锐，大如指，长二寸许。当热时急作，冷则硬。以内谷道中，以手急抱，欲大便时乃去之。疑非仲景意，已试甚良[2]。

土瓜根方，已佚

又大猪胆一枚，泻汁，和少许法醋，以灌谷道内，如一食顷，当大便出宿食恶物，甚效。

【注释】

（1）导：导有因势利导之义。如津伤便秘者，用滑润类药物纳入肛门，引起排便，叫做导法。为中医外治法之一。

（2）疑非仲景意，已试甚良：两句为后人所添。现一般仍归于113方中。

【提要】论津伤便硬，欲大便不得的治法。

【解析】阳明病，本自汗出，再发汗则津液大伤，加之小便自利，此为津液内竭，以致大便结硬干涩难解。此与阳明热实燥结之证又有不同，故不可攻下。须待其自欲大便，即硬粪下近肛门而又欲解不得时，取因势利导之法，用蜜做成坐药，即"蜜煎"，插入肛门，取其润燥导便通下。也可用土瓜根或大猪胆汁宣气清热，导下通便。使燥粪得下，病自可愈。

本条主要是津液内竭，肠道干燥而大便硬。其主症重在"当须自欲大便"，与脾约证用麻子仁丸不同，更与阳明热实腑证用承气汤类者大不相同。

【方解】上三方均属导法所用之方药，对于津液亏损、大便硬结，或年迈体虚，阴血素亏，大便干涩难下，而又不堪使用攻下剂者，甚为适宜。食蜜甘平润滑，宜于肠中津液干枯大便硬者。猪胆汁苦寒清热，食醋名苦酒，有苦泄之用，用作导药宜于津亏有热而大便硬者。土瓜又名王瓜，《本草衍义》谓是赤雹子，《植物名实图考》亦宗其说，土瓜苦寒无毒，其根呈长块状，富有汁液，本方虽佚，但用作导药，自是事实。据葛洪《肘后备急方》载，用土瓜根捣汁，灌肠，即可通便，可作佐证。

【临床应用】《仲景方药古今应用》认为蜜煎方"主要用治老人、产妇、小儿等津亏便秘及习惯性便秘等。"土瓜根方"目前很少应用。"猪胆汁方"主要用治胃肠燥热之便秘。而习惯性便秘、老年性便秘及体弱便秘等均宜慎用。此外，猪胆汁灌肠可治疗胆道蛔虫症，或加赋型剂口服治疗肝炎、慢性气管炎、百日咳等，疗效亦佳。"又说："以上三方列于一条之下，均治大便秘结，但蜜煎导方纯系甘缓润导之剂，用治肠燥便秘而无热者；土瓜根方以宣气通燥为主，主治气机不利而津亏便秘者；猪胆汁方清而兼润，以清为主，主治热盛津伤便秘者。临证当分别选用。"现临床上导便虽有"开塞露"比较便捷，但肛门给药一法则仍在运用中，可用于治疗多种内科等疾病。

【医案选录】门人张永年述其戚陈姓一证，四明医家周某用猪胆汁导法奏效，可备参考。其言曰：陈姓始病咯血，其色紫黑，经西医用止血针，血遂中止。翌日病者腹满，困顿日甚，延至半月，大便不行。始用蜜导不行；用灌肠法，又不行；复用一切通大便之西药，终不行。或告陈曰：同乡周某良医也。陈喜，使人延周，时不大便已一月矣。周至，察其脉无病，病独在肠，乃令病家觅得猪胆，倾于盂，调于醋，借西医灌肠器以灌之。甫灌入，转矢气不绝。

不逾时，而大便出。凡三寸许，掷于地，有声，击以石，不稍损。乃浸以清水，半日许，盂水尽赤。乃知向日所吐之血，本为瘀血，因西医用针止住，反下结大肠，而为病也。越七日，又不大便，复用前法，下燥矢数枚，皆三寸许，病乃告愈。予于此悟蜜煎导法惟证情较轻者宜之。土瓜根又不易得。惟猪胆汁随时随地皆有。近世医家弃良方而不用，为可惜也。

原按：本案见《伤寒发微》，以其可备一格，故特转录于此。凡大便多日未行，甚且在十日以上，又不下利清水者，是盖燥矢结于直肠部分。矢与肠壁黏合甚切，故愈结愈不能下。此时倘用硝、黄以治之，不惟鞭长莫及，抑将徒损胃气，伐其无辜，此导法之所由作也。蜜煎导法为轻，但能用之合度，亦每克奏朕功。友人黄君有祖母，年已九十余龄矣。遘病旬日，不大便，不欲食，神疲不支。群医束手，不敢立方。卒用灌肠器，灌入蜜汁。粪秽既下，诸恙竟退，获享天年，此其例也。近者药房制有甘油锭，施用较便，可以为代。倘用二三锭后，依然无效者，不妨续施。因肠壁热甚者，二三锭尚不敷濡润用也。若蜜汁或锭皆不胜任，则须用猪胆汁。盖人之胆汁本有润肠之功，今以猪胆为代，亦所谓藏器疗法之变局也猪胆汁须和醋少许者，似欲借醋以刺激其肠壁，而促进其蠕动。故蜜、锭之制，有时亦以少许皂角末，实同此意。皂角粉少许吹入鼻孔中，即作喷嚏，其刺激之功为何如？如上所述，猪胆汁随时可得，猪胆汁方清而兼润，治顽固性大便不通有特效。如此简、便、廉、验之良方，不可弃之不用也。（《经方实验录》）

[南陈北刘有关论述]

刘渡舟：本论导便、灌肠之法，方药俱备，用法简明，而且疗效可靠。它先于西方医学灌肠法约五百余年，可以

说是医学史上的一个贡献。对于高年体弱，产妇婴幼及阴亏血虚而见大便秘结的患者，尤为适宜。(《伤寒论讲解》)

陈亦人：同一外导法，提出了三张方子，正是仲景博采众方的例证，实开后世灌肠法的先河。(《伤寒论求是》)

阳明病，脉迟，汗出多，微恶寒者，表未解也，可发汗，宜桂枝汤。(234)

【提要】论阳明病兼太阳表虚证的证治。

【解析】阳明病并非都是热实证，也有虚证、寒证。本条阳明病脉迟，当是阳明病寒证，汗出多，微恶寒，则是兼太阳表虚，营卫不和，所以说表未解也。表里同病，一般情况下当先治其表，故谓可发汗。因汗出多，知是表虚证，营卫不和，故用桂枝汤而不用麻黄汤，故曰"宜桂枝汤"。

[南陈北刘有关论述]

刘渡舟：桂枝汤不独为太阳中风表虚证而设，亦为诸经表虚证之总方，亦如柯韵伯所说："阳明病脉迟汗出多者宜之，太阳病脉浮者亦宜之，则知诸经外证之虚者，咸得用之。"(《伤寒论讲解》)

阳明病，脉浮，无汗而喘者，发汗则愈，宜麻黄汤。(235)

【提要】论阳明病兼太阳表实证的证治。

【解析】本条与上条一样，同是阳明寒证兼表，不过不是自汗表虚，而是无汗表实罢了。虽然无汗而喘，肺卫闭郁，但闭郁尚不太甚，所以脉象但浮而不紧。既是无汗表实，所以治宜麻黄汤发汗。

[南陈北刘有关论述]

刘渡舟：麻黄汤也不独为太阳伤寒表实证而设，亦为诸经表实之方。正如柯韵伯所说："太阳有麻黄症，阳明亦有麻黄症，则麻黄汤不独为太阳设也。见麻黄症即用麻黄汤，是仲景大法。"注家多将本条与上条认作阳明里热未炽，太阳表邪未解，此说虽可参考，但却限定了麻、桂二方的使用范围。(《伤寒论讲解》)

阳明病，发热汗出者，此为热越[1]，不能发黄也；但头汗出，身无汗，剂[2]颈而还，小便不利，渴饮水浆[3]者，此为瘀热[4]在里，身必发黄，茵陈蒿汤主之。(236)

茵陈蒿汤方

茵陈蒿六两　栀子十四枚（擘）　大黄二两（去皮）

上三味，以水一斗二升，先煮茵陈，减六升，内二味，煮取三升，去滓，分三服。小便当利，尿如皂荚汁状，色正赤，一宿腹满，黄从小便去也。

【注释】

（1）热越：越有发扬之义，热越即热邪向外发泄。

（2）剂：与"齐"相通。

（3）水浆：泛指饮料，如水、果汁、蔗浆之类。

（4）瘀热：邪热郁滞的意思。

【提要】论阳明瘀热在里发黄的证治。

【解析】阳明病属里热实证，其主症有发热汗出，是热势向外宣达而不能发黄。若热与湿合，湿热郁遏，胶结不解，出现但头汗出，至颈而止，身体无汗，是湿热上蒸而不得外散。小便不利，是湿热内郁而不得下行。又因瘀热在里而渴引水浆，益增其湿，湿热熏蒸，身必发黄。是证还当有小便不利，腹微满，其身黄如橘子色的特点。证属湿热郁蒸，壅滞较甚，治当清利湿热而退黄，方用茵陈蒿汤。

【方解】茵陈蒿汤由茵陈、栀子、大黄组成，三药皆苦寒药，寒能清热，苦能燥湿。其中茵陈并有疏利肝胆的作用，为清热除湿退黄主药；栀子能除烦热，清泄三焦而通调水道；大黄除湿热，推陈致新，助茵陈以清利湿热，使湿热壅遏之邪，尽从小便而出，故方后有谓"小便当利"、"一宿腹减，黄从小便去也"。

【临床应用】《临证实用伤寒学》说："茵陈蒿汤是仲景治疗湿热黄疸的主要方剂之一，其退黄作用已被千百年来的临床实践所证实。近代多用以治疗急性黄疸型传染性肝炎、蚕豆病、胆石症、新生儿溶血症等属阳黄证者，不仅疗效可靠，而且药理试验也证实本方具有利胆、护肝等作用。近年来在防治传染性肝炎过程中，发现不少中草药如垂盆草、半枝莲、田基黄、虎杖等，对本病均有一定的疗效，常配入茵陈蒿汤复方之中，从而进一步提高了疗效。至于本方治疗胆囊炎、胆石症，亦即取其清热利胆等作用，如随证配入金钱草、郁金、蒲公英、枳壳、柴胡之类则收效更著。"《仲景方药古今应用》说："本方主要用于治疗湿热内蕴所致的肝胆疾患，如急性传染性黄疸型肝炎、急性传染性无黄疸型肝炎、慢性肝炎、亚急性重症肝炎、胆道蛔虫症及胆汁性肝硬化、肝脓肿等。此外，其他疾病引起的湿热黄疸，如胡豆黄病、溶血性黄疸及血吸虫病、钩端螺旋体病，以及新生儿黄疸等，亦有较好疗效。另据报道，本方加味治疗过敏性皮肤病，如过敏性皮炎、接触性皮炎、荨麻疹等，亦有疗效。但湿邪其性粘腻，其病多缠绵难愈，故用此方治疗湿热发黄，应有耐心，不能操之过急，务必使湿热之邪尽去，方能罢手。否则病情反复，将更难医治。"

【医案选录】刘某，男，39岁，渔民。1975年10月13日就诊。就诊前20天，因捕鱼出现疲乏，食欲不振，尿黄，曾赴某县医院就诊，经肝功能检查，黄疸指数12单位，谷丙转胺酶200单位，拟诊为急性黄疸肝炎，即在某医院住院治疗。住院期间曾用保肝和支持疗法，并服中药20余剂，病情未见好转，继而出现腹水、昏迷。经各种急救处理并输血，仍未见效，病情危重，出院返家，回家后即来我院求治。检查：体温37℃，脉搏110次/分，呼吸24次/分，神志不清，巩膜深度黄染，舌苔黑而浊腻，心肺未见异常，腹部膨胀，有移动性浊音，肝触不到，肝浊音界在右季肋下1.5cm，全身皮肤深度黄染，无蜘蛛痣及肝掌。患者带回的最后一次肝功报告，黄疸指数80单位，凡登白双向反应阳性，麝絮＋＋＋，锌浊度27单位，脑絮＋＋＋，总蛋白7.5g%，白蛋白3.5g%，球蛋白4.08g%，谷丙转胺酶372单位。西医诊断：亚急性肝坏死，肝昏迷。中医诊断：阳黄，急黄。治以解毒，清热，化湿。急投大剂茵陈蒿汤，合栀子柏皮汤化裁：茵陈100g，大黄24g，栀子18g，黄柏18g，水煎日二剂。

10月14日：上方服后，当天连续大便3次，色黑状如糊，量约一痰盂。小便亦行，色赤如皂角汁状。腹部软，神志略清醒，口干索饮，仍循前法。10月23日：服药2天，病人已省人事，能进流质和半流质饮食，能自行坐卧，每日下午排黑色大便二次。将原方药量减其半，日服一剂。

11月3日：黄疸基本消退，小便清长，腹水减退，精神好转，食欲转佳，能食干饭，自行在室内散步。至此病势已去八九，正在恢复阶段，若再过用苦寒，恐伤脾胃，即将上方药量再减其半，并加银花、丹参、白芍、泽泻、茯苓、甘草。然后用丹栀逍遥散加茵陈，同时配合保肝西药以调理善后，全疗程38天，病告痊愈。1976年1月10日肝功能恢复正常，同年7月竟能出海捕鱼。（福建中医杂志，1979，（4）：55）

按：黄疸重症，如处理不当，常有生命危险。患者有明显湿热征象，亦有腹满，昏迷或神志恍惚等症，以茵陈蒿汤为主，大剂而投，故能收到理想效果，且神志转为清楚皆在大便通行而腹满减轻之后，足见大黄泻瘀热之功效。

[南陈北刘有关论述]

陈亦人：三药性味均属苦寒，苦胜湿，寒胜热，且茵陈、栀子都能通利小便，佐以大黄，并非专取泻下，旨在加强茵陈、栀子清利湿热的作用，所以服后小便当利，尿如皂荚汁状，色正赤，一宿腹满，黄从小便排除。(《伤寒论译释》)

刘渡舟：本方与承气类方剂不同。承气汤功专泻热导滞，釜底抽薪，为阳明腑实，燥热内结而设，使燥热之邪从大便排出；本方功专清热利湿，宣通三焦，为阳明湿热内蕴发黄而设，使湿热之邪从小便排出。

茵陈蒿汤治疗各种黄疸，确实有效，临床已作为一专方应用。但在使用本方时，要注意到湿热胶结纠缠，粘腻重浊而难去，应耐心守方，务使湿热尽去，黄疸尽退，方可更方调理，否则病情反复，则缠绵难愈。(《伤寒论讲解》)

阳明病，其人喜忘[1]者，必有畜血[2]。所以然者，本有久瘀血，故令喜忘，屎虽硬，大便反易，其色必黑者，宜抵当汤下之。(237)

【注释】

（1）喜忘：喜作"善"解。言语动静随过随忘，就是现在所说的"健忘"。

（2）畜血：畜同"蓄"意。瘀血停积留而不行称蓄血。

【提要】论阳明蓄血的证治。

【解析】阳明病蓄血证，是阳明邪热与宿有的瘀血相结而成，"喜忘"为有瘀血的主症之一。因心藏神而主血，宿瘀与邪热相合，能使神识失常，所以健忘，正如《素问·调经论》云"血气未并，五脏安定"，"血并于下，气并于上，乱而喜忘"；若纯属阳明里热，肠胃燥结，大便必难，今大便虽硬，而排出时反易，其色必黑，此为蓄血见症。

因血属阴，其性濡润，一部分离经的血液与燥粪相混合，必然有助于大便排出，但粪便多黑如胶漆，是其特点。其治亦当清热破血逐瘀，方用抵当汤。

太阳蓄血证有如狂、发狂等症，阳明病蓄血证因素有久瘀血与热相结，故令喜忘，二者虽有不同，但因蓄血而产生神识失常则一。此外，太阳蓄血有少腹急结或硬满疼痛，当须互参。辨太阳蓄血证在小便利与不利，辨阳明蓄血在大便黑与不黑、难与不难。盖从其脏腑辨证的类似处作出鉴别。

[南陈北刘有关论述]

刘渡舟：太阳病第 124、125 条论述了太阳病蓄血证。太阳病蓄血证，为太阳之邪热在经不解，随经入腑，热与血结在下焦膀胱之位，以致出现少腹急结，或硬满，小便自利，如狂、发狂等症；阳明病蓄血证，为阳明邪热与久有之瘀血相结于大肠之内，瘀热熏蒸，故出现喜忘，大便虽黑而易出，其色必黑之症。二者成因和证候虽有差异，但其病理机转都是邪热与血相结，进而扰乱心神，故均可用抵当汤治疗。

神志失常是蓄血证的特征之一，仲景立桃核承气汤、抵当汤、抵当丸三方，开活血逐瘀以治神志失常证之先河，对后世用活血化瘀法治疗精神病有很大的影响和启发。（《伤寒论讲解》）

阳明病，下之，心中懊憹而烦，胃中[(1)]有燥屎者，可攻。腹微满，初头硬，后必溏，不可攻之。若有燥屎者，宜大承气汤。（238）

【注释】

（1）胃中：此处当指肠中。

【提要】论阳明病可攻不可攻的证治。

【解析】本条"若有燥屎者，宜大承气汤"应在"可攻"句下，属倒装文法。阳明病腑实，下之当愈。今下后心中懊憹而烦，是邪热尚未尽除，热邪上扰神明所致。从"胃中有燥屎者，可攻"分析，其证除心中懊憹而烦外，当有腹满痛拒按，大便不通等。既已形成燥屎，自非下后余热未尽的虚烦，而是阳明燥结的实烦，故宜用大承气汤以泻热去实。若腹微满，大便初硬后溏，自非燥屎阻结，故不可攻之。

[南陈北刘有关论述]

陈亦人：攻下是阳明燥结证的正治方法，只要使用得当，就能很快收到预期的效果。现在用泻下法之后，病人仍然心中懊憹而烦。这有多种原因，应当进一步分析研究，本条就是讨论这一病情的辨证论治问题。如果有腹部大满，或绕脐痛，潮热，手足汗出等症，表明肠中仍有燥屎阻结，那么，仍可用大承气汤攻下，切不可拘于下后。文中虽没有记载这些证候，但从"胃中有燥屎"句不难推知。另外从"腹微满，初头硬，后必溏，不可攻之"，也可作为反证。至于既有腹满，不难看出主治心烦腹满的栀子厚朴汤，当是比较理想的方剂，可与79条内容互参。（《伤寒论译释》）

病人不大便五六日，绕脐痛，烦躁，发作有时者，此有燥屎，故使不大便也。(239)

【提要】 论阳明病腑实燥屎内结的证治。

【解析】 病人不大便五六日，是邪热入里，归于阳明。然而，燥屎形成与否，不可仅凭不大便与日数，还应结合全部脉证来进行辨析，今绕脐痛，是肠胃干燥，宿垢与燥热相结，结为燥屎，阻塞肠道，气滞不通所致。惟其燥屎内结，燥热上扰，故令烦躁。因燥屎不得下泄，矢气攻冲，则腹痛、烦躁即相应而发，所以发作有时。本条是承接238条"若有燥屎者，宜大承气汤"而来，故其治当用大承

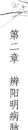

气汤以泻热去实，攻下燥屎。

《伤寒论》条文中，凡用大承气汤，多辨其有无燥屎。所举燥屎有关证候，如潮热、谵语、手足濈然汗出，服小承气汤后转矢气等。本条是言绕脐痛为有燥屎，可见证候多端，医者当抓住主要矛盾，进行全面分析为是。

[南陈北刘有关论述]

刘渡舟："燥屎"的形成，是使用大承气汤攻下的一个重要指标。所谓"燥屎"，是指梗塞于大肠中异常干燥坚硬的粪块，属燥热有形之邪。"燥屎"的见证有绕脐痛，发作有时，潮热，谵语，手足濈然汗出，五六日上至十余日不大便以及舌上起刺，苔黄燥等。(《伤寒论讲解》)

病人烦热，汗出则解，又如疟状，日晡所发热者，属阳明也。脉实者，宜下之；脉浮虚者，宜发汗。下之与大承气汤，发汗宜桂枝汤。(240)

【提要】论脉证合参以决定汗法抑或下法治疗。

【解析】病人烦热，是汗解前的情况，又如疟状，是汗解后续发的症状，由于发热有间歇时间，所以说如疟状，其实不是疟疾。因为发热多在日晡前后，类似日晡潮热，于是推断其病机属于阳明。但燥结程度如何？应结合脉象来辨别：如脉象实而有力，标志着燥结已成，就可以治以泻下法；如果脉象浮虚无力，是热实未甚而表邪未尽，仍当先用汗法以发其汗。从整个病情来看，本条颇似太阳、阳明并病，正当表里传变之际，所以有偏表、偏里的差异，有宜汗、宜下的不同。其审证关键主要是脉象的虚实。脉实者里必实，所以宜大承气汤，攻其里实；脉浮虚者，表证未罢，里虽实而未甚，所以宜桂枝汤和营解表。本证也可以说是表里同病而里不虚的，原则上是先表后里，所以应当先解表后攻里。这里重在论述汗下之先后，其桂枝汤、承气汤只是举例，不可拘泥。

陈亦人：从整个病情来看，本条颇似太阳阳明并病，正当表里传变之际，所以有偏表、偏里的差异，有宜汗、宜下的不同。其审证关键主要是脉象的虚实。脉实者里必实，所以宜大承气汤，攻其里实；脉浮虚者，表证未罢，里虽实而未甚，所以宜桂枝汤和营解表。本证也可以说是表里同病而里不虚的，原则上是先表后里，所以应当先解表后攻里。解表发汗用桂枝汤，只是举例而言，不必拘泥。脉实可与大承气汤，也是举例而言，仍当根据病情的轻重缓急，选用三承气汤。(《伤寒论译释》)

大下后，六七日不大便，烦不解，腹满痛者，此有燥屎也。所以然者，本有宿食故也，宜大承气汤。(241)

【提要】论下后燥屎复结的证治。

【解析】阳明腑实重证，经过大下之后，如大便通利，秽浊得下，则脉静身凉，知饥能食，病自可愈。今大下后六七日又不大便，症见烦不解，腹满痛，是下后邪热未净，津液未复，则六七日所进饮食，变为宿食，又与燥热相合而为燥屎。是时仍宜用大承气汤泻热通腑，下其燥屎。

本条下后六七日不大便，烦不解，腹满痛，自是辨大承气汤的关键。但如不大便，心烦腹满，结实未甚，则当用小承气汤；也有下后心烦、不大便、蒸蒸发热等，则当用调胃承气汤。说明下后因证而辨，仍可再下，但在下法范围内使用何方，又须根据病情作出决定。

[南陈北刘有关论述]

刘渡舟：太阳病有一汗而不得尽解而可再汗之法，阳明病亦有一下燥屎不得尽除而可再下之法。再汗、再下，均应建立在翔实的证候基础之上，谨守病机，勿使过之，始能邪尽而病愈。(《伤寒论讲解》)

病人小便不利，大便乍难乍易，时有微热，喘冒[1]**不**

能卧者，有燥屎也，宜大承气汤。（242）

【注释】

（1）喘冒：喘为气息不畅；冒为头目昏眩。喘冒就是因气喘而头昏目眩。此处为实邪内停肠道，浊气上攻所致。

【提要】论阳明病腑实燥屎内结的证治。

【解析】阳明病腑实，一般证候是小便数，大便硬。但也有腑热结实，损伤津液，二便皆不通利。今阳明腑实，燥屎内结，故大便乍难；又因小便不利，是津液未至枯竭程度，一部分津液尚能还流于肠中，所以燥屎虽结，有时又呈现大便乍易。时有微热，喘冒不能卧者，是邪热深伏于里而不发泄于外，燥屎阻结于中而又攻冲于上所致。故宜用大承气汤，泻热去实，下其燥屎。

[南陈北刘有关论述]

陈亦人：既然燥屎阻结，大便怎么能够乍易？这时询问小便的情况，有着重要的辨证价值，根据二便之间的关系，小便数者，大便必硬；本证小便不利，则津液能回流入肠，所以燥屎虽结，有时尚能乍易，本条起首即提出"小便不利"，正是突出本证的辨证眼目。有些注家解释乍易为热结旁流，理虽可通，究竟不惬原意。（《伤寒论译释》）

食谷欲呕[1]，属阳明也，吴茱萸汤主之。得汤反剧者，属上焦也。（243）

吴茱萸汤方

吴茱萸一升（洗）　人参三两　生姜六两（切）　大枣十二枚（擘）

上四味，以水七升，煮取二升，去滓，温服七合，日三服。

【注释】

（1）食谷欲呕：当进食时气逆要呕。

【提要】 论呕证有阳明中寒与上焦有热之别。

【解析】 食谷欲呕，病位有中焦与上焦之分，证有寒、热之别。若胃阳虚衰，寒饮内停，或中焦阳虚，浊阴上逆，而食谷欲呕，则宜用吴茱萸汤以温胃散寒，降逆止呕；是证欲呕的同时，当兼见畏寒、苔白等胃寒症。若上焦有热，胃失和降致呕，服吴茱萸汤辛温之剂，以热治热，必拒而不纳，反使病情加剧，当用其他对证方剂施治，论中"若呕者，栀子生姜豉汤主之"可供参考。盖呕证的原因甚多，医者当细致辨证，方能作出合理的治法、方药。

【方解】 吴茱萸汤由吴茱萸、人参、生姜、大枣组成。方中吴茱萸辛苦温，以温胃散寒，降逆止呕，配以生姜散寒止呕；人参甘温，大枣甘平，补虚和中。全方有温中散寒、暖肝和胃、降逆止呕的作用。

【临床应用】《临证实用伤寒学》说："本方在临床上能调治多种疾病，如血管神经性头痛、美尼尔氏综合征、高血压病、神经性呕吐、消化道溃疡、痢疾等。凡属虚寒性质者，根据其临床表现，随证加减运用，常可获得满意疗效。""吴茱萸汤功能温运中阳，散寒泄浊，降逆止呕。如症见阳气虚寒，阴寒较甚，可加附子以温阳散寒。四肢冷、麻痹倦怠者，加桂枝以温经散寒。呕吐剧者，加法夏、陈皮、丁香以增强和胃降逆之功。头痛甚者，可加当归、川芎、白芷等温经散寒止痛药，往往能提高本方疗效。本方吴茱萸、生姜用量宜大，若惟恐温热而用量不足，常可影响疗效。只要对证每用至 20～30g，亦无明显中毒症状，仅个别病人会出现短暂性头痛、头晕、胸闷呕吐等，可采用冷服法或服药后稍加休息，可减轻反应。""本方适用于肝胃虚寒之证，若肝阳偏亢，或胃热所致头痛、头晕、恶心呕吐、脘腹疼痛等，当慎用或忌用。"

【医案选录】 郝某，女，67 岁。患胃溃疡 20 余年，每因饮凉、遇冷则胃痛发作，经多方治疗不愈。近又发作月余，诊见形体消瘦，面色萎黄，肢体倦怠，手足欠温，脘腹隐痛，喜热喜按，泛吐清水，嗳气吞酸，食少便溏，舌质淡，苔白滑，脉弦细。证系脾胃虚寒，肝寒犯胃。治宜温中健脾，暖肝降逆，制酸止痛。处方：吴茱萸12g，人参9g，黄连1.5g，炒瓦楞15g，砂仁9g，干姜6g。煎服3剂，呕吐、疼痛基本消失。效不更方，继进上方，痛止食增。守法调理30余剂。随访2年，除偶有泛酸外，疼痛未再发作。（中医杂志，1983，9：47）

按：本案长期胃溃疡，致中焦阳虚，胃中虚冷，寒浊内生。治用吴茱萸汤加减，方中干姜易生姜，加砂仁以温中散寒，和胃降逆；加瓦楞、黄连以增强制酸止痛之功。且黄连配吴茱萸，有左金丸之意，故获捷效。

[南陈北刘有关论述]

刘渡舟：食谷欲呕之证，如服吴茱萸汤后，病情反而加重，则知此呕非胃寒气逆所致，而是由于上焦有热，热盛气逆，故用温热之剂后，犹如火上加油，其证反而增重。提示呕吐一证有寒热之分，临证当仔细辨析。（《伤寒论讲解》）

太阳病，寸缓关浮尺弱，其人发热汗出，复恶寒，不呕，但心下痞者，此以医下之也。如其不下者，病人不恶寒而渴者，此转属阳明也。小便数者，大便必硬，不更衣十日，无所苦也。渴欲饮水，少少与之，但以法救之。渴者宜五苓散。（244）

【提要】论太阳病表虚证误下的变证及转属阳明的辨证。

【解析】寸缓关浮尺弱，相当于阳浮阴弱，是太阳病中风证的脉象；发热汗出而又恶寒，是太阳病中风证的主症。不呕，是胃和无病。表证不应该有心下痞，今却见到心下痞，乃因误下所致，即"此以医下之也"。此时如果表证仍在，其治则应先表后里，可参考 164 条"解表宜桂枝汤，攻痞宜大黄黄连泻心汤"的精神。如果没有用过攻下，病人不恶寒，却有口渴，这是表证已罢，化热入里，灼伤津液，故谓"此转属阳明也"。但是并未出现腹满痛等症，仅是小便数而大便硬，虽然十余日不解大便，也没有其他痛苦，则知证属脾约，只可润下，不可峻攻。如果口渴欲饮，只可少少与饮之，而切勿太过。因为口渴的原因不一，应当根据不同病机，采用不同的治法，所以说"但以法治之"。假使因水气不化而口渴，就宜用五苓散治疗。

本条整个内容都是具体分析的辨证方法，既有表证与里证之辨，又有误下成痞与未下邪传阳明之辨，既有承气证与脾约证之辨，又有胃燥口渴与停水口渴之辨，只有审证准确，才能论治恰当，从而收到预期的效果。

［南陈北刘有关论述］

刘渡舟：本条先以太阳中风开端，后述误下而致心下痞证；不误下而邪气入里化热所形成的阳明热证，脾约证及太阳之邪循经入腑而形成的蓄水证。内容跌宕，变化多端。提示表邪入里，并非一途，证候变化也非一端，临证之时自当审慎。(《伤寒论讲解》)

脉阳微[1]**而汗出少者，为自和也；汗出多者，为太过。阳脉实**[2]**，因发其汗，出多者，亦为太过。太过者，为阳绝于里**[3]**，亡津液，大便因硬也。（245）**

【注释】

（1）脉阳微：指脉象浮虚无力。

（2）阳脉实：指脉象浮盛有力。

（3）阳绝于里：阳绝指阳气盛极，不是衰绝。阳绝于里就是阳气独盛于里之意。

【提要】论汗出过多，津液受伤，导致大便硬。

【解析】脉阳微，是脉浮取有微弱和缓之象，是邪正相争不甚，是时汗出不多，是正气虚而不甚，邪气衰而将退，是欲愈之象，故云"为自和也"；如汗出过多，则津液伤于外，邪热伤于里，正虚（津伤）邪盛，故曰"为太过"。阳脉实，是脉浮而充实有力，是热盛的表现，热盛因而汗出，若汗出太多，则为太过。此为阳热盛于里，以致汗多伤津，即所谓"为阳绝于里，亡津液"，津伤肠燥，是以大便硬。

[南陈北刘有关论述]

陈亦人：本条总的精神是示人出汗不宜过多，不论体质强弱，邪势盛衰，发汗都须注意恰如其分，才不致发生变证。

……

这里的阳绝，就是阳气偏盛的意思，由于津液不足，致阳气偏盛，津伤阳盛，故而大便干硬不通。若是阴阳离绝，则危在顷刻，岂止大便因硬而已。（《伤寒论译释》）

刘渡舟：本条通过由于汗出过多致使津伤化燥，邪传阳明的实例，提示医生在治疗过程中一定要时时注意保存津液。吴鞠通对于津液有"时时维护，处处提防"的警句，可谓深有见地。（《伤寒论讲解》）

脉浮而芤[1]，浮为阳，芤为阴，浮芤相搏，胃气生热，其阳则绝。（246）

【注释】

（1）芤：脉中空无力，状如葱管名为芤脉，为阴血不足所致。

【提要】再论胃热津亏的脉证。

【解析】本条承上条而来，亦当有大便硬之证。浮为阳气盛，芤为阴血虚，阳气盛则气有余而生热，阴血虚则阴不足以和阳，浮芤相搏，阳盛阴虚，所谓"胃气生热，其阳则绝"，即是说明阳热独盛，阴液虚竭，阴阳不相调和，因而形成肠燥便硬之症。

跌阳[(1)]**脉浮而涩，浮则胃气强，涩则小便数，浮涩相搏，大便则硬，其脾为约，麻子仁丸主之。(247)**

麻子仁丸方

麻子仁二升　芍药半斤　枳实半斤（炙）　　大黄一斤（去皮）　厚朴一尺（炙，去皮）　杏仁一升（去皮、尖，熬，别作脂）

上六味，蜜和丸，如梧桐子大，饮服十丸，日三服，渐加，以知为度。

【注释】

（1）跌阳：即足背动脉，在冲阳穴处，足背第二、三跖骨之间，为足阳明胃经的穴位。

【提要】论脾约脉证和治法。

【解析】跌阳脉属足阳明胃经，诊之可候胃气的盛衰。其脉浮为胃气强，主胃中有热；涩主脾阴不足。因脾之转输功能为胃热所约束，不能为胃行其津液，致使津液偏渗于膀胱，而不能濡润肠道，故小便数、大便硬，是证被称之为"脾约"。是证虽有大便硬，或数日不行，或便出不畅，但饮食如常，一般无恶热、潮热、谵语、烦躁、腹满硬痛等症。是证虽为津少肠燥所致，但从麻子仁丸乃小承气汤加味而成，故治当寓有清热之用，故其治法当为清热润肠，滋燥通便，方用麻子仁丸，与三承气汤相较，称为"润下之剂"。

【方解】麻子仁丸是小承气汤加麻仁、杏仁、芍药组成，并和蜜为丸。方中麻仁润肠滋燥、利大便为主药，配以杏仁润肺肃降，使气下行，并有润肠道、通大便之用；芍药和营而缓急；大黄、枳实、厚朴泄热去实、行气导滞；以蜜为丸，以加强缓润之功。其服法"渐加，以知为度"，取其缓缓润下之义。

【临床应用】《伤寒论临床学习参考》说："现代医家认为本方证系脾弱胃强所致，以小便数、大便硬、不大便无所苦为主症。临床多见于习惯性便秘、神经性尿频、膀胱炎等病证。"《仲景方药古今应用》说："麻子仁丸用于治疗阴虚热结所致的尿频与便秘兼见者，每每获效。目前常以本方辨证治疗不全性肠梗阻、蛔虫性肠梗阻、老年人便秘、产后便秘、习惯性便秘、噎膈、老年人支气管哮喘、神经性尿频、膀胱炎，以及肛肠外科手术后、痔疮、肛裂、感染性疾病、冠心病、肺气肿、高心病、糖尿病等。"

【医案选录】刘某，男，23岁。大便燥结，五六日一行。每次大便，困难异常，往往因用力太过而汗出如雨。口唇发干，以舌津舐之则起厚皮如痂，撕则唇破血出。其脉沉滑，舌苔干黄。辨证：是属胃强脾弱之脾约证。因脾荣在唇，故脾阴不足，则唇燥干裂。处方：麻子仁丸一料。服之而愈。（《伤寒论十四讲》）

按：脾约证是因胃中燥热加于脾阴之虚，以致脾为燥热约束，不能输津于胃，肠中干燥遂发便秘。其特点是不更衣，无所苦。本案便秘兼见唇干，苔干黄，脉沉滑，而无潮热谵语、腹满硬痛等症，当属胃强脾弱，故投麻子仁丸泻热润下而建功。此案辨析准确，投方确当，其效卓著，值得参阅。据报道，本方对急性便秘、习惯性便秘及肛门术后便秘等症均有良效。

[南陈北刘有关论述]

陈亦人：脾约证便秘，既有别于单纯热结，也不同于单纯津液亏虚，所以既不可单用苦寒泻下，也非单用滋阴润肠所能为力，而宜兼有润肠泻下两方面作用的麻子仁丸。由此可以断言，解释脾约证的病理机转只强调任何一个方面，都是片面的。（《伤寒论译释》）

太阳病三日，发汗不解(1)，蒸蒸发热(2)者，属胃也，

调胃承气汤主之。(248)

【注释】

（1）发汗不解：指用发汗法后病仍未愈，不是太阳表证不解。

（2）蒸蒸发热：形容发热如蒸笼中热气向外蒸腾。

【提要】论太阳病汗后转属阳明实证的证治。

【解析】太阳病三日，发汗不解，根据用调胃承气汤主之来分析，并非表证不解，而是病邪由表入里，转属阳明实证。此蒸蒸发热，是里热亢盛，如热气蒸腾，从内达外，当伴有濈濈然汗出可知，此为燥热内实之征，故云"属胃也"。既属阳明病内实之证，也当伴有心烦或谵语，腹胀满，不大便等燥热结实等症。证属燥屎初结之证，故治以泻热和胃、润燥软坚为法，方用调胃承气汤。

综上，调胃承气汤证的主症为蒸蒸发热、心烦、不大便，或见腹胀满，舌红，苔黄燥，脉滑数或沉实。病机为燥热实邪初结胃肠，壅滞不甚。治法为泻热润燥，软坚通便。

[南陈北刘有关论述]

刘渡舟：本证为津伤化燥，因燥成实之证。因燥实初结，并无痞满之症，且未达到腹满硬痛的程度，故以调胃承气汤，泻热和胃，软坚润燥。(《伤寒论讲解》)

伤寒吐后，腹胀满者，与调胃承气汤。(249)

【提要】论调胃承气汤的临床活用。

【解析】既云"与调胃承气汤"，是证当为阳明病腑实之证，然据"大便燥坚，痞满不甚"应用指征，其"腹胀满者"当用小承气汤，而非调胃承气汤所宜。此仲景谓"与调胃承气汤"实为其临床活用，"伤寒吐后"则为活用之依据。吐法既会伤津，更会伤胃，阳明热实而兼胃气受损，故宜缓下之调胃承气汤。谓"与"而不言"主之"，是示人应用中还当据证增损。

此种腹胀满，当伴有大便不通，脉沉实，苔黄燥等症，始可用调胃承气汤泻热去实，调和胃气。若吐后腹胀满，时急时缓，喜温喜按，脉缓弱，苔白润等，则属里虚寒证，不可施用攻下之剂。

[南陈北刘有关论述]

陈亦人：吐后胃气必受损伤，又不宜峻下，调胃承气汤当是最适合的方剂，所以说与调胃承气汤。（《伤寒论译释》）

太阳病，若吐、若下、若发汗后，微烦，小便数，大便因硬者，与小承气汤和之愈。(250)

【提要】 论太阳病误治伤津致热结成实的证治。

【解析】 太阳病，或发汗太过，或误用吐、下之法，使津液受伤，表邪入里，邪从燥化而转属阳明。邪热内扰，神明不安，则心烦；燥实内结，气机阻滞，故大便硬；小便频数，则津液从下渗泄，尤为大便硬的主要征验。然心烦既微，仅大便硬尚未至燥坚的程度，自非大实之证，故与小承气汤下其邪热燥结，使肠胃气机调畅，病自可愈。此"和之愈"即是称小承气汤为"和下之剂"的出处。

得病二三日，脉弱，无太阳、柴胡证，烦躁，心下硬。至四五日，虽能食，以小承气汤，少少与微和之，令小安。至六日，与承气汤一升。若不大便六七日，小便少者，虽不受食，但初头硬，后必溏，未定成硬，攻之必溏；须小便利，屎定硬，乃可攻之，宜大承气汤。(251)

【提要】 论大小承气汤的使用方法。

【解析】 本条分三节讨论。

从"得病二三日"至"与承气汤一升"为第一节，论阳明腑实不甚时，与小承气汤当"少少与"。得病二三日，既无太阳表证，又无少阳柴胡证，其主症为烦躁，心下硬，是阳明里实之证，至四五日饮食尚可，是胃中有热而大便硬可知，但脉弱则不宜大剂攻下，只可用小承气汤少少与服，和胃通腑，使患者得以小安。至六日，仍烦躁，心下硬而不大便的，可再与小承气一升。此种用药如此徘徊瞻顾者，因其人脉弱，是证实脉虚，据太阴病例，恐其人胃气弱之易动故也。

　　从"若不大便六七日"至"攻之必溏"为第二节，论初硬后溏者不可攻。若不大便六七日，不能食，似是腑实燥结的大承气汤证，但小便少，是津液尚能还入胃中，故大便初硬后溏，是时妄用攻下之剂，必致损伤脾胃阳气而造成大便稀溏的变证。

　　从"须小便利"至"宜大承气汤"为第三节，论可攻之大承气汤证。根据烦躁、心下硬、不大便，欲知大便是否已硬，既应审其能食与不能食，又要知其小便利与不利。因此，必须小便利为津液内竭，大便成硬，方可与大承气汤攻下。此条综合脉证，反复细辨，示人攻下之法，应当审慎之意。

［南陈北刘有关论述］

　　刘渡舟：仲景再三论述大、小承气汤的用法，何时和下，何时峻下。目的是既要驱除邪气，又要避免损伤正气，这正是"保胃气，存津液"思想的体现。（《伤寒论讲解》）

　　伤寒六七日，目中不了了[1]，睛不和[2]，无表里证[3]，大便难，身微热者，此为实也，急下之，宜大承气汤。（252）

　　【注释】

　　（1）目中不了了：指两眼视物不清楚。

　　（2）睛不和：指眼珠转动不灵活。

　　（3）无表里证：指表证与里实证的表现不典型。这里旨在说明无潮热、谵语等典型的肠腑热实之见症。

【提要】论伤寒目中不了了，睛不和，治当急下存阴。

【解析】伤寒六七日，既无头痛恶寒等表症，又无腹满、潮热、谵语等里证，只见身微热，大便难，病情似不急迫，但却出现"目中不了了，睛不和"邪热深伏，热结于里，真阴欲竭的危候，《灵枢·大惑论》说："五脏六腑之精气，皆上注于目，而为之精，精之窠为眼，骨之精为瞳子……上属于脑。"热邪不耗胃津，必耗肾液。此证阳热呈亢盛之势，阴液有消亡之虞，危重如此，故治从急下存阴之法，急与大承气汤以泻热存阴。

阳明病，发热汗多者，急下之，宜大承气汤。（253）

【提要】论阳明病发热汗多，治当急下存阴。

【解析】本条之阳明病，当系燥热结实于腑之证，当有腹胀满痛拒按、不大便等症。阳明病燥结成实，热归于腑，多见潮热或身微热，手足濈然汗出。今阳明病，发热汗多，是里热蒸腾，迫津外泄，阳热呈亢极之势，阴液有枯竭之势，故应采取急下存阴之法，宜大承气汤泻热救阴。

发汗不解，腹满痛者，急下之，宜大承气汤。（254）

【提要】论发汗后阳明病腑实重证，治宜急下存阴。

【解析】太阳表证，发汗后当脉静身凉而病解。今阳明里实，又当发汗之后，则津液外泄，里热炽盛，且腹满而痛，是阳明里热成实燥屎内结之特征。里热既盛，津液又伤，而腑气不通，燥屎内结，病情至为严重，故当采用急下之法，宜大承气汤，以泻热救阴。

以上三条，后世称之为阳明病三急下，从不同角度论述了急下的指针，其目的都是"急下存阴"。

[南陈北刘有关论述]

刘渡舟：以上三条，即所谓"阳明三急下证"，燥热内盛，阴津大伤之危急重证，治疗均应以大承气汤急下以除燥热之邪。大承气汤所以能救阴，全在于里有阳明燥热，燥热得去，阴津自保。若里无燥热，误用本方，则反能劫阴而不能救阴。

仲景立阳明三急下证，示人要见微知著，辨证准确，谨守病机，当机立断，急下防变。而本论第209、217、238、251等条中使用大承气汤时，却小心谨慎，甚至步步试探。二者都有顾护正气的深刻意义。（《伤寒论讲解》）

腹满不减，减不足言，当下之，宜大承气汤。（255）

【提要】论阳明腑实证腹满的特点。

【解析】此条是辨腹满当下之证，腹满有虚、实、寒、热之辨，《金匮要略·腹满寒疝宿食病脉证并治第十》说："腹满时减，复如故，此为寒，当与温药。"这是言其虚寒性腹满。今腹满不减，减不足言，是言腹满不见减轻，即使有减轻也程度很小，也是微不足道，即所谓"减不足言"，这是阳明病里实腹满的特征。此外，当伴有腹痛拒按，大便不通，舌苔干燥而黄等见症，治当攻下，宜用大承气汤。

阳明、少阳合病，必下利，其脉不负者，为顺也，负者，失也[1]，互相克贼，名为负也。脉滑而数者，有宿食也，当下之，宜大承气汤。（256）

【注释】

（1）其脉不负者，为顺也，负者，失也：这是根据五行生克的学说，从脉象上来解释疾病的顺逆。阳明属土，少阳属木，二经合病而下利，如纯见少阳弦脉，则木必克土，病情为逆，这就是所谓的"负也"、"失也"；如果脉见滑数，则木不克土，这就是所谓的"顺也"。

【提要】论阳明、少阳合病宜下的脉证与治法。

【解析】阳明属胃，少阳属胆，脾与胃合，肝与胆合。肝脾为木土之脏，有互相克制之义。今阳明、少阳合病，因少阳主火，阳明主燥，火燥相合，邪热较盛，影响胃肠功能而致下利。此时脉象若见实大滑数，是阳明偏盛之象，木不克土，脉证相合，为不负，为顺。若见弦脉，是木火偏盛，木必克土，为负，为失。今脉滑数主阳明有宿食，为胃热燥实之明证，故主用大承气汤以攻下实热。

[南陈北刘有关论述]

陈亦人：本条总的精神，是以五行生克学说来分析推断疾病的预后。大凡阳明气胜的为顺，阳明气弱，土被木克的为逆，顺证预后良好，逆证预后不良。（《伤寒论译释》）

病人无表里证，发热七八日，虽脉浮数者，可下之。假令已下，脉数不解，合热则消谷善饥，至六七日不大便者，有瘀血，宜抵当汤。(257)

【提要】论阳明腑实与有瘀血的证治。

【解析】病人无表里证，自然是既无头痛、恶寒等太阳表证，又无腹满、谵语等阳明里实证。因发热七八日不解，虽脉浮数，然无表证，当是热盛于内而蒸腾于外的证象，可用下法以泄其热。若下后脉浮已去而数不解，当是气分之热已去，血分之热不减，故脉仍数。至六七日不大便，而且能食易饥，则非阳明腑实，而是血瘀热结之证，宜用抵当汤以破血逐瘀。

此证除消谷善饥、至六七日不大便、脉数外，其主症当与上述蓄血证少腹急结或硬满疼痛、喜忘或发狂、小便自利等互参。

[南陈北刘有关论述]

刘渡舟：本条只论及"发热七八日，脉数，不大便"，于临证中尚难据以断为阳明瘀血证，应参考237条"其人喜忘，屎虽硬，大便反易，其色必黑"以及太阳蓄血"发狂"或"如狂"、"脉沉结"等症，综合辨证分析，才能确诊无误。

本条言"发热七八日",验之临床,多属持续性低热,此为瘀血发热之特征。(《伤寒论讲解》)

陈亦人:本条重点应是对瘀血发热辨证论治的讨论,临床上有些发热待查,未见器质性病变,而叠治枉效,经久不愈,多有因于瘀血者,使用凉血化瘀法,常可收到显效。(《伤寒论译释》)

若脉数不解,而下不止,必协热[1]便脓血也。(258)

【注释】

(1)协热:协,夹杂的意思。热,指病人表现出的发热的症状。协热,即夹杂着发热的症状表现。

【提要】承上条论下后有便脓血变证。

【解析】下后脉数不解,又不大便,是邪热不得向外宣泄,热与血结,而为蓄血。若下后脉数不解而下利不止,为热得下泄,迫血下行,灼伤阴络,则产生便脓血之变证,所以说"必协热便脓血也"。

[南陈北刘有关论述]

陈亦人:本条与上条同样是脉数不解而发热不退,上条不大便,是合热而瘀血内停,故宜用抵当汤攻逐瘀血;本条下不止,故协热而便脓血。《论》中虽未出方治,当不外乎清热化瘀凉血。(《伤寒论译释》)

刘渡舟:阳明乃多气多血之经,胃为水谷之海,故邪热入于阳明,有入于气分与血分之异。阳明燥热甚者,是热在气分,又有热证烦渴者,白虎汤主治;腑证胀满者,承气汤主治之别。伤及血分者,又有热与血结的瘀血证,抵当汤主治;热迫血行的便脓血证,当以清热凉血之法治之。(《伤寒论讲解》)

伤寒发汗已,身目为黄,所以然者,以寒湿在里不解故也。以为不可下也,于寒湿中求之。(259)

【提要】论寒湿发黄的证治及禁例。

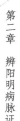

【解析】寒湿发黄，多由脾胃中气本虚，寒湿内聚，或因伤寒发汗太过，损伤中阳，以致寒湿中阻，进而影响肝胆疏泄功能，使胆汁不循常道，因而出现"身目为黄"，寒湿均属阴邪，其性沉滞，故其黄色晦暗。是证当有小便不利、舌苔白腻等症。其治当温阳散寒除湿，而禁用下法，即所谓"以为不可下也，于寒湿中求之"。仲景未出方，但后世医家主张用茵陈术附汤、茵陈五苓散治之，王海藏说："阴黄治法，小便利者，术附汤；小便不利，大便反快者，五苓散。"可供参考。

[南陈北刘有关论述]

刘渡舟：本条寒湿发黄，仅指出"以为不可下也，于寒湿中求之"的禁忌及治则，并无具体的方药。临证可选用茵陈五苓散，或理中汤加茵陈，甚至可用四逆汤加茵陈，以温中散寒除湿为法。

又：阳黄与阴黄均与湿邪有关，但阳黄为胃腑有热，湿与热合，湿不得泄，热不得越，湿热熏蒸，乃发为黄疸，其治应清热利湿退黄为法，方用茵陈蒿汤。阴黄为脾脏有寒，脾阳不运，寒湿久郁，影响肝胆疏泄而发黄，其治应温中散寒，除湿退黄，方可用理中汤加茵陈之类。（《伤寒论讲解》）

伤寒七八日，身黄如橘子色，小便不利，腹微满者，茵陈蒿汤主之。(260)

【提要】续论茵陈蒿汤证的证治，补述其脉证特点。

【解析】本条应与236条茵陈蒿汤证合参，236条侧重述其病因，本条则补述其症状及其特点。伤寒七八日，身黄如橘子色，是色泽鲜明，是阳明湿热发黄的特点。湿与热合，郁结于里，壅滞较甚，故腹微满，但此之腹微满非燥屎内阻所致，从茵陈蒿汤方后注中"一宿腹减，黄从小便去也"可知。湿热不得下泄，所以小便不利。治当用茵陈蒿汤清利湿热而退黄。

结合236条，茵陈蒿汤的主要脉证是：发热、无汗、小便不利、口渴、腹微满、身黄如橘子色等。病机为：湿热郁蒸，壅滞太甚。治法为：清利湿热而退黄。方药：茵陈蒿汤（茵陈、栀子、大黄）。

[南陈北刘有关论述]

陈亦人：湿热发黄的黄色鲜明，与寒湿发黄的黄色晦暗截然不同，特举出"如橘子色"来形容比喻，这样就更有利于鉴别辨证。由于湿热郁滞，所以小便不利，腹部微满，病势偏重于里，故以茵陈蒿汤主治。如与前236条合参，则更为全面。（《伤寒论译释》）

伤寒，身黄发热，栀子柏皮汤主之。（261）

栀子柏皮汤方

肥栀子十五个（擘）　甘草一两（炙）　黄柏二两

上三味，以水四升，煮取一升半，去滓，分温再服。

【提要】论栀子柏皮汤证的证治。

【解析】伤寒身黄发热，当是湿热郁遏于里不得宣发于外所致，证属湿热发黄。从治以栀子柏皮汤分析，是证属热重于湿，除身热发黄外，当有无汗、小便不利、身黄如橘子色、心烦懊憹、口渴、苔黄等症。证属湿热郁蒸，热重于湿；治以清泄湿热以退黄；方用栀子柏皮汤。

【方解】栀子柏皮汤由栀子、黄柏、甘草组成，方中栀子苦寒，善清内里，治郁热结滞，泄三焦之火，从小便而出；黄柏苦寒，寒能清热，苦能燥湿；炙甘草甘缓和中，并能调济苦寒之性，使无损伤脾胃中气而取退黄之效。本方为清泄湿热之剂，若加茵陈则效果更好。

【临床应用】《伤寒论临床学习参考》说："现代医家认为本方证由湿热郁蒸而热重于湿所致。症见身黄、发热、心烦、口渴、苔黄、无汗、小便不利等。现代多用于治疗

传染性肝炎、菌痢等病。"

【医案选录】 张，脉沉，湿热在里，郁蒸发黄，中痞恶心，便结溺赤，三焦病也，苦辛寒主之。杏仁　石膏　半夏　姜汁　山栀　黄柏　枳实汁（《临证指南医案》）

按：陈亦人说："叶氏此案用药，亦从栀子柏皮汤演绎而来。因其恶心，故加姜汁、半夏以和胃降逆；因其中痞便结，故加枳实、杏仁以宣化泄痞；更妙在使用石膏，取其独清阳明无形之热，与栀子、黄柏等药配伍，则尤能擅清热利湿之功。正因为中痞恶心，本方所以去满中之甘草。综观本案治疗，加减进退，井井有条，堪为应用古方的典范。"

[南陈北刘有关论述]

陈亦人：上条发黄而腹微满，为病势偏于里，所以治用茵陈蒿汤；本条只说身黄发热，既没有腹微满的里证，又没有体疼身痒的表证，仅是湿热郁蒸所致，所以用栀子柏皮汤以清泄湿热。湿热发黄，总是由于邪无出路，假使热能外越，湿能下泄，就不会发黄。据此则本证亦当有无汗和小便不利等证，文中虽没有提及，是不难推知的。

……

炙甘草保脾益胃，不但能缓苦寒之性，而且苦甘合化，既能发挥苦泄祛邪之长，又能避免苦泄伤正之弊，观栀子豉汤证，少气加甘草，可资佐证。（《伤寒论译释》）

刘渡舟：有的医家认为甘草甘温，易于生湿助热，故对于湿热黄疸，多以不用为好，恐其助湿恋邪。从临床观察，本方用甘草和中健脾，是必用之药。（《伤寒论讲解》）

伤寒瘀热在里，身必黄，麻黄连翘赤小豆汤主之。(262)

麻黄连翘赤小豆汤方

麻黄二两（去节）　　连轺二两（连翘根也）　　杏仁四

十个（去皮、尖）　赤小豆一升　大枣十二枚（擘）　生梓白皮一升（切）　生姜二两（切）　甘草二两（炙）

上八味，以潦水⁽¹⁾一斗，先煮麻黄再沸，去上沫，内诸药，煮取三升，去滓，分温三服，半日服尽。

【注释】

（1）潦水：潦，音老；潦水，即地面流动的雨水。李时珍云："降注雨水谓之潦，又淫雨为潦。韩退之诗云：'横潦无根源，朝灌夕已除'是矣。"有谓其"味薄而不助水湿邪气"。

【提要】 论麻黄连轺赤小豆汤证证治。

【解析】 本证叙证太简，根据治用麻黄连轺赤小豆汤主之分析，是证当兼有表证或偏表，除身黄外，当有发热、恶寒、无汗、小便不利、身痒等症，其身黄亦当如橘子色。因热不外泄，与湿相合，湿热郁遏于里，势必发黄，即所谓"瘀热在里，身必黄"。证属湿热郁蒸而兼表或偏表，故治以宣表散邪、清热利湿以退黄，方用麻黄连轺赤小豆汤。

【方解】 麻黄连轺赤小豆汤由麻黄、连轺、杏仁、赤小豆、大枣、生梓白皮、生姜、甘草组成。方中麻黄、杏仁、生姜辛温宣发，宣表散邪；连轺、赤小豆、生梓白皮苦寒，清热除湿以退黄；炙草、大枣甘平和中。本方为表里双解之剂，融"开鬼门、洁净府"于一体，适用于湿热发黄而兼表或偏表之证。惟连轺现已不用，多以连翘代之；梓白皮药肆中亦不备，现多以桑白皮代之。若加茵陈则退黄效果更好。

【临床应用】 《伤寒论临床学习参考》说："现代医家认为本方证由寒邪外束于表，致湿热郁蒸所致。症见身黄、心烦、小便不利，发热恶寒，无汗等。现代多用于阳黄（偏表）、荨麻疹、肾炎等。" 《仲景方药古今应用》说："本方主要用于肝胆疾患所致黄疸而兼有表证者，如急性传染性黄疸型肝炎、急性胆囊炎等；亦可用于治疗急性肾小球肾炎，以及湿热在表之皮肤病，如湿疹、荨麻疹、玫瑰糠疹、水痘等。"

【医案选录】姬某某，男性，45岁，干部，患慢性肾炎。诊其脉，大而数，视其舌，黄而腻，问其起病原因，在8年前患皮肤湿疹，下肢多，鼠蹊部尤多，痒甚，时出时没，没时腰部有不适感，且微痛，久治不愈，作尿常规检查，蛋白（＋＋＋＋），红细胞25~30，有管型，为慢性肾炎。中医辨证认为是湿疹之毒内陷所引起之肾脏病。中西医向以普通之肾炎法为治，历久无效，因根据病情，投予仲景麻黄连轺赤小豆汤以祛湿毒（麻黄6g，连轺12g，赤小豆24g，杏仁9g，甘草6g，生姜9g，桑白皮9g，大枣4枚（擘））。服4剂，未有汗，加麻黄量至9g，得微汗，服至10剂后，湿疹渐减，虽仍出，但出即落屑，而鼠蹊部基本不出，小便见清，易出汗，唯舌中心仍黄，脉数象减而大象依然。改用人参败毒散，服数剂后，湿疹基本消失，虽膝外侧有时出一二颗，搔之即破而消。化验尿蛋白（＋＋），红细胞1~15。

原按：仲景《伤寒论》麻黄连轺赤小豆汤中之连轺，系连轺根，今用连翘。梓白皮药店多不备，代以桑白皮。此方原治瘀热在里之发黄症，《类聚方广义》用治疥癣内陷，一身搔痒，发热喘咳肿满者。今用以移治湿疹内陷慢性肾炎，亦初步取得效果。方中麻黄疏通经络肌表之瘀滞，泄经络之积热，赤小豆、桑白皮均能利水消肿，杏仁利肺透表，甘草奠定中州，姜枣调和营卫，以助祛湿排毒……3年前，曾以此方治疗一过敏性紫癜肾炎。治疗中兼用甘麦大枣汤加生地黄、紫草、女贞子、旱莲草，3月余痊愈。（《岳美中医案集》）

[南陈北刘有关论述]

陈亦人：本条是外有寒邪，内有湿热，郁蕴不解的发黄证治。文中叙证甚简，从方剂的作用来理解，可以想见必有一系列的表证存在，如头痛身痒恶寒无汗等；因病势偏重于表，所以用麻黄连轺赤小豆汤治疗。（《伤寒论译释》）

刘渡舟：因病势偏重于表，所以用麻黄连翘赤小豆汤宣散表邪，清利湿热。

本方外能解表散热，内能清热利湿解毒，开鬼门、洁净腑兼而有之，因此用于治疗湿热发黄而表邪不解者，效果甚好。本方还可治疗湿热蕴郁所致的荨麻疹、皮肤瘙痒等其他疾患。(《伤寒论讲解》)

第三章　辨少阳病脉证并治

少阳之为病，口苦，咽干，目眩也。（263）

【提要】论少阳病胆火上炎的主要见症。

【解析】病入少阳，邪在半表半里，以致胆火上炎，灼伤津液，故见口苦、咽干；足少阳经脉起于目锐眦，且胆与肝合，肝开窍于目，邪热循经上干空窍，故头目昏眩。

本条"之为病"作为少阳病的提纲，只是从胆火上炎的角度揭示其病理表现。少阳病除胆火上炎的病理变化外，尚有枢机不利、经气不利以及水液代谢障碍等病理变化。

有谓"少阳病除口苦、咽干、目眩外，其主症尚有往来寒热，胸胁苦满，默默不欲饮食，心烦喜呕等"。是说混淆了病与证的概念，要知六经病所谓的"提纲证"只是揭示了该病中的一个主要证型，而非所有证型。口苦、咽干、目眩只是揭示胆火上炎的病理现象，而"往来寒热，胸胁苦满，默默不欲饮食，心烦喜呕等"旨在揭示少阳枢机不利，进而影响脾胃的病理变化，故仲景《伤寒论》中小柴胡汤证条文中无一涉及口苦、咽干、目眩。

[南陈北刘有关论述]

刘渡舟：口苦，咽干，目眩，此三证皆为自觉症状，由问诊而知，是少阳胆腑气郁化火之证。少阳主疏泄而寄相火，受邪则疏泄不利，气机郁勃，相火被遏，邪从火化，胆藏精汁，其味极苦，热邪迫胆气上逆，必见口苦。热灼津液，则见咽干。少阳木火上扰清阳，则可见头晕目眩。（《伤寒论讲解》）

少阳中风，两耳无所闻，目赤，胸中满而烦者，不可吐下，吐下则悸而惊。(264)

【提要】论少阳中风证治、禁忌及误治后变证。

【解析】少阳中风是风热之邪侵入少阳。少阳风火上扰，清窍壅滞，故耳聋、目赤；邪结胸胁，经气不利，所以胸中满而烦。证属胆火上扰，仲景虽未出方治，其治疗自当以清解胆火为法。证属无形之邪热居于少阳，既非太阳，也非阳明，也非有形之邪，故其治不可吐、下。若误认为胸满而烦为肠胃实邪阻滞，而用吐、下之法，势必损气耗液，引起心悸、惊惕等变证。此示人少阳病禁用吐、下之法。

[南陈北刘有关论述]

陈亦人：耳聋有虚实之分，寒热之异，太阳病发汗过多，病人叉手自冒心，心下悸欲得按，两耳无所闻，为心阳损伤的虚寒证；本证目赤胸满耳聋，乃少阳风火上扰，清窍不利的热实证。后世治疗耳聋属热属实的多从少阳，实源于此条精神。(《伤寒论求是》)

伤寒脉弦细，头痛发热者，属少阳。少阳不可发汗，发汗则谵语，此属胃。胃和则愈；胃不和，烦而悸。(265)

【提要】论少阳伤寒禁汗及误汗后的变证与转归。

【解析】头痛发热，三阳病皆有，今伤寒脉弦细而头痛发热，则为邪犯少阳，故曰"属少阳"。因邪在少阳，故其治疗只可和解少阳而不可妄用汗法，是谓"少阳不可发汗"。误汗则津液外泄，胃中干燥，津伤热盛，故发谵语。谵语由胃热所致，故曰"此属胃"。这类变证，可能有两种转归：一是及时治以承气汤一类方剂下其里实，和胃泄热，实邪去则胃自和，胃和则谵语等症自罢，即所谓"胃和则愈"；二是若治不及时或治不对证，不但谵语等症不解，而且增加烦悸，这是邪实正虚，病情进一步加剧，即所谓

"胃不和，烦而悸"。

结合上条以观，则知少阳病禁用汗、吐、下之法。

[南陈北刘有关论述]

陈亦人：本条与上条合看，即是治疗少阳病的三禁。由于小柴胡汤是治疗少阳病的主方，因此又名三禁汤。（《伤寒论译释》）

刘渡舟：第264条讲少阳病不可吐下，吐下则悸而惊；第265条讲少阳病不可发汗，发汗则谵语，甚则发生烦悸之症，皆言少阳三禁。因此，在临床如见到少阳病证时，就不可违仲景的汗、吐、下三禁之说，而用小柴胡汤和解之法方为上策。（《伤寒论讲解》）

本太阳病不解，转入少阳者，胁下硬满，干呕不能食，往来寒热，尚未吐下，脉沉紧者，与小柴胡汤。（266）

【提要】论太阳病转入少阳的脉证治法。

【解析】本太阳病不解，而出现胁下硬满，干呕不能食，往来寒热等症，此皆少阳病小柴胡汤证之主症，但脉却非弦细而是沉紧。是时脉与证不符，如何辨治？仲景特提出"尚未吐下"作为辨证的依据。若是经过吐下，脉见沉紧则可能是正虚而邪陷于里；今未经吐下，只表明邪已内传，但不是邪陷。脉证合参，舍脉从证，断为邪在少阳，可治以小柴胡汤。

[南陈北刘有关论述]

陈亦人：本条除了往来寒热是少阳病的热型以外，其他均不典型，而脉象沉紧更与少阳病不符，因为沉脉主里，紧主邪结，热聚于胃的痞证可见到沉紧脉，所谓"脉浮而紧，而复下之，紧反入里，则作痞"。水热结胸证亦可见到脉沉紧。如"结胸热实，脉沉而紧。"无论怎样分析，少阳病总不应该脉沉紧。这时的辨证，询问治疗经过具有重要意义。如果已经使用过吐下方法，脉沉紧可能属于邪陷；

条文中提出"尚未吐下",就是辨证的关键。据之可知脉沉紧不是邪陷,而是与浮紧相对而言,标志表证已罢,结合往来寒热,从而断定不属里实,仍然是少阳病,故仍以小柴胡汤主治。(《伤寒论求是》)

若已吐、下、发汗、温针,谵语,柴胡汤证罢,此为坏病,知犯何逆,以法治之。(267)

【提要】论少阳病误治变证的救治原则。

【解析】本条承接 266 条而来,是言少阳病治法当以和解为主,主方为小柴胡汤,汗、吐、下、温针皆为治禁之例。若误用汗、吐、下、温针等法,则必损伤正气,因而出现谵语之症,且柴胡证已不复存在,说明病情已向危重方面转化,因此说"此为坏病"。"知犯何逆,以法治之"为救治误治坏病的原则。这是前述坏病治则"观其脉证,知犯何逆,随证治之"的略写,是治变证、坏病的法则,体现了辨证论治的思想。

三阳合病,脉浮大,上关上[(1)],但欲眠睡,目合则汗。(268)

【注释】

(1)上关上:指脉象浮大而长,从关部上至寸口的意思。

【提要】论三阳合病的脉证。

【解析】太阳、阳明、少阳三经同时俱病,为三阳合病。脉浮大,浮为太阳之脉,大为阳明之脉,上关上指脉形弦长,为少阳之脉。但欲眠睡,颇似阴盛阳虚的少阴病,但少阴阴盛阳虚,脉必沉而微细;本证脉浮大弦长,可见决非少阴,而是枢机不和。且少阴病必是无热恶寒,本证必有阳热见证,不难区别。

至于"目合则汗",亦缘于少阳半里之热,目合时卫气行于阴而里热甚,表阳不致,因而热迫液泄,腠理开而盗汗出。少阳为枢，外邻太阳，内接阳明，三阳合病，以少阳为主，所以盗汗责之少阳胆热，而与阳明热盛的自汗出病机有着浅深轻重的不同。本条未出治法方药，后世主张用柴胡剂，可供参考。

[南陈北刘有关论述]

刘渡舟：本条所述三阳合病，以少阳邪热为重，文中虽未提及治法，但显然以小柴胡汤和解少阳为宜。

后世医家，治疗低热不退，睡则盗汗，往往用柴胡、青蒿清透少阳，使相火可透，而达到治疗目的。如柴胡清骨散、青蒿鳖甲汤即是。亦可以看成是本条精神在临证上的运用。(《伤寒论讲解》)

伤寒六七日，无大热，其人躁烦者，此为阳去入阴[1]**故也，(269)**

【注释】

(1) 阳去入阴：这里的阴阳作表里释，阳去入阴即去表入里之意。

【提要】 论伤寒由表入里之证。

【解析】 无大热是表无大热，但其人躁烦不安则提示里热转盛，这说明病势已由表入里，即所谓"阳去入阴"。

然躁烦之因颇多，阳证者可见，阴证者亦可见。临床当综合全部脉证进行辨析，若为里热之证，躁烦的同时当有口渴、舌红苔黄、脉数有力等。

[南陈北刘有关论述]

陈亦人：表为阳，里为阴，无大热谓表无大热，与麻杏甘石汤证无大热的性质一样，烦躁不安，由于里热炽盛，这是邪已从表入里，所以说"阳去入阴"。这是通过前后病情的比较并根据现有证候分析得出的结论。也有认为阳去入阴是阳证转为阴证，但是从整个病程来看，却很少这种可能。无大热不等于无热，可见理解成阴证是不确切的。

（《伤寒论译释》）

伤寒三日，三阳为尽，三阴当受邪，其人反能食而不呕，此为三阴不受邪也。（270）

【提要】论伤寒不传三阴之证。

【解析】《素问·热论》有"一日太阳、二日阳明、三日少阳、四日太阴……"逐日传经之说，故本条特提出"伤寒三日，三阳为尽，三阴当受邪"进行讨论。事实上，疾病的传变与病邪之轻重，正气之强弱，治疗的当否等因素有关，逐日传经之说显与临床实际不符。本条仲景以"能食而不呕"作为三阴不受邪的依据，能食而不呕，说明病人胃气和，故邪气不能内传三阴，诚柯韵伯说："若胃阳有余，则能食不呕，可预知三阴之不受邪矣。盖三阴皆看阳明之转旋，三阴之不受邪，借胃为之蔽其外也，则胃不特为六经出路，而实为三阴外蔽矣……要知三阴受邪，则系不在太阳，则全在阳明。"本条旨在说明：一是疾病的传变与否，必须根据现有脉证来判断，切不可拘泥于日数；二是说明胃气的强弱在疾病传变中的重要性。

[南陈北刘有关论述]

陈亦人：此条与太阳病篇第 5 条"伤寒二三日，阳明少阳证不见者，为不传也"的精神是一致的，旨在强调病情传变与否，不应拘于日数。所谓伤寒三日，三阳为尽，三阴当受邪，乃是计日传经的传统说法，实际很少这样，绝对不可拘执。病情的传变与否，以及如何传变，取决于多方面的因素，今能食而不呕，表明胃气调和，邪就不会传入三阴，从而断定三阴不受邪。这对于病变转归、病势进退的预断，具有普遍意义。（《伤寒论译释》）

伤寒三日，少阳脉小者，欲已也。（271）

【提要】论少阳病欲愈之脉。

【解析】伤寒三日，病入少阳，其主脉为弦。今少阳病而见脉小，根据《素问·离合真邪论》"大则邪至，小则平"的理论，当为欲愈之象，故谓"欲已也"。本条举脉略证，临床当结合症状进行综合分析，才能作出正确的判断。脉小而症状减轻，始为欲已，若脉小而病证转剧，则是邪盛正衰，病情向危重方面转化。

少阳病，欲解时，从寅至辰上。(272)

【提要】论少阳病欲解的大概时间。

【解析】从寅至辰上，指寅、卯、辰三个时辰，即现在 3 时至 9 时前。少阳之气通于春，春建于寅，是阳气生发之始。少阳为枢，其病多枢机不利。少阳得阳气之生发，气机舒发，抗邪有力，故以寅、卯、辰为病解最有利的时间。

第四章　辨太阴病脉证并治

太阴之为病，腹满而吐，食不下，自利⁽¹⁾益甚，时腹自痛。若下之，必胸下结硬⁽²⁾。（273）

【注释】

（1）自利：不因攻下而出现大便稀溏甚或夹有黏冻的证候。

（2）胸下结硬：胃脘部痞结胀硬。

【提要】论太阴虚寒证的辨证提纲。

【解析】脾主运化，喜温燥而恶寒湿，当外受寒邪或内伤生冷，脾阳伤而运化失职，寒湿停滞，胃肠气机不畅，则腹满时痛；脾伤而升降之机失常，浊阴上逆则吐，清阳下陷则利；脾失健运，食入不能运化，势必腹满益甚，因而食不下。自利益甚，是与食不下相较而言，时腹自痛乃是太阴虚寒腹痛的特点。证属虚寒，误用下法，则中阳更伤，中气虚而不运，故胸下结硬。

本条是太阴病脾虚寒证的典型证候，故为太阴病的审证提纲。不论外感、杂病，只要具有上述证候，就可确诊为太阴病虚寒证。

［南陈北刘有关论述］

刘渡舟：太阴虚寒性腹痛当注意与阳明腑实证腹痛的鉴别：实证腹满痛，大便燥结，其腹痛常随大便通畅而减。太阴虚寒性腹满痛，并不因下利而减轻，反因下利而愈重，这反映了太阴虚寒病证的特点。（《伤寒论讲解》）

太阴中风，四肢烦疼⁽¹⁾，阳微阴涩⁽²⁾而长者，为欲愈。

【注释】

（1）四肢烦疼：钱天来说："四肢烦疼者，言四肢酸疼，而烦扰无措也。"

（2）阳微阴涩：此之阳指浮，阴指沉。阳微阴涩，即指脉象浮取见微，沉取见涩。

【提要】 论太阴中风的主症与愈候。

【解析】 本条讨论两个问题：

一是太阴中风的主症。太阴中风的临床特点是"四肢烦疼"，它与太阳表证不同，不伴有发热，也不是周身皆疼。因太阴脾阳素虚，虽然感受了风邪，却无力抗邪于外，故不发热；脾主四肢，四肢为诸阳之本，脾阳与风邪相搏，故四肢烦疼。

二是根据脉象推断太阴中风的愈候。太阴外受风邪，当见脉浮，脉阳微指浮微，标志着风邪将解；脉阴涩指沉涩，乃脾气虚弱挟有湿邪。由涩转长，标志着正气来复，从而断为欲愈。

[南陈北刘有关论述]

陈亦人：太阴属脾，脾主四肢，太阴经感受风邪，所以四肢烦疼。脉浮取而微，是风邪不盛，沉取而涩，为里虚湿滞，此为邪入太阴，太阴中风，四肢烦疼之病脉。阳微虽为邪微，但阴涩为里不足，无力驱邪外出，则欲解而不得。欲愈关键全在由微涩脉转为长脉，涩脉转长为正气来复之征，正气复就有力驱邪外出，所以知为欲愈。假使脉但微涩而不长，就不会是欲愈了。（《伤寒论译释》）

太阴病，欲解时，从亥至丑上。（275）

【提要】 论太阴病欲解的大概时间。

【解析】 从亥至丑上，指亥、子、丑三个时辰，即现在21时至次晨3时前。子时正值夜半，为阴极阳还之时，太阴病多为脾虚中寒证，得此时阴消阳长，阳从内生之助，有利于消除中寒，所以谓为欲解之时。

[南陈北刘有关论述]

刘渡舟：亥、子、丑三时，是阴阳消长，阴尽阳生之时。太阴病为阳虚中寒证，此时得自然界阳气相助，故为阳复而邪气欲解最有利的时刻。（《伤寒论讲解》）

太阴病，脉浮者，可发汗，宜桂枝汤。(276)

【提要】 论太阴病兼表证的证治。

【解析】 本条既言太阴病，又言"脉浮者，可发汗，宜桂枝汤"，可见证属太阴病兼表。太阴病本属里证，兼表而治以桂枝汤解表，属表里同病先表后里之法。是知太阴里虚寒尚不甚，若里虚寒较甚，则虽有表证，亦不可先治其表，而宜先温其里，后和其表，或温里为主，兼以和表，如桂枝人参汤证即是其例。本条乃举脉略证，不应理解为据脉定证，既用桂枝汤治疗，以药测证，当有发热、头痛、恶风等症。

关于本证之用桂枝汤，是否也是自汗？王肯堂指出："在太阳，则脉浮无汗，宜麻黄汤。此脉浮当亦无汗，而不言者，谓阴不得有汗，不必言也。不用麻黄而用桂枝者，以阴病不得更发其阳也，须识无汗亦有用桂枝者。"（《证治准绳·伤寒·太阳病》）结合论中中寒阳虚禁汗理论，当以王说为是。

[南陈北刘有关论述]

陈亦人：对本条病证的性质，有谓是太阴本经的表证（经证），有谓是太阴兼太阳表证，就表里两纲的定义相衡，应以后说为当……实际就是太阴脾虚寒患者兼有太阳表证，在里虚尚不太甚的情况下可以先解其表。（《伤寒论译释》）

自利不渴者，属太阴，以其脏有寒[(1)] 故也，当温之，宜服四逆辈[(2)] 。(277)

【注释】

（1）脏有寒：即太阴脾脏虚寒。

（2）四逆辈：指四逆汤一类方药，应包括理中汤在内，即包括理中汤在内的四逆汤一类方药。

【提要】 论太阴病虚寒证下利的特点、病机及治则。

【解析】 太阴病虚寒证多见有下利之症，因脾虚清阳不升而寒湿困滞，故不渴，是以仲景特提出"自利不渴"作为太阴病虚寒证诊断依据。自利不渴是脾脏虚寒的缘故，即所谓"以其脏有寒故也"。寒者热之，故谓其治则为"当温之"，即温阳健脾，散寒除湿之法，然其所用方药只提"宜服四逆辈"，却未出主方。这就意味着应灵活选用四逆汤一类方药，理中汤自应包括在内，轻则可用理中汤以温中祛寒，重则用四逆汤补火生土。

太阴病虚寒证自利不渴，不但可与里热下利的口渴作鉴别，而且可与少阴病虚寒证"自利而渴"作鉴别。前者为热邪伤津，后者为肾阳虚不能蒸化津液上达。

[南陈北刘有关论述]

刘渡舟：太阴脏寒下利，当用温法，可服四逆汤一类的温热之药。《医宗金鉴》说："四逆辈者，指四逆、理中、附子等汤而言也"。一"辈"字，概括了太阴治法，以此看来，太阴与少阴下利往往不可截然分开，故统言之。（《伤寒论讲解》）

陈亦人：太阴病为里虚寒证，故在治疗上宜温里为主，如四逆汤、理中汤一类方剂为主，随证加减运用。

又：就临床而言，轻者可用理中汤温中祛寒，重者则用四逆汤补火生土，实屡见不鲜。（《伤寒论译释》）

伤寒脉浮而缓，手足自温者，系在太阴[1]；太阴当发身黄，若小便自利者，不能发黄；至七八日，虽暴烦下利日十余行，必自止，以脾家实[2]，腐秽[3]当去故也。（278）

【注释】

（1）系在太阴：即病已转入太阴。

（2）脾家实："实"非邪实。脾家实即脾阳恢复的意思。

（3）腐秽：指肠中腐败秽浊的物质。

【提要】论太阴病转愈的表现及其机理。

【解析】本条讨论三个问题：

从"伤寒脉浮而缓"至"系在太阴"，是对太阴病与太阳中风证的鉴别。太阳中风脉浮缓，必有发热、恶寒、头痛等表证。今脉浮缓而手足自温（不似太阳病之发热），也无其他表证，所以脉浮缓为病不在太阳而在太阴，故谓"系在太阴"。

从"太阴当发身黄"至"不能发黄"，是推断其可能发生的症状。太阴为湿土之脏，脾虚湿邪郁滞，则有发黄的可能，故谓"太阴当发身黄"。但若小便自利，则湿从下泄，湿有去路而不内郁，就不会发黄，所以说"若小便自利者，不能发黄"。可见小便利与不利，对于推断太阴病是否发黄有一定参考意义。

从"至七八日"至"腐秽当去故也"，是论太阴欲愈的机转。至七八日见有暴烦下利日十余行，这极有可能是病情的恶化，但仲景则谓"必自止，以脾家实，腐秽当去故也"。要知，这只是太阴病转归中的一种可能。这种"暴烦下利"是脾阳恢复驱邪外出的表现，邪气尽，则利即自止。若不烦而下利日十余行，则是阴寒内盛而非欲愈之象。但脾阳恢复驱邪外出的下利与阴寒内盛的下利，不能仅从有烦无烦上区别，还应从整体出发，结合全部病情进行辨证。脾阳恢复者，在烦利的同时，当见手足温和、精神慧爽、苔腻渐化，是寒湿渐尽，所以下利必自止；若阴寒内盛者，当见手足厥冷、精神困顿、苔腻不化，是寒湿未除，阳虚

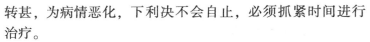

转甚，为病情恶化，下利决不会自止，必须抓紧时间进行治疗。

将本条与187条合参，可见太阴病欲愈，有两种趋向：187条为阴证转阳而成阳明腑实，278条则为正复邪去而暴烦下利。阳明腑实，尚须攻下治疗，但以"少与调胃承气汤"为法，胃气和则愈；而脾家实驱邪外出的暴烦下利，腐秽去而利可止，可不药而愈。

本太阳病，医反下之，因尔腹满时痛者，属太阴也，桂枝加芍药汤主之；大实痛者，桂枝加大黄汤主之。(279)

桂枝加芍药汤方

桂枝三两（去皮）　芍药六两　甘草二两（炙）　大枣十二枚（擘）　生姜三两（切）

上五味，以水七升，煮取三升，去滓，温分三服。本云，桂枝汤，今加芍药。

桂枝加大黄汤方

桂枝三两（去皮）　大黄二两　芍药六两　生姜三两（切）　甘草二两（炙）　大枣十二枚（擘）

上六味，以水七升，煮取三升，去滓，温服一升，日三服。

【提要】论太阳病误下，邪陷太阴的证治。

【解析】太阳病不当下而误下，脾伤气滞而不运，因而发生腹满时痛。因证属太阴，故谓"属太阴也"。然根据治用桂枝加芍药汤和桂枝加大黄汤来分析，是证当是误下伤脾，邪陷太阴，脾伤气滞络瘀，以致发生腹满疼痛等症。基于证情有轻重之别，论治又略有不同，轻者仅腹满时痛，治宜温阳和络，方用桂枝加芍药汤；重则腹部大实痛，则非和络所能胜任，当以温阳通络为法，方用桂枝大黄汤，即于桂枝加芍药汤中再加大黄。

本证"腹满时痛"与太阴病提纲条所述的"腹满"、

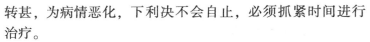

"时腹自痛"，其性质并不相同，提纲证不但腹满、时腹自痛，而且自利益甚，全属太阴虚寒，故治以温脾祛寒，可用理中汤。本证不兼自利，因为脾伤气滞络瘀，所以治用桂枝加芍药汤温阳和络。

【方解】桂枝加芍药汤中桂枝合甘草，辛甘通阳；生姜、大枣合甘草，补脾和胃；芍药苦平，"主邪气腹痛，除血痹，破坚积"。周岩说："芍药以泄木疏土而破结。"重用芍药与桂枝相伍，有温阳活血和络之用，变调和营卫之方为温阳和络之剂，用于脾络瘀滞之轻证。至于大实痛，乃脾络瘀滞较甚，故加大黄以祛瘀通络以泄其壅滞。

【临床应用】桂枝加芍药汤证为太阳病误下以致脾络瘀滞之疼痛，其病机为阳虚络瘀，故治以温阳和络。《仲景方药古今应用》说："本方对于胃肠痉挛、慢性胰腺炎、慢性菌痢等疾患以脘腹痛为主症者可辨证用之。"桂枝加大黄汤是桂枝加芍药汤再加大黄而成，其脾络瘀滞较桂枝加芍药汤证为重，即所谓"大实痛"，加大黄旨在加强祛瘀通络之功。《仲景方药古今应用》说："西医学所述的菌痢、肠炎、阑尾炎初起、胰腺炎、顽固性荨麻疹等，皆可辨证采用本方治疗。"

【医案选录】桂枝加芍药汤案：王某，男，46 岁。下利达一年之久，先后用多种抗菌素，收效不大。每日腹泻 3～6 次，呈水样便并夹有少量脓血，伴有里急后重，腹部有压痛，以左下腹为甚，畏寒，发热（37.5℃ 左右），舌红苔白，脉沉弦。粪便镜检有红、白细胞及少量吞噬细胞。西医诊为"慢性菌痢"。辨证：脾脏气血凝滞木郁土中所致。治法：调脾家阴阳，疏通气血，并于土中伐木。桂枝 10g 白芍 30g 炙甘草 10g 生姜 10g 大枣 12 枚。服汤 2 剂，下利次数显著减少，腹中颇觉轻松。3 剂后则大便基本成形，少腹之里急消失，服至 4 剂则诸症霍然而瘳。

原按：患痢日久，致脾胃不和，气血不调。腹泻而痛，里急后重，痛则不通，为脾家气滞血瘀之象。脾属土，肝属木，脾家气血不利，而使肝木之气不达，故其脉见沉弦。又因久利伤阴，气血郁滞，脾阴不和，故见舌红。治用桂枝加芍药汤以调和脾胃，疏通气血，益脾阴，平肝急，兼能疏泄肝木。本方用于太阴病之下利，腹痛，别具一格，正如李东垣所说：'腹中痛者加甘草、白芍药，稼穑作甘，甘者己也；曲直作酸，酸者甲也。甲己化土，此仲景之妙法也。'临床运用本方时，如能抓住脾胃不和、气血不利和肝木乘土三个环节，则用之不殆，历验不爽。（《刘渡舟临证验案精选》）

桂枝大黄汤案：王某，男，58岁。主诉脐腹部满痛已4年之久，时轻时重，大便不实。近来，腹痛加重，大便溏薄，日三四次不等，不思饮食。经诊查：舌苔白腻，脉象沉弦。证属寒实内蕴，气血壅滞（西医诊断为慢性肠炎）。治法：温化寒湿，疏导气血。方药：桂枝加大黄汤加味。药用：桂枝10g，炒白芍20g，炒大黄12g，薏苡仁15g，干姜10g。水煎服。此方连服6剂后，腹痛除，大便正常，原方继服3剂，诸症皆去，后未见复发。用桂枝加大黄汤治腹泻，令人深思。（山东中医学院学报，1981年第4期）

按：此用桂枝加大黄汤治腹泻，确实令人深思。因方中有大黄，所以多认为是证当有阳明腑实，即冉雪峰所批评的"见有大黄，即扯向阳明"。本案足可发人深思。

陈亦人：腹满时痛，是太阴病的主症之一，太阴病提纲条文中已经提到了腹满与时腹自痛，从伴有下利、吐而食不下等症来分析，应属于太阴虚寒证。279条"本太阳病，医反下之，因尔腹满时痛者，属太阴也，桂枝加芍药汤主之。"不兼下利，可见与提纲证腹满时痛的性质有所不同，不应等同看待。（《伤寒论求是》）

太阴为病，脉弱，其人续自便利，设当行⁽¹⁾大黄、芍药者，宜减之，以其人胃气弱，易动故也。(280)

【注释】

(1) 行：使用的意思。

【提要】承接上条，论脾胃虚弱者当慎用芍药、大黄。

【解析】本条承接上条桂枝加芍药汤与桂枝加大黄汤治脾络瘀滞证而言。桂枝加芍药汤与桂枝加大黄汤固然是治太阴病脾络不和"腹满时痛"，甚则"大实痛"的主方，但芍药与大黄相伍，毕竟性偏破泄，所以脾气虚弱的患者，用量就不可太重，以防损伤中气。太阴病，脉弱，为中气虚弱的现象，其人续自便利，是推测之词，因脾虚气陷而清阳不升，最易发生腹泻，凡是攻伐之药，均宜慎重使用。即使有腹满时痛或大实痛而需使用大黄、芍药者，也必须减轻其用量，因中气虚弱，则易致下利，否则必致更虚而下利不止。本条旨在说明临床用药一定要注意患者的体质情况，不可单据目前证候，而应看到病情的演变趋势，对此，脉诊颇有参考意义。本条就是根据"脉弱"预见到其后有续发下利的可能，因此，提出方中的大黄、芍药应减少用量，避免脾阳更伤而发生其他变证。

总之，临床辨证不可忽视诊脉，必须脉证合参，才能全面认识病情。处方选药不但要符合病机，还要照顾体质，是治病必须因人而异的原则，同时亦示人顾护胃气的重要性。

[南陈北刘有关论述]

陈亦人：推而言之，不独大黄、芍药为然，凡一切攻伐伤正之剂，对于胃虚正弱者，均应慎用。(《伤寒论译释》)

第五章　辨少阴病脉证并治

少阴之为病，脉微细[1]**，但欲寐**[2]**也。（281）**

【注释】

（1）脉微细：微指脉搏轻微无力，多为阳气不足；细是脉的形态细小，多为营血不足。此微细并提，以微为主，且微脉必兼细，细脉则不兼微，为少阴阳虚之征。

（2）但欲寐：指精神委顿，迷迷糊糊似睡非睡的状态。

【提要】　论少阴病虚寒证的主要脉证。

【解析】　少阴属心、肾两脏，病则心、肾两虚，阳气虚衰，无力鼓动血行，则脉微；阴血不足，脉道不充，则脉细。诚然，脉微与脉细分言，微为阳虚，细为血少，然此则微细并提，则以微为主。且"微脉，极细而软，或欲绝，若有若无"，"细脉，小大于微，常有，但细耳"，可见微脉大多极细，主要揭示阳气虚衰。心肾阳虚，阴寒内盛，神失所养，故见但欲寐。但欲寐是精神萎靡不振，神志恍惚而呈似睡非睡的状态，它与邪去神恬的嗜卧、高热神昏的嗜卧都迥然不同，切勿误认。从脉证合参的角度分析，此之"脉微细，但欲寐"旨在揭示少阴阳虚的主要特征，不论什么病，只要见到"脉微细，但欲寐"，就表明少阴之阳已虚。因此，作为少阴病虚寒证的提纲，颇有意义。

[南陈北刘有关论述]

陈亦人等：脉微与脉细分言，微为阳虚，细为血少。微与细并提，则以脉微为主，因为微脉必然兼细，而细脉不一定兼微。（《高等中医药院校教学参考丛书·伤寒论》）

少阴病，欲吐不吐⁽¹⁾，心烦，但欲寐。五六日自利而渴者，属少阴也，虚故引水自救，若小便色白⁽²⁾者，少阴病形悉具，小便白者，以下焦⁽³⁾虚有寒，不能制水，故令色白也。（282）

【注释】

（1）欲吐不吐：是指病人要吐而又吐不出东西的状态。

（2）小便色白：即小便色清不黄。

（3）下焦：这里指肾。

【提要】 辨自利不渴属少阴里虚寒证。

【解析】 本条可分两节讨论。

从"少阴病"至"虚故饮水自救"为第一节，论少阴病阳虚阴盛证的吐利特点。少阴病，欲吐不吐，是下焦阳气衰微，寒邪上逆的缘故。由于虚寒下利，肠胃空虚，所以虽欲呕吐，而复不能吐。

阴盛于下，则虚阳易于上扰，所以出现心烦。这种心烦和阳明胃实的心烦，以及栀子豉汤证的虚烦，性质上完全不同。阳明胃实的心烦，必有一系列热实证，如便秘、腹满痛、舌苔黄燥、口干燥等症状；栀子豉汤证的虚烦，为余热留扰胸膈，必有心中懊憹等症状；本证的心烦，必有下利、脉微细等下焦虚寒症状。

但欲寐是少阴虚寒证的主要症状之一，和心烦并见，更证明这种心烦是属少阴虚寒，而非邪热内扰，心虽烦而仍但欲寐，则阳衰神惫可知。

自利而渴，也属少阴阳虚现象。此种口渴，不是阳热有余，消烁津液，而是真阳不足，不能蒸腾津液上承。其渴必喜热饮，且饮量亦必不多，所谓"虚故引水自救"就是具体的说明。277条"自利不渴者属太阴"，本条"自利而渴者属少阴"，可见下利一证是太、少二阴所同，其辨证要点在于口渴与否。太阴属脾家寒湿，所以自利不渴；少阴属下焦阳虚，不能蒸化津液上腾，所以自利而渴。但与阳经实热证的下利口渴，又必须作出区别，大凡阳热证下利，利必臭秽，肛门灼热，苔必黄垢，且必伴有身热脉数等脉证；而少阴阳虚的下利口渴，利必清稀溏泻，或完谷不化，苔白润，且必伴有恶寒脉微等脉证。

从"小便色白"至"故令色白也"为第二节，论小便色白是诊断少阴病阳虚阴盛证的重要依据。从辨证上来看，仅据欲吐不吐、心烦、自利而渴便诊为阳虚寒盛，尚嫌证据不足，只有小便色白清长，才能完全排除属热的可能，从而确诊为阳虚寒盛，所以说"若小便色白者，少阴病形悉具"。少阴病下利而渴，是下焦阳虚寒盛，无阳以温，不能制水，所以小便清长，若阳热下利，其小便必短赤。这更是二者的鉴别要点。

[南陈北刘有关论述]

陈亦人：少阴阴盛阳虚证的辨证要点，除脉微细，但欲寐的提纲证以外，其次是自利而渴，小便清长。太阴病与少阴病都有自利，前者自利不渴，后者自利而渴，不难作出鉴别。不过自利而渴，不专属少阴寒证，也有少阴热证，必须参考小便情况，才能确诊无误。热证的小便必然短赤，寒证的小便应当清长，所以论中有"若小便色白者，少阴病形悉具。小便白者，以下焦虚，有寒，不能制水，故令色白也"。小便清长，是下焦阳虚的确据，由此推知少阴自利的口渴，乃下焦阳虚不能蒸化津液上腾之故，就可避免热盛津伤的错误诊断。再次是四肢厥冷，下利清谷。由于阴盛阳虚不能温运四末，所以少阴病可见到四肢厥冷；肾阳虚不仅不能蒸化津液上腾，也不能腐熟水谷，所以与太阴病的下利溏薄不同，而是下利清谷。有些注家把下利清谷属之太阴，是不确切的。（《伤寒论求是》）

刘渡舟：本条以小便色白，确诊为少阴虚寒之证，这对临床确有指导意义。第 56 条 "伤寒不大便六七日，头痛有热者，与承气汤，其小便清者，知不在里，仍在表也"，同样以小便之色，来判断表里之证，可见辨小便之色是不可忽视的一种辨证诊察方法。(《伤寒论讲解》)

病人脉阴阳俱紧，反汗出者，亡阳也，此属少阴，法当咽痛而复吐利。(283)

【提要】辨少阴亡阳的脉证。

【解析】脉微细是少阴病虚寒证的主脉，今病人脉不是微细，而是阴阳俱紧。如脉浮紧而兼头痛发热，则是太阳伤寒证；脉沉紧而不兼头痛发热，是为少阴里寒偏盛。里寒证不应有汗，反汗出者，乃虚阳外亡的征象。既然是少阴阴盛亡阳，就可能兼有咽痛、吐利等症。因为少阴之脉循喉咙，虚阳循经上越，郁于咽嗌，是以咽痛；阴盛于内，中阳不守，则上吐下利。

本条未出治法，但已见亡阳之变，当不外回阳救逆，自应使用姜附一类方剂。

少阴病，咳而下利谵语者，被火气劫⁽¹⁾故也，小便必难，以强责⁽²⁾少阴汗也。(284)

【注释】

(1) 火气劫：劫，作逼迫解，意即为火邪所伤。

(2) 强责：过分强求的意思。强责少阴汗意指不当发汗而强用发汗的方法。

【提要】论少阴病火劫伤津的变证。

【解析】少阴病，咳而下利，若属阴盛阳虚兼水气证，治宜真武汤；若属阴虚有热兼水气证，治宜猪苓汤。无论属寒属热，都禁发汗。今反用火法，强发其汗，火热伤津，胃中干燥，上扰心神，则发谵语；膀胱液耗，化源不继，故小便难。这皆是强发少阴汗的结果。"以强责少阴汗也"就是对谵语、小便难成因的分析判断。

少阴病，脉细沉数，病为在里，不可发汗。（285）

【提要】论少阴里证，禁用发汗。

【解析】发汗是治疗表证的大法，少阴病为里证，自当禁汗，故谓"病为在里，不可发汗"。

因为本条仅举脉象，未提主症，因而对该证性质存在不同的认识。有谓为热证，如沈尧封说："脉细属阴虚，沉为在里，数则为热，此为阴虚而热邪入里也。"有谓为寒证，如薛慎庵说："人知数为热，不知沉细中见数为寒甚，真阴寒证，脉常有一息七八至者，尽概此一数字中，但按之无力而散耳，宜深察也。"实际上，无论是寒证还是热证，只要是少阴病，就必须禁用发汗，诚程郊倩说："何谓之里，少阴病脉沉是也。毋论沉细沉数，俱是阴脏受邪，与表阳无相干，法当固密肾根为主。其不可发汗，从脉上断，非从证上断，前法（麻黄细辛附子汤）不可恃为常法也。"

少阴病，脉微，不可发汗，亡阳故也；阳已虚，尺脉弱涩者，复不可下之。（286）

【提要】论少阴病禁用汗下。

【解析】少阴病，脉微为阳气虚，不可发汗，发汗则可导致亡阳。"亡阳故也"就是对不可发汗原因的补充说明。尺脉弱涩，则阴血亦虚，不但不可发汗，也不可攻下。误用攻下则可导致阴竭。此论阳虚禁汗，阴血虚禁下，乃行文之便，决不意味着阳虚可下、阴血虚可汗。应知汗、下为攻邪之法，无论阳虚、阴血虚，汗、下都不可用。

少阴病，脉紧，至七八日，自下利，脉暴微[1]**，手足反温，脉紧反去者，为欲解也，虽烦下利，必自愈。**（287）

【注释】

（1）脉暴微：指脉紧突然变为微弱。

【提要】论少阴病阳回自愈的脉证。

【解析】 本条病势向愈的机转与太阴病暴烦下利的机转相同。少阴病，脉紧为里寒盛，病至七八日，发生心烦下利，而脉象突然微弱无力，似乎为病情转剧，然而诊断的结论则是欲解之候。颇难令人置信。仲景于此提出两个"反"字，"手足反温"是阳复的确据，因此知"脉紧反去"转为"暴微"，不是阳气愈虚，而是寒邪已去。心烦下利，正是正邪相争，正复邪除的表现，所以说"虽烦下利，必自愈"。这对于客观分析病机，极有启发帮助。

[南陈北刘有关论述]

刘渡舟：少阴病寒气内盛，阳气大衰之证，其预后决定于阳气的进退。若下利无度，脉紧不去，手足厥冷，而毫无阳气恢复之兆，则寒邪为盛，正气为虚，其病为进；今脉紧去，手足温，虽心烦下利，为阳气来复，寒邪退却而病必自愈。

本条与278条的太阴病"虽烦，下利日十余行，必自止，以脾家实，腐秽当去故也"的机理有相同之处，当互参。（《伤寒论讲解》）

少阴病，下利，若利自止，恶寒而蜷卧[1]**，手足温者，可治。（288）**

【注释】

（1）蜷卧：即四肢蜷曲而卧。

【提要】 论少阴虚寒证，手足温者可治。

【解析】 少阴病下利，恶寒蜷卧，为阴盛阳虚之候，下利自止有病情转剧与转轻两种可能，如果手足仍然厥逆，则利止不是阳复，而是阴竭，为病情转剧；如果手足温和，则利止为阳复阴退之征，虽然恶寒蜷卧，但预后良好，可以救治。

本条的临床意义有二：一是据患者眠卧的姿态以辨寒热，"偃卧而手足弛散者，属热证，蜷卧而手足敛缩者，属寒证"。二是据手足的温和与厥冷以辨少阴病虚寒证的预后，手足温者可治，逆冷不回者，预后不良。

少阴病，恶寒而踡，时自烦，欲去衣被者，可治。（289）

【提要】论少阴病，时自烦者可治。

【解析】恶寒身踡，是少阴病阴盛阳衰之证，若病人时自烦扰不安，并且欲去衣被，是阳气来复与阴邪相争的缘故，表明阳气虽虚，尚能奋与邪争，所以断为可治。但本条当与上条合参，既云可治，也应该具有手足温，如果手足不温而厥冷，则"时自烦，欲去衣被"，就不一定属于佳兆，故《千金翼方》谓："少阴病，恶寒而踡，时自烦，欲去衣被者，不可治"。

[南陈北刘有关论述]

陈亦人：据《千金翼方》所载："少阴病，恶寒而踡，时自烦，欲去衣被者，不可治。"与本条相对照，一为可治，一为不可治，似相径庭，实有异曲同工之妙，更可示人详于辨证分析。谓可治者已如上述，谓不可治者，因为烦而至于欲去衣被，其病机近于躁，下文有"烦躁不得卧寐者死"，可为明证。文中只举出"时自烦，欲去衣被"，并未提及手足温，那么与阴阳离决的躁象几无区别。据此，《千金翼方》作"不可治"于理亦通。本条仅据"时自烦，欲去衣被"而断为"可治"，显然是不够的，还应结合其他脉证，如手足温等，始为可治；如只见烦而别无阳回见证，相反阴寒益甚，则多属不治。（《伤寒论译释》）

少阴中风，脉阳微阴浮者，为欲愈。（290）

【提要】论少阴病欲愈的脉象。

【解析】这里的"阳"和"阴"是指寸脉和尺脉而言。少阴中风，寸脉当浮，尺脉当沉，今见寸脉微而尺脉浮。寸脉微表示邪微，尺脉浮表示阳气得复，反映了正胜而邪微，故曰"为欲愈"。但在临床上必须脉证互参，才能达到确切诊断。

少阴病，欲解时，从子至寅上。(291)

【提要】论少阴病（寒证）欲解的大概时间。

【解析】从子至寅上，指子、丑、寅三个时辰，即现在23时后至次日5时前的这段时间。六经病都有欲解时一条，一般都在该经主气之时，得旺气而解。本条不解于阴盛之时，而解于从子至寅阳气生长之候，是因为阳长则阴消，阳进则阴退，少阴病多为心肾阳衰之证，阴寒得阳生之气，有利于消除全身阴寒，寒退而病可解，故为少阴病欲解时。

[南陈北刘有关论述]

刘渡舟：少阴病为阴盛阳衰之证，其预后决定于阳气的盛衰，夜半子时为阳生阴消之时，为少阴病正复邪却的最好时机，故曰"少阴病，欲解时，从子至寅上。"（《伤寒论讲解》）

少阴病，吐利，手足不逆冷，反发热者，不死。脉不至者，灸少阴⁽¹⁾七壮⁽²⁾。(292)

【注释】

（1）灸少阴：指灸少阴经脉所循行的穴位。大多主张灸少阴经的太溪穴，在内踝后跟骨动脉陷中。

（2）七壮：艾灸时，每灸一炷为一壮。七壮即是灸七个艾炷。

【提要】论吐利暴作，阳虽虚而未甚，脉不至，可用灸法。

【解析】少阴虚寒证吐利，一般应伴有手足逆冷，今手足不逆冷，表明阳虚的程度不甚，反发热，标志着阳能胜阴，而不是阳气越脱，所以断为不死。脉不至并非阴阳离决，而是由于吐利暴作，阳气乍虚，脉一时不能接续，所以可用灸法以温通阳气，阳气通则脉自至。本条只言"灸少阴七壮"，而未言具体穴位，常器之主张灸太溪穴，柯韵伯主张灸复溜，章虚谷主张灸太溪、涌泉，均可作为参考。

少阴病，八九日，一身手足尽热者，以热在膀胱，必便血也。（293）

【提要】论少阴热证兼见膀胱热伤血络证。

【解析】本条所论也是少阴病热证的兼变证。少阴病阴虚热盛，涉于膀胱血分，热伤血络，以致出现小便出血的变证。"一身手足尽热"是本证的辨证要点。其一，有别于阴盛格阳证，其证身热不恶寒，但手足必热；其二，作为热在膀胱的标志，膀胱外应皮毛，热在膀胱，故一身手足尽热。

本证仲景未出方治，临床可用清热滋阴，凉血止血之剂。柯韵伯认为轻则猪苓汤，重则黄连阿胶汤；常器之认为可用桃仁承气汤、芍药地黄汤。皆可参考。

[南陈北刘有关论述]

陈亦人：不少注家认为本证是少阴移热于膀胱，为脏邪传腑，由阴出阳，如此则为病向好的方向转归。实际未必如此，临床上每见少阴病伴发血证时，往往是病邪深入，由气入血，因为膀胱有热，并不意味着少阴病解，当与少阴三急下同理，所以本条的转归，值得讨论。（《伤寒论译释》）

少阴病，但厥无汗，而强发之，必动其血，未知从何道出，或从口鼻，或从目出者，是名下厥上竭[1]，为难治。（294）

【注释】

（1）下厥上竭：厥逆因于下焦阳虚，称下厥；阴液因血从上出而耗竭，称为上竭。亦即所谓"下厥指阳衰于下，上竭指阴竭于上"。

【提要】论少阴病误汗动血的变证。

【解析】少阴病，但厥无汗，为肾阳衰微，治当温肾回阳，禁用发汗。即使兼有表证，也只能用麻黄细辛附子汤之类温经解表。今但厥无汗，并无表证，却强发其汗，则不但阳气更伤，而且容易激动营血而导致上溢，在血动妄行之际，所有孔窍都可出血，所以说"未知从何道出，或从口鼻，或从目出"。此时在下的阳气愈衰，在上的阴血又竭，形成下厥上竭的局面，下厥非温不可，上竭不可用温，治上碍下，顾此失彼，故曰难治。

[南陈北刘有关论述]

陈亦人：本条与上条同为少阴出血，但彼证是少阴之邪热涉于膀胱，热邪迫血妄行，血从下溢，无阳亡阴竭之变，而本证血从上溢，是阴阳两竭，二者机转显然不同，故彼不言难治，而此言难治了。(《伤寒论译释》)

少阴病，恶寒身踡而利，手足逆冷者，不治。(295)

【提要】论纯阴无阳的危候。

【解析】少阴病阳虚阴盛证的预后良否，取决于阳气的存亡。本条所述病情与288条大致相同，前者利止而手足温，是阳复，故可治。本条利不止，手足逆冷不回，是真阳已败，故断为不治。所谓"可治"、"不治"只是对预后吉凶的分类，是相对而言，并非绝对。是以对"不治"，不应理解为必死，若能及时地投以四逆、白通等一类回阳救逆的方剂，或可挽救于万一。

少阴病，吐，利，躁烦，四逆者死。(296)

【提要】论阳不胜阴的危候。

【解析】少阴病，吐、利为阴盛阳虚，躁烦是衰微的阳气与阴邪抗争的表现。如果正能胜邪，则当吐、利止而手足转温；今不但吐、利未止，而且四逆更甚，是为正不胜邪，阳气已绝，故为死候。

少阴病，下利止而头眩，时时自冒[1]**者，死。(297)**

【注释】

（1）自冒：冒指以物戴于头。文中指眼发昏黑，目无所见的昏晕而言。

【提要】 论阴竭于下、阳脱于上的危候。

【解析】 本条与288条同是"下利止"，何以彼条为可治，本条为死候？这就需要前后联系，比较分析，于同中求异，才能得其要领。288条下利止而手足温，为阳气来复，故可治；本条下利虽止而未见手足温，是阴竭无物可下，且伴有头目昏眩、时时自冒，不但阴竭于下，而且阳脱于上，故为死候。

少阴病，四逆，恶寒而身蜷，脉不至，不烦而躁者死。（298）

【提要】 论阳绝神亡的危候。

【解析】 少阴病四逆，恶寒而身蜷，是为少阴阳衰阴盛，"脉不至"较"脉微欲绝"更重，为真阳虚极，无力鼓动血脉运行之故。更见不烦而躁，则不仅无阳复之望，而且神气将亡，阳绝神亡，危险已极，故断为死候。

少阴病，六七日，息高⁽¹⁾者死。（299）

【注释】

（1）息高：息指呼吸，高指吸气不能下达。息高即呼吸浅表的意思。

【提要】 论肾气绝于下的危候。

【解析】 肺主出气，肾主纳气，少阴病六七日，出现呼吸浅表，是肾气绝于下，肺气脱于上，所以为死候。

少阴病，脉微细沉，但欲卧，汗出不烦，自欲吐，至五六日自利，复烦躁不得卧寐者死。（300）

【提要】 论阴阳离决的危候。

【解析】 脉微细沉，但欲卧，少阴病虚寒证的主要脉证已具。汗出不烦，是阳从外脱而无力与阴邪相争。自欲吐，为阳虚而阴邪上逆。此时一线残阳，已达垂绝阶段，急用四逆回阳救逆，或可挽回，而迁延至五六日，复见自利，是阴盛阳虚更甚，烦躁不得卧寐，为阴阳离绝之兆，已经来不及挽回，故属死候。

[南陈北刘有关论述]

刘渡舟：……要之，少阴病阳回阴继者易愈，阳衰阴竭者病重，阴阳离绝者则死，又以阳气的消长盛衰为判断预后的关键，阳回则生，阳亡则死；留得一分阳气，便留得一线生机。(《伤寒论讲解》)

少阴病，始得之，反发热，脉沉者，麻黄细辛附子汤主之。(301)

麻黄细辛附子汤方

麻黄二两（去节）　细辛二两　附子一枚（炮、去皮、破八片）

上三味，以水一斗，先煮麻黄，减二升，去上沫，内诸药，煮取三升，去滓，温服一升，日三服。

【提要】论少阴病兼表的证治。

【解析】这里的少阴病是指少阴病阳虚阴盛证，一般不发热，今始得之即有发热，故谓之"反发热"，以区别于单纯太阳表证。太阳病脉必浮，现在不是脉浮而是脉沉，沉脉主里，为少阴病里虚寒的确据。脉证合参，因知是少阴病阳虚兼表证。从治以温经解表来看，是证阳虚并不太甚，始可与表里双解的温经解表法。少阴与太阳同时发病，这种发病模式在《素问·热论》中称为"两感证"。

本条与92条"病发热头痛，脉反沉，若不差，身体疼痛者，当救其里，宜四逆汤"相较，虽然同属于太阳少阴两感，但病机并不相同，本条是少阴病为主，故云"反发热"；彼条以太阳病为主，故云"脉反沉"。本条虽是少阴为主，而里虚寒尚不太甚，所以表里同治，用麻黄细辛附子汤；92 条中虽是太阳为主，而里虚寒已甚，所以先救其里，主以四逆汤。必须仔细推敲，才能真正掌握。

【方解】 麻黄细辛附子汤由麻黄、细辛、附子组成。方中麻黄解表邪，附子温肾阳，细辛佐附子以温经，佐麻黄以解表。三药合用，于温阳中促进解表，于解表中不伤阳气。

【临床应用】 《仲景方药古今应用》说："本方常用于治疗阳虚感冒，以及水肿病、病态窦房结综合征等缓慢性心律失常、冠心病心绞痛、肺心病、慢性支气管炎、过敏性鼻炎、神经炎、三叉神经痛、风湿病、无汗症、荨麻疹等，以阳虚为主者。"《临证实用伤寒学》说："麻黄细辛附子汤是温阳宣达散寒之剂，凡属阳虚寒盛，且须温通透达者，皆可用之……本方中的细辛用量，向有'不过钱'之说，但从临床实践来看，细辛作丸散剂，每次为 0.5 ~ 1g，每天 1 ~ 2 次；作煎剂用 2 ~ 5g 为宜，不要用量过大而引起中毒。"《伤寒论与中医现代临床》说："麻黄附子细辛汤、麻黄附子甘草汤，可助阳解表、温经散寒，临床主要用于老年人、虚人外感风寒，阳虚而外感风寒表证。至于内伤杂病如病窦综合征、哮喘等，有阳虚寒阻病机者，投方也常有卓效。"

【医案选录】

案一 乔某，男，59 岁。周身疼痛，游走不定，每到冬季，病情加重，剧痛难忍，拥被卧床。次年春天，天气渐暖，疼痛也随之缓解。到盛夏时，则疼痛若失。数年逐渐加重，面色萎黄，肢体消瘦，脉迟而弱。治以麻黄细辛附子汤加减，于秋末冬初即开始服用。附子 30g，细辛 15g，白术 30g，炙甘草 30g，制成散剂，日服 10g，服至初夏即停。当年冬天疼痛大减，第 2 年冬天痊愈，以后不论隆冬盛夏，都能参加轻微体力劳动。（《经方发挥》）

案二　某少妇，32 岁，于 5 月 26 日晨突感左肢不遂，言语蹇涩，经某医院按病毒性脑炎治疗无效，又经××精神病防治院诊断为脑干脑炎，加用激素亦无效。后经×市三家大医院检查：两目视乳头欠清，咽反射消失，左侧肢体轻偏瘫，左椎体束征，脑电图波形正常。无药可用，转中医院诊治。起病迄今已经 50 余日，根据面色苍白、流涎肢冷、左肢不遂、口不能张、舌不能伸、欲语无声、饮水即呛、舌淡苔白滑、脉沉微细，断为寒邪直中少阴，阳虚失展，寒痰阻络，治以温经通阳，化痰和络，方选麻黄附子细辛汤加味。炙麻黄 6g，熟附片 6g，北细辛 3g，制半夏 10g，白芥子 6g，桂枝 10g，九节菖蒲 6g，全蝎 3g。服 3 剂，四肢回温，流涎减少，左肢略能活动，但饮水仍呛，前方加制南星 6g，续服 5 剂，饮水不呛，能扶杖行走，能讲话，尚不清楚，主诉舌萎无力，不能咀嚼，再于前方去南星、全蝎，加入补肾之熟地、仙灵脾、巴戟天、骨碎补，连服 15 剂，全部恢复正常。(《伤寒论求是》)

按：案一为赵明锐医案，赵进喜等在《伤寒论与中医现代临床》中引用此案，并说："痹证多风寒湿三气杂至，其中疼痛甚者，名'痛痹'，多感受寒湿之邪为主，或兼风邪。所以治疗当温经散寒除湿为主，兼以祛风。麻黄细辛附子汤虽为助阳解表而设，但可以温经散寒，除湿祛风，附子、细辛更擅止痛，因而也可用于寒湿痹证治疗。"本案改汤剂为散剂，并据其发病规律而服药，实仲景"先其时服药"之法，真可谓"经方发挥"。案二为陈亦人医案，陈老称此病为"痦痹"，病机为"寒邪直中少阴，阳虚失展，寒痰阻络"，用麻黄细辛附子汤旨在温经通阳，是以陈氏说："实践证明，麻黄附子细辛汤的作用主要是温经通阳，而不一定发汗，也决不限于主治少阴太阳两感。"

[南陈北刘有关论述]

陈亦人：关于麻黄附子细辛汤的方义，大多注家皆就太阳、少阴两经解释，如钱天来说："故以麻黄发太阳之汗，以解其在表之寒邪，以附子温少阴之里，以补其命门之真阳，又以细辛之气温味辛，专走少阴者以助其辛温发散，三者合用，补散兼施，虽然发汗，无损于阳气矣，故为温经散寒之神剂云。"又如程郊倩说："须以附子温经助阳，托助其里，使阳不至随汗而越，其麻黄始可合细辛用耳。"个人体会该方主要作用是温经通阳，不但温经散寒，而且温经除痹。临床运用范围很广，并不限于少阴兼表证，也不一定有发热，反复发作的风寒头痛、风寒齿痛、关节痛、嗜睡症等使用本方均有良效。(《伤寒论求是》)

少阴病，得之二三日，麻黄附子甘草汤微发汗。以二三日无证[1]，故微发汗也。(302)

麻黄附子甘草汤方

麻黄二两（去节）　　甘草二两（炙）　　附子一枚（炮，去皮、破八片）

上三味，以水七升，先煮麻黄一两沸，去上沫，内诸药，煮取三升，去滓，温服一升，日三服。

【注释】

(1) 无证：《玉函经》，成无己《注解伤寒论》均作"无里证"。现从此说。无里证即无吐、利等里虚寒症。

【提要】论少阴兼表轻证的证治。

【解析】本条应与上条合参，也应当有反发热、脉沉等症。本条言"二三日"较"始得之"病势稍缓；"无里证"是指无下利清谷等里虚寒证，表明里虚寒尚不太甚，故可微发汗。无里证，不仅是本条的审证用药要点，也同样是麻黄细辛附子汤证的审证用药要点。如果有下利清谷等里虚寒证，则当用四逆汤先温其里，而不可表里同治。由于本条的证势稍缓，所以用麻黄附子甘草汤温经解表，其解表作用较麻黄细辛附子汤轻缓。

【方解】麻黄附子甘草汤即麻黄细辛附子汤去细辛加炙甘草而成，因病势比较轻缓，故去辛窜之细辛，加甘缓之甘草，以温经微汗。

【临床应用】《伤寒论译释》归纳"本方应用范围"是："1. 冠心病伴心律失常，本方加人参、黄芪。2. 冠心病合并低血压，本方合桂枝甘草汤。3. 慢性肾盂肾炎急性发作。"

【医案选录】覃某某，女性，年约五十余。因全身浮肿，来院医治。患者于入院前三月，初起眼睑浮肿，继即全身肿胀，按之有凹陷，体重由八十余市斤增至一百四十余市斤，行动困难，食欲不振，大便软，小便少，素无心悸气促及两脚浮肿史，经化验诊断为肾脏性水肿。脉之沉小，初拟五苓散、济生肾气丸之类，连服多剂，毫无作用。筹思再三，患者先从颜面肿起，正符合《金匮要略》所谓"腰以上肿，当发汗乃愈"之旨，同时忆及吴鞠通肿胀一案，因仿其法，用麻黄附子甘草汤，连服3剂，汗出至腿以下，顿觉全身舒适，但肿消失不著。继用五苓散及济生肾气丸多剂，功效大著，关门大开，小便清长，日夜十余次。二周后，全身水肿消失，体重减至八十余市斤，恢复原来体重，患者愉快出院。(《湖南中医医案选辑》第一辑)

　　按：吕志杰等说："此例肿从上起，渐至全身。盖腰以上属阳主表，肿从上起者，必因风寒水湿外袭，毛孔闭而肺气壅，上窍不通，水湿日盛，乃肿及全身。此时，若见肿治肿，不开上窍终不能通，肿无消日。所以本案初用'五苓'、'肾气丸'不能奏效，后予麻黄附子甘草汤发汗启闭，上窍得通，再投前方，其应如响。"

[南陈北刘有关论述]

刘渡舟：归纳太阳、少阴两感证治，风寒之邪初客太、少，脉沉，反发热，用麻黄细辛附子汤温经发汗；邪客太、少，病程稍长，正气渐衰，若未见下利清谷，四肢厥逆等症，犹可用麻黄附子甘草汤温经微发汗；若用此两方后病不差，甚或见下利、肢厥等里阳虚衰之重证者，则当用四逆汤先复里阳。此即治太、少两感之三法。（《伤寒论讲解》）

少阴病，得之二三日以上，心中烦，不得卧，黄连阿胶汤主之。（303）

黄连阿胶汤方

黄连四两　黄芩二两　芍药二两　鸡子黄二枚　阿胶三两（一云三挺）

上五味，以水六升，先煮三物，取二升，去滓，内胶烊尽，小冷，内鸡子黄，搅令相得，温服七合，日三服。

【提要】论少阴病阴虚热盛证的证治。

【解析】本条为少阴病热证，真阴已虚，邪热复盛，吴鞠通谓为"阴既虚而实邪正盛"。肾水亏于下，心火亢于上，心肾不得相交，阴虚热扰，故心中烦而不得卧，临床还可见有舌红苔黄、脉细数等证。证属阴虚热盛，它与单纯的邪热盛或单纯的阴虚不同，所以治必兼顾，滋阴与泻热同用，即治以滋阴泻热法，方用黄连阿胶汤。

本证与栀子豉汤证虽然都有心烦不得卧（眠），但病机确有所不同。栀子豉汤证热扰胸膈，病在气分，阴液未伤，故苔多薄腻微黄；本证阴虚热盛，肾阴虚于下，邪热上扰心胸，故不仅苔黄，而舌必红绛，脉必细数。所以一治宜清宣郁热，一治宜滋阴泻热。

【方解】黄连阿胶汤由黄连、黄芩、芍药、鸡子黄、阿胶五味药组成，黄连、黄芩苦寒直泻邪热，泻心火以除烦；

阿胶滋肾阴，鸡子黄养心血；芍药与芩、连相伍，益阴泻热；与鸡子黄、阿胶相伍，苦甘化液以滋阴。诸药相伍，共成泻热滋阴之剂。本方重在泻热，而滋阴之力较弱，是以吴鞠通谓"邪少虚多者，不得用黄连阿胶汤"。

【临床应用】《伤寒论与中医现代临床》说："黄连阿胶汤有育阴清火之用，所以主要适用于少阴阴虚体质之人为病肾水不足、心火自旺之证。"《临证实用伤寒学》说："后世师本方化裁之方颇多。如《千金要方》的驻车丸，用黄连、阿胶、干姜、当归为丸治阴虚发热，下痢脓血，腹痛难忍。《医学发明》的朱砂安神丸，用黄连、生地、当归、辰砂、甘草治心神昏乱，惊悸，卧寐不安。《丹溪心法》之大补阴丸，用黄柏、知母、熟地、龟板、猪脊髓和蜜丸治水亏火炎，耳鸣耳聋，咳逆虚热，肾脉洪大，不能峻补者。"又说："黄连阿胶汤为肾阴虚亏，心火上炎而设，临床上可随证加减。心悸失眠者可加远志、柏子仁。彻夜不眠，或稍入眠即多梦，加茯神、菖蒲、远志。妇人精神抑郁，于上方加炙甘草、浮小麦、大枣。气弱神疲，纳差者，去鸡子黄，减黄连加参须、黄芪、当归等。如上证兼有口渴、咽干，可加麦冬、玄参、花粉，若热灼真阴，血溢皮肤，牙龈或皮下紫斑者，可于方中加女贞子、旱莲草，或加炒地榆、丹皮、生地等。"

【医案选录】吴某某，昆明人，住昆明市绣衣街，有长子年15岁，于1921年3月患病延余诊视，发热不退已十一日，面红唇赤而焦，舌红苔黄而无津，虚烦不得卧。食物不进，渴喜冷饮，小便短赤，大便不解，脉来沉细而数。查其先前所服之方，始而九味羌活汤，继则服以黄连、栀子、连翘、黄芩、银花、桑叶、薄荷等未效。此系春温病误以辛温发散，又复苦燥清热，耗伤真阴，邪热内蕴，转为少阴阴虚热化证。拟黄连阿胶汤治之。黄连 10g　黄芩

12g　杭芍24g　阿胶10g（烊化兑入）　鸡子黄2枚。先煎芩、连、芍药为汤，稍凉，兑入已烊化之阿胶，再搅入生鸡子黄2枚和匀而服。服1剂后即得安静，烦渴已止，唇舌转润，脉静身凉。继以生脉散加生地、玄参、黄连。上方连进2剂而安。（《吴佩衡医案》）

按：吕志杰等说："《温病条辨》下焦篇曰：'少阴温病，真阴欲竭，壮火复炽，心中烦，不得卧者，黄连阿胶汤主之。'此例初病春温，反治以辛温、苦燥之剂，以致邪热愈炽，真阴大伤，遂成少阴温病。此时，甘寒滋润、苦寒直折皆非所宜。只有滋阴泻热并举，方属合拍，故选用黄连阿胶汤与之，1剂而愈。"

[南陈北刘有关论述]

陈亦人：至于该证的虚实问题，有的侧重于实，主张是"阳亢导致阴虚"，有的侧重于虚，主张是"阴虚导致阳亢"。两说都嫌片面，因为该证病机为"正虚邪实"两个方面，不可偏废，正如周禹载所说，"是热邪入里劫阴"。吴鞠通说得尤其明确，"阴既虚而实邪正盛"，并在该方禁例中指出"邪少虚多者，不得用黄连阿胶汤"，确属可贵的经验总结。（《伤寒论求是》）

少阴病，得之一二日，口中和[(1)]，其背恶寒者，当灸之，附子汤主之。（304）

附子汤方

附子二枚（炮、去皮、破八片）　茯苓三两　人参二两　白术四两　芍药三两

上五味，以水八升，煮取三升，去滓，温服一升，日三服。

【注释】

（1）口中和：就是口不苦，亦不燥渴的意思。

【提要】 论阳虚寒湿的审证要点与治疗方法。

【解析】口中和乃少阴病阳虚寒湿证的审证要点。口中和，表明里无邪热。背为督脉循行部位，阳虚而寒湿凝滞，督脉先受影响，故背恶寒。本条可作为 305 条"身体痛，手足寒，骨节疼，脉沉者"的补充。在服附子汤的同时，还可兼用灸法，一般认为可灸大椎、关元、气海等穴。灸法与汤药并进，可以增强疗效。

阳明病热盛汗多，津气损伤，也会发生背恶寒，切不可误用附子汤。这里的口中和就是与其鉴别要点。阳明病热证不会口中和，而是口中燥渴，如 169 条"伤寒无大热，口燥渴，心烦，背微恶寒者，白虎加人参汤主之"即是。前后互参，可见临床诊断，询问口中和与否，具有重要意义。

【方解】附子汤由附子、茯苓、人参、白术、芍药五药组成。方中重用炮附子，温经驱寒镇痛，与人参相伍，温补以壮元阳，与白术、茯苓相伍，健脾以除寒湿，佐芍药和营血而通血痹，可加强温经止痛的效果。

【临床应用】《伤寒论与中医现代临床》说："附子汤能温阳散寒除湿，所以凡寒湿痹证（风湿、类风湿）、'老寒腰'、'老寒痛'（坐骨神经痛、梨状肌综合征）以及阳虚外感风寒、妊娠腹痛、妇科杂病等，即可考虑使用附子汤。"《仲景方药古今应用》说："本方可治疗风湿病、冠心病、心绞痛、胃肠病、阳痿、妇科病（滑胎、羊水过多、虚寒性早产）、肾脏疾患等属于阳虚阴盛者。"

【医案选录】唐某某，男，51 岁。患冠心病心肌梗死，经抢救脱险，中药曾服活血化瘀、祛湿化痰、育阴潜阳剂，症状时轻时重。某日突发心绞痛，症见面色青黄，剧痛难忍，背冷恶寒，汗出不止，四肢发凉，指端青紫，舌淡苔白多津，脉细，证属阴寒内盛，且胸阳不振，尤以背寒症状突出，以附子汤加味。红参 10g，炮附子 10g，白术 15g，白芍 30g，茯苓 30g，川芎 15g，薤白 30g。急煎顿服。服药须臾，汗止，精神好转，疼痛减轻。2 剂背冷减轻。上方继服 40 余剂，心绞痛未再发作，背冷消失，血压也被控制，能上班工作。(《伤寒论与中医现代临床》)

　　按：赵进喜等说："附子汤治疗风寒湿痹临床常用，而用附子汤治疗胸痹则知之甚少……此例脉证相参，系阳虚寒盛而背寒冷症状突出，附子汤主症已备，故用附子汤获效。可见，一遇心脑血管病，就言活血化瘀，实际是背离了中医辨证论治的精神。"

[南陈北刘有关论述]

　　刘渡舟：本条"背恶寒"若与 169 条白虎加人参汤的"背微恶寒"相比，一为热伤气阴，一为寒伤阳气。两者鉴别之处，一为口中燥渴，一为口中和；一为有热，一为无热；一为"背微恶寒"，一为背恶寒甚重。仔细分析，则不难鉴别。(《伤寒论讲解》)

　　少阴病，身体痛，手足寒，骨节痛，脉沉者，附子汤主之。(305)

　　【提要】 论阳虚寒湿身痛的证治。

　　【解析】 从手足寒、脉沉的脉证上，可以看出本证主要是阳气虚弱，由于里阳不足，生阳之气陷而不举，是以其脉沉；阳气虚衰，不能充达于四末，故手足寒；阳气虚衰，水寒不化，寒湿留着于经脉关节之间，故身体痛、骨节痛。证属阳虚阴盛，寒湿留着经脉关节，治以温经驱寒除湿为法，方用附子汤。

　　附子汤证两条，叙证各有特点，刘渡舟谓其一主阳虚，一主寒盛。304 条主要讲阳虚证，305 条主要讲阳虚寒湿盛的证候要点。

　　[南陈北刘有关论述]

　　刘渡舟：身痛一证，在太阳篇及少阴篇均有论述。但太阳病身痛因风寒之邪闭塞肌表所致，证当伴有头痛发热等，用麻、桂发汗解表，身痛自除。而少阴病身疼，因阳虚寒盛，寒湿凝滞所致，证当伴有无热恶寒，脉沉等，用附子汤扶阳抑阴，温化寒湿，身疼可解。亦有汗后气血两伤，肌肤失养而见"身疼痛，脉沉迟者"，治用桂枝加芍药生姜各一两人参三两新加汤益气养血以荣肌肤，身痛可除，临证当悉心鉴别。（《伤寒论讲解》）

少阴病，下利便脓血者，桃花汤主之。（306）

桃花汤方

赤石脂一斤（一半全用，一半筛末）　干姜一两　粳米一升

上三味，以水七升，煮米令熟，去滓，温服七合，内赤石脂末方寸匕，日三服。若一服愈，余勿服。

【提要】 论虚寒下利便脓血，滑脱不禁的证治。

【解析】 下利便脓血，一般多属热证，然此下利便脓血治以桃花汤。以方药测证，则知此下利便脓血非属热证，而当是虚寒证，乃脾肾阳虚，络脉不固而统摄无权，大肠滑脱所致。是证虽脓血杂下，必无里急后重，且所下以白色脓冻为主，夹有血丝，状如鱼脑，其味腥冷而无臭秽之气。结合下条，当有腹痛绵绵、小便不利、口淡不渴等症。因证属脾肾阳虚，络脉损伤，固摄无权，滑脱不禁，故其治以温阳祛寒，涩肠固脱为法，方用桃花汤。

【方解】 桃花汤由赤石脂、干姜、粳米三药组成。方以赤石脂涩肠固脱为主药，辅以干姜温中阳，佐以粳米益脾胃，三药合用，可提高涩肠固脱的功效。赤石脂一半入煎，取其温涩之气，一半为末，以小量粉末冲服，取其直接留着肠中，更有收敛作用。

【临床应用】 《伤寒论与中医现代临床》说："桃花汤证腹证可见脘腹胀满松弛，腹痛绵绵，喜温喜按，腹部皮肤

及四肢发冷。桃花汤具有温中止利固脱之功，故在临床上多以治疗阳虚不振，滑脱不禁之下利，便脓血等证。"《仲景方药古今应用》说："本方主要用于治疗脾肾虚寒所致的慢性痢疾、阿米巴痢疾、慢性肠炎，以及妇人漏下、带下等症。"在临床上，本方所治不一定必有脓血，凡属滑脱不禁，皆可应用。但对实邪未尽者，切勿误用，以免留邪为患。

【医案选录】

案一　刘某某，男 32 岁。患肠炎 5 年，经常发作，迄今未愈，半月前，病情加重，曾便出腐肉状物一块，近感食欲不振，消化不良，少腹作痛，便利红白之脓状物甚多，日行八九次，里急后重，苔薄白，舌质淡，脉象沉细。属中阳不足，下焦虚寒，渐见滑脱之象。以温补收涩为法，佐以理气燥湿之剂。处方：青皮炭 5g，赤石脂 10g（禹余粮 10g 同布包），广皮炭 6g，血余炭 6g（晚蚕砂 10g 同布包），朱茯苓 6g，苦参 10g，朱茯神 6g，吴茱萸 5g（黄连 5g 同炒），米党参 6g，苍术炭 6g，椿根皮 12g，煨肉果 6g，白术炭 6g，紫厚朴 5g，干姜炭 5g，五味子 3g，补骨脂 6g，炙甘草 3g，引用白粳米白粗布包入煎。药服 9 剂，诸症均减。（《施今墨临床经验集》）

案二　程某某，男 56 岁。患肠伤寒住院治疗 40 余日基本痊愈。惟大便泻下脓血，血多而脓少，日行三四次，腹中时痛，屡治不效。其人面色素来不泽，手脚发凉，体疲食减，六脉弦缓，舌淡而胖大。此证为脾肾阳虚，寒伤血络，下焦失约，属少阴下痢脓血无疑，且因久利之后，不但大肠滑脱，而气血虚衰亦在所难免。治当温涩固脱保之，赤石脂 30g（煎汤，一半研末冲服），炮姜 9g，粳米 9g，人参 9g，黄芪 9g，服 3 剂而血止，又服 3 剂大便不泻而体力转佳。转方用归脾汤加减，巩固疗效。（《伤寒论通俗讲

话》）

按：此二案皆名医之案，案一为施今墨之案，痢疾多湿热壅结气血，大肠传导失常，但久病邪毒伤及脾肾阳气，也有需要温中固涩者，此即一例。方中除固涩止滑外，多为理气燥湿之品，方药配伍亦可为示范；案二为刘渡舟之案，肠伤寒，相当于中医的湿温病，多用清热化湿之法，但湿温为病，阳气实则热化而归阳明，阳气虚则寒化而归太阴，也有转而虚寒者。此即转为脾肾阳虚且滑脱之案，其用药与《伤寒论》相吻合。

少阴病，二三日至四五日，腹痛，小便不利，下利不止，便脓血者，桃花汤主之。（307）

【提要】补充论述桃花汤证的证治。

【解析】此承上条，补充桃花汤证，除下利便脓血外，还可以见到腹痛，小便不利等症。阳虚寒滞则腹痛，然其腹痛为绵绵而痛，喜温喜按。下利过多，损伤津液，是以小便不利，但非短赤。证属脾肾阳虚而滑脱不禁，故治以桃花汤温补脾肾，涩肠固脱。

[南陈北刘有关论述]

刘渡舟：306 条和 307 条均为桃花汤证治，当两条合参。其临床特点为下利不止，滑脱不禁，大便稀薄，脓血杂下，血色晦暗不泽，其气腥冷不臭，无里急后重和肛门灼热感。常伴见腹痛，并喜温喜按。下利不止，必伤津液，故多伴见小便短少。（《伤寒论讲解》）

少阴病，下利便脓血者，可刺[1]。（308）

【注释】

（1）可刺：指可以用针刺的方法。

【提要】论少阴病下利便脓血也可采用针刺法。

【解析】少阴病，下利便脓血，除了药物治疗外，也可用针刺法治疗。针刺有泄邪、固摄的双重作用。针刺与药物配合运用，则疗效更好。

本条叙证不详，又未说明刺哪些穴位，以致认识不一。虽有谓"刺法是泻其实热，灸法是温其虚寒"，但针刺也有补泻之法，既可用于热实证，也可用于虚寒证，故下利便脓血，无问其寒热，皆可用针刺之法，要在临证时正确取穴和施行手法。

少阴病，吐利，手足逆冷，烦躁欲死[1]者，吴茱萸汤主之。(309)

【注释】

(1) 烦躁欲死：是形容烦躁之甚令病人难以忍受。

【提要】 论肝胃虚寒，浊阴上逆酷似四逆汤证的证治。

【解析】 本条以少阴病冠首，吐、利、四逆，亦酷似四逆汤证，何以不用四逆汤而用吴茱萸汤？关键是"烦躁欲死"一证，标志着阴邪虽然很盛，而阳气尚能与阴邪相争，而不是阴盛阳亡，是知此证似四逆汤证而非四逆汤证，即四逆汤证的类似证。此证乃肝胃虚寒，浊阴上逆所致，治以温降肝胃，泄浊通阳为法，方用吴茱萸汤。

[南陈北刘有关论述]

陈亦人：吴茱萸汤证以呕吐为主，下利、厥冷不是必备的症状。证属中虚肝逆，而浊阴上犯，与四逆汤证的阴盛阳虚不同，是以虽有下利，但并不太严重。其烦躁欲死，因阴阳剧争所致，所以用吴茱萸汤温降肝胃，泄浊通阳。四逆汤证是脾肾虚寒证，此是胃虚肝逆证。(《伤寒论译释》)

少阴病，下利，咽痛[1]，胸满，心烦，猪肤汤主之。(310)

猪肤汤方

猪肤[2]一斤

上一味，以水一斗，煮取五升，去滓，加白蜜一升，白粉⁽³⁾五合，熬香，和令相得，温分六服。

【注释】

（1）咽痛：实是泛指咽喉痛。汪苓友说："喉与咽相附，仲景言病热咽痛，而喉咙即在其中。"

（2）猪肤：即去掉内层肥白的猪肉皮。

（3）白粉：即白米粉。

【提要】 论少阴阴虚火炎咽痛的证治。

【解析】 少阴病阴虚，阴虚则热，邪热下注则下利，利则阴气更伤，因而虚火上炎，注于胸中，熏灼咽嗌，故咽痛、胸满、心烦。本证咽痛乃属虚证，咽部多不太红肿，唯觉干痛，痛势也不剧烈，不若风热实证之红肿而痛甚。证属阴虚火炎，治以滋肾润肺补脾，方用猪肤汤。

【方解】 猪肤汤由猪肤、白蜜、米粉组成。方中猪肤滋肾阴而清虚火，白蜜润肺以除烦，米粉炒香补脾止利。三药相伍，以成清热润燥补脾之用，为甘润平补之剂。汪苓友说："上汤治少阴客热，虚燥下利之药也。猪肤甘寒，白蜜甘凉，米粉甘平，三物皆能清热润燥补虚，热清则烦满除，燥润则咽痛解，虚补则利自止矣。"

【临床应用】《伤寒论临床学习参考》说："后世医家认为本方治疗咽痛亦有良效。《长沙药解》谓'猪肤利咽喉而消肿痛，清心肺而除烦满……肺金清凉而司皮毛，猪肤善于清肺，肺气清降，浮火归根，则咽痛与烦满平也。'《伤寒论今释》谓'猪肤汤……润滑而甘，以治阴虚咽痛，其咽当不肿，其病虽虚而不甚寒，非亡阳之少阴也。'"又说："现代临床多用于慢性咽炎、扁桃体炎，肺肾阴虚之声音嘶哑、失音，原发性血小板减少性紫癜，再生障碍性贫血等病。"

【医案选录】 曾治一女学生，咽痛，音哑，屡服麦冬、胖大海之类无效，舌红，少苔，脉细。诊为肺肾阴虚，虚

火上扰，金破不鸣之证。拟猪肤一味熬汤，调鸡子白，徐徐呷下，尽一剂则咽痛止而音哑除。(《伤寒论讲解》)

按：是证肺肾阴虚，虚火上扰，金破不鸣，是知其证非专关于肾，实与肺、脾、肾三脏有关，诚陈亦人所谓"从肺脾肾的关系分析方义，也比较合理"。

[南陈北刘有关论述]

陈亦人：本证咽痛，虽属少阴，实与肺有关，秦皇士说："少阴咽痛，以肾水不足，水中火发，上刑肺金。"

本证主寒主热均不恰当，既非传经之热，所以不用苦寒清热，亦非阳虚，所以不用姜、附温药。乃阴伤而虚火上炎，所以用猪肤汤。(《伤寒论译释》)

少阴病，二三日，咽痛者，可与甘草汤；不差⁽¹⁾，与桔梗汤。(311)

甘草汤方

甘草二两

上一味，以水三升，煮取一升半，去滓，温服七合，日二服。

桔梗汤方

桔梗一两　甘草二两

上二味，以水三升，煮取一升，去滓，温分再服。

【注释】

(1) 不差：差，通"瘥"。不差，指病势不减轻。

【提要】论客热咽痛的证治。

【解析】本条叙证太简，只云"咽痛"，很难辨其寒热虚实，然据治以甘草汤，方用生甘草一味，甘草甘寒，能清热解毒，是知此咽痛当属客热咽痛。一味甘草，清热之力不强，是知此客热咽痛亦不太甚，咽部可有轻微红肿疼痛。

若服甘草汤咽痛未除，可加桔梗以开肺利咽，加强清热利咽之功，即桔梗汤。

综上，是证咽痛是邪热客于咽嗌，治以清热利咽为法，方用甘草汤，不差者可加桔梗，即桔梗汤。

【方解】《伤寒论》中甘草多炙用，仅甘草汤、桔梗汤方中甘草生用。甘草生用清热解毒，故能治客热咽痛，佐以桔梗，辛开散结利肺，更可提高疗效。

桔梗汤，后世名甘桔汤，为治疗咽喉痛的基本方，治疗咽喉痛诸方大多由此方加味而成。桔梗汤不仅治咽痛，还能治风热犯肺的失音，本方加诃子名"铁叫子如圣汤"即是治失音的名方。

【临床应用】《仲景方药古今应用》说："近代使用单味甘草汤治疗疾病，国内尚未见报道，但国外的日本则较广泛地运用本方治疗多种病症。有报道日本汉方医根据甘草汤具有缓急止痛，能直接作用于平滑肌及皮肤粘膜，对炎症轻、发赤肿痛不明显的急迫性疼痛和痉挛疼痛有卓效的临床药理特点，认识到凡咽喉、食道、胃肠、肛门、皮肤粘膜等出现急迫性疼痛，均宜本方治疗。并认为本方内服外用皆可。内服以炎症和肿胀不明显者为宜；外用宜于皮肤或黏膜的疼痛。其具体运用如下：①口腔内痛：口腔炎、牙痛、咽喉痛、食道痛等。②用于声哑，常获良效。③用于胃痛、腹痛，以腹肌紧张或板状为用方指征。④胃溃疡、十二指肠溃疡，服镇痛剂无效，宜此方。⑤用于反射性或痉挛性咳嗽。⑥用于食物中毒：如菌类中毒等。⑦能减轻抗结核药、磺胺剂等药的副作用。⑧用于过敏性疾患：如过敏性湿疹、荨麻疹、皮肤瘙痒等。⑨适用于排尿痛、尿闭。⑩用于痔核、脱肛等肛门部痛甚；阴部瘙痒、肿痛；跌打损伤、刺伤、虫螫引起的疼痛，宜外用，主要采用浓缩液湿布热敷。"《伤寒论临床学习参考》说："甘草汤现代多用于风热咽痛，口唇溃疡；肺痿涎沫多；舌卒肿大，满口塞喉，气息不通；痈疽、疔疮；小儿遗尿和尿血；小儿撮口发噤；溃疡病等病证。"对于桔梗汤，《仲景方药古今应用》说："古人用此方治疗咽痛，喉痹、肺痈咳唾脓血等病症。现代多用之与其他方合用治急性咽喉炎、扁桃体炎、扁桃体周围脓肿、食道炎、肺脓疡等。"《伤寒论临床学习参考》说："桔梗汤临床常用于肺部疾患及喉部病证。"巢因慈认为桔梗汤"现临床上多用于治疗急性肺脓肿及咽喉部急性炎症，如急性扁桃体炎、扁桃体周围炎、急性咽炎、急性喉炎、急性会厌炎等证属风热郁肺者。临床治疗肺痈，加鱼腥草、生薏仁、冬瓜子、桑白皮、桃仁、败酱草等。治疗急性咽喉炎症，加防风、僵蚕、荆芥、薄荷等。"《临证实用伤寒学》说："目前的临床医生虽然极少单用桔梗甘草汤治咽痛，但是，在许多治疗咽喉、肺部疾患的方剂中含有这二味药。比如治疗外感风热、咽痛咳嗽为主症的桑菊饮，治风热恋肺，咽痒久咳之止嗽散等。临床上，凡出现咽喉不利，咽痛，咽痒，均可在辨证的基础上加入桔梗、甘草。"

【医案选录】

案一　王某，男，25 岁，已婚，军人。1956 年 10 月 4 日入院。经常空腹时或晚间上腹部疼痛，饭后感到舒适。经钡餐检查，诊断为十二指肠球部溃疡。曾住某医院，采用西皮氏疗法并配合食饵疗法、奴佛卡因内服等，治疗 70 余日，仅上腹部疼痛及吐酸、吐饭减轻而出院。出院 3 个月，因胃痛、吐酸、吐饭逐渐加重而再次入院。检查：发育正常，营养中等，右上腹部有较明显的压痛，肝脾未扪及……钡餐检查：仍为十二指肠球部溃疡。采用甘草汤 180ml，饭前空腹时服，每日 3 次，并用 2% 奴佛卡因 20ml 每日 3 次内服。治疗 40 天后，钡餐复查，溃疡愈合，于 11 月 24 日出院。（浙江中医杂志，1957，11：21）

案二　施某某，男，17 岁。患者憎寒发热一周，咳嗽胸闷不畅，吐痰少量白色黏痰。结合血象与胸透检查，诊断为左下肺脓疡。经住院治疗 8 天，使用大量抗菌素，发热不退。遂请中医诊治，用桔梗 60g　生甘草 30g。服药 1 剂，咳嗽增剧，翌晨吐出大量脓痰，夹有腥臭。原方续进 2 剂，排出多量脓痰，发热下降。减桔梗为 20g　生甘草 10g，加南沙参、银花、鱼腥草、生苡仁、瓜蒌皮等。服至 10 余剂，脓尽热退，精神佳，饮食增，胸透复查，脓疡已消散吸收，血象亦正常。（中医函授通讯，1981，3：35）

按：案一为甘草汤案，系十二指肠球部溃疡，甘味入脾，甘草至甘，为补益脾气，治疗消化道溃疡良药。但应辨证用之，方取良效。每剂可用甘草 10～30g。案二为桔梗汤案，系肺痈（肺脓肿），桔梗汤有祛痰排脓解毒的作用，与西医学治疗肺脓肿采用抗菌素和脓痰引流方法不谋而合。本案足以证明桔梗汤的祛痰排脓解毒作用，但剂应较大。临床上将桔梗汤与《千金》苇茎汤合用，则疗效更好。

[南陈北刘有关论述]

陈亦人：本方（指桔梗汤）甘草清火解毒，桔梗宣肺开结，与甘草汤并为治咽喉痛的祖方。后人在本方的基础上根据不同的症状，有不少加味方剂，但都不出本方精神。李时珍所引的加减诸法，就足以说明其对后世方剂学的影响。又本方桔梗不独宣开肺气，且有排脓除痰的功用，观其用于治肺痈吐脓，即可证明。（《伤寒论译释》）

少阴病，咽中伤，生疮[1]，不能语言，声不出者，苦酒汤主之。（312）

苦酒汤方

半夏十四枚（洗，破如枣核）　鸡子一枚（去黄，内上苦酒，着鸡子壳中）

上二味，内半夏，着苦酒[2]中，以鸡子壳置刀环[3]中，安火上，令三沸，去滓，少少含咽之。不差，更作三剂。

【注释】

（1）生疮：或为咽喉部创伤破溃，或为咽部化脓生疮。

（2）苦酒：即食醋。

（3）刀环：即刀柄一端之圆环，便于放置蛋壳。今可用铁丝作带柄圆环以置蛋壳。

【提要】 论咽伤破溃的证治。

【解析】 咽部受到创伤，或咽部发生溃疡，波及会厌，故语言不利，声不得出，证属痰火郁结，治以清热涤痰，敛疮消肿为法，方用苦酒汤。

【方解】 苦酒汤以半夏涤痰散结，鸡子清润燥利咽，苦酒敛疮消肿。半夏得鸡子清，有利窍通声之功，无燥津涸液之虑；半夏得苦酒，辛开苦泄，能加强劫涎敛疮的作用。药取少少含咽之，可使药物直接持续作用于患处而提高疗效，徐灵胎谓为"内治而兼外治法也"，是对该服法形象性譬喻。

【临床应用】 《仲景方药古今应用》说："本方多用治痰热郁结咽喉之咽炎、喉炎、口腔溃疡及扁桃体炎等。"《经方发挥》说："以制半夏10g，水一碗，煎20分钟左右，去滓入米醋60ml，待半冷时加入鸡子清2个，搅拌，少少别咽之，每日一剂。徐徐含咽，是意在药汁浸渍患处，内服中寓有外治之法。改为上述的制法和服法，毫不影响疗效。"又说："苦酒汤治疗范围，经过临床实践，不仅对治疗《伤寒论》中所述的咽喉部生疮的声音嘶哑有效，而且可以普遍运用于失音的实证患者，即痰火互结，或咽部充血、水肿、影响发音，诸如演员、歌唱家的声音嘶哑属于实证者皆有疗效。虚证失喑则不宜服用本方。"

【医案选录】 王某，男，16岁，该患者为晋剧演员，就诊前2个月突然失喑，语声全无，曾经喉科诊断为声带水肿，肌注青霉素、链霉素，以及服用清热消肿利咽之中药6剂，无疗效。经用本方一剂以后，声音豁然嘹亮，共服3剂痊愈，以后概未复发。(《经方发挥》)

按：此为苦酒汤治失喑之案，"失喑"古称为"喉喑"，即是声音嘶哑发不声来。我在临床上也曾用苦酒汤治疗一例肺癌病用热疗法而致口舌、咽部溃疡者，即按照《经方发挥》之法，确有疗效。

[南陈北刘有关论述]

陈亦人：咽中伤有二义，一是咽喉部受到外来的创伤，一是咽喉部发生破溃，不问创伤或破溃。"咽中伤、生疮"决不是一般的咽痛，咽喉局部肯定有红肿破溃及分泌物等，因溃疡疼痛而难于语言，声音不出，为咽痛重证。这时，甘草汤、桔梗汤皆不能胜任，所以用苦酒汤主治，取其敛疮消肿、利窍通声。(《伤寒论译释》)

刘渡舟：苦酒汤煎服法应特别注意，煎法用半夏、鸡子内入苦酒中於火上令三沸，去滓。服法是"少少含咽之"。这种服法和剂型可为今之口含剂的先河。(《伤寒论讲解》)

少阴病，咽中痛，半夏散及汤主之。(313)
半夏散及汤方
半夏（洗）　桂枝（去皮）　甘草（炙）

上三味，等分。各别捣筛已，合治之，白饮和，服方寸匕，日三服。若不能服散者，以水一升，煎七沸，内散两方寸匕；更煮三沸，下火令小冷，少少咽之。半夏有毒，不当散服。

【提要】论客寒咽痛的证治。

【解析】本条叙证简略，仅言"咽中痛"一症，以方测证，当属风寒客于咽嗌之证。方用半夏、桂枝、甘草三味，为辛温之剂，若咽痛而无风寒郁闭，不得用桂枝；无痰湿阻滞，不得用半夏；是知此咽痛当属风寒客于咽嗌，兼痰湿阻络，咽虽痛必不红肿，苔必白而滑润，且必伴有恶寒、气逆、痰涎多等症。证属风寒客于咽嗌，兼痰湿阻络，治以散寒通阳，涤痰开结为法，方用半夏散，若不能服散，可用水煮散而少少咽之，即半夏汤。

【方解】方名半夏散及汤，指既可为散剂，亦可作汤服。方以半夏涤痰开结，桂枝通阳散寒，甘草补中缓急，客寒挟痰咽痛，非此莫效。此散服时用"白饮和"很重要，可减少半夏对咽喉黏膜的刺激；汤剂服用亦当"少少咽之"，可使药物直接持续作用于患处而提高疗效。方后注中"半夏有毒，不作散服"显是后世注家之文，在传抄过程中误入正文。若是仲景之文，岂会有半夏散之制剂。

【临床应用】《仲景方药古今应用》说："本方可用于治疗某些上呼吸道感染声带水肿、慢性咽炎、喉炎属风寒外束痰涎较多者。"《临证实用伤寒学》说："目前临床上运用虽较少，但有些确须涤痰开结散寒的咽痛，屡治不效而用本方取良效"

【医案选录】王琦治一化脓性扁桃体炎患者，发热咽痛数日，曾服寒凉药不效，并见吞咽困难，喉中咳出痰色如脓血，微热不退，头目昏痛，反复发作，视咽部重度充血，局部黏膜下有出血点，双侧扁桃体Ⅱ度肿大，表面脓点且已破溃，咽后壁淋巴滤泡增生。处方用半夏9g、桂枝9g、炙甘草9g，上三药用水2碗煮沸，煮三、五沸，勿久煎，频频含咽，半日尽剂。次日热退，双侧扁桃体已明显缩小，红肿减轻。于原方加食醋少许，2剂痊愈。（《经方运用》）

按：此化脓性扁桃体炎属寒证者，用之有效，复诊之方加醋，则有苦酒汤之意。

[南陈北刘有关论述]

陈亦人：治咽喉痛，一般多喜用甘凉清润，恶用温燥，

须知咽痛属燥热，固然当用清凉润剂，如属寒邪外束的，则非辛温药不效，若概用寒凉，反致增剧，病必不愈。（《伤寒论译释》）

少阴病，下利，白通汤主之。(314)

白通汤方

葱白四茎　干姜一两　附子一枚（生，去皮，破八片）

上三味，以水三升，煮取一升，去滓，分温再服。

【提要】论阴盛戴阳证证治（白通汤证证治）

【解析】少阴病下利，白通汤主之，以药测证，则知本证之下利属少阴虚寒证。因脾肾阳虚，阴寒偏盛，下焦不得温煦，水谷不别所致。既属少阴虚寒证，当具有但欲寐，手足厥逆，脉微细或沉微等症。根据 315 条"少阴病，下利脉微者，与白通汤"，本证也必然是脉微。从 317 条通脉四逆汤方后加减法："面色赤者加葱九茎"来看，白通汤证中当有面赤；下利脉微，阴盛阳虚，面赤为虚阳被格于上，即戴阳证。是证阳虚阴盛，虚阳被格于上，故治以破阴回阳，宣通上下，方用白通汤。

【方解】白通汤由葱白、干姜、附子组成，方中葱白宣通上下，宣通被格于上之阳下交于肾，附子温肾阳以驱阴寒，干姜温脾阳以通上下。三药合用，破阴回阳，宣通上下，欲其迅速发挥通阳的作用。

【临床应用】《临证实用伤寒学》说："白通汤的组方特点是以葱白宣通上下，因而对阳虚而又上下格拒之证有其独特的疗效。"《仲景方药古今应用》说："本方主治'戴阳证'，并可治疗阳虚性感冒、头痛、咽喉痛、脓肿、腹泻、便秘、雷诺氏病等。"

【医案选录】刘某某，男，12 岁，学生。每晨起头痛绵绵，自汗，精神倦怠，畏寒喜热，舌淡苔白，脉沉细无力，至中午不治则自愈。请某中医诊治，按气虚头痛，屡治无效，严重影响学习。笔者按阳虚头痛，用白通汤加炙甘草，两剂而愈。处方：熟附子6g　干姜4.5g　炙甘草4.5g　葱白二枚。（山东中医学院学报，1977，1：30）

　　按：头痛多风邪外犯所致，但也有属于阳虚寒凝者。此例头痛为慢性病，但自汗畏寒，精神倦怠，脉沉细无力，少阴病主症已具，故投用白痛汤加炙甘草，温阳散寒，制小其剂，结果两剂则愈。这说明回阳救逆"霸道"之方，如果制小其剂，同样可以用于慢性疾病的治疗。

　　少阴病，下利，脉微者，与白通汤。利不止，厥逆无脉，干呕烦者，白通加猪胆汁汤主之。服汤脉暴出者死，微续者生。（315）

　　白通加猪胆汁汤方

　　葱白四茎　干姜一两　附子一枚（生，去皮，破八片）人尿五合　猪胆汁一合

　　上五味，以水三升，煮取一升，去滓，内胆汁、人尿，和令相得，分温再服。若无胆，亦可用。

　　【提要】论阴盛戴阳，服热药发生格拒的证治（白通加猪胆汁汤证证治）及预后。

　　【解析】本条分三节讨论：

　　第一节"少阴病……与白通汤"，是补充论述白通汤证的证治，较上条多"脉微"，即其脉当沉微，显是阳虚阴盛之证，故与白通汤。

　　第二节"利不止……白通加猪胆汁汤主之"，是论阴盛戴阳证服白通汤发生热药被寒邪格拒的证治。阴盛戴阳证服白通汤而下利仍不止。这是病重药轻，所以服用白通以后，不但病情没有好转，反而格拒增甚，以致厥逆无脉、干呕而烦。这是热药被阴寒之邪所格拒的缘故，即王太仆所谓"甚大寒热，必与违性者争雄，逆其气者相格"，并非药不对证。是时之治当遵从"甚者从之"之治则，仍用白

通汤以破阴回阳、宣通上下，更佐入咸寒苦降之猪胆汁、人尿，以引阳入阴，庶可避免再发生格拒，从而达到破阴回阳的目的，即白通加猪胆汁汤。

第三节"服汤……微续者生"，论服白通加猪胆汁汤后，可能出现顺、逆的不同转归。脉暴出是陡然出现，是阴液枯竭，孤阳无依，完全发露于外，其预后不佳，故曰"死"；脉微续是稍稍接续，是阴液未竭，阳气渐复之象，则预后较好，故曰"生"。即尤在泾所谓"脉暴出者，无根之阳发露不逮，故死；脉微续者，被抑之阳来复有渐，故生"。

【方解】白通加猪胆汁汤即白通汤加人尿、猪胆汁，以白通汤破阴回阳，宣通上下，加入人尿、猪胆汁之咸寒苦降，引阳入阴，使热药不被寒邪所格拒，以利于发挥回阳救逆作用。

【临床应用】《仲景方药古今应用》说："本方可用于治疗食物中毒、盛夏突发性吐泻不止等疾患所致的脱水、循环衰竭等。"

【医案选录】杨某，男，48岁。患虚寒下利，初起由于饮食不节，发生滞泻，后则由泻转痢。前医用苦寒化滞之品，多剂不效，后乃病势转剧，烦满腹痛，饮食不思，目赤唇焦面色反青白，昼夜下痢50余次。神识昏沉，默默不语，病延20余日。病势垂危，时有烦躁不安。诊其脉寸关豁大无力，两尺沉微，脉证合参乃阴盛阳亡证。由于阴盛于下，逼阳上越，虚阳不敛，烦躁不安，是阴阳离决之征兆。迫至烦躁不止，一身狂汗，则挽救无及。此证皆由平素中气虚弱，而又服寒凉消导之剂，损伤脾肾所致，为命之治应采取回阳正治之法，用白通汤以回阳纳火为主，佐人尿、猪胆汁清上焦之浮热以育阴止烦。处方：干姜15g，黑附子10g，葱白15g，人尿半杯，猪胆汁3g。水煎凉服。1

剂后夜间便数顿减，只泄四五次，脉搏已变为沉缓无力，是气血虚损之象。因与健脾补气利尿化滞之法，调理20余日而愈。(《伤寒论临床实验录》)

按：此为邢锡波之医案，赵进喜等说："下利属于虚寒者，多发生于脾阳亏虚和少阴脾肾阳虚体质之人，可酌情选用理中汤、四逆汤、白通汤类。而虚寒下利见烦躁不安者，常是虚阳浮越，阳气将脱。此时治疗可应用白通加猪胆汁汤，回阳救阴。"此即一例。

[南陈北刘有关论述]

刘渡舟：服白通汤后，非但不效，反而病情加重，出现了"呕不止，厥逆，无脉，干呕，烦"等症。这种证候的出现说明了两个问题，一是阴寒太盛，对大热之品拒而不受，并且更加激发寒邪，使病情加重。二是下利之后，不仅阳气受伤，而且阴液也耗损。白通汤只能温经回阳而不能滋阴，阴液不复则脉不出；阴不敛阳，虚热浮于上，故见干呕而烦。由于上述两个原因，在治疗上当依《素问·至真要大论》"逆而从之，从而逆之"，"逆者正治，从者反治"的道理，变正治法为从治法。在白通汤基础上加猪胆汁、人尿，用苦咸寒反佐，使同气相求，引阳药直入阴分，既扶阳又育阴。

⋯⋯

人尿、猪胆汁，皆血肉有情之品，容易吸收并可直接为人所用。二药既不损阴，又不碍阳，实为平和有效之药。猪胆汁在现代药品中仍为常用之药；人尿，一般多用童便，亦为历代医家所喜用。

论中有"若无胆亦可用"，似乎猪胆汁可用可不用，但据程门雪先生的临床经验，猪胆汁绝不是可有可无之品。程老先生曾用白通加猪胆汁汤救治两例因食河蟹中毒的患者，找到而用上猪胆汁者终获痊愈；未找到猪胆汁者，则

无效身亡，似可说明猪胆汁的疗效有至关重要的作用。（《伤寒论讲解》）

少阴病，二三日不已，至四五日，腹痛，小便不利，四肢沉重疼痛，自下利者，此为有水气，其人或咳，或小便利，或下利，或呕者，真武汤主之。(316)

真武汤方

茯苓三两　芍药三两　白术二两　生姜三两（切）附子一枚（炮，去皮，破八片）

上五味，以水八升，煮取三升，去滓，温服七合，日三服。若咳者，加五味子半升，细辛一两，干姜一两。若小便利者，去茯苓。若下利者，去芍药，加干姜二两。若呕者，去附子，加生姜，足前为半斤。

【提要】论少阴病阳虚水泛证的证治。

【解析】少阴病二三日不已，至四五日，邪气渐深，肾阳日衰，阳虚寒盛，水气不化，泛溢为患。浸淫肢体则四肢沉重、疼痛；浸渍胃肠则腹痛下利；水气停蓄于内，膀胱气化不行，则为小便不利；水饮内停，随气机升降，无处不到，或上逆犯肺而为咳，或冲逆于胃而为呕，或水寒下趋大肠则下利更甚，或下焦阳虚，膀胱气化不利，则小便不利。总之，这些证候的产生，都是肾阳虚衰兼水气为患，故治以温肾阳、利水气为法，方用真武汤。

【方解】真武汤由茯苓、芍药、白术、附子、生姜组成。方中附子辛热以壮肾阳，使水有所主；白术燥湿健脾，使水有所制；生姜宣散，佐附子以助阳，是于主水中有散水之意；茯苓淡渗佐白术健脾，是于制水中有利水之用；芍药益阴和营，又可制附子刚燥之性，更有利小便之用。诸药相伍，以成温肾阳、利水气之剂。

加减法：若咳者，是水寒犯肺，加干姜、细辛以散水寒，加五味子以敛肺气；小便利则不需利水，故去茯苓；

下利甚者，是阴盛阳衰，芍药苦泄，故去之，加干姜以温里；水寒犯胃而呕者，可加重生姜用量以和胃降逆，原方去附子，附子为本方主药，似不宜去。

学习本条，当联系太阳病篇 82 条真武汤证，82 条真武汤证是太阳病过汗损伤肾阳，致使水泛为患，本条是少阴阳虚阴盛而水邪为患，其临床表现虽不尽相同，但其病机则是一致的，所以都用真武汤治疗，这也是《伤寒论》一方多证的具体体现。

真武汤证与附子汤证，同属肾阳虚兼水湿之邪为患，但附子汤证阳虚较甚，寒湿之邪凝滞于骨节之间，以身体痛、骨节痛为主症；真武汤证为阳虚而水气浸渍内外，以头眩、心悸、身瞤动，或腹痛、小便不利、四肢沉重疼痛、自下利等为主症。两方药物组成大都相同，皆用附、术、苓、芍，所不同处，附子汤附、术倍用，并伍人参，重在温补元阳；真武汤附、术半量，更佐生姜，重在温散水气。

【临床应用】《临证实用伤寒学》说："真武汤临床使用的范围很广，对许多疑难病证都有效果。此因脾肾阳虚所涉及的病种较广，水饮也可停留在不同的部位，真武汤是温阳化饮之要方，故其适应证也相当广泛。"《伤寒论与中医现代临床》说："真武汤证腹证特点腹部肌肤冷凉，触诊有振水音，或有脐部动悸。真武汤适用于脾肾阳虚、水邪内停的各种病证，包括现代医学多种原因所致的慢性充血性心力衰竭、甲状腺功能低下、慢性胃肠炎、慢性肾衰、低血压、高血压病、梅尼埃（旧称美尼尔）病和神经科多种疾病。"

【医案选录】马某某，女，70 岁，1964 年 4 月 17 日初诊。发现高血压病已三年，头痛，耳鸣不聪，劳累则加重，形体日渐发胖，小便有时失禁，晚间尿频，痰多，怕冷，手足偏凉。饮水则腹胀，饮食喜温，不能吃生冷。血压

30.6/15.8kPa（230/118mmHg）。六脉沉细，右甚，舌偏淡苔滑。属阳虚水泛，治宜温阳化水，健脾化痰。处方：茯苓9g　生白术6g　白芍6g　川附片6g　生姜45g　法半夏9g　生龙牡各12g。4月25日复诊：头晕减轻，睡眠好转，血压28/14.8kPa（210/110 mmHg）左右，自觉症状明显减轻。（《蒲辅周医疗经验》）

按：原书按曰："此为阳虚寒湿盛的高血压病，年已70岁，尿频，小便失禁，四肢欠温，肾阳衰退，故用温阳镇水的真武汤加味。痰多用半夏，虽与附子相反，病情需要，却起相反相成的作用。""半蒌贝蔹及攻乌"是否累及附子，值得探讨，仲景《金匮要略》中附子粳米汤即有附子、半夏同用之例，我在临床上亦常用之，未见有"相反"之象。

[南陈北刘有关论述]

陈亦人：真武汤的适用范围尤广，不管是消化系统病，如萎缩性胃炎，胃下垂，胃及十二指肠溃疡，腹泻（包括五更泻），便秘，胃切除后引起的"倾倒症群"；循环系统病，如风湿性心瓣膜病并发心力衰竭，心衰浮肿，高血压性心脏病并发心力衰竭，心房纤颤，二尖瓣分离术后心衰；泌尿系统病，如慢性肾炎高度浮肿，慢性肾盂肾炎低热等，只要符合心肾阳虚水气泛溢病机，用之皆有良效。此外，还可用于寒饮上逆的肺气肿，支气管炎，阳虚夹水湿的白带等病证，充分体现了异病同治的优越性。（《伤寒论求是》）

少阴病，下利清谷，里寒外热，手足厥逆，脉微欲绝，身反不恶寒，其人面色赤，或腹痛，或干呕，或咽痛，或利止脉不出者，通脉四逆汤主之。（317）

通脉四逆汤方

甘草二两（炙）　附子大者一枚（生用，去皮，破八片）　干姜三两（强人可四两）

上三味，以水三升，煮取一升二合，去滓，分温再服，其脉即出者愈。面色赤者，加葱九茎。腹中痛者，去葱，加芍药二两。呕者，加生姜二两。咽痛者，去芍药，加桔梗一两。利止脉不出者，去桔梗，加人参二两。病皆与方相应者，乃服之。

【提要】 论阴盛于内，格阳于外的证治（通脉四逆汤证证治）。

【解析】 少阴病，下利清谷，手足厥逆，脉微欲绝，是阳气大衰，阴寒内盛所致；阳衰之证当恶寒，今反不恶寒，则是虚阳被格于外所致。阳衰于内则里寒，虚阳被格于外则外热，此即所谓"里寒外热"，内真寒而外假热。治以破阴回阳，通达内外为法，方用通脉四逆汤。

由于证势重而变化不一，故又多不同的兼证：若虚阳被格于上，则面色赤；若脾肾阳虚，气血凝滞则腹痛；阴寒犯胃，胃气上逆则干呕；虚阳上浮，郁于咽嗌则咽痛；阳气大虚，阴液内竭，则利止而脉不出。其治则当随证加减。

【方解】 通脉四逆汤的方剂组成同于四逆汤，所不同只是加重了干姜、附子的用量，因而温阳驱寒的力量更强，是以《医宗金鉴》谓"以其能大壮元阳，主持中外，共招外热返之于内"，所以方名通脉，以区别于四逆汤。

因其兼证不同，又当随证加减：面色赤加葱白，取其通格上之阳；腹中痛加芍药，取其活血和络；干呕加生姜，取其和胃降逆；咽痛加桔梗，取其利咽开结；利止脉不出加人参，取其益气以生津，固脱而复脉。方后提出"病皆与方相应者，乃服之"，示人处方选药必须符合病机，方证对应，兼证不同，又当随证加减，方能收到预期效果。

【临床应用】《伤寒论与中医现代临床》说："通脉四逆汤适用于少阴病阳衰重症及少阴阳衰阴盛'格阳证'，多见于多种原因所致的休克、多脏衰竭等。临床上无论外感内伤，只要有少阴阳衰病机，就可选用该方治疗。"《临证实用伤寒学》说："通脉四逆汤证属阴寒内盛，虚阳外越之证。虚阳外越可有种种不同的表现，如发热、面赤、咽痛嘶哑等，但同时必见阳虚阴盛之征。对此类证候的诊治，不要拘于西医'炎症'之说而用清热药，而须根据中医理论，仔细辨证，切合病机，方能正确选方用药，提高疗效。"

【医案选录】 田某儿媳患霍乱，吐泻无度，冷汗出，腹痛筋急，肢厥声小，皮瘪目陷，病来颇暴。予诊时，已服来苏散、藿香正气丸等药，虽无大讹，却不着痛痒，半日时刻，吐泻各在三十次以外，消息停顿，六脉全无，病已濒危，势不及救。察证属寒多，欲与疠疫搏斗，拟通脉四逆汤加重其剂，方用：甘草6g　干姜18g　乌附24g。并书简明医案于方首（霍乱寒多，渴不欲饮，饮亦喜热，舌苔白，吐泻多清水，不大臭，惟耽搁时间过久，救治较迟，肢厥筋挛，皮瘪目陷，六脉全无，病已造极。拟大剂温肾以启下焦生气，温脾以扶中宫颓阳，作最后挽救）。隔三时复诊，吐泻未止，厥逆未回，嘱照原方再进一剂。隔二时又再复诊，吐泻虽缓，厥逆仍未回，俨似正气与邪气同归于尽状，细审细察，探其手心，微有温意。曰：生机在此。盖正气过伤，迟迟其复，兆端已见，稍俟即当厥回向愈，嘱其续将三煎药服完，另用前方，姜、附各减为9g，并加党参12g，夜间作二次缓服。翌晨复诊，厥回脉出，已能起坐，特精力匮乏，为拟理中加知母、栝蒌根善后。（《冉雪峰医案》）

按：吕志杰等说："此系阳亡液脱，格阳于外之候。阳亡则吐泻无度，肢厥声小，六脉全无；液脱则腹痛筋挛，皮瘪目陷；虚阳外越则冷汗不止。故先予通脉四逆汤重剂扶阳抑阴，通达内外，以消除格拒。二剂后，生阳来复，手心微温，吐泻渐止，遂于上方加党参续服，回阳护阴。翌日厥回脉出。此乃治疗寒湿霍乱之常法。"冉氏此案诊察细微，可作范例。

[南陈北刘有关论述]

陈亦人：通脉四逆汤证，是阴盛于内，格阳于外，其性质为真寒假热，证情较四逆汤证重，所以治以通脉四逆汤。本证可治的关键，全赖尚有一线残阳。若无面色赤，身反不恶寒等象，则属纯阴无阳之死候。(《伤寒论译释》)

少阴病四逆，其人或咳、或悸、或小便不利、或腹中痛、或泄利下重者，四逆散主之。(318)

四逆散方

甘草（炙）　　枳实（破，水渍，炙干）　　柴胡　芍药

上四味，各十分，捣筛，白饮和服方寸匕，日三服。咳者，加五味子、干姜各五分，并主下利；悸者，加桂枝五分。小便不利者，加茯苓五分。腹中痛者，加附子一枚，炮令坼[1]；泄利下重者，先以水五升，煮薤白三升，煮取三升，去滓，以散三方寸匕，内汤中，煮取一升半，分温再服。

【注释】

（1）坼：裂开的意思。

【提要】 论肝胃气滞，阳郁致厥的证治。

【解析】 本条四逆属于热厥轻证，虽冠以少阴病，却不同于阳虚阴盛证，而是气机不畅，阳气内郁不能外达四肢所致，列此是作类证而与四逆汤证鉴别。肝胃气滞阳郁，故手足逆冷；升降失常，影响心气则悸，影响水道通调则小便不利。至于腹中痛，泄利下重，更是肝胃气滞常见的证候。证属肝胃气滞，阳郁不达四末，故治以疏肝和胃，透达郁阳为法，方用四逆散。

【方解】方中柴胡既可升清阳，疏畅气机，又可使郁热外达，用为君药；阳郁于里而为热，阴必受伤，所以配伍芍药养血敛阴，与柴胡一升一敛，使郁热透，阳气升而阴亦复，为方中臣药；枳实苦泄，行气散结，与柴胡同用，一升一降，加强疏畅气机之功，与芍药相配，疏导气血，为佐药；甘草缓急和中，与芍药同用，可缓急止痛，又能调和诸药为使药。四药相合，共成疏肝理脾之剂，具有解郁透热，缓急止痛之功。

加减法：咳者，肺寒气逆，加五味子、干姜，温肺而收气逆，因五味子、干姜亦有温中化饮之功，故"并主下利"；悸者，寒饮凌心，加桂枝，通阳以益心神；腹中痛者，脾肾阳虚（寒凝气滞），加附子，温阳散寒以止痛；小便不利者，水气不化，加茯苓，以利水气；泄利下重者，气郁不舒（阳气郁于下），加薤白，通阳散寒，行气导滞，气行则后重自除。

【临床应用】《临证实用伤寒学》说："在《伤寒论》中四逆散用于肝郁气滞，阳郁于里而致手足不温而厥逆，以及肝胃不和之脘腹疼痛，泄利下重。后世由本方衍化而成的方剂有《和剂局方》的逍遥散及《景岳全书》的柴胡疏肝散等。由于四逆散能宣达郁滞，疏肝和脾，缓急止痛，故凡由木郁侮土，胃失和降，或胃肠湿滞，阳气郁遏所致的一切症状，本方均用之有效。"又说："四逆散在临床上用途甚广，只要辨证属肝郁气滞者，均可在本方的基础上加减施治……例如颈淋巴结肿大，初起属痰凝气滞者，可用本方加黄荆子、夏枯草、半夏、七叶一枝花。小肠疝，偏于热者，可加金铃子、橘核、栀子仁；偏寒者，加官桂、乌药、胡芦巴、橘核、黄荆子等。"《仲景方药古今应用》说："用本方作为主方可辨证治疗急慢性肝炎、急慢性胆囊炎、慢性胃炎、溃疡病等以及妇科肝郁气滞所致的病证。"

【医案选录】

案一　圆通和尚，腹痛下利，里急后重，痢下赤白，湿热痢疾也。清浊淆乱，升降失常故尔。柴胡二钱，白芍二钱，甘草二钱，枳实二钱，薤白一两。

二诊：痢下见瘥，续原方，而获痊愈。（上海中医药杂志，1983，7：7）

案二　王某，男，48 岁，工人。食欲倦乏，肝区疼痛一年余，经某传染病院诊为：无黄疸型肝炎。屡用中西药物治疗，效果不显。就诊时见：胁痛隐隐，胀闷，神疲乏力，动则尤甚，胃纳不佳，眠可，便调，舌色淡，苔根黄腻，脉弦细。辨证为肝郁化热，入络而瘀，治宜清宣郁热，佐以通络。方选加味四逆散：柴胡 10g，枳壳 10g，白芍 10g，甘草 6g，炒山栀 10g，菊花 10g，桑叶 10g，僵蚕 9g，丝瓜络 12g，佛手 6g，薏仁 15g，谷麦芽 30g。连服 15 剂，纳谷转佳。继服 15 剂，胁痛已瘥，守方加山药、黄精为丸，巩固疗效，半年后复查，病告痊愈。（《肝病证治概要》）

按：案一辨证要点主要是里急后重，故加薤白以行气滞，所谓气和则后重自除。案二属中医胁痛，证属肝郁化热，入络而瘀，治以四逆散疏肝解郁，加栀子、桑叶、丝瓜络等以清热和络。病属慢性，缓以图之而获效。

[南陈北刘有关论述]

陈亦人：本条所以冠以少阴病，列于《少阴篇》主要为了鉴别辨证，根据本条病机特点，还当有腹中痛，泄利下重等症状。因为肝木有病，每易侮土，腹痛泄利下重，正是木邪乘土，肝气不舒的表现，所以用四逆散疏肝理气，透达郁阳。（《伤寒论译释》）

刘渡舟：本证之四逆比少阴阳衰寒盛之四逆，手足发凉的程度较轻，范围较小，病机也不相同。此因阳郁而致，彼因阳衰而致，故此用疏气解郁法治疗，彼用回阳救逆法

治疗，二者不可混淆。(《伤寒论讲解》)

少阴病，下利，六七日，咳而呕渴，心烦不得眠者，猪苓汤主之。(319)

【提要】论阴虚有热，水气不利证治。

【解析】本证治以猪苓汤，从方药测证则知是证当属阴虚有热兼水气不利之证。水气偏渗于大肠则下利；水气犯肺则咳，犯胃则呕；水气内停而津不上布则渴；阴虚有热，上扰神明，则心烦不得眠。根据阳明病篇猪苓汤证"脉浮发热，渴欲饮水，小便不利者，猪苓汤主之。"(226)则本条当有小便不利。既然是阴虚有热，水气不利，小便必然短赤。本条叙证与阳明病篇猪苓汤证虽有不同，但其病机一样，故都治以猪苓汤以清热滋阴利水（清滋利水）。

本条的心烦不得眠，虽与黄连阿胶汤证相似，但黄连阿胶汤证是阴虚热盛，不兼水气，且邪热与阴虚均较猪苓汤证严重；本证以水气不利为主，热势较轻，阴虚亦不太甚，除心烦不得眠外，更兼咳而呕渴、小便不利等，临床不难鉴别。

本证的下利、咳、呕，与316条真武汤证虽然都是水气所致，但真武汤证是阳虚寒盛，本证为阴虚有热。只要抓住两证的病机，再结合其他兼证，也是不难鉴别的。

本条下利、心烦、口渴，与282条见症相同，但彼属阳虚寒盛，此属阴虚有热而兼水气。所以彼证虽有心烦但仍但欲寐，并且小便清长，故论中指出"小便色白者少阴病形悉具，以下焦虚有寒，不能制水，故令色白也"。本证心烦却不得眠，且见小便短赤不利。

少阴病，得之二三日，口燥咽干者，急下之，宜大承气汤。(320)

【提要】论燥实灼津，真阴将竭，治当急下。

【解析】本证既云"急下之，宜大承气汤"，其见症除口燥咽干外，当有不大便之症。证属少阴病热证的变证，即少阴病阴虚热盛，以致津伤肠燥，而兼见阳明热实，"口燥咽干"乃燥热内结，蒸灼津液，肾阴损伤的表现，是时若不急下热实，则有土燥水竭之虞，故以大承气汤急下阳明之实而救少阴之阴。

少阴病，自利清水，色纯青，心下必痛，口干燥者，可⁽¹⁾下之，宜大承气汤。(321)

【注释】

(1) 可：《玉函经》《注解伤寒论》"可"作"急"

【提要】论热结旁流，火炽津枯，治当急下。

【解析】本条少阴病亦是少阴病热证，伴见阳明热实。然非大便秘结，而是自利清水，此是燥实内结，迫液旁流，所以自利纯属稀水，不夹渣滓，而且颜色青黑。燥实内阻而胃肠壅滞不通，故心下必痛；燥热灼伤真阴，故口中干燥。证属少阴阴虚热盛而兼有阳明腑实，已成火炽津枯之势，故治当急下阳明之实，以救垂绝之阴，方用大承气汤。已经下利，复用攻下，属通因通用之治，只有实邪去，利始能止，阴始能存。

少阴病，六七日，腹胀，不大便者，急下之，宜大承气汤。(322)

【提要】论肠腑阻滞，土实水竭，治当急下。

【解析】本条也是少阴热证而兼阳明腑实。此突出"腹胀，不大便"，说明燥屎内结，壅滞的程度很甚，必非一般腹胀，而是"腹满不减，减不足言"，故急进大承气汤攻下，泻土以全水。

以上三条，俗称少阴三急下，但各有侧重，叙证都较简略，应当联系互参，不可孤立看待。是证属少阴热化证的兼变证，属于真实真虚，即既有少阴之阴虚，又有阳明之热实，是阳明燥实灼伤真阴，证重势急。如果不果断地急下，则真阴将完全涸竭，危亡立至。另外，少阴三急下证可与阳明三急下证互勘，以全面理解。否则就不可能正确掌握，或则当下不下，或则鲁莽误下，造成大错。

[南陈北刘有关论述]

刘渡舟：少阴篇有三条急下证，而阳明病篇也有三条急下证。它们之间有着内在的联系，可以说是一个问题的两个方面。阳明三急下证，是阳明腑实证，病势急，发展快，恐有劫灼少阴真阴之虑，当用大承气汤急下以存少阴之真阴。少阴三急下证，是少阴阴虚，邪从热化，复传阳明，燥热内盛，病势危重，大有阴亡水竭之势，亦必釜底抽薪以存阴液。(《伤寒论讲解》)

陈亦人：历来对少阴急下三证的争议较多，约而言之，不外三种：第一种主张是"真实假虚"，理论根据是"大实有羸状"。三条原文皆冠以少阴病，乃貌似少阴，为假虚之象，阳明大实证，才是该证的本质。既然是大实证，自然当用攻下，但不一定需要急下。第二种看法是"阴证转阳，脏邪传府"。按照传变的一般规律，阴证转阳，脏邪传府，乃病势向好的方面发展，因势利导，酌用一些下剂即可解决问题，并无急下的必要。第三种认识是"真实真虚"，既有阳明燥结之实，又有少阴真阴之虚。若不急下阳明之实，就不能救少阴之虚。下缓则燎原莫制，旋即阴竭而死，所以必须急用攻下以救将竭之阴。少阴急下三证，是从不同角度阐述急下的标志。320条提出了"口燥咽干"，为少阴真阴耗竭的主要征象之一，在阳明燥实的同时，见到口燥咽干，必须急下。321条提出"自利清水，色纯青，心下必痛，口干燥"，是热结旁流，火炽津枯。意在说明阳明里实证，也有不是便秘而是下利，不过这种下利为青黑色污水，乃邪热迫津下泄，与阳明急下证发热汗多为热迫津泄于外的机理相似，只是津液外泄的途径不同而已。结合心下痛，口干燥，证明燥实的程度十分严重，燥热上干，灼伤津液，如不急下，顷刻有亡阴之变，所以必须急下。322条"腹胀不大便"，亦必具有口燥咽干（未提属于省文）才能急下。否则，无急下的必要。要知急下三条不是孤立的，虽然各有侧重，必须综合起来，才能全面认识，深刻理解。不仅少阴三急下证应当如此，阳明三急下证也应当如此。无论阳明三急下，少阴三急下，都应同时具有阳明之实与少阴之虚，才需要急下。对此必须深入领会，才有可能当机立断，避免延误病机。随着运用下法治疗急腹症的实践，充分证明了急下理论的正确，同时也证明急下之法不仅适用于外感热病，而且广泛适用于内外各科中许多疾病。（《伤寒论求是》）

少阴病，脉沉者，急温之，宜四逆汤。(323)

四逆汤方

甘草二两（炙）　　干姜一两半　附子一枚（生用，去皮，破八片）

上三味，以水三升，煮取一升二合，去滓，分温再服。强人可大附子一枚，干姜三两。

【提要】 论少阴病脉沉，治宜急温。

【解析】 脉微细，但欲寐，是少阴病虚寒证主要脉证，这里脉沉，当是沉而微细。脉沉微细，标志阳气大虚，阴寒极盛，故治当急温之法，方宜四逆汤，迟则有亡阳之变。

本条据脉论治，提出"急温之"，寓有抓住时机，早期治疗的积极意义。因脉沉而微细，已显露少阴虚寒之本质，所以急用温法以救其阳，若不及时使用温法，就会延误病机，吐利、厥逆等症势必接踵而至。然而，这仅是突出脉诊，切勿理解为不需脉证合参。

证属少阴阳虚阴盛，故治以回阳救逆为法，方用四逆汤。

【方解】 四逆汤用炙甘草、干姜、生附配伍而成，主治少阴病阳虚阴盛的四肢厥逆，故方名四逆。炙甘草甘温，温养阳气，干姜、附子辛温，助阳胜寒。《医宗金鉴》说："甘草得姜、附，鼓肾阳，温中寒，有水中暖土之功，姜、附得甘草，通关节，走四肢，有逐阴回阳之力，肾阳鼓，寒阴消，则阳气外达，而脉升手足温矣。"颇能说明四逆汤用甘草的配伍意义。实验证明，方中炙甘草不仅能降低附子的毒性，更能加强姜、附的温阳作用。诚如《长沙方歌括》所说："建功姜附为良将，将将从容藉草匡。"但是，据此把附子作为佐使药则不够妥切。要知甘草与姜、附配伍，相辅相成，相互为用，相得益彰，缺少其中任何一味，都不可能充分发挥四逆汤的回阳救逆作用。同样，只强调附子功用，主张附子为君药，把甘草作为佐使药，也不够恰当。

【临床应用】 《临证实用伤寒学》说："四逆汤是主治少阴阳气衰微、四肢厥逆的要方，有回阳救逆的功效和药少力专急救效捷的特点，因而常用于抢救。通过剂型改革，可望得到更广泛的应用。然四逆汤也是治疗虚寒性慢性病的常用方，即使在原文里，下利、呕吐等也是四逆汤的主症之一。在临床上，一些虚寒证并不具备吐、利症，也可使用本方获效，有关这方面的运用，也有相当多的报道，这也是我们不应忽视的。另外，本方原文注明附子生用，是取其回阳救逆之力雄，但生附子有毒，药量不易掌握，现在一般都用熟附子。对确需使用生者，应注意久煎，并观察服药后的病情变化，以防中毒。"《伤寒论与中医现代临床》说："四逆汤可用于少阴病阳衰证，或经过汗、误吐、误下所致的少阴心肾阳衰手足厥冷、脉微细等，也可用于霍乱、急性胃肠炎、急性食物中毒吐泻过度和手术、外伤、分娩失血所致的低血容量性休克以及急性热病所致的感染中毒性休克。更有用于心肌梗死、心源性休克、脑血管意外中医急救者，也有较好疗效。"

【医案选录】 唐某某，男，75岁。冬月感寒，头痛发热，鼻流清涕，自服家存羚翘解毒丸，感觉精神甚疲，并且手足发凉。其子恳求刘老诊治。就诊时，见患者精神不振，懒于言语，切脉未久，则侧头欲睡，握其两手，凉而不温。视其舌则淡嫩而白，切其脉不浮而反沉。脉证所现，此为少阴伤寒之证候。肾阳已虚，老人体衰最怕伤寒，如再进凉药，必拔肾根，恐生叵测。法当急温少阴，与四逆汤。附子12g　干姜10g　炙甘草10g。服1剂，精神转佳。再剂，手足转温而愈。

原按：《伤寒论》281条云："少阴之为病，脉微细，但欲寐也。"本案患者精神不振，出现'但欲寐'，为少阴阳气不振，阴寒用事的反映。《素问·生气通天论》说："阳气者，精则养神。"今阳虚神失所养，是以嗜睡而精神不振。手足发凉，脉不浮而沉，故用四逆汤以急回少阴之阳气，亦"脉沉者，急温之，宜四逆汤"之意。本方能兴奋心脏，升高血压，促进血液循环，并能增强胃肠消化功能。对大汗出，或大吐泻后的四肢厥冷，阳气虚衰垂危之证，极有功效。需要注意的是，本方宜用文火煎五十分钟之久，以减低附子的毒性。(《刘渡舟临床验案精选》)

[南陈北刘有关论述]

陈亦人：本条的脉沉，当是沉而微细，不是沉而实大，是可以肯定的。不过值得探索的是"急温之"一句。因为仅说脉沉，并没有指出亡阳虚脱之症，为什么要提出"急温之"呢？这是仲景指示我们，对虚寒见症，应该早期治疗，以免延误病机。如下利清谷，四肢厥冷等症悉具，则显而易见属少阴虚寒，稍具医学知识的医生，都可放胆用温药治疗。本条虽然上述诸症未必悉具，但既见脉沉微细，是少阴虚寒之本质已经毕露，若不急用温法，那么下利、厥逆的亡阳证候，就会很快的接踵而至。因此，提出"急温之"，不但可以提高疗效，而且有防止病势增剧的积极意义。(《伤寒论译释》)

少阴病，饮食入口则吐，心中温温欲吐，复不能吐，始得之，手足寒，脉弦迟者，此胸中实，不可下也，当吐之。若胸上有寒饮，干呕者，不可吐也，当温之，宜四逆汤。(324)

【提要】论少阴病膈上有寒饮与胸中实邪的辨证。

【解析】饮食入口则吐，心中温温欲吐，复不能吐，是少阴阴寒上逆的证候，已见于282条。但不是绝对的，故本条又举例说明具体分析的辨证方法。

病初起，即见手足寒，而脉象弦迟，则不是少阴虚寒证，而是邪阻胸中的实证。由于痰实阻滞胸膈，正气向上驱邪，故饮食入口则吐，不进食时，心中亦蕴结不适而上泛欲吐，然而实邪阻滞不行，故复不能吐。胸中阳气被实邪所阻，不得布于四末，故手足寒，邪结阳郁，故脉见弦迟。实邪在上，不可攻下，治当因势利导，"其高者，因而越之"，所以"当吐之"。如果是膈上寒饮而干呕，则为少阴阳虚，因为寒饮虽在膈上，其源实由于脾肾阳虚，不能化气布津而津液停聚所致。因此，切不可误认为胸中实邪而用吐法，治宜四逆汤，温运脾肾之阳以化寒饮，阳复则饮去，而诸病自愈。痰实阻滞为实，寒饮留膈为虚，故一则宜吐，一则宜温。

[南陈北刘有关论述]

刘渡舟：本条所述二证皆为呕逆之证，但一为寒痰实邪郁阻胸膈，有形之邪则非攻不去，故用瓜蒂散吐之。一为阳虚失运，寒饮之邪弥漫胸中，则非温不化，故用四逆汤温阳化饮。(《伤寒论讲解》)

少阴病，下利，脉微涩，呕而汗出，必数更衣，反少[1]者，当温其上，灸之[2]。(325)

【注释】

（1）必数更衣，反少：大便次数多而量反少，临床上亦常见有"勤努责，多空坐"的现象。

（2）当温其上，灸之：即温灸上部之穴位，如灸百会穴。

【提要】论少阴阳虚血少下利的特征与治法。

【解析】少阴下利，脉见微涩，微为阳虚，涩为血少。阳虚而阴邪上逆则呕，卫外不固则汗出，虚而气陷故数更衣；血少则无物可下，故量反少。本证不仅是阳气阴血两虚，而且是既有阳虚气陷，又有阴盛气逆。用温阳药则有碍于血少，用降逆药则有碍于下利，用升阳药则有碍于呕逆，所以汤药难施，然而毕竟以阳虚气陷为主，故宜用灸法以温其上，庶可阳升利止，乃是补汤药之不足的一种权宜方法。

[南陈北刘有关论述]

陈亦人：灸百会穴确有升阳作用，并且疗效很高，可见"当温其上，灸之"一句，是有实践意义的。举凡一切阳虚下陷的疾患，这一方法都可使用。(《伤寒论译释》)

第六章 辨厥阴病脉证并治

厥阴之为病，消渴，气上撞心⁽¹⁾，心中疼热⁽²⁾，饥而不欲食，食则吐蚘⁽³⁾，下之利不止。（326）

【注释】

（1）气上撞心：此处的"心"泛指心胸部位。气上撞心指病人自觉有气向心胸部冲逆。

（2）心中疼热：胃脘部疼痛，伴有灼热感。

（3）食则吐蚘：蚘，通蛔。食则吐蚘，即进食后会吐出蛔虫。

【提要】 论厥阴病上热下寒证的提纲。

【解析】 肝为风木之脏，内寄相火，木能疏土，参与消化。病入厥阴则木火上炎，疏泄失常，因而发生上热下寒的胃肠证候。一方面木火燔炽，津液被耗，肝胃阴伤，所以消渴；肝气横逆，所以气上撞心；肝胃热而阴伤，所以心中疼热，嘈杂易饥。一方面肝木乘脾，脾虚不能运化，所以不能食；如果肠中素有蛔虫，脾虚肠寒则蛔不安而上泛，进食时随食气而吐出。若误用下法，必致中气更伤，下寒更甚，从而发生下利不止的变证。综上，是证上热（肝胃有热）下寒（脾肠虚寒），只是厥阴病中的一种证型，故本条所述仅是厥阴病上热下寒证的主要脉证。

对于厥阴病上热下寒证的治疗，后世医家多以清上温下、土木两调为法，乌梅丸为代表方。

[南陈北刘有关论述]

陈亦人：就具体证情来看，实际是肝邪乘脾犯胃而致的胃热脾寒证。肝为风木之脏，内寄相火，主疏泄，病则木火燔灼，耗伤胃津，所以消渴；肝气横逆，所以气上撞心，心中疼热而似饥；此为上热。同时肝邪乘脾，脾虚失运，所以虽饥而不欲饮食。因脾虚肠寒，如果素有蛔虫，蛔闻食臭则窜动而上出于口，所以食则吐蛔，此为下寒。把肝胃气逆的上热证，当作阳明实证而误用苦寒攻下之剂，不但上热不能消除，相反会使中气损伤，下寒更加严重，因而发生下利不止的变证。(《伤寒论译释》)

厥阴中风，脉微浮为欲愈，不浮为未愈。(327)

【提要】 从脉象推断厥阴中风的预后。

【解析】《辨脉法》曰："凡阴病见阳脉者生，阳病见阴脉者死。"厥阴病见到微浮的脉象，正是阴病见到阳脉，表示阳渐来复，阴渐消退，所以知为欲愈；如不见微浮的脉象，则是阴邪尚盛，阳气未复，当然就不是愈候了。

三阴病的脉象，大多是沉迟细弱，假使转现微浮，乃是正气胜邪，阳气来复的征兆，所以为欲愈之候。但临床还须综合全部证候来进行分析，始能作出正确的诊断。

厥阴病，欲解时，从丑至卯上[1]。(328)

【注释】

(1) 从丑至卯上：指丑、寅、卯三个时辰，约为夜间 1 时至早晨 7 时前之间。

【提要】 论厥阴病欲解的时间。

【解析】 厥阴与少阳为表里，少阳为一阳之气，旺于寅、卯、辰三个时辰，从丑至卯上，为少阳之气从生发到旺盛的时间，故此时厥阴得阳气所助，是其病欲解的有效时机。

厥阴病，渴欲饮水者，少少与之愈。(329)

【提要】 论厥阴病阳复口渴的调护。

【解析】 这里的厥阴病当指厥阴寒证而言，其预后亦以阳气的恢复与否为依据，阳气来复则其病可愈，阳气不能来复则病不解，预后多不良。本条渴欲饮水是邪退阳复病欲愈之征。因阳气乍复，津液一时不能上承，因而口渴。此之口渴必不太甚，故仲景以"欲饮水"示之。是时口渴当以"少少与之"为原则，以滋其津液，阴津得充，阴阳平衡，则病自可愈。少少与饮之，又含有不可恣意多饮之意，因证非热盛伤津，饮水多不得消散，反易内停生变。如75条"发汗后，饮水多必喘"，127条"太阳病小便利者，以饮水多，必心下悸，小便少者，必苦里急也"，皆是饮水过多的变证。所以，渴欲饮水，少少与饮之，是饮水调护必须遵循的一条原则，不可忽视。

诸四逆厥者，不可下之，虚家亦然。（330）

【提要】论虚寒厥证治禁下法。

【解析】厥证有寒、热、虚、实之分，335条中提出"厥应下之"是针对热厥而言。本条提出"诸四逆厥者，不可下之"是针对虚寒厥证而言，而不是指一切厥证。阳气衰微，阴寒内盛而致的手足厥逆，急当温经回阳，当然禁用攻下，若误用下法，必伤正损阳，造成不良后果。接着提出"虚家亦然"，就是进一步说明所有属于正虚的厥逆，均不可用下法。不单是不可攻下，应知凡属攻邪之剂，如发汗、涌吐、清热等均在其例。

伤寒先厥，后发热，而利者必自止，见厥复利。（331）

【提要】论寒利作止与厥热的关系。

【解析】厥热胜复是对厥阴病寒证发生厥热交替的病机概括，厥为阴胜（邪胜），热为阳复（正复）。本条所述的厥利同属于虚寒性质，所以往往厥与利并见。先厥，指先见阳虚阴盛的厥利；后发热，标志着阳气来复，从而推知厥回而利必自止。当肢厥又见，表明阳复不及，阴寒复盛，所以下利又作。"见厥复利"就是据此得出的诊断结论。

伤寒始发热六日，厥反九日而利。凡厥利[(1)]**者，当不能食，今反能食者，恐为除中**[(2)]**。食以索饼**[(3)]**，不发热者，知胃气尚在，必愈，恐暴热来出而复去也。后日脉之**[(4)]**，其热续在者，期之旦日夜半**[(5)]**愈。所以然者，本发热六日，厥反九日，复发热三日，并前六日，亦为九日，与厥相应，故期之旦日夜半愈。后三日脉之，而脉数，其热不罢者，此为热气有余，必发痈脓也。**（332）

【注释】

（1）厥利：指病人手足厥冷而又患下利。

（2）除中：证名，即中气消除的意思。是胃气衰竭时的一种反常表现。病人胃气垂绝应不能进食，现反要多吃，这便是除中证。

（3）食以索饼："食"读作饲（sì），给东西与人吃的意思。索饼，是以面粉做成的条状食物。食以索饼，这里指给病人吃易于消化的面条之类的食物。

（4）脉之：就是诊查疾病的意思。

（5）旦日夜半：是第二天的半夜。

【提要】论除中的辨证及阳复太过的变证。

【解析】本条论述三个问题，一是论除中证的辨证。厥多于热，为阴盛阳虚，当不能食，今反能食。这有胃气来复与胃气将竭的两种可能，前者为向愈佳兆，后者为除中死候，颇难确诊。"食以索饼"，就是借助饮食的诊断方法，根据吃索饼之后的反映，来作出判断。"不（微）发热"是与暴发热相对而言，食后微发热，则能食为胃气来复，故断为必愈。食后暴发热乃将竭之胃气完全发露于外，须臾即散，所以说"来出而复去"，因此为除中死候。

二是论厥热相等，其病当愈。承接"发热六日，厥反九日"，"后三日脉之，其热续在"，即所谓"复发热三日，并前六日，亦为九日"。所谓"与厥相应"，即厥热相等，其病当愈，故"期之旦日夜半愈"。

三是论阳复太过则病变。"后三日脉之而脉数，其热不罢者，此为热气有余，必发痈脓"，则是阳复太过，热壅经脉的变证。

[南陈北刘有关论述]

陈亦人：本条整个精神，说明了三方面的问题：（一）说明当厥多于热的时候，反而能食，可能是胃阳垂绝的除中证；（二）说明用食以索饼的试探方法和观察发热的情况，以鉴别是否为除中证，并借以测知预后的吉凶；（三）说明厥热胜复的向愈机理是厥热相等，阴阳平衡，假如阳复太过，热气偏亢，亦能发生变证。（《伤寒论译释》）

伤寒脉迟，六七日，而反与黄芩汤彻⁽¹⁾其热，脉迟为寒，今与黄芩汤，复除其热，腹中应冷，当不能食，今反能食，此为除中，必死。(333)

【注释】

（1）彻：通撤，除去的意思。条文中指通过用黄芩汤来清热。

【提要】论除中证的成因、特征及预后。

【解析】脉迟为寒反用黄芩汤，以寒治寒，必致胃气大伤。如果胃气垂绝，则可能发生"反能食"的除中证。此条说明除中证的形成是寒证误用寒药所致。腹中冷反而能食，则是除中证的特征。除中证为胃气将竭，所以病情极其险恶，预后大多不良。

脉迟为寒，这是医者应该了解的一般常识，为什么会反与黄芩汤彻其热？这可能当阳复发热之际而兼见下利，医者误作热利，故误用黄芩汤，以致造成除中危候。

关于除中，是胃气衰竭时的一种反常表现。病人胃气垂绝应不能进食，现反要多吃，这便是除中证。对于除中证的辨证，仲景提出借助饮食的诊断方法。根据进食后的反映，食后"不（微）发热"则能食为胃气来复，故断为必愈；"暴热来出而复去"则是将竭之胃气完全发露于外，为除中死候。

［南陈北刘有关论述］

刘渡舟：治疗三阴寒证，不但要密切注意先天肾气的强弱，同时也要注意到后天脾胃阳气的盛衰。胃气的存亡，关系到人体生命的安危，即有胃气则生，无胃气则死。所以保胃气，特别是保护脾胃的阳气，为治疗虚寒证的根本原则之一。

三阳虚寒之下利，即使有发热的现象，不是阴寒内盛，迫阳外越的真寒假热证，就是阳气乍回的佳象。应当仔细地辨证，千万不要滥投寒凉之药，以致出现"除中"的死证。（《伤寒论讲解》）

伤寒先厥后发热，下利必自止，而反汗出，咽中痛者，其喉为痹[1]。发热无汗，而利必自止，若不止，必便脓血，便脓血者，其喉不痹。（334）

【注释】

（1）其喉为痹：指喉部肿痛闭塞不畅。

【提要】 论阳复病愈及阳复太过的两种变证。

【解析】 伤寒先厥后发热，如果属于阴邪退阳气复，则虚寒下利必随之自止。但阳复不可太过，太过则变为邪热，又会发生新的变证。随着热邪所伤部位的不同，变证也有所不同。一则热邪熏蒸于气分，热迫津液外泄，则反见汗出，热上灼咽喉，则发生喉痹；二则热邪内伤血分，热内陷故无汗，脉络损伤故下利脓血。凡是病势向下向内的，一般不再向上向外，所以已经发生了便脓血，就不会发生喉痹。

伤寒一二日至四五日，厥者必发热。前热者后必厥，厥深者热亦深，厥微者热亦微。厥应下之，而反发汗者，

必口伤烂赤[1]。（335）

【注释】

（1）口伤烂赤：口腔糜烂，舌上生疮。

【提要】论热厥的证候特点与治疗宜忌。

【解析】"伤寒一二日至四五日"是指发病的大概日数，不能看作是固定日期。"厥者必发热，前热者后必厥"是论热厥的特征及其机转，之所以形成热厥，主要是因邪热深伏，阳气内郁，不能外达四肢所致。因此肢厥的同时，必然有其他里热证象，此处仅以发热为例，用作辨证的依据，故曰"厥者必发热"；"前热者后必厥"则是论热与厥的因果关系。由于热邪郁伏有浅深，四肢厥冷的程度也有轻重之异。热邪郁遏愈重，则四肢厥冷愈甚；热邪郁遏较轻，则四肢厥冷亦微。其间热与厥成正相关，即所谓"厥深者热亦深，厥微者热亦微"。因而从四肢厥冷程度的微甚，便可推断里热的轻重。

"厥应下之"是指热厥的治疗原则，所谓"下之"应包括清泄、清解等法在内，而不是专指攻下方法。热厥因于阳明肠腑燥实的，自宜治以攻下；若腑实未见，而是无形邪热内郁，则当用清泄，如 350 条之"伤寒脉滑而厥者，里有热，白虎汤主之"即是。

热厥不可发汗，假使误发其汗，势必劫夺津液，导致热邪更炽，火热上炎，则可能发生"口伤烂赤"等变证。

[南陈北刘有关论述]

刘渡舟：这种热厥证在临床上多见于小儿，在外感高热的同时有手足厥冷，且热势的高低与厥冷的程度成正比。

形成厥证的原因很多，因此辨厥逆亦应分清寒热虚实。一般热厥的特点是先发热，后见厥，见厥时热不退，而致厥热并见，同时应伴有心烦口渴，舌红苔黄，便秘尿黄赤，脉沉实或滑数等特点。而寒厥则多伴有下利清谷，恶寒身踡，脉沉微，但欲寐，舌质淡等阴寒征象。辨证明确，立法用药才能中的。前述“诸四逆厥者，不可下之”，指虚寒诸厥而言，此述“厥应下之”，指热实厥证而言。二者泾渭分明，不可混淆。(《伤寒论讲解》)

伤寒病，厥五日，热亦五日，设六日当复厥，不厥者自愈。厥终不过五日，以热五日，故知自愈。(336)

【提要】论厥热相等为愈候。

【解析】这里厥与热的日数，只是借以说明病势之进退。阴盛则厥，阳复则热，发热与厥冷时间相等，而且不再发生厥冷，为阴阳达到相对的动态平衡，所以断为病将自愈。

凡厥者，阴阳气不相顺接，便为厥。厥者，手足逆冷者是也。(337)

【提要】论厥的病机与特征。

【解析】厥是厥阴病常见的证候之一，但厥并不专属于厥阴病。厥的证候特征是“手足逆冷”。这种证候特征的概括实始于《伤寒论》，与《内经》中关于厥的论述不完全相同。

这里的厥不是单独的疾病，而是可出现于多种疾病过程中的一种证候。导致手足逆冷的病因尽管很多，但其病机总是阴阳气失去相对的平衡，不能相互贯通，即所谓“阴阳气不相顺接”。“阴阳气”即表里之气，四肢为诸阳之本，表里之气相互贯通则四肢温和，不相顺接则四肢厥冷。阴盛阳虚，阳气不能外温四肢而厥冷，为阴阳气不相顺接；热极阳郁，阳气不得外达四肢而厥冷，亦为阴阳气不相顺接。

本条揭示许多厥证的共同病理机转及其症候特点，对于认识厥证具有普遍意义。

陈亦人：明确规定厥证的特征为手足厥冷，实始自仲景《伤寒论》。《内经》所载的厥证，范围很广，包括昏厥在内，如大厥、薄厥、血厥等。就寒厥和热厥来说，寒厥特点，固然是手足寒，而热厥的特点，却是手足热。在病机与治法方面也与《伤寒论》不同，寒厥为阳气衰于下，治当益火之源，热厥是阴气衰于下，治当壮水之主。二者必须明确区分，不应混同。(《伤寒论译释》)

伤寒脉微而厥，至七八日肤冷，其人躁无暂安时者，此为藏厥⁽¹⁾，非蚘厥⁽²⁾也。蚘厥者，其人当吐蚘。今病者静而复时烦者，此为藏寒⁽³⁾，蚘上入其膈，故烦，须臾复止，得食而呕，又烦者，蚘闻食臭出，其人常自吐蚘。蚘厥者，乌梅丸主之。又主久利。(338)

乌梅丸方

乌梅三百枚　细辛六两　干姜十两　黄连十六两　当归四两　附子六两（炮，去皮）　蜀椒四两（出汗⁽⁴⁾）桂枝六两（去皮）　人参六两　黄柏六两

上十味，异捣筛，合治之，以苦酒渍乌梅一宿，去核，蒸之五斗米下，饭熟捣成泥，和药令相得，内臼中，与蜜杵二千下，丸如梧桐子大。先食饮服十丸，日三服，稍加至二十丸。禁生冷、滑物、臭食等。

【注释】

（1）藏厥：是指内脏真阳极虚而致的四肢厥冷。

（2）蚘厥：是指因蚘虫（蛔虫）窜扰而引起的四肢厥冷。

（3）藏寒：这里指肠中虚寒。

（4）出汗：是指以微火炒蜀椒，使其所含水分及油质向外蒸发的意思。

【提要】 论脏厥与蛔厥的辨证及蛔厥的证治。

【解析】 本条分三节讨论。

"伤寒，脉微而厥……此为脏厥，非蛔厥也"，为第一节，论脏厥与蛔厥的辨证。脉微而厥，是脏厥和蛔厥都能见到的脉证，至七八日，不但肢厥，而且周身俱冷，躁扰无一刻安宁，乃真阳大虚，脏气垂绝的征象，故断言"此为脏厥，非蛔厥也"。

"蛔厥者，其人当吐蛔……乌梅丸主之"，为第二节，论蛔厥的证治。蛔厥的最主要特征，一是"其人当吐蛔"，即有吐蛔史；二是四肢虽厥，但周身皮肤不冷；三是时烦时静，即"静而复时烦"，其烦为蛔虫内扰所致，即"蛔上入其膈，故烦，须臾复止，得食而呕，又烦者，蛔闻食臭出"；蛔虫何以内扰，关键在于脏寒，故谓"此为脏寒"。此蛔厥因上热下寒所致，其治疗当清上温下，温脏安蛔，方用乌梅丸，故谓"蛔厥者，乌梅丸主之"。

"又主久利"，为第三节，论乌梅丸的又一主治。实际上，乌梅丸不仅可治上热下寒之蛔厥，更是治疗厥阴病上热下寒证的代表方，还可用于治疗上热下寒之久利，故谓"又主久利"。

【方解】因乌梅丸出于蛔厥条下，故被奉为治蛔祖方，谓蛔虫得酸则静，得苦则下，得辛则伏，故用乌梅、苦酒之酸；黄连、黄柏之苦；蜀椒、细辛、干姜、桂枝、附子之辛，酸苦辛并用则蛔不堪而被制伏。厥后气血不免扰乱，又加人参、当归以奠安气血。临床使用于蛔厥证，确实具有较好的疗效。李飞在《金匮要略方义》中指出："近年来各地应用乌梅丸及其类方治疗胆道蛔虫病的疗效，统计确诊病例 1782 例，治愈者 1727 例，治愈率达 96.3%，无效及手术者 49 例，复发 1 例。" "实验研究，经药理实验证明，本方有麻醉蛔虫的作用，可抑制蛔虫活动；能作用于肝脏，使肝脏分泌胆汁量增加；改变胆汁的酸碱度，使酸性增加；使奥狄氏括约肌弛缓扩张。" 高学山在《伤寒尚论辨似》中对乌梅丸方义的解释，不再拘于治蛔。他说："君乌梅酸以入肝也，余药少于乌梅，则从其性而俱为入肝可知。本为脏寒，故以姜、附温之。本为脏虚，故以人参补之。夫厥为阴阳不相接之故，用细辛者，所以通其阳气也；用桂、归者，所以和其阴气也；蜀椒辛热而善闭，盖温补其阳，而更为封固之耳。至于以连、柏为佐者，又因脏寒而遽投辛热之品，阴阳相格，水火不相入者，常也，故用苦寒以为反佐，如白通汤之加人尿、胆汁者，一也。且少、厥二阴为子母，厥阴阳微，其来路原从少阴，加黄连于乌梅之次，而尊于众药，且以黄柏副之，是温厥阴而并分引其热，以温手足之少阴，二也。至其酸苦辛辣之味为蛔所畏，而使之俯首，则又其余义矣。借之以主久利，其方义如壶天，又是一番世界，绝非主蛔厥之用义也。盖利起本寒，成于化热，始于伤气，久则脱血，故辛热以治其寒，苦寒以治化热。蜀椒固气，而以细辛提之；当归益血，而以桂枝行之，加人参合补气血，而总交于乌梅之酸温，所以敛止其下滑之机制而已。"是说可供参考。

【临床应用】《临证实用伤寒学》说："仲景虽言乌梅丸治蛔厥及久利，但其调整阴阳寒热虚实的功效是为根本，故不必拘于何种疾病，凡属上热下寒，寒热错杂，虚实互见的病证，皆可用本方加减调治而获效。然而在应用中须根据寒热虚实之所偏，以增损方中寒温补泄之药，以达到燮理阴阳之目的。"《仲景方药古今应用》说："本方应用范围甚广，主要可治疗胆道蛔虫症、蛔虫性肠梗阻、慢性结肠炎、急性与慢性菌痢、感染性休克，以及妇科、眼科等多种疾患符合上述病机者。"

【医案选录】

案一　郑某某，女，36岁，昆明官渡区某公社社员。1962年10月某日夜间，患者突然脘胁疼痛，痛如刀绞，彻于右侧肩背，四肢冰冷，汗出如珠，兼恶心呕吐，吐出黄绿苦水，并吐蛔虫一条，胃中灼热嘈杂，脘腹痞胀，烦躁不安，呻吟不止，终夜不能入睡，天明，其痛稍有减轻，方才交睫，又复作痛如前，遂由家人护送至中医学院附属医院急诊。经检查，诊断为"胆道蛔虫症"，住院治疗。余会诊之时，见患者脉沉弦而紧，舌苔白腻、舌质青黯，不渴饮。此乃厥阴脏寒，肝胆气机郁结，腹中蛔虫上扰作痛，属蛔厥症。照仲景法，以乌梅丸主之。处方：制附子30g 干姜15g 肉桂9g 当归15g 党参15g 黄连6g 黄柏9g 川椒5g（炒去汗） 细辛5g 乌梅3枚。煎1剂，分3次服。服1次，疼痛稍减；服3次后，疼痛呕吐均止，手足已回温，夜间已能安静入睡，惟胃中仍嘈杂，脘腹尚感痞闷，口苦不思饮食，脉沉弦，已不似昨日兼有紧象，腻苔稍退，舌质仍含青色。照原方加川楝子9g 槟榔片9g。连服2剂后，便下蛔虫20余条，腹中感到舒缓，饮食渐有恢复，脉缓，苔退。再以香砂理中汤加荜拨、高良姜调理2剂，痊愈出院。（《吴佩衡医案》）

案二 阮某，男，32岁。大便不正常15年，日一、二次，细如笔杆，食肥肉则便次增多至三、四次。近年来觉消瘦，曾多方治疗无效，经西医诊断为"结肠炎"。给予乌梅丸治疗，3日后症状好转，每日大便一次，精神尚佳。继续服药7日，食欲增加，精神旺盛，腹部舒适。停药40天左右，一切正常，4个月后随访，未见复发。（广东中医，1959，4：165）

按：案一为胆道蛔虫症，胆道蛔虫症颇似蛔厥。其主要指征为：剑突下或右上腹发生剧烈阵发性绞痛，有钻顶感，或放射到右肩胛部，疼痛缓解则病者安静，常伴有剧烈的恶心、呕吐，可吐出胆汁或蛔虫。用乌梅丸治疗本病的报道甚多，疗效甚佳。案二为结肠炎，《伤寒论》指出

"又主久利"本案可作佐证。

[南陈北刘有关论述]

陈亦人：由于本方在蛔厥条下，因而长期视为治蛔的专方，注家解释方义也大多着重于治蛔作用。未免缩小了主治范围，局限了组方意义。从本方的药味来看，酸苦辛甘寒热并用，酸甘既能滋阴，酸苦又能泄热，辛甘既能通阳，辛苦又能通降。因此，不仅能平肝泄肝，而且能滋肝散肝，并能广泛用于肝胃不调，肝脾不和的许多病证。吴鞠通强调指出"乌梅丸寒热刚柔同用，为治厥阴，防少阳，护阳明之全剂。"颇能纠正传统专治蛔厥的偏见。（《伤寒论译释》）

伤寒热少微厥，指头寒，嘿嘿不欲食，烦躁，数日小便利，色白者，此热除也，欲得食，其病为愈。若厥而呕，胸胁烦满者，其后必便血。（339）

【提要】论热厥轻证的两种转归。

【解析】伤寒热少微厥，即是热厥轻证。由于里热较轻，阳气内郁不甚，故仅表现"指头寒"；阳郁而胃气不甦，故嘿嘿不欲饮食；阳郁而求伸，故见烦躁。本证有向愈或增剧两种转归：一是数日之后，小便通畅色白，为里热已除；欲得食乃胃气亦和，从而可知其病向愈。一是四肢厥冷加重，并伴有呕吐、胸胁烦满等症，表明热郁转甚，肝胃气滞，若再进一步发展，热邪损伤阴络则可能发生便血等变证。

病者手足厥冷，言我不结胸，小腹满，按之痛者，此冷结在膀胱关元[1]也。（340）

【注释】

（1）膀胱关元：关元即关元穴，在脐下三寸，属任脉经穴。膀胱关元并举，指脐下小腹部位。

【提要】论冷结膀胱关元致厥。

【解析】《灵枢·经脉篇》云:"足厥阴之脉,起于足大指丛毛之际……过阴器,抵小腹",故小腹为厥阴经脉所属。今手足厥冷,小腹满,按之痛,乃为厥阴阳气衰微,阴邪独盛,寒邪结于下焦关元部位所致。本条除手足厥冷之主症外,特提出"不结胸"以资鉴别,意在说明病变的部位不在胸膈,而在下焦少腹部。虽少腹满,按之痛,亦不是结胸证,而是寒邪凝聚在膀胱关元。此证虽然未出方治,但根据病情,似亦可用当归四逆加吴茱萸生姜汤一类方剂,或可用温灸关元之法。结合《金匮要略·腹满寒疝病脉证并治》,大建中汤亦可选用。

伤寒发热四日,厥反三日,复热四日,厥少热多者,其病当愈;四日至七日,热不除者,必便脓血。(341)

【提要】再论阳复病愈及阳复太过变证。

【解析】本条与334条大致相同,也是热多于厥,为阳复阴退,表明病势向好的方面转变,所以推知为"其病当愈"。然而发热如果持续不退,"四日至七日,热不除",为阳复太过,则病情又向另一方面演变,由虚寒变为实热,如果邪热内伤血络,就会发生大便脓血的变证。

伤寒厥四日,热反三日,复厥五日,其病为进。寒多热少,阳气退,故为进也。(342)

【提要】论厥多于热为病进。

【解析】先厥四日,热反三日,是厥多于热,为阳复不及,继而又厥五日,足证正不胜邪,这是病情转剧,所以说"其病为进"。"寒多热少,阳气退,故为进也"就是对其病进的机理说明。

厥热胜复是厥阴病篇的主要内容之一,厥热胜复主要是针对厥阴病寒证而言,属于阳虚阴盛证。其厥热胜复即邪正斗争的胜复,邪是寒邪,正是阳气,故邪胜则厥,且与下利并见,正胜即阳复,故厥回而发热,其下利亦必自止。邪正互胜，故谓厥热胜复。论中通过对厥与热时间长短的比较，以判断疾病的预后及转归。综合 331、332、334、336、341、342 等条文，其规律是：厥多于热则病进；厥热相等则病欲愈；热多于厥则病愈，但热不退（阳复太过）则病进（导致新的病理变化）。

伤寒六七日，脉微，手足厥冷，烦躁，灸厥阴[1]，厥不还者，死。（343）

【注释】

（1）灸厥阴：即灸厥阴经的孔穴。张令韶认为可灸厥阴经的行间和章门穴。

【提要】论阴盛阳绝的危候。

【解析】脉微是阴盛阳虚，不能外温四末，是以手足厥冷；但阳气虽虚，尚能与邪抗争，是以烦躁。是时之治疗，可用灸法以温阳祛寒。若灸后厥冷依然不见好转，则表明阳气衰绝，所以谓为死候。文中只言"灸厥阴"而未言灸何穴位，张令韶主张灸行间和章门，可供参考。

[南陈北刘有关论述]

刘渡舟：本条所用灸法，一般认为可选用太冲、大敦两穴，并可配合任脉的关元、气海等穴。在用灸法的同时，亦可配合汤药，灸、药并施，以增强回阳救逆之效。（《伤寒论讲解》）

伤寒发热，下利厥逆，躁不得卧者，死。（344）

【提要】论阴盛阳亡神越的危候。

【解析】厥阴寒证的发热，有阳复和阳亡两种可能，必须仔细分析，不可轻下结论。如属阳复，则利止厥回。今发热与下利厥冷同时存在，可见不是阳复，而是虚阳外亡。其病机与少阴病阴盛格阳证一样，加之躁不得卧，则心神已完全浮越于外，所以断为死候。

伤寒发热，下利至甚，厥不止者，死。（345）

【提要】论阴竭阳绝的危候。

【解析】本条发热下利厥冷的病机与上条同，虽然不是躁不得卧，但下利至甚，阴液行将涸竭，厥冷不止，阳气已难回复，阴竭阳绝，所以亦为死候。

伤寒六七日，不利，便发热而利，其人汗出不止者，死，有阴无阳⁽¹⁾故也。（346）

【注释】

（1）有阴无阳：指只有阴邪而无阳气。

【提要】论病情突变，有阴无阳的危候。

【解析】从病史来看，伤寒六七日不利，说明病情本来不重；六七日后，忽然发生下利，且汗出不止。发热似为阳复之象，但阳复不当有下利及汗出不止，可见病情不是减轻而是趋于严重。下利为阴邪甚，发热为阳外亡，故称"有阴无阳"。阳虚不固则汗出，汗出不止则阳气尽而阴亦竭，故为死候。

伤寒五六日，不结胸，腹濡⁽¹⁾，脉虚复厥者，不可下，此亡血⁽²⁾，下之死。（347）

【注释】

（1）腹濡：腹部按之柔软。

（2）亡血：这里指阴血亏虚。

【提要】论血虚致厥禁用下法。

【解析】本条对厥的辨证是腹诊与脉诊结合。伤寒五六日，邪热传里，若邪热与痰水相结，则成结胸证。本条举出"不结胸"，又提出"腹濡"，足以说明里无实邪结聚，即非热证、实证。脉虚指脉细弱无力，乃血虚的征象，故谓"此亡血"。阴血亏虚，不能荣养四肢，故四肢厥冷。是证治当养血温经，可与当归四逆汤。因血虚肠燥，可能有大便秘结不通，切不可误作里实而用攻下。此即"诸四逆厥者，不可下之，虚家亦然"。若误用攻下，则营血更伤，使病情恶化，甚至导致死亡。

发热而厥，七日下利者，为难治。(348)

【提要】论邪盛里虚者为难治。

【解析】本条与344条345条同为阴寒内盛，阳气外浮而呈现的发热厥利。但344条"躁不得卧"，为神气外越，故主死；345条"下利至甚，厥不止"，为阴寒独盛，故亦主死。本条虽然也是真寒假热证，但没有上述情况严重，所以不言主死，而云难治。

伤寒脉促，手足厥逆，可灸之。(349)

【提要】论寒厥可用灸法。

【解析】一般说来，脉促为阳盛，《辨脉法》有："脉来数时一止，复来者，名曰促。脉阳盛则促。"本证脉促，与手足厥冷并见，脉证似不相符，如谓脉促属阳热亢盛，则手足厥逆当属热厥，既为热厥，岂有用灸法治疗之理？其实，脉促阳盛有之，阳气虚极亦有之。正如数脉本主热，但虚寒亦或可见数脉，《论》中122条有谓"病人脉数，数为热，当消谷引食，而反吐者，此以发汗，令阳气微，膈气虚，脉乃数也。数为客热，不能消谷，以胃中虚冷，故吐也"。诚汪苓友说："此条乃厥阴中寒，阴极脉促，宜灸之证。促脉者，脉来数时一止复来是也，本阳极之脉。殊不知阴寒之极，迫其阳气欲脱，脉亦见促。况外证又手足厥逆，此时即用汤药，恐亦无济，可急灸之以助阳气……或问阴寒之极，脉当迟代，何以反数而促？余答云，王海藏有云，阴毒沉困之候，六脉附骨，取之方有，按之即无，一息八至以上，或不可数，非促何？愚以真阳之气本动，为寒所迫，则数而促，此理势之必然。人但知阴证之脉微迟，或绝不至，此其常，今特言脉促者，此其变，合常与变而能通之，始可以言医矣。"本条手足厥逆，脉促必无力，应属阴盛阳虚，故用灸法以温经通阳。

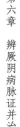

也有认为用灸法是引阳外出，如尤在泾说："脉阳盛则促，手足厥而脉促者，非阳之虚，乃阳之郁而不通也，灸之所以引阳外出。"似乎于理可通，果如所说，岂不蹈"火气虽微，内攻有力，焦骨伤筋，血难复也。"的覆辙。

[南陈北刘有关论述]

刘渡舟："脉促"主病有寒热虚实之不同。促而有力，为阳气盛，主热；促而无力，为阳气虚，主寒。本条之脉促，是指脉来急促而无力，又见四肢厥逆，乃为阳虚之证，治用温灸复阳之法，可选用关元、气海等穴，以温阳散寒。（《伤寒论讲解》）

伤寒，脉滑而厥者，里有热，白虎汤主之。（350）

【提要】举例论热厥证治。

【解析】脉滑而厥者，此属热厥，而非寒厥，故谓"里有热"。因滑为阳脉，主热，热邪郁遏于里，阳气不达四末，则手足厥逆。阳虚肢厥，脉必微细，今脉滑而不微细，则可肯定不属阴盛阳虚，而是热盛阳郁；同时，滑为脉象流利，可知此热为无形之邪，而非有形之热结。本条只提脉象，乃举脉略证的省文笔法，意在突出里有热的辨证要点。应知除脉滑而厥外，当有胸腹灼热、烦渴、口干舌燥、小便黄赤等里热证。无形邪热郁结致厥，其治当以辛寒清热为法，方用白虎汤。里热清则阳气通达，而肢厥可愈。

厥为阴阳气不相顺接，故当无汗。用白虎汤治之者，可知白虎汤亦可用于无汗者，这对正确理解白虎汤证的"四大"颇有启迪。

[南陈北刘有关论述]

刘渡舟：第349条所言脉促而厥，是为阳虚寒盛，治当用灸法。第350条所言脉滑而厥，是为阳明热盛，治当清解。两条在临床见症都有脉数和手足厥冷，但病性相反，治法迥异，临证当注意鉴别。（《伤寒论讲解》）

陈亦人：脉象滑利而不滞涩，标志着热而未结，仅是无形邪热深伏，故治宜白虎汤清解里热，而禁用攻下。若有热有结，又非白虎汤所能治，而当用下法以泄其有形之结。（《伤寒论译释》）

手足厥寒，脉细欲绝者，当归四逆汤主之。（351）

当归四逆汤方

当归三两　桂枝三两（去皮）　芍药三两　细辛三两　甘草二两（炙）　通草二两　大枣二十五枚（擘。一法，十二枚）

上七味，以水八升，煮取三升，去滓，温服一升，日三服。

【提要】论血虚寒凝致厥的证治。

【解析】本证手足厥寒，既不同于阳虚寒盛的寒厥，也不同于热邪郁遏的热厥，而是血虚感寒，寒邪凝滞，气血运行不畅，四肢失于温养所致。因血虚寒凝，血脉不畅，故脉细欲绝，此与四逆汤证脉微欲绝有别，其治当以养血散寒，温通经脉为法，方用当归四逆汤。

本证叙证简略，临床上由于寒邪凝滞的部位不同，而有不同的见症。若寒邪凝滞于经络者，可有四肢关节疼痛，或身疼腰痛等；若寒邪凝结于胞宫，而致月经不调者，可出现月经愆期，经来腹痛，量少色暗等。临床表现虽然各有所别，而血虚寒凝的病机则是一致的，治以当归四逆汤均有一定效果。

【方解】当归四逆汤药物组成可归纳为是桂枝汤去生姜，倍用大枣，加当归、细辛、通草而成。当归、芍药养血和营；桂枝、细辛温经散寒；甘草、大枣补益中气；通草通行血脉。全方有和厥阴以散寒邪之功，调营卫以通阳气之效。因本方主治手足厥寒，虽然不用干姜、附子，亦以四逆为名，但所治之厥，为血虚寒凝，所以方名冠以当归，以区别于姜附四逆。

【临床应用】《伤寒论与中医现代临床》说："当归四逆汤主症是手足厥寒，脉细欲绝，常见于结缔组织疾病，如类风湿、硬皮病、皮肌炎、大动脉炎等，也常见于周围血管病如血栓闭塞性脉管炎、动脉硬化闭塞症以及雷诺现象等。"《仲景方药古今应用》说："本方可辨证治疗雷诺氏病、末梢神经炎、坐骨神经痛、血栓闭塞性脉管炎等。此外，本方还可治疗冻疮、多形性红斑、荨麻疹、痛经等。"《临证实用伤寒学》说："后世医家秉承仲景立法之意，用本方治血虚寒凝之肢体、骨节疼痛、腹痛、寒厥诸症。"又说："现代医家运用本方每每增入干姜、附子、川芎，是不拘于厥阴肝经，藏营血而应肝木，内寄相火，不可施辛热之说，一切从临床实际出发，这种常中知变的思想，值得借鉴。"

【医案选录】

案一　赵某某，男，30余岁。滦县人。于1946年严冬之季，天降大雪，赵为避匪乱，南奔至渤海滨芦丛中，风雪交加，冻仆于地，爬行数里，偃卧于地而待毙，邻近人发现后，抬回村中，其状极危，结合病情，以其手足厥逆，卧难转侧，遂急投与仲景当归四逆汤：当归9g　桂枝9g　芍药9g　细辛3g　木通3g　炙甘草6g　大枣4枚，嘱连服数剂，以厥回体温为度，4剂药后，遍身起大紫泡如核桃，数日后即能转动，月余而愈。（《岳美中医案集》）

案二　张某，男，80岁。两下肢膝以下冷凉，两足颜色紫黯，足趾附近皮肤干枯，像很厚的死皮一样，表面且有不少散在的小形溃疡，但不甚疼痛。诊其脉象迟而又细，治以温经活血，方用当归四逆汤原方加红花，因煎药不便，轧为细末，每服6克，开水冲服。服完1剂后，两腿颜色红活，发凉亦轻。又服1剂，死皮开始脱落，溃疡处有极浅表

的小脓点破出。又 1 剂，死皮脱尽，溃破点亦愈合而痊愈。（《伤寒解惑论》）

按：案一为岳美中医案，岳氏谓："当归四逆汤系仲景为厥阴病'手足厥寒，脉细欲绝'而设，冻僵与厥阴似无关系，但手足厥寒，脉细或无；究其机理，则同为寒邪所干，机能减低或消失。故可异病同治。本方以当归、细辛、木通入桂枝汤中，内能温通血脉，外可解肌散寒，投之于冻伤而寒邪尚未化热之前，即可促进机体自我恢复，又能直驱寒邪从表而出，药证相合。如因迁延时日，或治不如法，转为冻疮，仍可用本方调治。"此例冻伤危证，用当归四逆汤起死回生，可见仲景诸方，实为医门万世之准绳。关于通草是否即为木通，医家有不同看法，我查看了有关文献，二者并非一物。案二为李克绍医案，李氏变汤剂为散剂，示人以灵活变通。

[南陈北刘有关论述]

刘渡舟：少阴阳虚寒厥与厥阴血虚寒厥，同属里虚寒证，但由于病机不同，其治则及选方用药亦有所不同。少阴寒厥是肾阳虚衰，四末失温，故治用四逆汤大辛大热之品，药少力专回阳救急。厥阴血虚寒厥则是肝血不足，四末失养，故重在养血以滋肝，而忌用辛热燥烈之品以劫其阴液，故用当归四逆汤以当归、芍药养血柔肝，药多义广，温通血脉。（《伤寒论讲解》）

若其人内有久寒者，宜当归四逆加吴茱萸生姜汤。（352）

当归四逆加吴茱萸生姜汤方

当归三两　芍药三两　甘草二两（炙）　通草二两
桂枝三两（去皮）　细辛三两　生姜半斤（切）　吴茱萸二升　大枣二十五枚（擘）

上九味，以水六升，清酒六升和，煮取五升，去滓，温分五服。一方。水酒各四升。

【提要】 论血虚寒厥兼里寒的证治。

【解析】 血虚寒凝的手足厥寒证，如果病人平素胃中有寒，即所谓"内有久寒"，其治疗可在养血散寒、温经通脉的基础上加入温阳祛寒之品，如吴萸、生姜之类，即为当归四逆加吴茱萸生姜汤。

【方解】 当归四逆加吴茱萸生姜汤，即由当归四逆汤加吴萸、生姜而成。方用当归四逆汤养血散寒、温经通脉，吴萸、生姜温中祛寒。用清酒和水煎服，可加强活血祛寒的作用。

【临床应用】《伤寒论与中医现代临床》说："当归四逆加吴茱萸生姜汤所治'内有久寒'，则可能包括胃肠寒结、子宫内寒等，所以可用于血虚寒凝，包括经脉寒凝和内脏寒凝所致的多种病证。"

【医案选录】 申某某，女，40 岁。自述近半年来经常发作左下腹绞痛，遇寒或生气即发，腹中拘挛剧痛，可扪及圆柱形长包快，热水袋温暖片刻得矢气后可以缓解。大便日 3～4 次，稀如鸭溏，夹有黏液无脓血。服用中药效果不佳，今又因下河洗衣受寒而发。体检：面色白，表情痛苦，抱腹呻吟，触其腹发凉，左下腹可扪及圆柱形长包快，无明显压痛反跳痛，肠鸣音稍增强，粪检黏液＋＋，无其他异常。舌淡边青紫，苔白水滑，脉沉弦细。处方：当归 9g，桂枝 9g，白芍 9g，细辛 5g，通草 5g，生姜 9g，大枣 8 枚，吴茱萸 6g，公丁香 6g，制香附 9g，高良姜 9g，沉香 6g。服 3 剂，并予艾灸神阙、关元 15 分钟，腹痛缓解。3 日后腹痛已除，舌淡苔白润，脉弦细，用当归四逆汤原方加良姜 9g，制香附 9g，炒白术 10g，5 剂痊愈。随访 2 年，未再复发。（《伤寒论与中医现代临床》）

按：《伤寒论与中医现代临床》说："'内有久寒'可能

包括胃肠寒结，此例是典型胃肠积冷、气血凝滞的病人，所以用温中散寒治之而收全功。"

大汗出，热不去，内拘急⁽¹⁾**，四肢疼，又下利厥逆而恶寒者，四逆汤主之。（353）**

【注释】

（1）内拘急：腹中挛急不舒。

【提要】论阳虚阴盛寒厥的证治。

【解析】本条"大汗出"，乃追溯发生变证的原因。大汗出则阳气大伤而邪不解，邪不解故热不去；阳气伤则经脉失于温煦而不利，故内则腹中拘急，外则四肢疼痛。然而，仅据此尚难肯定证属阳虚阴盛，因此，"下利厥逆而恶寒"才是该证的审证关键。病机既属阳虚阴盛，自应以回阳驱寒为急务，即使发热为表证未罢，亦当先救其里。方用四逆汤。

[南陈北刘有关论述]

陈亦人：大多数注家皆认为本条证候是阴盛于内，阳亡于外。大汗出而热不去，是邪气不从外解，阳气反从汗亡。阳气外亡，则经脉失却温煦，于是内则腹中拘急，外则四肢疼痛，阳虚寒盛，所以同时伴有下利、厥逆而恶寒。治当破阴回阳，故用四逆汤主之。细玩原文内容，并不尽然。从"热不去"来看，表明是原有证而不是续发证，当然原有证的性质也能改变，但是与"恶寒"联系起来分析，阳气外浮不应有恶寒，现在热不去仍有恶寒，可见当是表证未罢。即所谓不可令如水流漓，病必不除。大汗出，一方面邪不去而表证仍在，一方面阳气大伤，因而发生内拘急、四肢疼、下利厥逆等变证。其次，如果发热为阴盛阳浮，则应当用通脉四逆汤，而非四逆汤所能胜任。既然热不去不是虚阳外浮，而是表证未罢，何以不先解其表，却用四逆汤温里？这在论中已有先例，如92条"病发热头痛，脉反沉，若不差，身体疼痛，当救其里，宜四逆汤。"225 条"脉浮而迟，表热里寒，下利清谷者，四逆汤主之。"由此可见本条是表里同病先里后表的治疗方法。（《伤寒论译释》）

大汗，若大下利，而厥冷者，四逆汤主之。(354)

【提要】论误治伤阳而致厥冷的治法。

【解析】大汗则阳亡于外，大下则阳亡于内，汗下太过，阳气衰微，阴寒内盛，则四肢厥冷，故当急温，方用四逆汤。

病人手足厥冷，脉乍紧者，邪[1]**结在胸中**[2]**，心下满而烦，饥不能食者，病在胸中，当须吐之，宜瓜蒂散。(355)**

【注释】

（1）邪：这里指停痰食积等致病因素。

（2）胸中：概括胸胃而言。

【提要】论痰食致厥的证治。

【解析】由于痰涎壅塞，或食积停滞，胸阳被遏，不能外达四肢，故手足厥冷，心下满而烦，饥不能食。痰食之邪阻滞于里，气血运行不畅则脉乍紧，此为邪结之征，并非寒象，《金匮·腹满寒疝宿食病脉证并治》云："脉紧如转索无常者，有宿食也。"本证邪实结于胸中，病位偏高，病势向上，故其治当因势利导，用瓜蒂散涌吐胸中之邪，正所谓"其高者，因而越之"也。邪除则阳气得通，厥冷可回，烦满自除。

伤寒厥而心下悸，宜先治水，当服茯苓甘草汤，却治其厥；不尔[1]**，水渍入胃**[2]**，必作利也。(356)**

【注释】

（1）不尔：尔作如此、这样解，不尔即不如此、不这样。

（2）水渍入胃：胃实指肠而言。这里指水饮渗入肠中。

【提要】论水停致厥的证治。

【解析】心下悸为水气的主症之一，水气凌心则心下悸。《金匮·痰饮咳嗽病脉证并治》曰："水停心下，甚者则悸"。厥与心下悸同见，因知厥亦由水气所致。胃阳不足，水饮内停，阳气被遏，不能外达四末则手足厥冷。厥与悸既然均是水饮为患，则应先治其水，用茯苓甘草汤温胃散水，水饮去则阳气布达，治水即是治厥。如果不知先治其水，不仅悸与厥不得痊愈，而水饮浸渍，下渗入肠，势必发生下利等症。

[南陈北刘有关论述]

刘渡舟：本条对厥逆与心下悸之症，采用先治水的方法，实际在治水之中便有治厥之义。临床证明用温阳化饮利水的治疗方法，使阳气得以伸展通达，其厥证自可得到改善或解除。（《伤寒论讲解》）

伤寒六七日，大下后，寸脉沉而迟，手足厥逆，下部脉[1]不至，喉咽不利[2]，唾脓血，泄利不止者，为难治，麻黄升麻汤主之。（357）

麻黄升麻汤方

麻黄二两半（去节）　　升麻一两一分　　当归一两一分　知母十八铢　黄芩十八铢　葳蕤十八铢（一作菖蒲）　芍药六铢　天门冬六铢（去心）　　桂枝六铢（去皮）　茯苓六铢　甘草六铢（炙）石膏六铢（碎，绵裹）　白术六铢　干姜六铢

上十四味，以水一斗，先煮麻黄一两沸，去上沫，内诸药，煮取三升，去滓，分温三服。相去如炊三斗米顷，令尽，汗出愈。

【注释】

（1）下部脉：指尺脉而言。亦有认为指足部脉。

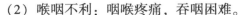

（2）喉咽不利：咽喉疼痛，吞咽困难。

【提要】 论邪陷阳郁，肺热脾寒证证治。

【解析】 本证虽属上热下寒证，但不是厥阴肝病，而是肺热脾寒。阳陷于里，郁而不伸，故寸脉沉而迟，下部脉不至；阳郁不达四末，故手足厥冷。大下之后，阴阳两伤，阴伤而肺热气痹，故咽喉不利，肺络损伤，故吐脓血；阳伤而脾虚气陷，故泄利不止。尤在泾说："阴阳上下并受其病，虚实寒热混淆不清，欲治其阴，必伤其阳，欲补其虚，必碍其实，故难治。"证属邪陷阳郁，肺热脾寒，故治以发越郁阳，清肺温脾为法，方用麻黄升麻汤。

【方解】 本证正伤而邪陷阳郁，肺热脾寒，不但虚实混淆，而且寒热错杂，单捷小剂势难兼顾，所以有麻黄升麻汤之制。方中重用麻黄、升麻为君，目的在于发越郁阳，所以方后有"汗出愈"的医嘱。以当归为臣，取其温润养血以助汗源，且防发越之弊。此三味是本方主药，故用量特重。他药则用量极小，其中除知母、黄芩、萎蕤用十八铢以外，余八味仅用六铢，堪称主次分明。喉痹唾脓血，乃肺热阴伤，故佐知母、黄芩、萎蕤、天冬、石膏、芍药、甘草等以清肺滋阴；泄利不止，为脾伤气陷，故佐白术、干姜、茯苓、桂枝等温阳理脾。药味虽多，并不杂乱，而是重点突出，井然有序。

【临床应用】《伤寒论与现代中医临床》说："本方药物较多，寒热并用，功效复杂，临床应用较难掌握其法度。但从原书所述证候来看，包括咽喉不利、唾脓血、泄利不止、手足厥逆等。故而学者有用该方治疗猩红热、化脓性扁桃体炎、肠炎，甚至用于更年期综合征者，用之得当，也有疗效。"《仲景方药古今应用》说："本方可用治上呼吸道炎症、胃肠病及植物神经功能紊乱、更年期综合征等疾患，病因病机复杂，与本方证相类似者。"

【医案选录】 李梦如子，曾两次患喉痰，一次患溏泻，治之愈。今复患寒热病，历十余日不退，邀余诊，切脉未竟，已下利二次。头痛、腹痛、骨节痛，喉头尽白而腐，吐脓样痰夹血。六脉浮中两按皆无，重按亦微弱，不能辨其至数。口渴需水，小便少。两足少阴脉似有似无。诊毕无法立方，且不明其病理，连拟排脓汤、黄连阿胶汤、苦酒汤，皆不惬意；复拟干姜黄芩黄连人参汤，终觉不妥；又改拟小柴胡汤加减，以求稳妥。继因雨阻，寓李宅附近，然沉思不得寐，复讯李父，病人更出汗几次？曰：始终无汗。曾服下剂否？曰：曾服泻盐三次，而至水泻频仍，脉忽变阴。余曰：得之矣，此麻黄升麻汤证也。病人脉弱易动，素有喉痰，是下虚上热体质。新患太阳伤寒而误下之，表邪不退，外热内陷，触动喉痰旧疾，故喉间白腐，脓血交并。脾弱湿重之体，复因大下而成水泻，水走大肠，故小便不利。上焦热盛，故口渴。表邪未退，故寒热头痛，骨节痛各症仍在。热闭于内，故四肢厥冷。大下之后，气血奔集于里，故阳脉沉弱；水液趋于下部，故阴脉亦闭歇。本方组织，有桂枝汤加麻黄，所以解表发汗，有苓、术、干姜化水，利小便，所以止利，用当归助其行血通脉，用黄芩、知母、石膏以消炎清热，兼生津液，用升麻解咽喉之毒，用玉竹以祛脓血，用天冬以清利炎膜。明日即可服此方。李终疑脉有败征，恐不胜麻、桂之温，欲加丽参。余曰：脉弱肢冷，是阳郁，非阳虚也。加参转虑掣消炎解毒之肘，不如勿用，经方以不加减为贵也。后果愈。（《陈逊斋医案》）

　　按：本方临床运用验案不多，故此案多被征引，陈亦人《伤寒论译释》亦引之，并谓："从本案可看出，病情之所以复杂，是因为既有宿疾，又有新病，加上失治、误治所致。本案的审证要点有二：一是始终无汗，二是曾服泻下药后，脉忽变阴，足见仔细问诊的重要。由此断定'脉沉弱肢冷是阳郁，非阳虚'，这是改用麻黄升麻汤的主要依据。由于审证确切，敢于打破常规，坚持使用本方，终于取得了预期的疗效。"

[南陈北刘有关论述]

刘渡舟：对于本方历来注家争议颇多，有人认为非仲景方，亦有人认为此方没有临床实用价值。但我们从理论和临床实践去分析，以上看法似不尽妥。就本论治疗寒热错杂证的方法来看，其中有乌梅丸的寒热并用，重点在于酸收；有黄连汤的寒热并用，重点在于和中；有干姜黄连黄芩人参汤的寒热并用，重点在于苦降；也当有麻黄升麻汤的寒热并用，重点在于宣发。虽然收、和、宣、降各有侧重，但它们都是治疗寒热错杂证的一个重要组成部分。如果将麻黄升麻汤弃而不用，则诸法之中有降而无升，有收而无宣，这就难合《伤寒论》辨证论治体系的完整性。从临床实践中看，用之获效者并不鲜见，如陈逊斋医案即本方治疗李梦如子喉病兼下利而获效的医案。因此，无论在理论上或实践上，本方的作用和价值都是不容忽视的。当然对本方还应进一步研究与探讨，使之得到更好的继承和发扬。(《伤寒论讲解》)

陈亦人：麻黄升麻汤是针对病情特别复杂而制定的处方。因为该证的关键病机是邪陷阳郁，所以方中重用麻黄为君，目的在于发越郁阳。喉痹唾脓血，乃肺热伤阴，故佐以清肺滋阴。泄利不止，乃脾伤气陷，故佐以健脾温阳。药味虽多，仍然是重点突出，主次分明，决不同于杂凑成方。由此可证否定本条方证的理由并不充分，应当进一步深入研究。(《伤寒论求是》)

伤寒四五日，腹中痛，若转气下趣[1]少腹者，此欲自利也。(358)

【注释】

（1）下趣：趣同趋，下趣，向下进行的意思。

【提要】　论欲作自利的先兆。

【解析】　伤寒四五日，腹中疼痛，乃邪气传里，里阳不足，阴寒凝滞，若腹中转气下行趋向少腹，此为水谷之气下泄，欲作自利的先兆。

伤寒本自寒下，医复吐下之，寒格⁽¹⁾**，更逆吐下，若食入口即吐，干姜黄芩黄连人参汤主之。（359）**

干姜黄芩黄连人参汤方

干姜　黄芩　黄连　人参各三两

上四味，以水六升，煮取二升，去滓，分温再服。

【注释】

（1）寒格：病证名称。指上热与下寒相格拒，其证以饮食入口即吐为特征。

【提要】　论寒热相格的证治。

【解析】　"本自寒下"是追溯治疗以前的病情，从"医复吐下之"而致"寒格，更逆吐下"来看，本证在"寒下"的同时当有上热。误吐伤胃，误下伤脾，脾胃更伤，因而寒热相格更甚。"若食入即吐"是辨证的关键，仲景有"食入口即吐，大黄甘草汤主之"之论，故王太仆说："食入即吐，是有火也。"据此可见是证不仅肠寒下利，而胃热气逆尤重，所以取苦寒重于辛温的干姜黄芩黄连人参汤，苦寒泄降，辛温通阳。

【方解】　本证寒热格拒，而上热"食入口即吐"尤甚，故重用芩、连苦寒以清上热，热除则吐自止；干姜辛温以祛下寒，寒去则利自止；佐以人参补益中气，中气健则清热、祛寒之药各得其所，更易发挥效果。芩、连应是本方主药，为什么方名却以干姜冠首呢？陈古愚解释"方名以干姜冠首者，取干姜之温能除下寒，而辛热之气又能开格而纳食也。"《长沙方歌括》概括本方的配伍意义"芩连苦降借姜开，济以人参绝妙哉，四物平行各三两，诸凡格拒此方该"，堪称要言不烦。陈修园经验"若汤水不得入口，去干姜，加生姜汁少许徐徐呷下，此少变古法，屡验"。

【临床应用】《伤寒论与中医现代临床》说："干姜黄芩黄连人参汤证患者，腹肌多松弛无力，按之无明显抵抗，喜暖畏寒，触诊可有冷感。临床上凡虚实错杂、寒热格拒所致的食入口即吐而兼下利者，皆可考虑选用干姜黄芩黄连人参汤。该方患者体质多为太阴阳虚者，平素即瘦弱食少，自觉畏寒，稍进生冷或受寒，则可导致吐利腹痛。"《仲景方药古今运用》说："本方可用于治疗急慢性胃炎、肠炎、痢疾、泄泻等病症。属寒热格拒，或寒热夹杂者。"

【医案选录】林某，50岁，患胃病已久。近来时常呕吐，胸间痞闷，一见食物便产生恶心感，有时勉强进食少许，有时食下即呕，口微燥，大便溏泄，一日2~3次，脉虚数。与干姜黄芩黄连人参汤。处方：潞党参15g　北干姜9g　黄芩6g　黄连4.5g。水煎待稍温后分4次服。服1剂后，呕恶泄泻均愈。又嘱病者购生姜、红枣各500克，切碎和捣，于每日三餐蒸饭时，量取一酒盅置米上蒸熟，饭后服食。服一个疗程后，胃病几瘥大半，食欲大振。后病者又照法服用一疗程，胃病因而获愈。（《伤寒论汇要分析》）

按：此为著名《伤寒论》学家俞长荣医案。俞氏自注曰："本案属上热下寒，如单用苦寒，必致下泄更甚；单用辛热，必致口燥、呕吐增剧。因此只宜寒热苦辛并用，调和其上下阴阳。又因素来胃虚，且脉虚弱，故以潞党参甘温为君，扶其中气。药液不冷不热分4次服，是含'少少与微和之'之意。因胸间痞闷热搪，如果顿服，虑药被拒不入。服1剂后，呕吐泄泻均愈。因病者中寒为本，上热为标；现标已愈，应扶其本，乃仿《内经》'寒淫于内，治以甘热'之旨，嘱病者购生姜、红枣各一斤，切碎和捣，于每日三餐蒸饭时，量取一酒盏，置米上蒸熟，饭后服食。取生姜辛热散寒和胃气，大枣甘温健脾补中，置米上蒸熟，是取得谷气而养中土。服一个疗程后，胃病几瘥大半，食欲大振。后病者又照法服用一疗程，胃病因而获愈。"吕志杰等谓："患者因胃病已久，中虚不运，脾气当升不升，胃气当降不降，上下阻格，遂发呕吐，胸闷，便泻，脉虚数。此与《伤寒论》'寒格吐利证'病机相同，故投干姜黄芩黄连人参汤可效。此外，本案善后调治之方尤妙，补中健胃、药简力专，切勿忽之。"

[南陈北刘有关论述]

刘渡舟：呕吐有寒热之分，一般说，因于寒者多表现为朝食暮吐，暮食朝吐；因于热者，则多为食入即吐。本证"食入口即吐"，当为热证之吐，但由于此证误下而伤脾，构成上热下寒之象，故治疗宜干姜黄芩黄连人参汤清上温下，以止吐利。(《伤寒论讲解》)

陈亦人：本方主治的重点是胃热呕吐，"若食入口即吐"，就是审证用药的确据。但是还兼有虚寒的一面，所以在重用苦寒泄降的同时，伍以人参、干姜益气温中，一以顾护正气，一以防止苦寒伤阳，药虽四味，实邪正兼顾的良剂。细玩原文"本自寒下"，似指病人的素质虚寒，也可能指原来是下寒上热，但根据误吐下后的变证，乃热象偏重。治上热必须苦寒泄降，所以重用芩、连，但又不同于单纯的热实证，因而又用干姜、人参以顾正气。即针对当前主症投药，又兼顾患者素质或宿恙，乃原则性与灵活性相结合的范例。

又：乌梅丸、干姜黄芩黄连人参汤、麻黄升麻汤三方是寒热并用，一般认为都是厥阴病寒热错杂证的主方，其实不然。从方义来看，只有乌梅丸符合厥阴病寒热错杂证

病机，其余两方都是连类而及，不应相提并论。(《伤寒论求是》)

下利，有微热而渴，脉弱者，今自愈。(360)

【提要】 论阴盛下利将愈的脉证。

【解析】 本条下利是虚寒证，所以当出现微热而渴时，即为阳复之兆；脉弱又表现为邪势已衰，脉证合参，故知病将愈。

下利，脉数，有微热汗出，今自愈，设复紧为未解。(361)

【提要】 论厥阴寒证阳复其病可愈。

【解析】 厥阴寒证的预后亦以阳气的恢复与否为依据，阳气来复则其病可愈，阳气不能来复则病不解，预后多不良。本条"脉数、微热汗出"为阳气来复，故谓"今自愈"，若又见脉紧，则是寒邪又盛，故谓"为未解"。

下利，手足厥冷，无脉者，灸之。不温，若脉不还，反微喘者死；少阴负趺阳[1]者为顺也。(362)

【注释】

(1) 少阴负趺阳：少阴即太溪脉，趺阳即冲阳脉。少阴负趺阳，即太溪脉小于趺阳脉。

【提要】 论厥证危候，从足部脉推断预后。

【解析】下利，手足逆冷，无脉，病情十分危险，使用汤药恐怕缓不济急，所以用灸法急救。灸后手足转温，脉象微续，病尚可治；若灸后手足仍然不温，脉象依然不起，反而增加微喘之症，这是肾气绝于下，肺气脱于上，已成死候。与"少阴病，六七日，息高者死"(299)的机理相同。

所谓"少阴负趺阳者为顺也"，是从下部脉少阴与趺阳的脉力比较来判断预后。文中"无脉"是指寸口无脉，是时可以测下部之脉。少阴为肾脉，其部位在太溪穴（足内踝与跟腱之间凹陷中）；趺阳为胃脉，其部位在冲阳穴（足背动脉搏动处）。少阴肾为先天之本，阳明胃为后天之本。少阴负趺阳，即太溪脉小于趺阳脉（冲阳），趺阳脉盛，胃气不衰，有胃气则生，其病虽重，仍可救治，预后较好，故"为顺也"。反之，若趺阳脉负于少阴，即趺阳脉小于少阴脉，则表明胃气败绝，无法救治，则属逆证。

下利，寸脉反浮数，尺中自涩者，必清脓血[1]。（363）

【注释】

（1）清脓血：清与圊通，圊者，厕也。清脓血，即大便脓血。

【提要】论阳复太过，下利转为便脓血。

【解析】虚寒下利，脉多沉迟无力。今寸脉反浮数，标志着阴证转阳，这是病机转化的一个方面。然而，浮数仅见于寸脉，而尺部自涩，涩为血行不畅，为热伤血络，蒸腐为脓，则可能大便脓血。

下利清谷，不可攻表，汗出必胀满。（364）

【提要】论虚寒下利兼表误汗的变证。

【解析】372条论里虚下利兼有表证当先温其里后攻其表，本条论里虚下利兼表先治其表所产生的变证。下利清谷说明脾肾阳虚，误汗则阳气随汗而外泄，以致脾肾之阳更虚，阳虚不运，浊阴内填，所以腹部胀满。

下利，脉沉弦者，下重[1]也；脉大者，为未止；脉微弱数者，为欲自止，虽发热，不死。（365）

【注释】

（1）下重：指肛门部有重滞下坠的感觉。

【提要】论据脉辨下利的转归。

【解析】本条下利是指阳复太过，热伤下焦血分的便脓血证。脉沉弦，沉脉主里，弦脉主痛，为里气壅滞之象，大肠气机滞涩，所以有后重的症状；脉大是邪势方张，所以知下利未止；脉微弱数，微弱是邪衰，数为阳复，所以知利欲自止，虽发热不死。本证的发热，应是微热，它的病机与360条"下利有微热而渴，脉弱者，今自愈"相同，可以互参。本条辨证似乎以脉为主，乃举脉略证，实际仍是脉证合参。

下利，脉沉而迟，其人面少赤，身有微热，下利清谷者，必郁冒[1]汗出而解，病人必微厥。所以然者，其面戴阳[2]，下虚[3]故也。（366）

【注释】

（1）郁冒：郁闷眩冒，乃虚阳奋与邪争，邪将从汗解的先兆。

（2）其面戴阳：疾病过程中，病人出现面部淡红如妆、浮游不定的表现为戴阳。因红色属阳，面色发红犹如阳气戴于上面，故称戴阳。

（3）下虚：下焦虚寒。

【提要】 论寒利戴阳轻证，兼微邪郁表，可郁冒汗解。

【解析】 下利清谷，脉沉而迟，证属阳虚阴盛，但脉象不是沉微，表明阳气虽虚，尚不太甚，所以手足仅是厥寒。结合"面少赤，身有微热"，因知兼有轻微的表邪，还有汗解的可能。不过，阳气毕竟已虚，所以汗解之前发生郁冒，这是正气蓄积力量与邪剧争的反映，正胜邪却则汗出而解。"其面戴阳，下虚故也"就是对郁冒汗解机理的说明。但必须注意，本证"戴阳"，为虚阳郁遏，与少阴病虚阳被格于上的戴阳略有不同，所以有郁冒汗解的可能。如果是"虚阳被格于外"的戴阳重证，就不会发生郁冒，也不可能汗出而解。

［南陈北刘有关论述］

陈亦人：从整条内容来看，戴阳自是指面少赤，但是，因微邪郁表而面有热色，亦不能排除。否则，单纯的阴盛

而虚阳被格于外，决不会汗解。从而可见，成氏等里虚兼表的论述，比较符合实际。(《伤寒论译释》)

下利，脉数而渴者，今自愈。设不差，必清脓血，以有热故也。(367)

【提要】 论虚寒下利，有转愈和化热两种转归。

【解析】 虚寒下利，见到脉数、口渴，这是阳复阴退，下利当自愈。假使下利未见好转，脉数口渴依然，则是阳复太过，转化为热证，热伤下焦血分，可能发生大便脓血，"以有热故出"就是对这种病机的概括。其便脓血的机转与363条同。

下利后脉绝，手足厥冷，晬时脉还，手足温者生，脉不还者死。(368)

【提要】 论下利后阳气脱绝，决死生于晬时之后。

【解析】 下利后脉绝，手足厥冷，当是因急性泄泻，津液过度损失，阳气一时脱绝，以致手足厥冷与脉伏不见。其机理与317条的通脉四逆汤证"利止，脉不出者"略同。这种病证，多属暂时性的暴脱，所以经过周时之后，阳气尚有来复的可能。如得肢温脉还，即有生机；如果厥仍不回，脉仍不起，才是死候。本条未出治法，应是省文，决不意味着消极等待，灸法与通脉四逆汤一类方剂都可采用。

伤寒下利，日十余行，脉反实[1]**者死。(369)**

【注释】

(1) 脉反实：实，谓脉来坚实有力，多见于大实证。现虚证而见实脉，故称反。

【提要】 论证虚脉实，预后不良。

【解析】 虚寒性下利，脉象应该沉而微细。今下利日十余行，脉反弹指有力而无柔和之象，是胃气已经败绝的征兆，即《内经》所谓"真脏脉见"，所以为死候。

下利清谷，里寒外热，汗出而厥者，通脉四逆汤主之。

（370）

【提要】 论阴盛格阳下利的证治。

【解析】 下利清谷，是脾肾阳虚、里虚寒盛的主症。所谓里寒外热是内真寒而外假热，其外热是阴寒太盛而虚阳被格于外。阳气衰微，不能温运四末则手足厥冷；阳气外亡则汗出。证势非常危急，非急用大温之剂不能招纳亡阳于顷刻，故主以通脉四逆汤，破阴回阳，交通内外，以挽欲脱之阳。

[南陈北刘有关论述]

陈亦人：少阴病不应有汗，148 条有"阴不得有汗"之训，283 条有"病人脉阴阳俱紧，反汗出者，亡阳也，此属少阴"。可见此条"汗出而厥"为审证要点，千万不能忽视。（《伤寒论译释》）

热利下重者，白头翁汤主之。（371）

白头翁汤方

白头翁二两　黄柏三两　黄连三两　秦皮三两

上四味，以水七升，煮取二升，去滓，温服一升。不愈，更服一升。

【提要】 论厥阴热利的证治。

【解析】 这里的"热利"是指热性痢疾，古称"滞下"，《内经》中谓之"肠澼"。下重即腹中急迫而肛门坠重，此为肝热下迫大肠，气机壅塞，其秽浊之物欲出而不得，这是热痢的特征。既为热痢，热盛则津伤，故 373 条中有谓"下利欲饮水者，以有热故也"。由于肝经湿热郁滞，损伤络脉，故当有下利脓血，且以赤痢为主。除此以外，还当有发热、腹痛、舌红、苔黄等症。本证病位虽在大肠，而病机实与肝经湿热有关，证属肝之湿热下迫大肠，损伤络脉，故其治当以清热燥湿、凉肝解毒为法，方用白头翁汤。

【方解】白头翁汤由白头翁、黄连、黄柏、秦皮四药组成，方中白头翁、秦皮清热凉肝，为治厥阴热利之主药，佐以黄连、黄柏，清热燥湿，坚阴厚肠，尤能增强治热利的作用。不管是细菌性痢疾，还是阿米巴痢疾，只要属于湿热，使用本方均有效果。若中气虚寒，或寒湿下利者，则切不可用。

　　证属湿热之实证，若兼虚，可仿照《金匮要略·妇人产后病脉证并治》白头翁加甘草阿胶汤法而加减之。

　　【临床应用】《临证实用伤寒学》说："本方在《金匮要略》中，加甘草、阿胶名为白头翁加甘草阿胶汤，治产后下利虚极，对热利阴血耗伤颇为适用。自此以后本方成为治疗湿热利之祖方，后世医家对本方多有发挥，衍化出不少治利的方剂，如《汉药神效方》谓本方治肠风下血，妙不可言。方用白头翁4分、黄连、黄柏、秦皮各7分半同煎。《通俗伤寒论》以本方加白芍、黄芩、鲜贯众、鲜茉莉花，名为加味白头翁汤，治疗赤利。《衷中参西录》记载有通变白头翁汤，治疗热利下重腹痛。《类聚方广义》记述本方还可以治疗眼目郁热，赤肿阵痛，风泪不止者，又为薰洗剂亦效。"又说："本方现代常用于治疗细菌性痢疾、原虫性痢疾、急性肠炎、结肠炎等病，均收到满意的疗效。"《伤寒论与中医现代临床》说："白头翁汤证临床特点是下利，腹痛，后重，可见肛门灼热，可有口渴欲饮水等症。临床上主要适用于湿热壅郁所致的痢疾，也可借用于下焦湿热所致的淋证、妇女带下阴痒等。"

　　【医案选录】李某某，男，46岁，工人。因发热，腹泻而入院。自述于入院前二天起发热（38℃），当日大便5～6次，至晚腹泻加剧，几至不能离开厕所，大便量少，有红白冻，伴腹痛及里急后重，入院前一天大便次数达50～60次，发病后食欲减退，无呕吐。体检：下腹部有压痛。化验：大便红血球（＋＋＋），白血球（＋＋＋＋），当日大便培养：检出副痢疾费氏志贺氏菌。入院后即给白头翁汤（白头翁 30g　黄连 6g　黄柏 9g　秦皮 9g）。每日 1 剂。体温次日即降至正常，大便红白冻于服药后第二天消失，腹泻腹痛，里急后重，腹部压痛，均于服药第三天后消失，共服白头翁汤 6 剂，以后大便连续培养 2 次，均为阴性，七天后出院。（新中医，1957，9：17）

按：此为湿热菌痢，辨证准确，所以取得满意疗效。

下利腹胀满，身体疼痛者，先温其里，乃攻其表，温里宜四逆汤，攻表宜桂枝汤。（372）

【提要】虚寒下利兼表的治则。

【解析】本条指出虚寒下利兼有表证的治疗原则及主方，可与 91 条互参。大凡表里同病，里实而表未解者，当先解表，表解后再攻其里；里虚而表未解者，则当先温其里，后治其表。本证下利清谷，腹胀满，是脾肾阳气虚衰，寒凝气滞，浊阴不化所致，即所谓"脏寒则生满病"。此时虽有身疼痛的表证，但以里虚为急，治当先温其里，宜用四逆汤。俟里阳恢复，清便自调，倘若表证未罢，再治其表，宜用桂枝汤。

下利欲饮水者，以有热故也，白头翁汤主之。（373）

【提要】补充热利的另一辨证要点。

【解析】本条当紧接于 371 条之后，补充论述热利的另一辨证要点是渴欲饮水。口渴为里有热而伤津。少阴虚寒下利亦可见口渴，有谓"自利而渴者，属少阴"，少阴口渴，因下焦阳虚，不能蒸腾，津液无以上承所致，其渴必不甚，或渴喜热饮，且必小便色白。本证下利脓血，里急后重，其渴欲饮水属于里热灼津，所以治以白头翁汤清热凉肝。

[南陈北刘有关论述]

刘渡舟：本条提出的"下利欲饮水"，是对厥阴热利辨证要点的又一补充。综上所述，辨厥阴热利当抓住三个主证，即下重、便脓血、口渴欲饮水。临床见此三证，即可用白头翁汤清热燥湿，凉血止利。如按仲景法，酌加瓜蒌根更善。(《伤寒论讲解》)

下利谵语者，有燥屎也，宜小承气汤。(374)

【提要】论热结旁流的证治。

【解析】下利有寒热虚实之别，虚寒下利必见下利清谷，脉微肢厥。今患者下利与谵语并见，"实则谵语"、"便硬是谵语之根"，因知此证属于阳明里实。然而，燥实内结应是大便秘，何以反见下利？此因肠中有燥屎阻结，邪热逼迫津液从旁而下，所下皆为清稀粪水，不夹渣滓，臭秽难闻，同时必伴见腹部满痛、潮热、舌苔黄糙、脉沉实等症。下利为热结旁流，所以治用小承气汤泻热通滞，里实去则谵语下利自止，此属"通因通用"之法。如果证重势急，也可使用大承气汤。

下利后更烦，按之心下濡者，为虚烦也，宜栀子豉汤。(375)

【提要】论下利后更烦的证治。

【解析】下利后心烦更甚，说明原来就有心烦，而按之心下濡，表明内无有形之实邪，而是无形之邪热内郁，所以说"为虚烦也"，治以栀子豉汤以清宣郁热以除烦。

栀子豉汤证的主证如心中懊憹，胸中窒，心下急痛等已载于太阳病篇，本条补充出"按之心下濡"，不仅有助于虚烦的诊断，更可加深对虚烦涵义的理解。

下利是厥阴病篇的主要病症之一，论中除重点讨论了厥阴热利的白头翁汤证，同时讨论了其他原因所致的下利，目的在于辨其寒热虚实。下利便脓血，里急后重，发热口渴者，为肝热下迫，湿热壅滞，治用白头翁汤以清热燥湿，凉肝止利；下利谵语者，为热结旁流，治用小承气汤以泻热通结；下利清谷，面少赤，身微热，微厥，此属下焦虚寒，兼有微邪郁表的戴阳轻证，可能郁冒汗出而解。虚寒下利兼有表证，应先温其里，里和然后治表，若误用汗法，则会发生腹胀满等变证。

呕家有痈脓，不可治呕，脓尽自愈。（376）

【提要】论痈脓致呕的治禁。

【解析】因内部发生痈脓而致呕，这种呕吐，正是痈脓排出的极好时机，只有因势利导，帮助排脓，脓尽则呕自愈。如果见呕止呕，而用止呕的方法，则无异于关门留寇，不仅无效，且右导致病情加重。所以仲景特郑重提出"不可治呕，脓尽自愈"的治禁及自愈机理。条文虽然很简，却揭示了治病必求于本的辨证论治原则，对临床极富指导意义。

呕而脉弱，小便复利，身有微热，见厥者，难治，四逆汤主之。（377）

【提要】论阴盛阳虚呕逆的证治。

【解析】呕而脉弱，为中虚而胃气上逆，小便复利是下虚而肾不制水，282条有"小便白者，以下焦虚有寒，不能制水，故令色白也"可证。身有微热却见手足厥冷，则非为阳复，而是阳不胜阴，阴寒内盛，格阳于外的反映。此证寒逆于上，阳虚于下，阴盛于内，阳浮于外，故曰"难治"。证属阴盛格阳，故治以四逆汤（通脉四逆汤）破阴回阳，交通内外。根据通脉四逆汤加减法，方中加生姜当更为恰当。

干呕，吐涎沫[1]，头痛者，吴茱萸汤主之。（378）

【注释】

（1）吐涎沫：吐出清稀涎沫。

【提要】 论肝寒犯胃，浊阴上逆的证治。

【解析】 有声无物谓之干呕，然从吐出清稀涎沫来看，则知其证属寒，是肝寒犯胃，浊阴上逆所致。因胃阳不布，产生涎沫，随浊气上逆而吐出。肝脉与督脉会于巅顶，肝之寒邪循经上冲则头痛，大多在巅顶部位。证属肝胃虚寒，浊阴上逆，是以其治当以温降肝胃、泄浊通阳为法，方用吴茱萸汤。

《伤寒论》中吴茱萸汤证凡三见，一为阳明病篇"食谷欲呕"（243）一为少阴病篇"吐利，手足逆冷，烦躁欲死"（309）一为本条"干呕吐涎沫，头痛"。这三条见症虽然不同，但阴寒内盛，浊阴上逆的病机则是一致的，所以均治以吴茱萸汤，由此亦可见《伤寒论》一方多证的特点。

[南陈北刘有关论述]

陈亦人：头痛，尤其是巅顶头痛，由于厥阴浊阴上逆，自是吴茱萸汤证的主症，因肝寒犯胃，胃失降下之常而干呕，胃中之清涎冷沫随上逆之气而吐出，肝寒为本，胃寒为标，也应是厥阴病吴茱萸汤证的主症，有些注家专就阳明解释病机，显非确论。（《伤寒论译释》）

呕而发热者，小柴胡汤主之。（379）

【提要】 论厥阴病转出少阳的证治。

【解析】 呕而发热，属于少阳有热，149 条谓"呕而发热者，柴胡汤证具"，所以治以和解少阳的小柴胡汤。厥阴与少阳相为表里，就六经病传变关系来说，少阳病进，可以转入厥阴，厥阴病衰，也可转出少阳。此条列于厥阴病篇，可作为厥阴转出少阳之例。

伤寒大吐、大下之，极虚，复极汗者，其人外气怫郁[1]，复与之水，以发其汗，因得哕。所以然者，胃中寒冷故也。（380）

【注释】

（1）外气怫郁：外气，指体表之气。外气怫郁，指病人体表无汗而有郁热感。

【提要】 论误汗伤阳胃寒致哕。

【解析】 伤寒用大吐、大下法治疗，以致身体极虚，但医生见病人体表无汗而有郁热感，颇似表证，而用饮水发汗法，以致胃阳伤而胃中寒冷，进而发生哕逆之症。

饮水发汗法，仲景在五苓散方后注中已有论说，即所谓"多饮暖水，汗出愈"。

伤寒哕而腹满，视其前后，知何部不利，利之则愈。 （381）

【提要】 论哕逆实证的治疗原则。

【解析】 哕有虚、实之辨，上条论虚寒之哕，本条则论哕之实证。哕而腹满属实，胃气壅滞故腹满，胃气上逆故哕。然致实之因则不一，必须进一步分析，所谓"视其前后，知何部不利，利之即愈"，就是对分析方法及施治原则的提示。若小便不利，则属于湿热阻滞，治当利其小便；若大便不通，则属于肠腑燥实，治当通其大便。实邪去则腹满除，哕逆愈。然临床上也间有前后皆不利者，既可用前后分消法，也可先通其大便，大便通则小便也可得利。

第七章　辨霍乱病脉证并治

问曰：病有霍乱⁽¹⁾者何？答曰：呕吐而利，此名霍乱。
（382）

【注释】

（1）霍乱：病名，以吐利交作为主证，病势急而变化快，挥霍之间便致撩乱，因而名为霍乱。

【提要】论霍乱的主要证候。

【解析】本条以问答形式，揭示了霍乱病的症状，霍乱病证的特点为吐泻交作，挥霍变乱，而生于仓促之间，故名曰"霍乱"。《灵枢·五乱篇》曰："清气在阴，浊气在阳，营气顺脉，卫气逆行，清浊相干……乱于肠胃，则为霍乱。"说明霍乱是由于胃肠功能紊乱，清气不升则泻，浊气不降则吐，清浊相干，升降失常，故吐利交作。

《内经》认为霍乱为太阴湿土为病，《素问·六元正纪大论》曰："太阴所至，为中满，霍乱吐下"，"土郁之发，民病呕吐、霍乱"。后世医家，根据临床表现的不同，将霍乱分为湿霍乱和干霍乱两类，其中以卒然发作，上吐下泻为主症的称为"湿霍乱"；以卒然腹中绞痛、欲吐不能吐、欲泻不能泻为主症的称为"干霍乱"。《伤寒论》所论之霍乱，因以呕吐而利为主症，故当属湿霍乱；因其治疗方药皆为辛甘温之剂，故当属虚寒性质。综言之，《伤寒论》所论之霍乱当属虚寒性质的湿霍乱。

中医学中所说的霍乱，实际上包括了多种急性胃肠病变在内，对西医所说的由霍乱弧菌引起的霍乱也有参考价值。

答曰：此名霍乱。霍乱自吐下，又利止，复更发热也。
（383）

　　【提要】论霍乱的表里证，并与伤寒加以鉴别。

　　【解析】由于霍乱多兼有外感，故亦可并见发热、恶寒、身疼痛等症，证属霍乱兼表。外感之病证，只有当邪气内传，影响里气不和，脾胃升降失常时，才见呕吐下利。而霍乱初起即见吐利，虽兼有表证，但以里证为主。所谓"霍乱自吐下"，是说病从内发，而不是受表邪的影响。因表里不和，则吐利与寒热并见，若下利止，但见发热，则说明里气和而表证未解。

　　太阳与阳明合病，亦可见吐利，与本条的霍乱兼表证相似，必须加以鉴别。太阳与阳明合病，是二阳俱受邪，邪盛于表，而影响及里，升降失常，以致或"必自下利"，或"不下利但呕"，治疗重点是解表，表邪解则里自和而吐利止。霍乱兼表证，是脾胃不和，胃肠功能紊乱，清浊相干，升降失常，而又兼外邪袭表，其里不和之吐利非由表邪所致，其治疗重点是治里，里气和则吐利始止，里和若表仍未解，是时可再解表。若先治以解表，表虽解而里气仍不和，是时不但吐利不得止，甚或会加重。

　　伤寒，其脉微涩者，本是霍乱，今是伤寒。却四五日，至阴经上，转入阴必利，本呕下利者，不可治也。欲似大便，而反失气，仍不利者，此属阳明也，便必硬，十三日愈，所以然者，经尽故也。下利后当便硬，硬则能食者愈，今反不能食，到后经中，颇⁽¹⁾能食，复过一经能食，过之一日当愈，不愈者，不属阳明也。（384）

　　【注释】

　　（1）颇：此处不作"甚"字解，应作"稍微"的意思

472

理解。《汉书·高帝纪》有"颇取山南太原之地益属代"一语，颜师古注："少割以益之，不尽取也"，将"颇"作"少"字解，其义为是。

【提要】论病霍乱后又病伤寒的转归。

【解析】本条内容可分三节讨论：

"伤寒其脉微涩……今是伤寒"为第一节，论述了"伤寒其脉微涩"是因为曾病霍乱，正虚之故。脉证合参，提示不同于单纯的伤寒，必须密切注意病情中的变化，以利于掌握病变转归。同时，也提示了脉证不符时，应注意对过去病史的询问。

"却四五日……经尽故也"为第二节，论述了是病四五日后可能发生的两种转归。四五日，是病邪由阳入阴的日期，若邪传太阴，必然发生下利，因为在霍乱吐利之后，再下利则正气更伤，其"不可治也"旨在说明病情较重，不易图治。若不发生下利，仅是欲似大便，而反失气，此为胃气和，所谓"属阳明"，是指胃气来复，因而大便必硬。由于正气重虚，恢复较慢，需要经气再周（两个病程）之后，故曰"十三日愈"。

"下利后当便硬……不属阳明也"为第三节，论下利后便硬的愈期，还应结合饮食情况来判断。能食的很快即可痊愈；不能食，胃气尚未全复，到后经中稍能食，则胃气渐复，文中又说复过一经能食，过之一日当愈也就是十三日愈。当然，也有能食而病不愈的，则不属于阳明（胃气尚未和）。本条所说的"属阳明"与"不属阳明"，指胃气的和与不和，不是指阳明病。

[南陈北刘有关论述]

陈亦人：注家对本条内容，历来有两种意见，以致争论不休。以成无己为代表认为本条是探讨霍乱病之后又病伤寒的病机变化；以《金鉴》为代表认为本条是讨论霍乱与伤寒的鉴别。各执一是，直至目前，仍处于这种状况。我们认为伤寒与霍乱的主要区别是伤寒有六经传变，霍乱没有六经传变。本条内容除开始"伤寒，其脉微涩者，本是霍乱，今是伤寒"，表明本是霍乱，与单纯伤寒有所不同，寓有鉴别的意思以外，其余都是反复论证在伤寒过程中可能发生的情况。由于曾病霍乱之后，中气已虚的缘故，据此可见成注更合理一些。另外文中所说的"属阳明"指胃和能食，是向愈之候，"不属阳明"指胃尚未和，非愈候。乃是生理概念。有些注家仍从阳明病解释，则于理难通。如果是阳明病，怎么能够十三日愈。征之临床，腹泻病人，泻止后往往转成便秘。这是胃气复的佳兆，所以说属阳明。但也不是绝对的，还应参考进食情况，如果能食，则可肯定为阳明胃和，待期自愈。如果不能食，则不一定属于胃和，就不是愈候。还有一种情况，即使能食，也只能预断为当愈，而不能说必愈，因为也有能食而不愈者，所以说"不属阳明也。"这充满了具体分析的辩证法思想，多么难能可贵！(《伤寒论求是》)

恶寒脉微而复利，利止亡血[1]**也，四逆加人参汤主之。(385)**

四逆加人参汤方

甘草二两（炙）　　附子一枚（生，去皮，破八片）

干姜一两半　人参一两

上四味，以水三升，煮取一升二合，去滓，分温再服。

【注释】

（1）亡血：这里实指亡津液的意思。

【提要】论霍乱亡阳液脱的脉证与治法。

【解析】症见恶寒、脉微，是属阳虚，不是表实。因于霍乱吐利，气随津竭，故使阳虚。阳虚不能温化水谷，敛摄津液，又致泄利不止。若下利自止，而见烦热欲去衣被，手足温者，是阳气来复，疾病向愈的佳兆。今下利虽止，而仍见恶寒、脉微，是阳亡液脱，津液内竭，无物可下，故曰"利止亡血也"。《金匮玉函经》所谓"水竭则无血"，即指此证而言。证属阳虚液亏，治用回阳救逆，益气生津，方用四逆加人参汤。

【方解】 四逆加人参汤由四逆汤加人参而成，方用四逆汤回阳救逆，加人参益气固脱，生津滋液。张路玉说："亡血本不宜用姜、附以损阴……此以利后恶寒不止，阳气下脱已甚，故用四逆以复阳为急也。其所以用人参者，不特护持津液，兼阳药得之，愈加得力耳。"

【临床应用】《临证实用伤寒学》说："本方是在四逆汤的基础上加人参而成，由单纯的回阳救逆，变为回阳救阴之剂。临床上四逆汤多用于急救，而本方多用于虚寒性慢性病，尤其是心血管疾病。"又说："临床上也常用由本方化裁出来的参附汤（即本方减去干姜、炙甘草）治急症重症，如心力衰竭，小儿麻疹并发肺炎心衰，心源性动脉栓塞性脱疽等都有较好的疗效。"

【医案选录】 黄某某，男，64 岁，5 月间骤患吐血盈盆，气息奄奄，急延予医。至黄家，见病人闭目不语，汗出如珠。诊其脉沉微，肢冷如冰，危在顷刻……因思此证气随血脱，惟有大剂益气回阳，摄血归经。处方：炙北芪 30g，参须 9g，熟附片 12g，炮干姜 6g，炙甘草 6g。

翌日复诊，肢温汗敛血止，惟精神疲惫，声音低微，脉息较起，但仍甚微弱，虽有转机，尚未脱险。于原方加白术 9g，白芍 9g。

三诊，脉较有力，精神略振，证情已趋稳定，原方进退。

四诊，选投益气摄血之剂，诸候皆平，后以归脾汤调理而愈。

原按：本案因大量吐血，气随血脱，虽与霍乱的阳亡津竭不同，而其病机是一致的，故用四逆加参汤并重用黄芪，意在补气以摄血，遂收显效。魏念庭曾指出本方"凡病后亡血津枯者，皆可用也。不止霍乱也，不止伤寒吐下也。"确实是阅历之谈。（引自《伤寒论译释》）

霍乱，头痛，发热，身疼痛，热多欲饮水者，五苓散主之；寒多不用水者，理中丸主之。（386）

五苓散方

猪苓去皮　白术　茯苓各十八铢　桂枝半两，去皮

泽泻一两六铢

上五味，为散，更治之，白饮和，服方寸匕，日三服。多饮暖水，汗出愈。

理中丸方下有作汤加减法

人参　干姜　甘草炙　白术各三两

上四味，捣筛，蜜和为丸，如鸡子黄许大。以沸汤数合，和一丸，研碎，温服之，日三四，夜二服。腹中未热，益至三四丸，然不及汤。汤法，以四物依两数切，用水八升，煮取三升，去滓，温服一升，日三服。若脐上筑[1]者，肾气动也，去术，加桂四两；吐多者，去术，加生姜三两；下多者，还用术；悸者，加茯苓二两；渴欲得水者，加术，足前成四两半；腹中痛者，加人参，足前成四两半；寒者，加干姜，足前成四两半；腹满者，去术，加附子一枚。服汤后，如食顷[2]，饮热粥一升许，微自温，勿发揭衣被。

【注释】

（1）脐上筑：筑者，捣也。脐上筑，形容脐上跳动不安如有物捶捣。

（2）食顷：吃一顿饭的时间。

【提要】 论霍乱兼表的治法。

【解析】 霍乱吐利交作，并见头痛、发热、身疼痛，说

明兼有表证，表里俱病，是时之治疗当根据病人的具体证候，视里虚寒的轻重而定。若其人表现为热多而渴欲饮水的，说明里虚寒尚不太甚，其治疗可兼以和表，方用五苓散；若其人寒多而口和不渴的，说明里虚寒甚，即中焦虚寒，寒湿内盛，其治当专以和里，不得兼以解表，温中散寒，燮理阴阳以复其升降，方用理中丸。

【方解】五苓散方解见太阳病篇。

理中丸由人参、干姜、甘草、白术组成，方中人参、甘草健脾益气，干姜温中散寒，白术健脾燥湿。脾阳健运，寒湿得去，则中州升降调和而吐利自止。本方为治疗太阴病虚寒证的主方，因其具有温运中阳、调理中焦的治疗作用，故名"理中"。第159条所谓"理中者，理中焦"即是此意。

理中丸为一方二法，既可制成丸剂，亦可煎汤服用。病情缓而需久服者，可用丸；病势急或服丸效差者，当用汤剂，此即仲景所言"丸不及汤"。服药后，腹中由冷而转有热感者，说明有效，可续服；若腹中未热，说明效不显或无效，是病重药轻，当增加丸药的服用量，由一丸增至三四丸，或改用汤剂。为增强药物疗效，温养中气，服药后约一顿饭的时间，可喝些热粥，并温覆以取暖。

加减法：若见脐上悸动，是肾虚水气冲动之象，应去术之壅滞，加桂枝以温肾降冲；若吐多，是胃寒而气逆，因白术补脾 而使气壅，故减去不用，加生姜温胃散饮，下气以止呕；若下利严重，是脾阳不升，水湿下趋，故还需用白术健脾燥湿以止利；若见心下悸，是水邪凌心，当加茯苓淡渗利水宁心定悸；若渴欲饮水，属脾不散精，水津不布者，宜重用白术，健脾气、助运化，以行津液；若腹中痛，因于中气虚者，应加重人参用量，以补中益气；若中阳虚里寒较甚，表现为腹中冷不解，始终不欲饮水者，应重用干姜温中祛寒；若腹中胀满，属寒凝气滞不行者，当去白术之壅滞，加附子辛温通阳以破阴。

本方《金匮要略》又名人参汤，主治虚寒性胸痹证。

【临床应用】《临证实用伤寒学》说："本方在《金匮要略》中，名为人参汤，主治阳气虚寒胸痹证，意在用本方补中助阳，振奋阳气，消除阴邪。后世医家根据自己的临床经验及本方的理法，化裁出多首治疗脾胃虚寒的方剂。如《外台秘要》治霍乱吐下，胸满腹痛之理中加二味汤。《备急千金要方》治胸中满闷，气上逆之枳实汤。《太平圣惠方》治虚劳羸瘦，四肢逆冷；或心腹虚痛，不能食之理中人参散。《类证活人书》治脾胃伤冷物，胸膈不快，腹痛气不和之治中汤。《太平惠民和剂局方》治脾胃虚寒，呕吐泻利，脘腹绞痛，心下逆满，手足厥寒，腹中雷鸣，饮食不进之附子理中丸；治伤寒结胸欲绝，心膈高起，实满作痛，手足不得近之枳实理中丸。《丹溪心法》治中脘停寒，喜辛物，入口即吐或哕之理中加丁香汤。《明医杂著》治脾胃虚寒，痰涎内停，呕吐少食或大便不实，饮食难化，咳吐痰涎之理中化痰丸。《证因脉治》治外感寒邪，发热，呕吐酸水，脉弦迟之连理汤。《万病回春》治脾胃虚寒，蛔虫内扰，脘腹疼痛之理中安蛔汤。《张氏医通》治胃虚食滞，喘胀浮肿，小便不利之理苓汤。《杂病源流犀烛》治痰盛汗自流之理中降痰丸。《类证治裁》治气冲心痛，饮不欲食，吐蛔之理中安蛔丸。《全国中成药处方集》治脾胃虚寒，吐泻，腹痛，手足冷之附桂理中丸；治脾胃虚寒，呕恶反胃之丁蔻理中丸等。"《伤寒论与中医现代临床》说："理中汤（丸）原治胸痹及脾胃虚寒吐泻，腹胀自痛及病后喜唾症。现代临床上则常用于消化系统疾病如胃肠功能紊乱、冠心病心绞痛、泄泻、慢惊风、疳疾、寒痢、寒霍乱、胃痛、反胃、冷呃、虚火口疮、吐血、尿血、便血等症，只要符合理中汤证病机，即有佳效。"《临证实用伤寒学》还说："理中汤（丸）为主治中焦脾胃虚寒的方剂，虽常用于治疗消化系统疾病，但据脾胃乃后天之本，其功能健旺则气血生化有源之理，也可用以治疗其他系统疾病。总之所出现脾胃虚寒者，均可以本方加减调治而达到治疗目的。不过，使用本方务必抓住中焦脾胃虚寒，运化失职，寒湿内盛这一病机，随证加减方能得心应手。而脾胃实热，或阴虚内热者，则非本方所宜。"

【医案选录】陈某某，女，57 岁。胃纳欠展，食入不舒，大便溏下，日三四次，腹部隐痛，脉滞弱，舌质淡、苔白。党参 12g，白术 9g，干姜 5g，炙甘草 5g。五剂。复诊谓服药后，腹已不痛，便次减为日二行。原方加茯苓 12g，又服数剂而痊愈。（《经方临床应用与研究》）

按：此为何任医案，何氏自注曰："本例辨证为里寒证，即自利不渴之太阴病，故投以理中，对虚寒而致之便利、腹痛者能温运中焦，补气健脾，故虚寒解而痛平。"

[南陈北刘有关论述]

刘渡舟：理中丸在临床应用上需注意以下几点：

（1）原为丸剂，亦可作汤剂服，为一方二法。病缓需久服者，可用丸；病急或服丸效差者，以用汤剂为宜。

（2）服药后腹中转热，是见效的反应，"腹中未热"，当再加量；仍不效，更见腹冷痛，畏寒，手足冷，下利清谷者，可加附子，以达到脾肾兼治的目的。

（3）为增强药效，温养中气，服药后当喝热粥，以助中阳。

（4）若是中焦虚寒下利又挟湿热，见大便不爽而有黏液者，可加黄连，为连理汤；兼胃寒吐逆不止，可加丁香、吴茱萸，为丁萸理中汤；兼吐蛔者，可加乌梅、川椒，为椒梅理中汤。临床用之，皆有佳效。

总之，理中丸在临床中随证加减，应用范围甚广，且每可收到满意疗效，实为温中之祖方。方后所列加减化裁，亦是举例示范而已。(《伤寒论讲解》)

吐利止，而身痛不休者，当消息[1]**和解其外，宜桂枝汤小和**[2]**之。(387)**

【注释】

(1) 消息：斟酌的意思。

(2) 小和：犹微和。

【提要】论霍乱里和表未和的证治。

【解析】霍乱吐利止，说明里已和，升降复，大邪已去。唯身痛不休者，是小邪未尽，表证未解，营卫不和。表不解，即应解表。但考虑在霍乱吐利之后，脾胃气弱，不能过于发汗，当视其正邪盛衰情况，斟酌用药以和解其外。不仅峻汗之麻黄汤不可用，即便是桂枝汤也应减其量，即所谓"消息"、"小和"。

[南陈北刘有关论述]

陈亦人：本条消息二字寓有灵活变通、随证选药的意思，如吐利止身痛不休，必须兼有脉浮、头痛、发热、恶寒等表证，才适合用桂枝汤；如见表证而脉沉迟，身体疼痛不休，此为阴液受耗，筋脉失养，当用桂枝新加汤；若兼阳虚恶寒重，当再加附子以复阳；若卫虚多汗而身痛的，可用黄芪建中汤，不必以桂枝汤一方为拘。(《伤寒论译释》第二版)

吐利汗出，发热恶寒，四肢拘急[1]**，手足厥冷者，四逆汤主之。(388)**

【注释】

(1) 拘急：即拘挛劲急，后世称为转筋。

【提要】论霍乱兼表而里证重急的证治。

【解析】本条是霍乱兼有表证，吐利为里寒证，发热恶寒、汗出为表虚证。阳虚津伤，筋脉失于煦濡，是以四肢拘急；阳虚而四末失温，故手足厥冷。表里证相较，里虚寒重急，故治以先里后表，用四逆汤温阳救逆。庶阳回则津自复，里和而表可解。倘表仍不解，然后再用桂枝汤微和其表。本条与386条都是表里证同具，只是阴盛阳虚严重，所以不用理中而用四逆。

[南陈北刘有关论述]

陈亦人：有些注家认为本证病机是里寒外热，阳气外亡，似欠妥切。如果发热为虚阳外亡，就应该不恶寒，今恶寒发热同时并见，可见不是阴盛阳虚；再者，如属格阳证，又非四逆汤所能胜任，而宜通脉四逆汤。(《伤寒论译释》)

既吐且利，小便复利，而大汗出，下利清谷，内寒外热，脉微欲绝者，四逆汤主之。(389)

【提要】论吐利阳亡里寒外热的证治。

【解析】霍乱既吐且利，即吐泻交作，使津伤液耗。小便本应短少而不利，今小便清利而长，说明非为津亏，而是阳亡。元阳随吐而伤亡，"下焦虚有寒，不能制水"，不能摄纳津液，所以小便清长而通利。阳虚不能固护肌表，腠理开泄，津液外脱，因而大汗出。少阴肾阳既虚，则脾胃中阳亦衰，饮食水谷失于腐熟温化，故见下利清谷。阳愈虚，阴益盛，盛阴迫虚阳外越，则可形成里寒外热，即真寒假热的阴盛格阳证。阳气虚衰，无力鼓动血脉，所以见脉微欲绝，似有似无。本证虽有津液之耗，但仍以阳亡为主，但既是里寒外热，阴盛格阳，故其治当以通脉四逆汤为是，四逆汤似难胜任。

以上两条皆是论霍乱吐利而致元阳大伤，甚或阳气外亡的证候与救治方法，借以告诫医者，对霍乱病吐利绝不可掉以轻心，否则将顷刻之间发生阳亡液脱，阴盛格阳等危险恶候。吐利虽亦亡津液，但总以救阳回阳为急务，故用四逆汤（通脉四逆汤）治疗。若出现真寒假热证，可根据"治寒以热，凉而行之"的原则，采取热药凉服的方法，以避免格拒不受。

吐已下断[1]，汗出而厥，四肢拘急不解，脉微欲绝者，通脉四逆加猪胆汤主之。(390)

通脉四逆加猪胆汤方

甘草二两（炙）　　干姜三两，强人可四两　　附子大者一枚（生，去皮，破八片）　　猪胆汁半合

上四味，以水三升，煮取一升二合，去滓，内猪胆汁，分温再服，其脉即来。无猪胆，羊胆代之。

【注释】

（1）吐已下断：指霍乱吐利停止。

【提要】论霍乱吐利致阳亡阴竭的证治。

【解析】霍乱吐利停止，若属阳回欲愈的，必见四肢转温，六脉俱平。而今吐利虽止，但厥逆不回，脉微欲绝，说明吐利虽止，并非阳回欲愈之象，而是由于大吐大利使阳亡而阴竭，以致无物可吐而自止，无物可下而自断。阳亡欲脱，津液不摄，故使汗出淋漓；阳亡阴竭，四肢筋脉失养，所以四肢拘急。证属阳亡阴竭，而以阳亡为主，其治当于回阳救逆之中，兼以益阴和阳，方用通脉四逆加猪胆汤。

本证与四逆加人参汤证，皆属阳亡阴竭的证治，但有轻重之分。四逆加人参汤证病势轻，故只见恶寒、脉微、厥逆、下利止等症；本证病势重，即不仅阳亡势急，阴竭亦甚，而且多有格拒之势，故表现为吐已下断，汗出而厥，四肢拘急不解，脉微欲绝等症。

【方解】通脉四逆加猪胆汤由通脉四逆汤加猪胆汁而成，以通脉四逆汤破阴回阳而救逆。所加猪胆汁苦寒性滑，

一则借其苦润以润燥滋液，既可补益吐下后之液竭，又可制约姜附辛热伤阴劫液之弊，达到益阴和阳之用；二则借其性寒，引姜、附大辛大热药物入阴，以制盛阴对辛热药物之格拒不受，具有"甚者从之"的反佐之意。

【临床应用】《仲景方药古今应用》说："本方可治疗霍乱、急性胃肠炎、食物中毒等疾患所导致的脱水、循环衰竭等。"

【医案选录】周某，年届弱冠，大吐大泻之后，汗出如珠，厥冷转筋，干呕频频，面如土色，肌肉削弱，眼眶凹陷，气息奄奄，脉象将绝，此败相毕露，许为不治矣！而病家苦苦哀求，姑尽最后手段。着其即觅大猪胆两个，处方用炮附子三钱　干姜五两　炙甘草九钱。一边煎药一边灌猪胆汁，幸胆汁纳入不久，干呕渐止，药水频投，徐徐入胃矣。是晚再诊，手足略温，汗止，惟险症尚在，再处方：炮附子二钱　川干姜五钱　炙甘草六钱　高丽参三钱。即煎继续投服。翌日巳时过后，其家人来说："昨晚服药后呻吟辗转，渴饮，请先生为之清热。"观其意嫌昨日用姜附太多也。讵至则见病人虽有烦躁，但能诉出所苦，神志渐佳，诊其脉亦渐显露，凡此皆阳气复振机转，其人口渴，心烦不耐，腓肌硬痛等症出现。原系大吐大泻之后，阴液耗伤过甚，无以濡养脏腑肌肉所致。阴病见阳证者生，且云今早有小便一次，俱佳兆也。照上方加茯苓五钱，并以好酒用力擦其痛处，如是2剂而烦躁去，诸症悉减，再2剂而神清气爽，能起床矣。后用健运脾胃，阴阳两补诸法，佐以食物调养数日复原。（广东医学·祖国医学版，1963，2：35）

按：本案以重剂通脉四逆汤速破在内之阴寒而回欲脱之阳气，灌服猪胆汁以益阴和阳兼能降逆。救命于九死一生之际，真良方也。另外，灌服胆汁之法亦异于仲景，实示人以活法。

[南陈北刘有关论述]

刘渡舟：本方由通脉四逆汤加猪胆汁而成。用通脉四逆汤破阴回阳，加苦寒之猪胆汁，一可借其寒性，引姜、附辛热之品直入阴寒之阵，以防格拒不受。二可制姜、附辛热劫液之弊。且本药亦为血肉有情之品，是滋津润燥之佳药，故有益阴和阳之效。共成破阴回阳，益阴滋液之剂。（《伤寒论讲解》）

吐利发汗，脉平⁽¹⁾，小烦者，以新虚不胜谷气故也。（391）

【注释】

（1）脉平：脉象平和。

【提要】论霍乱病后，当注意饮食调护。

【解析】霍乱吐利发作之后，脉持平和，说明大邪已去，阴阳调，表里和，升降复，病为欲愈。如仍有微烦不适的，是因为霍乱吐利之后新虚，脾胃气尚弱，饮食水谷不得消化所致，可适当节制其饮食，即可痊愈。

第八章　辨阴阳易差后劳复病脉证并治

伤寒阴阳易之为病，其人身体重，少气，少腹里急，或引阴中拘挛，热上冲胸，头重不欲举，眼中生花，膝胫拘急者，烧裈散主之。（392）

烧裈散方

妇人中裈（近隐处，取烧作灰）

上一味，水服方寸匕，日三服，小便即利，阴头微肿，此为愈矣。妇人病，取男子裈烧服。

【提要】论阴阳易证候及治疗方法。

【解析】这里的伤寒是广义的，包括一切外感病而言。阴阳者，男女也，指男女交接之事。病方新愈，男女即行交接，因而产生一系列的病变，如身重、少气、少腹急迫，牵及阴部，膝胫部拘挛疼急，热上冲胸，头重眼花等，宜用烧裈散治疗。至其功用，有谓"导热下行，使邪毒从阴而出"。易有变易与换易之分，《诸病源候论》曰："阴阳易者，男子病新瘥，未平复，而妇人与之交接得病者，名曰阳易；妇人病新瘥，未平复，而男子与之交接得病者，名曰阴易。"此即换易之意。日人山田正珍《伤寒论集成》曰："阴阳易者，便是伤寒变证，故冠以伤寒二字也。阴阳二字，对房事言之。易者，变易也。此平素好淫人，伤寒病中更犯房事，夺精血，以致此变易者，是以谓之阴阳易。"此即变易之意。不论其是换易还是变易，但总与房事有关，示人病后要"节房事"。若为换易，则可视为中医学中性医学之先导。

【方解】后世注家有认为男女裤裆，皆浊败之物，烧灰用者，取其通散而又取火净，亦有同气相求而导邪外出之义。

【临床应用】《伤寒论方解》说："烧裤散方证令人怀疑处很多。伤寒虽属传染病，但其传染的途径不是生殖器，其感染的方式也不是由于交接，此其一。在大病刚愈，体气未复的时候，房事固足以引起原来病人的女劳复，究竟会不会引起对方的新感，殆难以理诘，此其二。从来方书论阴阳易虽也用到烧裤散，但主要还是靠调散的方药而不是单靠烧裤散，可见取效在另外的方药而不一定在此散，此其三。方书虽载有配合烧裤散的方药，却很少附以治验。王肯堂在证治准绳里曾记有治验，但其病是劳复而不是阴阳易。可见巢氏病源所论的阴阳易，在文献方面还没有足够印证的病例记载，此其四。总之，阴阳易这种病的病理机转究竟怎样，裤裆入药是否合理，既不能轻率否定，也未便遽尔肯定。因此，暂为存疑，不加解释。"

【医案选录】《仲景方药古今运用》说："本方古今应用罕少。"是以从略。

[南陈北刘有关论述]

陈亦人：阴阳易一证，历来注家意见，迄未统一。一种认为是病后交媾，男病传女，女病传男，易作交易解释。另一种认为是女劳复，病后因交接而病复发，但因精血虚损，症状与原病不同，易作变易解。若用审证求因的方法去推测，则后说似乎近妥。因这一证候，全属津亏火炽之象。体重少气，为形气两虚；少腹里急，引阴中拘挛，膝胫间拘急，为津亏筋失濡养；热上冲胸，头重不欲举，眼中生花，亦为虚火上炎所致。可见大病新差，余邪未尽，元气未复，又耗其精，精竭火动，故见此一系列症状，若谓传之未病人，似乎于理不合。

一，从病名含义来讲，既曰"交易"，则其病应与先病之人证候相同，这是传染病的规律，但考之伤寒六经病中，未有见此证候记载。二，谓因毒气盛，故好人感之即病，既然毒气盛，为何病人得以痊愈而行交接呢？三，从此病的证候上看，一派津亏气损之象，诸家也都承认这一点，但不识何以一次交接而即虚弱到如此地步？所以我们特提出疑问看法，供大家研究。(《伤寒论译释》)

又：从临床病案所载房劳复的证候来看，极与阴阳易的证情相似，而且所用烧裈散皆配伍其他药味，可见取效不在裈裆，而在调散之方。(《伤寒论求是》)

刘渡舟：关于阴阳易之病是否存在，烧裈散是否有效，历代医家都有所探讨，至今也未曾定论。据山西省中医研究所已故名医李翰卿先生 1963 年介绍，此病确有，用本方也确有疗效，李老以典型病例六、七例，说明本病临床特点有三，一是头抬不起来，即"头重不欲举"；二是少腹拘挛疼痛牵引外阴拘挛；三是全身乏力，倦怠少气。治疗使用烧裈散，皆已获效。李老的经验之谈，很值得重视。

后世有人把阴阳易分为寒热两类，本条所述为热型，治用竹茹、花粉、白薇煮汤送服烧裈散。若伴有肢凉，精神不振等阳虚寒盛证候者，则为寒型，可酌用当归四逆汤、四逆汤、理中汤等送服烧裈散，亦有服药和灸少腹部的穴位并用者，皆可提高疗效。

阴阳易病，是伤寒病者与不病之人交接，男病传不病之女，女病传不病之男，故云"阴阳易"。而大病初愈，因犯房事使旧病复发者，则为房劳复，而非阴阳易。二者不可混淆。阴阳易与房劳复皆可有不良后果，故病后犹当注意慎养之法。(《伤寒论讲解》)

大病⁽¹⁾差后⁽²⁾，劳复⁽³⁾者，枳实栀子豉汤主之。(393)
枳实栀子豉汤方

枳实三枚（炙） 栀子十四个（擘） 豉一升（绵裹）

上三味，以清浆水[4]七升，空煮取四升，内枳实、栀子，煮取二升，下豉，更煮五六沸，去滓，温分再服，覆令微似汗。若有宿食者，内大黄如博棋子[5]五六枚，服之愈。

【注释】

（1）大病：中风、伤寒、热劳、温疟等病证，中医认为属大病之类。

（2）差后：差，通瘥。差后诸症，是热病过程中余邪未尽，正气损伤，机体机能尚未完全恢复正常时出现的一组病理变化的总称。应当指出，它不是一个独立的病证，而是包括了一组表现各异的临床证候。

（3）劳复：病后正气尚虚，邪犹未尽时，劳力过度（包括脑力劳动）诱发的病证。

（4）清浆水：一说即淘米泔水，久贮味酸者佳，如徐灵胎持此观点；亦有认为是将粟米烧成饭后投入水中，浸五六天后，生白花，色类浆，则清浆水即成，如《本草蒙荃》。

（5）博棋子大：一说如方寸匕大小，如《千金方》；一说长一寸、方一寸大小，如《服食门》。

【提要】 论差后劳复的证治。

【解析】 大病初愈，阴阳未平，气血未复，余热未尽，若妄动作劳，如多言多虑以劳其神，久立久坐以劳其形，皆可导致其病的复发。本条只言劳复之名，未提出具体证候，从治以枳实栀子豉汤来分析，当有发热、脘腹胀满等症。证属余热未尽，妄劳而复聚，脘腹气滞；治以清热除烦，宽中行气为法，方用枳实栀子豉汤。

本证当属劳复证治的举例，非谓劳复证只枳实栀子豉汤一端，临床当据证而辨，善于变通。

【方解】枳实栀子豉汤由枳实、栀子、豆豉组成，方中枳实宽中行气，栀子清热除烦，豆豉宣散透邪，用清浆水煮药，取其调中开胃以助消化。若兼有宿食停滞，而见腹痛、大便不通者，可加大黄以荡涤肠胃，下其滞结。方后注中要求"覆令微似汗"，陈亦人说："除了方药组成、煎药用水和煎煮方法外，还有护理问题，也不应忽视，那就是覆令微似汗，因为本方没有直接发汗作用。只有覆令微似汗，才能使怫郁之热外散，否则，必难收到预期的效果。"（《伤寒论译释》）

本方药物组成与栀子厚朴汤仅一味之差，其主治有所不同。彼方枳实、厚朴同用而不用豆豉，重在行气宽中，消胀除满，故其证以腹满为主；本方用豆豉且量大，重在清宣胸膈之郁热，更以清浆水煮药，取其调中开胃，对于差后复热、烦闷懊憹、脘痞食少纳呆者，尤为适宜。

【临床应用】《伤寒论与中医现代临床》说："枳实栀子豉汤临床可用于外感热病劳复，也可用于饮食积滞或食滞化热所致的消化不良等。"又说："……其中清浆水可消食化滞、和胃醒脾，说明枳实栀子豉汤可以化食滞，枳实栀子豉汤适应证应该包括瘥后食复在内。有鉴于今天清浆水难寻，实际工作中可加用炒神曲、炒麦芽、炒稻芽等。"

【医案选录】患者许某，女，28岁。患春温证，治疗月余，病体渐复。初愈后，腹空索食，家人尚遵医嘱，后因想吃水饺，家人以病愈近旬，脾胃已复而与食之。由于患者贪食不节，下午发生胃脘膨闷，噫气不除，入夜心烦不寐，发热38℃，头部眩晕，不思饮食，脉象浮大，此时举家恐慌……知此证由于饮食不节，停食化热，食热壅滞则心烦，食滞不化则发热。脉证相参，为食复，宜与枳实栀子豉汤，以消滞清热。因疏加味方：枳实10g，栀子10g，淡豆豉 15g，建曲 10g，生姜 3g，广郁金 6g，生山药 15g，甘草 3g。服 1 剂后热退而烦满大减。连服 2 剂，诸症消失。后以养阴清热和胃之剂调理而愈。(《伤寒论临证实验录》)

按：此为著名中医学家邢锡波先生医案。赵进喜等认为："此案，一方面说明《伤寒论》枳实栀子豉汤可以治疗大病差后食复，另一方面则又补充了《伤寒论》原文症状描述的不足，其论发热、心烦、腹满等，均有重要的参考价值。"

伤寒差以后，更发热，小柴胡汤主之。脉浮者，以汗解之，脉沉实者，以下解之。(394)

【提要】论差后更发热的证治。

【解析】伤寒差后，更见发热，有属大邪已去，尚有余邪未尽者，亦有因病后体虚，起居不慎又复感外邪者，其治当平脉辨证作出决断。若见弦脉，说明邪在少阳，治当和解，方用小柴胡汤；若见脉浮，说明有表邪不解，则治当发汗以解表；若见脉沉实，说明里有积滞，则治当泻下以和里。

本条提出差后更发热的证治，只是举例而已，并不能概括差后发热的全部证治，但其辨证的方法，却具有临床指导意义。

[南陈北刘有关论述]

陈亦人：差后发热，一般正气较虚而邪不太甚，因而举出具有扶正祛邪、和解枢机作用的小柴胡汤为代表方。当然仅是举例而言，所以接着提出了脉浮，以汗解之，脉沉实者，以下解之。脉浮，标志着病势向外，脉沉实，表明里有积滞，然而仅提出宜汗、宜下的治法，却未举出具体方药。这意在示人随证选方，灵活化裁，以避免执方治病。(《伤寒论译释》)

大病差后，从腰以下有水气者，牡蛎泽泻散主之。

牡蛎泽泻散方

牡蛎熬　泽泻　蜀漆（暖水洗去腥）　葶苈子（熬）
商陆根（熬）　海藻（洗去咸）　栝楼根各等分

上七味，异捣，下筛为散，更于臼中治之，白饮和服
方寸匕，日三服。小便利，止后服。

【提要】 论差后腰以下有水气的证治。

【解析】 大病差后，一般多虚，但本条腰以下有水气却
治以牡蛎泽泻散，据方药测证，是证当属实证而非虚证，
旨在示人大病以后多虚而非皆虚，要在详于辨证。

大病差后，由于气化不利，致使湿热壅滞，水气不行，
停聚于腰以下。可见腰以下肿满，二便不利，脉沉等症。
根据《金匮要略·水气病脉证并治》提出的"诸有水者，
腰以下肿，当利小便"的法则，故治以逐水清热，软坚散
结，方用牡蛎泽泻散。

【方解】 牡蛎泽泻散由牡蛎、泽泻、蜀漆、葶苈子、商
陆根、海藻、栝蒌根等组成，方中牡蛎、海藻软坚散结行
水；葶苈子、泽泻宣泄上下，通调水道以利水；蜀漆、商
陆根祛逐水饮，破水热之互结；栝蒌根生津止渴，与牡蛎
相伍，又能行津液、散结滞以和阴。用散剂而不用汤剂，
取其散而速达水所而不助水气。以白饮和服，意在保胃存
津而不伤正气。本方逐水之力较猛，过服则有伤正气之弊，
故方后注云"小便利，止后服"。

从大病差后，腰以下有水气的证治，可以得知：大病
之后，不仅要注意调护正气，而且也要及时祛除邪气。虚
者补之，实者泻之，有是病则用是方，不可拘于大病初愈，
见邪不攻而畏虚贻患。当然，水饮为病，多有属本虚标实
者，根据急则治其标，缓则治其本的原则，当先逐水祛邪
以治其标，然后再补虚扶正以治其本。

【临床应用】 《伤寒论方解》说：“原书以本方主治‘大病差后，从腰以下有水气者’。本方中的商陆、葶苈的利水作用相当有力，对大病初愈的虚性水肿殊不相宜。但病后水肿亦有实症，如果胁下痞坚，喘满烦渴，小便不利，脉实有力，本方尽可用之。又虚肿小便不利，可暂用小量（每次剂量勿过一钱）先利其水，等到小便利，水肿消以后，必须立即进以健脾剂善其后。又原书指证如‘身半以下’四字殆根据《内经》‘开鬼门、洁净府’的原则。本方的主要作用既然是利小便，那么，它当然最适用于身半以下的水肿了。但根据经验，本方不但适用于身半以下的水肿，假使见症果如上述，身半以上的水肿也可以使用。”《仲景方药古今应用》说：“本方现代临床运用较少，主要用于治疗下肢凹陷性水肿。”

【医案选录】 脉如涩，凡阳气动则遗，右胁汩汩有声坠入少腹，可知肿胀非阳道不利，是阴道实，水谷之湿热不化也。议用牡蛎泽泻散。左牡蛎　泽泻　花粉　川桂枝木　茯苓　紫厚朴　午服。（《临证指南医案》）

按：陈亦人说：“叶氏用古方，多有加减。此案去原方中蜀漆、葶苈、商陆、海藻之峻攻，加桂枝木、茯苓以通阳化气，厚朴苦温以除胀满，变峻攻之剂，为温化之方，适用于阳虚而肿势不甚者。设肿势迫急，体质尚能任攻逐之剂，则原方之法，仍不可易。”

[南陈北刘有关论述]

陈亦人：大病差后发生水肿，有虚实两种可能，必须明辨。本条从腰以下有水气，乃因湿热壅滞，下焦气化失常，以致水气留于下部，而为腰半以下水肿，所以治当利水，正如《金匮要略》所说：“腰以下肿，当利小便。”但是，水气壅塞较甚，一般利水剂力量不够，恐难取效，因而选用牡蛎泽泻散以排决利水。由于本方是利水峻剂，必

须是邪实而正不虚的，如正气已虚，则不可使用。(《伤寒论译释》)

大病差后，喜唾[1]，久不了了[2]，胸上有寒，当以丸药温之，宜理中丸。(396)

【注释】

(1) 喜唾：即频频泛吐唾沫。

(2) 久不了了：长时间不好转。

【提要】论差后虚寒喜唾的证治。

【解析】大病已差，若见一时性的咳吐痰饮涎沫，多属痰浊不清，肺气不利；若因时吐唾沫痰涎，久久不已，则属肺脾虚寒，而津液不摄。肺居胸中，为贮痰之器；脾主运化，为生痰之源。肺脾虚寒，水津不能温化，凝结而为痰饮涎沫，聚于胸膈，故为"胸上有寒"。因属寒饮为患，所以必见涎唾稀薄，口不渴，喜温畏寒，小便清白等症。证属肺脾虚寒，故治以温运肺脾，敛摄津液为法，方用理中丸。

一般认为理中丸(汤)只具温补中焦脾胃的效能，其实不然，从其所用之主要药物人参、干姜来看，不仅能温补足太阴，亦能温补手太阴。脾肺得温，则阳气得伸，津液敷布，胸上之寒自能解除，而喜唾病症亦随之而愈。

陈亦人指出："喜唾并非仅此一端，还有其他因素，仍须辨证论治：如属肾不纳气，涎饮上泛者，法当镇纳，如都气丸加胡桃、补骨脂，或少佐熟附子以温之，或佐白术以制之。如属于湿热而口甜腻唾浊者，则又当用苦寒清热，佐以芳香化浊，如芩、连、山栀、藿香、佩兰之类。"(《伤寒论译释》)又如《千金要方》谓："口干喜唾，或咽痛，用大枣十枚，乌梅三个共捣，蜜丸枣核大，食口中，徐徐咽下"，则属于阴虚有热之喜唾。

伤寒解后，虚羸[1]少气，气逆欲吐，竹叶石膏汤主之。

（397）

竹叶石膏汤方

竹叶二把　石膏一斤　半夏半升（洗）　麦门冬一升（去心）　人参二两　甘草二两（炙）　粳米半升

上七味，以水一斗，煮取六升，去滓，内粳米，煮米熟汤成，去米，温服一升，日三服。

【注释】

（1）虚羸：虚弱消瘦。

【提要】论伤寒解后，余热不清，气液两伤的证治。

【解析】伤寒虽同是感受寒邪，但其病变转归，又随人体素质的不同而各异。一般来说，阳虚体质者，多损阳而化寒；阳盛体质者，多伤阴而化热。今伤寒病解之后，虽大热已去，但气液受伤，并有余热未尽，致使胃失和降，故其人身体虚弱消瘦，少气不足以息而气逆欲吐。另外，本证叙证简略，根据以方药测证，当有发热、心烦、口渴、少寐、舌红苔少、脉虚数等症。证属余热未尽，气阴两伤，胃气上逆，故治当清泄余热，益气养液，和胃降逆，方用竹叶石膏汤。

【方解】竹叶石膏汤是白虎加人参汤去知母加竹叶、麦冬、半夏而成。竹叶、石膏清热除烦以去余热，其清热作用较知母、石膏为弱；人参、麦冬益气生津以补正虚；甘草、粳米和中养胃；半夏降逆止呕，并行人参、麦冬之滞而调和胃气。

【临床应用】《临证实用伤寒学》说："历代医家对本方的应用范围可概括为：①病后余热未尽，气液两伤，烦渴，气逆欲吐。②伤暑发热，汗多口渴，脉虚数。③体虚暑热吐泻，或暑疟患者。④胃热呃逆或胃火咳嗽，气阴两伤者。"《仲景方药古今应用》说："现代常用于治疗小儿夏季热、肺炎、流行性出血热、流脑或麻疹后期、乳腺炎等多种感染性热病恢复期，或无名低热，以及中暑、火咳、呕逆、糖尿病、咽喉炎、口腔溃疡等病症，属于火热伤及气阴者。"

【医案选录】张某某，男，71岁。1994年5月4日初诊。因高血压心脏病，服进口扩张血管药过量，至午后低热不退，体温徘徊在37.5℃~38℃之间，口中干渴，频频饮水不解，短气乏力，气逆欲吐，汗出。不思饮食，头之前额与两侧疼痛。舌红绛少苔，脉来细数。辨证属于阳明气阴两虚，虚热上扰之证。治当补气阴，清虚热，方用竹叶石膏汤。竹叶12g、生石膏40g、麦冬30g、党参15g、炙甘草10g、半夏12g、粳米20g。服5剂则热退，体温正常，渴止而不呕，胃开而饮食。惟心烦少寐未去，上方加黄连8g，阿胶10g以滋阴降火。又服7剂，诸症得安。(《刘渡舟临证验案精选》)

按：原按曰："本案发热于午后，伴见口渴欲饮，短气乏力，不思饮食，舌红绛少苔，脉来细数，属于'阳明气阴两伤'无疑。胃虚有热其气上逆，故见气逆欲吐。竹叶石膏汤原为张仲景治疗'伤寒解后，虚羸少气，气逆欲吐'之证而设，在实际运用中，凡热病或由其他原因导致阳明气阴两伤，胃失和降而见身热有汗，心烦口渴，气逆欲吐，舌红少苔，脉虚数等，皆可使用，疗效理想，可作为清虚热，益气津的代表方剂。"

[南陈北刘有关论述]

陈亦人：本方即白虎加人参汤化裁而成，方中以竹叶石膏清热除烦，麦冬粳米滋养胃液，尤妙在半夏辛散，调补药之滞，以和中降逆。病后虚热，非实火可比，故去原方中之知母，则滋阴多于清热，所以徐氏主张为伤寒愈后调养之方。(《伤寒论译释》)

刘渡舟：竹叶石膏汤即白虎加人参汤加减化裁而成。

但竹叶石膏汤用麦冬不用知母，白虎加人参汤用知母不用麦冬。因白虎加人参汤为阳明气分大热，虽有气阴两伤，但仍以热盛为重，故在治法上以祛邪为主。知母与麦冬虽均为生津养液之品，但知母清热之力胜于麦冬，故当用知母，而不用麦冬。竹叶石膏汤证，乃大病之后，虚羸少气，形气俱伤，余热未尽。在治法上以扶正为主，麦冬补液有余而清热不足，故用麦冬不用知母，以免更伤正气而病难愈。(《伤寒论讲解》)

病人脉已解[1]**，而日暮微烦，以病新差，人强与谷，脾胃气尚弱，不能消谷，故令微烦，损谷**[2]**则愈。(398)**

【注释】

（1）脉已解：病脉已除，脉象正常。

（2）损谷：减少饮食。

【提要】论差后应注意饮食调护。

【解析】病人脉搏平和，说明大病已去，唯日暮微烦，即于每日傍晚时分见轻微心烦，或见轻微的烦热，此乃大病初愈。其人脾胃机能尚弱，消化力差，因勉强进食，或食纳不易消化的食物所致。人与天气相应，日中阳气隆，日西而阳气衰。日暮脾胃阳气衰弱，不能消谷，食积而生热，故当其时而见烦热。因此本证之烦热，是由"人强与谷"所致，故不需服药治疗，只要适当节制饮食，即可自愈。

方 剂 索 引

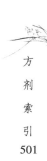